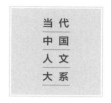

当代
中国
人文
大系

杨念群　著

再造"病人"

中西医冲突下的空间政治（1832—1985）

（第2版）

中国人民大学出版社
·北京·

"当代中国人文大系"
出版说明

　　改革开放以来，中国社会的变革波澜壮阔，学术研究的发展自成一景。对当代学术成就加以梳理，对已出版的学术著作做一番披沙拣金、择优再版的工作，出版界责无旁贷。很多著作或因出版时日已久，学界无从寻觅；或在今天看来也许在主题、范式或研究方法上略显陈旧，但在学术发展史上不可或缺；或历时既久，在学界赢得口碑，渐显经典之相。它们至今都闪烁着智慧的光芒，有再版的价值。因此，把有价值的学术著作作为一个大的学术系列集中再版，让几代学者凝聚心血的研究成果得以再现，无论对于学术、学者还是学生，都是很有意义的事。

　　披沙拣金，说起来容易做起来难。俗话说，"文无第一，武无第二"。人文学科的学术著作没有绝对的评价标准，我们只能根据专家推荐意见、引用率等因素综合考量。我们不敢说，入选的著作都堪称经典，未入选的著作就价值不大。因为，不仅书目的推荐者见仁见智，更主要的是，为数不少公认一流的学术著作因无法获得版权而无缘纳入本系列。

　　"当代中国人文大系"分文学、史学、哲学等子系列。每个系列所选著作不求数量上相等，在体例上则尽可能一致。由于所选著作都是"旧作"，为全面呈现作者的研究成果和思想变化，我们一般要求作者提供若干篇后来发表过的相关论文作为附录，或提供一篇概述学术历程的"学术自述"，以便读者比较全面地了解作者的相关研究成果。至于有的作者希望出版修订后的作品，自然为我们所期盼。

"当代中国人文大系"是一套开放性的丛书，殷切期望新出现的或可获得版权的佳作加入。弘扬学术是一项崇高而艰辛的事业。中国人民大学出版社在学术出版园地上辛勤耕耘，收获颇丰，不仅得到读者的认可和褒扬，也得到作者的肯定和信任。我们将坚守自己的文化理念和出版使命，为中国的学术进展和文明传承继续做出贡献。

"当代中国人文大系"的策划和出版，得到了来自中国社会科学院、北京大学、清华大学、中国人民大学、北京师范大学、复旦大学、南京大学、南开大学等学术机构的学人的热情支持和帮助，谨此致谢！我们同样热切期待得到广大读者的支持与厚爱！

中国人民大学出版社

再造「病人」

目　录

导言：医疗史的另一种叙事 ……………………………… 1

第一章　救不了灵魂的医生 ……………………………… 14

第二章　对陌生空间的恐惧与接纳 ……………………… 60

　　重设内与外的边界 …………………………………… 62

　　病人是怎样委托给外人的？ ………………………… 79

　　对非常状态的控制 …………………………………… 95

第三章　"公医制度"下的日常生活 …………………… 108

　　从"话语"到"制度" ……………………………… 109

　　从"临床医学"到"地段保健" …………………… 126

第四章　现代城市中的"生"与"死" ………………… 142

　　从生到死：空间仪式的传统表现 …………………… 143

　　"街道政治"：生死场中的抗拒与变迁 …………… 155

　　"产婆"档案中的多重声音 ………………………… 169

　　阴阳生：徘徊于法律与医学监控之间 ……………… 179

第五章　乡村医疗革命：社区试验 …………………… 189

　　"白大褂"如何下乡？ ……………………………… 190

　　"巫"与"医"的现代之争 ………………………… 203

第六章　追剿"巫医" …………………………………… 218

　　"巫医"与民间宗教秩序 …………………………… 218

　　"坛仙"的空间安排 ………………………………… 225

　　灵验决定一切 ……………………………………… 234

　　"顶香看病"与社会秩序 …………………………… 239

　　在城与在乡："巫医"的移动与控制 ……………… 244

　　"地方感"为什么消失了？ ………………………… 251

第七章　中医自救面面观 ·········· 258

　　1929 年：中医成为"社会医学"的救治对象 ·········· 268

　　最后抵抗的逻辑 ·········· 273

　　插曲：对"公医制"的微弱质询 ·········· 277

　　个体防疫与诊疗经验 ·········· 280

　　为争取群体防疫身份而苦斗 ·········· 285

　　体制容纳的后果 ·········· 289

　　参与"防疫"的新体验 ·········· 291

　　"西医化"浪潮的威胁 ·········· 298

　　新型意识形态支配下的"中医世界" ·········· 303

　　中医"自组织形态"的蜕变 ·········· 314

第八章　防疫、社会动员与国家 ·········· 324

　　小小"细菌"改变了世界！ ·········· 325

　　"沾带"行动后的空间效果 ·········· 333

　　"美国细菌"变成了上帝扔下的"瓶子" ·········· 342

　　防疫如何变成了一种日常生活的政治 ·········· 351

　　"爱国卫生运动"的制度化过程 ·········· 363

第九章　在政治表象的背后 ·········· 379

　　不中不西　亦中亦西 ·········· 390

　　政治运动中的人际关系网络 ·········· 399

　　尾声：赤脚医生的黄昏 ·········· 421

结论：医疗史、"地方性"与空间政治想象 ·········· 427

附录：如何从"医疗史"的视角理解现代政治？ ·········· 452

参考文献 ·········· 466

导言：医疗史的另一种叙事

历史学家本善于讲故事，可我们又不得不承认，生活在今天的许多历史学家越来越不会讲故事了，本该是讲故事的场所放眼望去充斥着被现代观念肢解过的所谓"历史"的残肢断臂。而一次偶然的机会又使我不得不相信，一个普通的故事也许仅仅会改变一个人的心情，在特定场合讲出的某个故事却能改变一个人看待历史的方式。

下面是一个触动了我个人心弦的例子。1995 年，一位人类学家朋友给我讲了一个故事，一开口居然是：从前有座庙！这开头猛一听让人好生失望，有点像"从前有座山，山上有座庙"那则早已在儿时就知道答案的绕口令。可他说这庙就像个"身体"，仿佛有生老病死的周期，还有历史记忆。那是甘肃一个村里的孔庙，20 世纪 50 年代修水库时给拆了，80 年代一些老人硬是凭着对礼仪的记忆把它修复了起来。修复的这个空间中所发生的许多事情，就像是不断通过唤起历史以抗拒残酷现实的过程，并由此实现了生命的一个完整循环。他说："你看看！这庙不就像个'身体'吗?"①

"孔庙"被当作身体当然只是个象征性的说法，说明庙宇不仅具有建筑意义上的视觉轮廓，而且它一旦与历史和现实的某个场景相连接，比如和庙宇从破毁到修补的过程中所发生的一系列事情相连接，就会像一个具有生老病死的"身体"一样，变成一种现代变迁的隐喻。

身体！身体！当我的思绪还没有从庙宇成为"身体"的比喻中回过神来的时候，一个与身体直接相关的历史联想随即扑入了脑海：中国人的"身体"自近代以来一直被视为病弱不堪，"中医"似乎对此无能为力。西医却能通过独有的切割技术使身体从损毁状态得到复原。这种治疗方式总被比喻成整个中国社会就像一个病弱的肌体，

---

① Jun Jing，*The Temple of Memories*：*History*，*Power and Morality in a Chinese Village*，Stanford University Press，1996.

经历了一个由弱变强的向近代蜕变的过程。遭遇表面和内部的损毁而达到治愈的状态，绝对是外科手术传入中国发生的一个结果，但这个过程绝非简单的是一个生理现象，而是承载着太多的复杂隐喻。也就是说，当西医的第一把手术刀切入中国人的身体时，它就变成了一个"现代性事件"。

谁都知道，中国人接受西医在很大程度上是以"身体"破损为代价的。第一批操起手术刀切割中国人身体的并不是纯粹的"医生"，而是以行医为名的"传教士"。在他们看来，"身体"由破损到复原的过程应与拯救灵魂的信仰同步才具有意义，而在中国人的眼中，靠破损身体诱导所谓"信仰"无异于古代传说中残杀人身采炼药物的"盗魂者"。可也就是对这些"盗魂者"的被迫接受，最终似乎又变成了中国人的一场宿命。

早期教堂和医院的神秘空间就曾经引起过中国人关于"采割"人体以入药的无数想象，这种想象甚至一直延续到了新中国成立后的政治话语的表述当中。曹禺在新中国成立后写的第一出话剧《明朗的天》中，代表美国文化侵略象征的燕仁医学院的办公室就充满着令人不安的阴郁气氛："尽管这间屋子里人来人往，却总不能留下来人的温暖，人们走进来，立刻就感觉到一种阴暗逼人的冷气，仿佛在这里只能谈着病和死亡。"① 这种沿袭下来的对医院进行"采割人体"式想象的真实性仿佛很快由剧情的推动得到了证实，一个老工人得了软骨病的妻子被貌似慈善的美国大夫悄悄做了人体试验，不明不白地惨死。死因是她的胳膊被绑上盛满虱子的盒子，成为斑疹伤寒试验的牺牲品。随着"罪证"的不断出现，知识分子的觉醒接踵而至。医院里的老教授发现用于研究培养的田鼠被带到美国后，浑身沾满了毒菌，又重新被美机空投到了朝鲜，成为发动"细菌战"的新证据，这位老教授也由此认清了美帝国主义的真面目。② 就这样，原始的"采割"故事终于被革命式的浪漫文学改造成了现代民族主义的激情想象。

早期进入中国的西医传教士都认为，中国人的疾病是没有建立类似基督教西方世界那样的道德秩序的一种反映。因此，身体患病实际上暗示着中国的一些风俗习惯的丑陋和低下正影响着中国人的生命状态，只有通过灵魂得救，才能真正治愈身体的疾病而得到新生。西医传教士的观点来源于西方中世纪的以下理念：疾病的隐喻

---

① 《曹禺全集》，4 卷，10 页，石家庄，花山文艺出版社，1996。
② 参见上书，11～111 页。

具有道德劝谕和惩罚的意义。内心最深处所恐惧的各种东西如腐败、腐化、污染、反常和虚弱全都与疫病画上了等号。疾病本身变成了隐喻，然后借疾病之名，这种恐惧被移置到其他事物上，疾病于是变成了形容词，具有被当作隐喻使用的最广泛的可能性。它们被用来描绘那些从社会意义和道德意义上来说不正确的事物。①

得病的身体作为一种文化的隐喻载体，内涵和边界日益扩大，甚至暗喻着中国国土疆界被频繁侵害。"身体"疾病通过西医的治疗实践逐渐变成了形形色色的国家政客、现代知识精英、地方士绅和普通民众发挥想象的场所。知识精英通过西医使中国人的身体经破损而复原再造的历程，痛楚地感受着被凌辱的命运，想象着自己的国家就像"病体"一样受人污辱、歧视和践踏，进而又把被治愈的病体想象成"民族再生"的符号。民国二年的一位报章作者曾经这样写道："吾侪之社会，自与欧美人之社会交通以后，外围事物，多所改变，权利朘削，势力失坠，此为外部侵害之疾病。然外部之侵害，常乘内部之衰弱而起，则吾侪对于社会内部之疾病，不可不研究其疾因，考察其病态，以定治疗之方法。"②

治理社会变成了一种"医疗"行为，尽管这种"再生"式的治疗明显是模仿的结果。单个病体的治愈被放大为一种群体乃至国家的行动，就直接地从接受西医治疗扩及所有与西方文明相接触的事物，而且是否接受这些事物几乎变成了评价此一行为优劣的唯一尺度。甚至"革命"也变成了一种"治疗"隐喻，如中华民国成立之初就有人说过："吾闻历史家论革命之性质也，曰国家政治上之革命，犹至于吾人身体上施外科之大手术也。"③

在整个 19 世纪和 20 世纪初的西方，疾病隐喻变得更加恶毒、荒谬，更具有蛊惑性，它把任何一种自己不赞成的状况都称作疾病。本来被认为像健康一样是自然之一部分的疾病，成了任何"不自然"之物的同义词。④ 甚至在中国人看来很"自然"的审美之物，都有可能被归入病态的范畴加以改造。对"缠足"的态度就是个例子。西医传教士对"缠足"不自然状态的判断，改变了中国人日常生活

---

① 参见［美］苏珊·桑塔格：《疾病的隐喻》，53 页，上海，上海译文出版社，2003。

② 高劳：《吾人将以何法治疗社会之疾病乎》，载《东方杂志》，9 卷，8 号，民国二年二月初一日。

③ 伧父：《中华民国之前途》，载《东方杂志》，8 卷，10 号，民国元年四月初一日。

④ 参见［美］苏珊·桑塔格：《疾病的隐喻》，66～67 页。

中对什么是"美"和什么是"丑"的观念。对"缠足"丑恶的理解是建立在病理解剖学的基础之上的。"缠足"审美经验的构成往往和触觉与视觉有关，缠足布是从视觉向触觉转换的一个中介物。在解剖学看来，这东西恰恰遮蔽了缠足肉体的丑恶，必须予以摘除，解剖学中的透视法用暴力解除裹脚布的过程，也就是破坏"缠足"在触觉与视觉之间建立起的审美平衡的过程。①

"缠足布"的消失由此可以被看作身体从丑恶的状态中得到解脱的隐喻行为。与此同时，中国人尤其是女性病弱的身躯也会变得健康起来。中国人的身体成为医疗话语制作的对象，附着于中国人身上的种种"隐喻"就是这种制作的结果。对国民体质优劣与否的讨论，以后又逐渐扩大到国民气质与性格的讨论上，成为判定中国人形象是否现代及好坏的标准。②

"国民性"的隐喻话语弥散开来，就像无孔不入的细菌一样到处渗透，国内的医疗疾病史研究就受这种"细菌"传播的强烈感染。也许是受医疗出身背景的暗示，许多研究者不自觉地以"科学"与否判定中西医学之优劣。在这种隐喻的控制下，中医得为无法用科学方法治愈身体疾病承担责任。反过来，为中医辩护也得从是否具有"科学性"入手才有说服力。③

如一位医学出身背景的医疗文化史家说，中医在历史发展过程中，能化腐朽为神奇，个中的原因，当然首先是因为它内涵中蕴藏的科学性。他又说，中医文化中的科学性内涵需要进一步的锤炼。科学没有国别，科学不属于特定的民族，不限制在某一文化圈内。过分强调中医文化对中华文化的依赖性，看不到中医学的科学性还有与世界文化契合的一面，那将大谬不然。④

① 参见杨念群：《从科学话语到国家控制：缠足由美变丑历史进程的多元分析》，载《北京档案史料》，2001（4）。

② 刘禾基本上把"国民性"当作一种神话的制作来加以处理。参见刘禾：《跨语际实践——文学、民族文化与被译介的现代性》，75～108 页，北京，三联书店，2002。

③ 余新忠就把国内的医疗史研究划分为医史学界的研究和历史学界的研究两类，并对这两类研究的范围及方法做出了详细的区分。参见余新忠：《清代江南的瘟疫与社会——一项医疗社会史的研究》，23～41 页，北京，中国人民大学出版社，2003。

④ 参见马伯英：《中国医学文化史》，1～2 页，上海，上海人民出版社，1994。传统的"医疗史"书写也基本上与"疾病史"的思路比较接近。如陈邦贤对疾病的分类也是按西医的划分标准设定的，有"传染病史"、"消化器病史"、"心脏肾脏新陈代谢病史"和"泌尿器病史"等。参见陈邦贤：《中国医学史》，影印版，361 页，北京，商务印书馆，1998。

当然，这种对疾病隐喻不假思索全盘接受的过程绝不仅仅是一种抽象的话语实践，而是 19 世纪以后西方帝国主义的大规模扩张越来越具有政治化色彩的结果。19 世纪流行病学家鲁道夫·佛尔楚有句名言："医学就是政治，政治不过是更大的医学。"① 现代医学与科学成为一种帝国扩张过程来自"标准化"策略。在 18 世纪"生态帝国主义"扩张的早期阶段，西方医学的殖民能力是相当有限的。直到 19 世纪以后，它才更具备制度扩张的殖民品格。这也为中国的经验所验证。直到 20 世纪初，洛克菲勒基金会才使"协和医院模式"在中国城市中经过示范效应而实现了"标准化"。

对"医学帝国主义"（medical imperialism）进行研究的另一个视角是：关注到其内涵不仅包括征服新的疾病，也包括将"生物医学"（bio-medicine）的模式扩张到非医学的领域，包括将西方文化价值延伸到非西方世界。② 中国现代医学史对帝国标准化扩张的分析以对"协和模式"的研究最为成熟和详尽。③

近代以来，无论是殖民还是半殖民的国家，都曾企图利用和模仿"帝国主义"扩张后的科学医疗资源，想方设法地把它转变成自身与之角逐较力的根据。医学变成了 19 世纪末 20 世纪初民族主义寻求自卫和发展的一种工具。这样一个视角大多强调的是殖民地知识精英由模仿到角力的复杂心态，却简化了帝国资源进入本地文化系统后筛选与适应的过程。

西方医学进入中国之后曾经促使中国社会重新界定身体、疾病、卫生观念和行为，这个过程往往和政治局势、文化思潮、社会形态、民族认同和国家观念纠葛成错综复杂的暧昧关系。显然，这样的切入角度要比较为单纯的中国医疗史的内部研究更有难度。故而有的学者批评说，现代医学史（history of modern medicine）的探讨过多地重复注意现代医学引进当地社会的过程和西方教会势力扮演的支

---

① 转引自邵京：《说与做：医学人类学批判的尴尬》，载《视界》，第 13 辑，115 页，石家庄，河北教育出版社，2004。

② 参见李尚仁：《医学、帝国主义与现代性：专题导言》，载《台湾社会研究季刊》，54 期，11 页，2004 年 6 月。

③ Bowers, John Z. , *Western Medicine in a Chinese Palace：Peking Union Medical College，1917—1951*, Philadelphia：Josiah Macy Jr. Foundation, 1972. —— "American Private Aid at Its Peak：Peking Union Medical College", in John Z. Bowers and Elizabeth F. Purcell（eds.）, *Medicine and Society in China*, New York：Josiah Macy Foundation Press，1974，pp. 82—98.

配型角色，各种研究之间还没有出现共通的问题架构。①

只有个别学者试图突破传统疾病史及其传播路径的研究框架。比如，不是把帝国主义仅仅看作一种辐射源，通过所谓客观描述以检验其传播现代科学的效果，而是重新评估帝国殖民者踏入异域后所发生的内在焦虑，由此评估产生这种焦虑的自我或异域的根源及其所采取的抗拒手段。② 这样就使帝国殖民研究超越了路径传播的轨道。或者，重新对"医病关系"的传统格局进行审视，发现由病人择医治疗和医生择病而医的选择在民国时期开始被"负责任的医生与有信仰的病人"的新医病身份所取代。③ 再如对"卫生"的理解，在民国时期一直存在着异于西方观念的另类视角，对这些视角的开掘有助于我们理解在西医的包围之下，中国医疗观念和行为是否还存在着一种维持主体性的可能。④ 在对中国古代医疗看护身份的观察中加入性别分析的视角，也是最近才出现的一种新趋向，可以帮助我们理解在家庭氛围内的传统医疗分工状态。⑤

又如，有的研究者开始观察到中国病人不够耐心的"国民"气质和对现代医药接受过程持久耐力培养之间的差异。有的医史家更是注意到从元朝到清朝，中国医家对方土环境与疾病关系的考察，与西方环境主义（environmentalism）多有异同之处。然而，东西方虽然对环境作为致疾因素在同一时期有很类似的看法，但在具体应用和研究结果方面却有基本差异，如西方对环境卫生的治理和对公

---

① 参见李尚仁：《医学、帝国主义与现代性：专题导言》，载《台湾社会研究季刊》，54 期，4 页。

② 关于帝国殖民行为对殖民地行政和社会结构的影响的研究，在台湾学界已成规模，如姚人多的《认识台湾：知识、权力与日本在台之殖民治理性》（《台湾社会研究季刊》，42 期，2001 年 6 月）就深入探讨了日本如何运用殖民知识进行管理，其中也包括了"生物知识"的运用问题。巫毓荃和邓惠文在《热、神经衰弱与在台日本人——殖民晚期台湾的精神医学论述》（《台湾社会研究季刊》，54 期，2004 年 6 月）一文中更是详细揭示了作为殖民者的日本人在台湾所遇到的医疗和生理困境。

③ 参见雷祥麟：《负责任的医生与有信仰的病人：中西医论争与医病关系在民国时期的转变》，载《新史学》，14 卷，1 期，45～96 页，2003 年 3 月。

④ 参见雷祥麟：《卫生为何不是保卫生命？民国时期另类的卫生、自我与疾病》，载《台湾社会研究季刊》，54 期，17～59 页，2004 年 6 月。关于所谓中国"另类医疗"的研究，可以参看以下文章：胡幼慧：《另类疗者的社会空间：一项田野研究的初步分析》，载《思与言》，36 卷，2 期，183～207 页，1998；吴嘉玲等：《顺从、偷渡、发声与出走："病患"的行动分析》，载《台湾社会学》，3 期，73～117 页，2002 年 6 月。

⑤ 参见李贞德：《汉唐之间家庭中的健康照顾与性别》，见黄克武主编：《性别与医疗》，"中央研究院"近代史研究所，2002。

共卫生机构的设置等等都成为行为主义的表现方式。这些可资比较的地方很可能为中国社会在医药卫生方面的所谓"近代化"铺了路。①

本书的写作得益于以上所有研究的启示，但希望能更进一步综合以上论点中的合理部分，试图更加清晰地构建出这些看似分散的研究议题之间的关联性。

首先是关于"疾病的隐喻"。苏珊·桑塔格通过自己罹患癌症的经验，发现了疾病是怎样作为隐喻被利用的。② 柄谷行人更提示说，需区分"肉体上的疾病"与"作为隐喻的疾病"的差别。换句话说，与每个人身体上的反应无关，病以某种分类表、符号论式的体系存在着，这是一种脱离了每个病人的意识而存在着的社会制度。③ 把"疾病"作为隐喻加以处理已在学界中有所反映，如贺萧在研究上海妓女时曾经认为，妓女的声音无法由自己发出，而必须经过现代氛围制造或烘托出来。换句话说，妓女（全体女性?）即使具备主体性，或许也只能成为建构的牺牲品。④ 这种观点争议颇大。周锡瑞就批评说："最令人担心的是，这样的文化研究很容易使人误认为，现实是由文化和符号构成的，而不是由社会构成的，从而过于轻易地把中国社会的变革力量归于权威话语自身，或者是想象国家或资本主义企业中一些含混的殖民地的或现代主义的精英促进了权威话语并赋予其权力，却不顾及这些现象为什么会发生。"⑤

其实，把"疾病"作为隐喻加以处理和把"疾病"视为现代体制生产的组成要素的看法并不冲突，只不过需要在研究过程中加以兼顾而不可偏废。在我看来，"疾病"在近代中国也有一个从"象征性价值"向"技术性统治"转移的过程。一方面，"疾病"作为隐喻日益弥漫在中国知识精英的话语表达之中，并转化为一种文化

---

① 参见梁其姿：《疾病与方土之关系：元至清间医界的看法》，见黄克武主编：《性别与医疗》，"中央研究院"近代史研究所，2002。

② 参见[美]苏珊·桑塔格：《疾病的隐喻》，88 页。

③ 参见[日]柄谷行人：《日本现代文学的起源》，赵京华译，103 页，北京，三联书店，2003。

④ Gail Hershatter, *Dangerous Pleasures：Prostitution and Modernity in Twentieth-Century Shanghai*, University of California Press，1997.

⑤ 周锡瑞：《把社会、经济、政治放回 20 世纪中国史》，见《中国学术》，第一辑，北京，商务印书馆，2000。

实践行为。鲁迅从学医转向文学就是这种转化一个很尖锐的行为说明，鲁迅把在电影中看到的那些看似无病的中国人当作已病入膏肓的躯体，就是一种象征性的想象转移。

不过，仅仅在这个层面上分析中国人与医疗实践的复杂关系显然是不够的，"疾病"作为一种隐喻不仅塑造了中国人想象自身与世界的方式，而且也同时建构出了中国在建立现代国家时所采取的行为技术和制度体系。比如，不仅对于细菌传染威力的理解塑造了"国家"对抗西方外敌的民族主义情绪，而且现在屡屡被学术界谈及的"国家"对民间空间的渗透，也竟然是通过对病菌"传染"能力的政治化想象和社会动员机制来加以完成的——本书中对1952年"反细菌战"的研究就证明了这一点。因此，柄谷在评论桑塔格时说过，问题不在于对疾病的隐喻做出说明，问题在于把疾病当作纯粹的病而对象化的现代医学知识制度。只要不对这种知识制度提出质疑，现代医学越发展，人们就越感到难以从疾病中解放出来，因此也难以从病的隐喻用法中解放出来。①

因此，本书的书名《再造"病人"》中的"病人"二字被打上了引号，其意思就是说，近代中国的"病人"不仅与古代意义上的病人已有了很大不同，而且更为关键的是，近代"病人"不仅承担了罹患疾病的原始生物含义，而且也承担了近代中国民族主义形成的思想和制度的内涵。与此同时，近代打着治疗"病人"旗号积极从事变革的那部分人群，往往在某一特定时刻自己也成为被治疗的对象。

在本书中，我仍确信中国人的身体成为现代世界的一个组成部分是包括医疗话语在内的众多西方式话语制造和包装的结果，但我增加了一个视角，即详细剖析西医传教士"医生"和"教士"的双重角色所引起的内在紧张感在西方文化中的根源，以及这种根源在建构中国人身体和疾病隐喻方面的意义（第一章），特别是制度建设对身体与疾病隐喻的支持作用。

西医传教士初到中国的目的确实是希望耶稣的阳光能普照在这个"异教徒"聚集之地，他们曾经深信，身体从破损到复原的变化不过是灵魂救赎的渠道而已。不过，在治疗过程中他们却发现，中国人在接受了身体变化的同时，却并没有同时接纳上帝。更为可怕

---

① 参见［日］柄谷行人：《日本现代文学的起源》，103 页。

的是，这些拯救灵魂的工程师往往最后不得不屈从于这样一种世俗选择，人道救助的意义不知不觉代替了灵魂救赎的至高目的。西医传教士的内在紧张感在中国的加剧源于基督教内部两种精神传统的对峙，即"预言精神"与"秩序精神"内含的紧张关系。"预言精神"的核心是摧毁异端制度，导引终极体验和希望；"秩序精神"则鼓励在世俗世界中工作，并容忍世俗世界的不完美。

关键在于，西医传教士在中国的经验恰恰破坏了这种平衡，使"秩序精神"具备了更多发展的空间。与此同时，20世纪初，美国等西方国家的资金开始大量注入传教事业，使之在中国的活动具备了大规模发展的能力，同时也加剧了传教活动向"秩序精神"倾斜的态势。（第一章）

本书的研究重视这种扩张态势的意义，但更为关注的是，这样一种"秩序精神"的扩张在遭遇中国社会和文化之后到底发生了什么？比如，"协和医院"的运作作为20世纪西方帝国殖民扩张的一个典型案例，大量的研究只关注其自身制度建设的内部机制，而我则认为，"协和模式"在北京城内外的实施有一个逐步走出相对封闭的空间，渐渐融入当地社区的过程，特别是在城里和郊区的医疗实践形成了不少微妙的差异。这种差异和变化固然是西方预防医学传入后，"协和模式"进行自我调整的结果，但也是与中国社会状况开始发生互动契合的表现。而这种差异的构造恰恰成为现代中国形成自身医疗系统的一个基础。（第三章、第四章）

对西方帝国殖民扩张中遭遇非西方社会"反抗形式"的研究，在"后殖民"思潮的裹挟下已越来越成为中国社会史书写的主题。特别是对弱势群体声音的考古和复原变成了底层社会研究的一股浪潮。[①] 本书亦有部分章节涉及底层反抗的话题，如北京城内的产妇与产婆对现代医疗监控制度所表达出的反抗声音。（第四章）

但本书重点想厘清的问题是，以往的医疗"传播史"研究不仅仅限于关注西医传播的渠道和过程，而且对这种传播的内涵做了"纯净化"的处理，仿佛在任何一个异域的空间里（包括中国），西

---

① 不过刘禾也注意到了过度诠释"西方宰制"与"东方对抗"之间的对立关系的危险。她批评道："'宰制与对抗'说令我难以接受的一点在于，它易于把环绕东西方权力关系的复杂问题简单化成'西方主导'对'本土抵抗'这样一个模式。把抵抗与主导的模式实体化到东/西分野上来有相当的危险性，因为东西两者之间经常是界限混淆，互相渗透，依条件的变化而修改关系的。"参见刘禾：《跨语际实践——文学、民族文化与被译介的现代性》，114页。

医无论是其理念还是制度都始终能固守其原初的特性而不发生变化，变化只会发生于处于被改造位置的异域社会之中。西医传播史模式预设了非西方世界只具备被动接受西方影响的能力，而不具备反向影响其作用的可能，这明显还保留着"冲击—回应说"的痕迹。本书的研究则证明，西医的传播并非一个"纯净"的过程，而是与当地社会文化反复互动后达到某种平衡的结果。（第二章）

不容否认，近代中国人的经历往往摆脱不了"政治"造成的激情与噩梦循环压迫的记忆。有人甚至说，一部中国近代史就是一场瘟疫。不少学者已意识到，上到"国家"下到"身体"被疾病的隐喻所包围本身就是一种政治行为的表现。近年的史学研究也乐此不疲地以解读这些"隐喻"为己任，从复原妓女的声音到梳理"性"意识的建构。① 医疗史也被认为在这个层面上与"政治史"刻意拉开了距离，却仍坚持说是从新的含义上理解了近代政治。

与此同时，为了回避传统政治史对中国社会所做的"极权主义"式的简单化理解，从"地方史"的局部脉络中解读国家政治行为的取向也颇为流行。毫无疑问，从对"隐喻"的迷恋解释到从"地方史"的角度透视政治的运作，都能从新的视野洞悉中国人在权力网络中被支配的命运，亦能开掘出基层社会是用什么方式对抗了常常用"隐喻"形式施加暴力的"政治"，但并不能令人满意地了解构成这些"隐喻"的动因和解释跨区域流动力量在政治支配下的图景。

有鉴于此，本书辟出专章讨论社会动员对现代医疗体制转型的关键作用，分析 1952 年发生在朝鲜和中国东北的局部区域性"细菌战事件"，如何被高效率地转化为全国性的整体爱国卫生运动。（第八章）

本书特别指出，"1952 年事件"的核心隐喻是"细菌"，正如有学者已意识到的，对"细菌战"的指控实际上是为了强化对新中国的认同，因而这种指控具有了一种双重隐喻的功能，即中国是帝国主义侵略的牺牲品，同时中国又是大自然的牺牲品，那些看不见的被忽略的"细菌"也开始威胁新中国的生存。② 但仅仅意识到这个

---

① Frank Dikotter, *Sex*, *Culture and Modernity in China*: *Medicine Science and the Construction of Sexual Identities in the Early Republican Period*, London: Hurst and Co., 1995.

② Ruth Rogaski, "Nature, Annihilation, and Modernity: China's Korean War Germ-Warfare Experience Reconsidered", *The Journal of Asian Studies*, Vol. 61, No. 2 (May 2002), pp. 381-415.

隐喻的存在和作用显然是不够的，"反细菌战"作为普通的事件经过政治运作之后最终成为改变历史进程的关键要素，隐喻背后的社会动员能力的产生和维系显然有其更为复杂的动因。

"中西医论争"一直是医疗史关注的一个长盛不衰的主题。不过，以往的研究仅仅强调从医学体系的知识差异上进行比较，而没有考虑中医在近代受到攻击的最核心原因是医疗行政能力的阙如，特别是在预防功能上与西医的最终差别。① 这就决定了中医只具备个人救护的资格，而无法转化为集体的保健行动。故当时讨伐中医的主将余岩指责中医的关键点在当时看来确实是很致命的，那就是在中国人的身体越来越服从于国家整体规训需要的境况下，中医恰恰缺乏集体防疫能力——而不在于其缺乏治疗能力，这样就很难满足国家对社会的整体规划需求。本书在探讨中医自救的过程时，特别注意到了中医经过反复的痛苦挣扎，最终是怎样心甘情愿地被纳入现代医疗防疫体系之中的，这种纳入过程仍可从政治运作的角度加以诠释。（第七章）

当然，"政治"也不能总是扮演万能的支配者形象。各种政治目标的实现往往受制于某些非政治因素。一些表面看上去像是十分单纯的政治行为，其背后可能有更加复杂的原因在起作用。当年红极一时的赤脚医生在公开的媒体上一直被包装为"文化大革命"政治运动的产物，当时报纸杂志上出现的赤脚医生形象也是被高度符号化了，仿佛他们的行医动机只能从《纪念白求恩》等少数政治话语的规训中找到红色的理由。实际上，赤脚医生的行动一开始就被置入了人情与利益的网络之内，只不过这种网络犹如政治激流中的潜在细波，缓缓地不事张扬地流淌着而已，这样的流动才是日常生活中的一种常态。（第九章）

本书的叙述结构采取的是一种长时段的叙事。时间是从第一个西医传教士伯驾（Peter Parker）登陆中国到赤脚医生体制的终结。体例有点貌似"大历史"写作，但并不采取通史型书写策略，而是把传教角色、疾病隐喻、空间冲突、生死控制、中西医疗资源的互

---

① 如赵洪钧就指出，近代中西医论争主要涉及这样一些问题：什么是中医？什么是西医？中西医学有何异同，各有何长处与不足？西医是怎样传到中国的？中西医学在中国发展的前途如何？消灭中医的政策有何不良后果？废止中医思想渊源何在？中医学术在近代条件下怎样继续发展？中西医学有无融会贯通合为一体的可能性？如何实现这种可能性？参见赵洪钧：《近代中西医论争史》，11～12 页，中西医结合研究会河北分会铅印本，1982。

动、社会动员技术、政治表象和乡土网络之间的紧张关系借助情境化的描述予以串接铺陈，以展示医疗作为隐喻和技术如何与近代政治构成波澜壮阔的复杂纠葛状态。这样书写的一个好处是，可以把原本在"通史型"写作中看似无关的历史场景，建立起一种连续性的关联。

比如在传统的医疗史框架中，谁也不会注意陈志潜的"定县试验"与三十多年后的赤脚医生运动之间到底有什么关系，因为他们根本就是在不同的政治制度背景下形成的产物。而在本书的叙事框架中，陈志潜对乡村保健员的"在地化训练"，恰恰成为三十多年后赤脚医生体系的制度化基础。反之，赤脚医生由于引进了中医治疗技术，也使得赤脚医生体系比排斥中医身份的"陈志潜模式"在乡村社会中的实行更加有效。

因此，"政治"在这个叙事框架里会经常处于一种悖论化的状态。一方面，"政治"仿佛支配着所有近代与医疗有关的活动，包括疾病隐喻的构成和各种西方式制度的建构程序，都可以看成是近代"政治"塑造的一种结果。另一方面，"政治"的每一个步骤似乎也不是一种"纯净化"的过程，地方传统和人际网络及其相关的利益关系的牵动力总是使之偏离预定的方向。探索"政治"的这种悖论状态在医疗史领域中所呈示的多样图景应是本书的一个核心主题。

本书的研究至少可以追溯到 1995 年，我已记不清有多少人应该被列入这份长长的感谢名单了，我也生怕因遗漏而感到自责。首先应该感谢景军，导言里开头提到的那位善讲故事的人类学家，和他的一次偶然聊天给了我这十年工作的最原始的灵感。而这灵感的落实则应归功于罗威廉（William T. Rowe），在八个月的相处中，我还记得他不辞辛劳地陪着我穿梭于约翰·霍普金斯大学图书馆和医学图书馆之间，为我寻找资料线索的情景。我十分幸运地选择了这所大学做研究单位，因为正是这所大学培养了美国最有名的医学传教士。感谢中美学术交流委员会对我此行的资助。

1997 年在香港道风山基督教丛林中的静思，使得我对医学传道的认识轮廓更加清晰起来，感谢刘小枫给我提供了一个安静沉思的空间。1998 年我得到 The Overseas Ministries Study Center 提供的资助，有机会在加州大学洛杉矶分校做访问研究，得到了埃尔曼（Benjamin Elman）教授的帮助和指点。2002 年我又获得香港中文大学中国研究服务中心的资助，熊景明主任的热情相助使本书中有关 1949 年以后的资料得到了补充，特别是中心藏有的大量县级以下的《卫生志》稿本，为本书写作中的当代部分提供了坚实的资料基础。沈志华帮我复印和推荐了有关朝鲜战争方面的档案和研究成果，在此深致谢意。也感谢余新忠把本书的出版纳入"高等学校全国优秀博士论文作者专项资金资助项目"，使我们以后在医疗史研究的合作方面有了进一步拓展的契机和可能。

这本著作从比较散漫的想法发展成一种较为系统的解释，得益于一些办刊物的朋友的支持。《中国社会科学季刊》、《学人》、《社会学研究》、《读书》、《开放时代》、《现代思想》、*The Chinese Historical Review*、*East Asian Science*、*Technology and Medicine* 等杂志都曾给这项研究中期成果的发表提供便利。邓正来、汪晖、王笛、孙江、王铭铭、周星、李杨、王希、郭于华、贺照田、孙歌、夏明方、黄兴涛、吴飞、吕文江、马钊、赵旭东、赵丙祥、应星、张志强、江湄、朱浒、阎云翔、王道还、潘光哲、黄宗智、周锡瑞（Joseph W. Esherick）、艾华（Harriet Evans）、王斯福（Stephan D. R. Feuchtwang）、韩依薇（Larissa N. Heinrich）、郑海麟、孙建军等师友或曾阅读部分内容并在各种公共和私人的场合给予过指正，或曾帮助这项研究以文章的形式发表于海内外的刊物，在此一并表示感谢。

第一章　救不了灵魂的医生

当西医传教士胡美（Edward H. Hume）在中国内地的湖南省省会长沙城内艰难地安顿下来时，他似乎并没有因成功地打入了中国最后一个"异教主义"（heathenism）的坚强堡垒而产生一种如释重负的感觉。每到黄昏时，远眺岳麓山的景色似乎最容易活跃他的脑细胞。他忘不了那一天，在长沙城墙上，眼望着湘江的滔滔江水在城下湍急而过，一位绅士曾经津津有味地告诉他，也就是在几十年前，传说中的"红发将军"就在这城墙下击退了自称为"上帝之子"的洪秀全率领的太平军。[①] 这故事似乎触动了胡美那根异常敏感的心弦，他心里不由涌起一阵感慨，像自己这般费尽千辛万苦才终于站在长沙城墙上的真正的"上帝仆人"，到底能在这异教的城池中待上多久呢？真不知什么时候，会不会又有什么新的"红发将军"突然出现，毫不留情地一下子就把自己打下这高高的城墙。

16 世纪以来，西方的传教士已经陆续进入中国，并使这个古老的"木乃伊"式的帝国肌体开始沾染西部海洋拂来的空气。当它逐渐出现了朽化的迹象时，这个进程仍徘徊在沿海地区或靠近古代水道的地方，耶稣会士们似乎只对帝国的中心城市和宫廷里的事情感兴趣。胡美还记得他的天主教先驱者们是如何用西药的效力迎合中国皇上的故事。

这年（1692 年岁末），神甫洪约翰和刘应带着一斤奎宁（俗称金鸡纳霜）进入紫禁城，这时的康熙皇帝正卧床不起，闹得宫廷上下人心惶惶。在传教士进入宫廷之前，已经有各种办法被尝试过，在应召治病的人群中甚至还夹杂着一个举止诡异的和尚。他让人从一

---

① Edward H. Hume，M. D.，*Doctors East Doctors West*：*An American Physician's Life in China*，W. W. Norton & Company，Inc.，New York，1946，pp. 69–71.

口水井中提上一桶凉水，盛满一只杯子，走出大殿，把它放在阳光下，举起双手，两眼对着天空，然后朝四个方向转了一圈，做了一百种令异教徒们感到神秘莫测的姿势。做完之后，他让一位跪着热切等待治病的病人喝下那杯水。结果毫无疗效。和尚刚被当作骗子赶走，这些天主教士就到了。

洪约翰这时进入宫廷显然有点冒险。四位重臣被召来了，他们自告奋勇地要为皇上尝试药效。盛满酒的杯子和金鸡纳霜立即被端了上来，皇帝亲自搅和了酒与药，晚上六时，四位重臣当着皇帝的面喝下此药。他们随后退下，睡得很好，一点都没有不舒服的感觉。皇帝一夜心神不宁，在凌晨三时就忙着召见了索额图亲王，在得知他和几位大臣都安然无恙后，就毫不犹豫地喝下了金鸡纳霜。那天下午三时，他等待高烧再起，结果什么也没有发生。一天一夜平安地过去后，宫廷里一片欢腾。①

尽管从 17 世纪开始，神甫们的书信中就不时会出现类似这样生动鲜活的奇迹故事，可给皇帝治病似乎只是天主教神甫们的副业。世界上第一个医疗传教士的殊荣，可能应该归于一位名叫 Kaspar Gottlieb Schlegemilch 的医生，他在丹麦和德国的赞助下于 1730 年到达印度，但一个月后不幸死于痢疾。1793 年，退役的海军外科医生约翰·托马斯（John Thomas）作为浸信会传教士，随东印度公司一起到达孟加拉。第一个美国医疗传教士是约翰·斯库德（John Scudder），他在 1819 年去了锡兰。

新教进入中国内地完全是 19 世纪的新鲜事情。1863 年，一个卫斯里教会的传教士约西亚·考克斯（Josiah Cox）最早进入湖南旅行。十二年后，C. H. 贾德（C. H. Judd）作为中国内地会（China Inland Mission）成员成为第一个在湖南拥有私人财产的传教士。又过了九年，第一个外国人才被允许进入长沙城。可他这次入城犹如匆匆的过客，无法在长沙城里长期停留。光轮再转过十二年，据说在 1896 年，一个叫 B. H. 亚历山大（B. H. Alexander）的外国人虽多次出入长沙城，却还只能徘徊在小西门外，在一条船上过着漂泊的生活。② 时光的指针就这样匆匆指向了 20 世纪，直到 1906 年，

---

① 参见［法］杜赫德编：《耶稣会士中国书简集：中国回忆录》（一），290 页，郑州，大象出版社，2001。

② Theron Kue-Hing Young, *A Conflict of Professions*：*The Medical Missionary in China*，*1835—1890*，*Bulletin of the History of Medicine*，Volume 47 (1973).

当湘雅医院在长沙正式挂牌开张以后，胡美才觉得略略松了口气，因为西医传教士终于能在城里实实在在地安个家了。但这位洋大夫在这充满"异教"氛围的蛮荒之地所要经历的故事似乎才刚刚开始。

"医务传道"理念的起源与分歧

胡美诊所刚开张不久的某一天，门口就出现了一位湖南本地的病人，从他的穿戴打扮和身边跟着个仆人的身份来看，像是个衙门里的官员。也许是自恃官阶较高的缘故，这病人的脾气似乎显得比常人要大。当胡美按西医的诊断程序把一支温度计插入他的嘴里时，病人脸上立刻露出狐疑猜测的表情，继而情绪变得越来越激动，直到胡美取出温度计以后，病人的亢奋终于爆发成了大怒。他对仆人大声叫喊起来："为什么你把我带到这里来？为什么你让这个洋人把一个硬邦邦的奇怪东西塞在我的嘴里，你难道看不出来他一点不懂医术吗？"接着暴怒叫喊的声音又提高了音量，回荡在整个诊所："你难道没有看到吗？他只是把了我的左脉。一个郎中如果不两边脉都把，他怎么能做诊断呢？难道左脉和右脉是完全一样的吗？他的检查就像听故事只知道一半一样。"①

在这官员眼里只知道"一半故事"的洋医生胡美，后来终于学会了如何在中国病人面前拼凑出一个他们熟悉的完整故事。以后每次诊断他都坚持把病人两边的脉象，因为胡美的心里非常清楚，当这位官员一脚踏入诊所的那一瞬间，西医传教士的职能才刚刚发生一种变化。

西医传教士初入中国时，其服务对象主要仍限于在华的教士。教会医疗活动的开端，目的完全是为了传教士本身健康的需要。当传教士散布于地形环境多变、人文状态复杂的中国大地时，往往会产生不适应的感觉，经常患病，特别是在急性传染病流行起来后，许多传教士几乎是束手待毙，严重影响了宣道的持久能力和传播效率。在早期传教史中，传教士及其家庭成员的死亡率非常高。英国浸信会在 19 世纪 70 年代在山东的五名传教士中，有两名病死，两名因病辞职，只有李提摩太（R. Timoth）一人活了下来。1861 年，美国长老会的盖利夫妇和丹脱思夫妇来登州传教，仅仅在五个月内，

① Edward H. Hume，M. D. ，*Doctors East Doctors West*：*An American Physician's Life in China*，p. 55.

丹脱思之妻和盖利先后死于虎疫。[1] 传教士的健康在全国各个教区普遍得不到重视，使传教士个人宣教的艰苦经历经常被赋予某种殉教的色彩。

美国长老会当年的历史记录中曾出现过一幕令人战栗的景象："登州府自设立教会以来，十年之内，未有医院，教士有病者若不自己设法医治，必无生望。否则坐苦子到烟台求医施治，故往往有紧急危症，不待旋踵，即病入膏肓，不可救药者。"即使像郭显德这样粗通医术的牧师也被视为"二把刀"，不可以治君子。有关他的行传中曾记载："狄师母虽自备小药房，以备不时之需，然其中所有不过原料之蓖麻子油，及鸦片樟脑酒之类。学生的痢疾，则以蓖麻油攻之，学生闹肚子，则以鸦片樟脑酒止之，或有山道年加路迷之类，然不轻易发药。"[2]

在其他教派的健康状态报告中，情况也好不到哪去。美国跨教派的海外传教组织美部会开展传教活动的最初二十年中，有 45 名传教士死于国外，还有 31 名因自己或家属的健康问题而回国。在其他差会的传教士及其家属中，也存在着平均寿命明显低于国内民众的情形。所以，早在 1824 年，美部会就决定其中国传道团成员中应有一名医生。直到 20 世纪初年，一位医生对在中国宣教的 60％的家庭健康做调查后仍发现，一半以上的成年人（占 53％）曾经在中国患过重病，只有 20％的妻子和 30％的丈夫自称身体健康。[3]

缺少与教会专门传教机构相配套的医疗设施在当时各教区是相当普遍的现象。这与 19 世纪英美新教团体在"医学"和"传教"之关系上难以确立一致性的原则有关。在华传教团体虽然在 1877年大会上已经确认了医疗在传教事业中的地位，在大会宣言中也肯定其作用，但各个差会仍对医治对象是否从教会内部向普通民众延伸持犹疑不定的态度。如在 1900 年以前，英国的浸礼会差会一直对接纳接受过医学训练的男女成员非常谨慎，除非他们能明确证明自己具有强烈的布道热诚。害怕"医疗"会对"传教"的

---

① 参见陶飞亚、刘天路：《基督教会与近代山东社会》，207～208 页，济南，山东大学出版社，1995。

② 连警斋：《郭显德牧师传》，178 页，上海广学会，1940。转引自陶飞亚、刘天路：《基督教会与近代山东社会》，208 页。

③ 参见《中华归主——中国基督教事业统计（1901—1920）》下，1001 页，北京，中国社会科学出版社，1987。

主导目标有所妨碍，差会试图把医学传教士的工作限制在诸如"照顾同事们的健康"或"帮助需要医疗的某些欧洲人和当地人"这样的狭义目标群体之中，甚至声称"没有建筑也能进行优良的工作"①。

类似的看法在西医传教士中不在少数。从 1819 年到 1834 年，美部会派遣了七名精通医术的传教士到各地宣教。美部会的执行委员会希望这些医生只将少量的时间用于在当地居民中行医，主要精力应用于"照料他们的同事"。因此，当伯驾刚刚登陆中国时，其最初的使命仍是在从事传教活动的同时，照顾美部会广州传道团成员的健康。②

新教各差会在华进行所谓"医务传道"（medical mission）的历史开始得很早，具体时间大约可追溯至 1835 年 11 月 4 日伯驾在广州开设"普爱医院"。据吴义雄考证，关于"医务传道"理念的最早阐述也可追溯到东印度公司医生郭雷枢（Thomas R. Colledge）在1835 年《中国丛报》上发表的那篇长文。在这篇题为《关于雇请开业医生作为传教士来华的建议》的文章中，郭雷枢首先把"医务传教"有别于一般传教的理由，建立在了对中国国民性的特殊理解之上。

在郭雷枢的印象里，中国人不能理解抽象的真理，却经常表现得对世俗的或身体上的利益的关注，比对任何旨在提升他们的道德和智慧状况的努力都更有兴趣。既然中国人的民族性与西方的教徒所拥有的对道德的渴求程度和方式有如此大的差异，那么就需要首先通过改善他们的世俗境遇，来引起他们的注意和赢得尊重，而不是仅仅通过道德感情的直接呼吁。那些仅凭信仰和宣道的热情直接传教的传教士之所以经常失败，就是因为他们的活动与中国人的特性相冲突，没有表现出这些真理对他们是有用的。而"医务传教"的办法则可以在中国人当中首先展示出慈善和人道的德行，并以此为阶梯，渐渐引导他们思考这些德行赖以产生的动机和原则。③

①　陶飞亚、刘天路：《基督教会与近代山东社会》，211～212 页。

②　参见吴义雄：《在宗教与世俗之间——基督教新教传教士在华南沿海的早期活动研究》，294 页，广州，广东教育出版社，2000。

③　参见上书，296～297 页。

再造「病人」

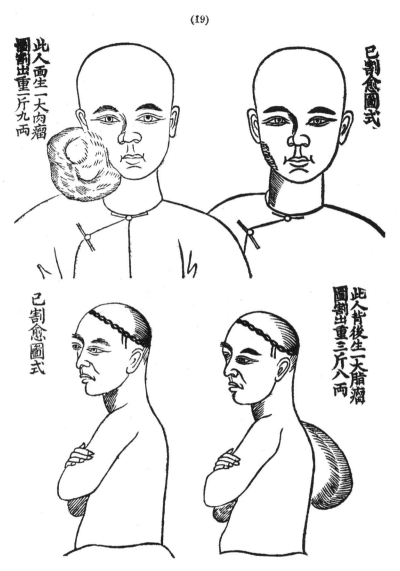

此人面生一大肉瘤圖割出重一斤九兩

已割愈圖式

已割愈圖式

此人背後生一大脂瘤圖割出重三斤八兩

第一章　救不了灵魂的医生

　　从这张素描图中，我们可以很清晰地看出一个巨大的瘤子是如何从一个中国人的脸部被割除的，这个"新人"诞生的绘画形象曾以不同的形式出现在各种场合，在很大程度上喻示着中国人逐渐从"丑陋"的状态走向"健康"的新生活。（此图由韩依薇提供）

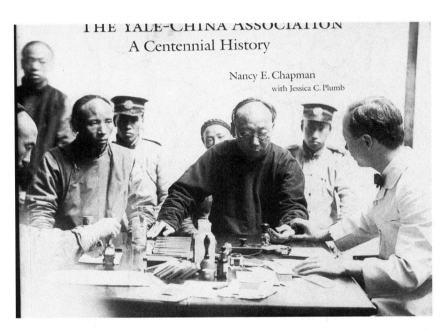

　　这张胡美医生把脉的照片中，画面上不仅有病人，还有军人和带着狐疑表情观望的百姓。我们可以隐约感受到环绕胡美构成的一种紧张和压抑的氛围。(选自 Yale-China Collection, Archives, Sterling Memorial Library, Yale University)

"医务传道"的理念在几年之后通过"中国医务传道会"的成立得到了系统阐说。郭雷枢甚至开始详细论证"医务传道"能促成与中国的商业和其他方面的交往被置于一个更有利的基础之上。行医过程中所得的信息，不仅对传教事业和贸易事业有着极高的价值，而且有助于对中国人的错误思想体系进行革命，进而导致欧洲哲学和科学革命的普遍原理得到发扬光大。①

　　这样的一个视野显然已不仅仅把"医务传道"理解为传教士的一种个人行为或宣教的一种特殊形式，而是与西方现代帝国勾画出的政治、经济和文化大规模扩张的版图设计之间构成了相互对应的关系，也开始改写传教医生作为传教机构附属的身份和仅以传教士健康为关注对象的旧殖民历史。本节开头所述胡美直接面对湖南地方官员时所发生的传奇故事，恰恰是这种观念开始转型的生动表现。

新殖民逻辑与"医务传道"的规模化

　　尽管如此，"医务传道"从一种理念发展为一场名副其实的大规模运动还是经历了一个相当漫长的过程。长期以来，"没有建筑也能进行优良的工作"的认知习惯似乎变成了传教士进行艰苦拓展的支配性信条和形象写照。如"医务传道"的先驱者、内地会创始人戴德生本人虽是医生，却尚未把"医学"作为传播基督教的工具而系统地加以考虑，或者认真地把自己的"医生"身份与"宗教"传播的关系有意加以联系。戴德生从伦敦初到上海，沿江苏之南、浙江之北进行巡回布道时，无论是大城市还是小城镇，总会经常出现以下的场景：

　　　　我们按习惯向上帝祷告求福之后，大约早上九时许，便提着轻便的竹凳，离船上岸。找到合适的地方后，我们其中一人便站在竹凳上，开口讲述福音。

　　　　这样大约要讲二十分钟，讲的时候，另外一人则在旁边进行祷告，然后两个人互换位置，好叫刚才讲话的人得着休息。这样过了一两个钟点，我们便转移地方，搬到离原先地点稍远之处，再次宣讲福音。通常大约在正午时分，我们便回到船上吃午饭、团契和祷告，然后再出外工作，直至日暮。②

---

　　① 参见吴义雄：《在宗教与世俗之间——基督教新教传教士在华南沿海的早期活动研究》，298 页。

　　② 戴德生：《带着爱来中国——戴德生自传》，陆中石译，110 页，北京，人民日报出版社，2004。

宣教的地点在流动中不断变换着，有数次甚至是在关帝庙和茶馆进行的。① 这样的个体宣教场景可以说会时时发生在许多不同差会的传教士身上，具有某种共同的形象意义。

在戴德生内地会的拓展版图中，充满着类似的巡回宣教的传奇故事。19 世纪后期，戴德生提出"前进与深入"的口号，鼓动传教士深入中国内地传播福音，在生活起居和衣着等方面与当地民众打成一片，彻底融入社会圈子，求得认同。传教堂点依据开放城市的布局，从东向中、从南往北如墨透纸背般地迅速扩散。1874 年，戴德生仍觉内地会拓展进度过慢，亲自到武昌租房传教，坐镇示范，利用其九省通衢的便利位置，指挥内地会西进、南下和北上，甚至试图派传教士沿缅甸的伊洛瓦底江进入云南布道。

但内地会如墨迹蔓延般渗达四方的宣教攻势似乎并未使"医务传道"的理念在行动规模上得到有效印证，这与戴德生的"医生"身份好像颇为不符。原因之一即在于"医务传教"并未被当作一种世俗的事业经营起来，从而难以达到规模化的水平。

戴德生直到晚年仍持有把"宣教"与"金钱"对立起来的观念。在谈到"捐献"与"奉教"的关系时，戴德生说："上帝所要的并不是金钱的奉献，而是要他们献身于上帝在外地的工作，或是要他们把比金钱远为贵重的子女，奉献给上帝的工作。我认为收取奉献往往会带给我们一个印象，以为最重要的就是钱，其实无论怎么多的钱，都不能拯救一个灵魂，而所需要的，是被圣灵充满的弟兄姊妹，愿意将自己献身于上帝的工作。"②

有一种说法认为，19 世纪的西方传教士可以划分为"基要派"与"社会福音派"两种类型。前者以戴德生为代表，主张医疗卫生等公益事业只是传播福音的手段，在传教方法上严禁本末倒置，以防歪曲福音纯正的本意。而另一著名的传教士李提摩太则相信神国不仅建于人的心中，也建立在世上的一切机构里，力求通过社会服务的手段传达福音。③ 有人认为两种方式中前者比较适应农村社会，后者比较适合城镇，针对中国传统社会的城乡分治格局，适应了不

① 参见戴德生：《带着爱来中国——戴德生自传》，陆中石译，112 页。
② 同上书，192 页。
③ 参见[美]保罗·A. 柯文（Paul A. Cohen）：《戴德生与李提摩太宣教方式的比较》，见林治平：《基督教入华百七十年纪念集》，台北，宇宙光出版社，1977。

同的受体。①

其实这样的分治逻辑在 19 世纪末期变得越加模糊。戴德生的"基要派"理念不重视教育、医疗行为在宣教中的独立意义，甚至要求只具备阅读《圣经》的能力即可，导致内地会的资金主要靠自愿奉献，从不举行募捐活动，收入难以有稳定的保障。但随着"社会福音派"向农村的拓展，广大基层地区的宣教渗透日益呈现出世俗的特征，突破了基要派—农村、社会福音派—城市的二元分割格局。传教模式二元对立的模糊化同 19 世纪末期"社会福音派"的迅速扩散，和"新殖民"逻辑的形成之间逐渐构成了互动态势的历史现象有关。

"社会福音派"的起源是美国近代工业化和城市化的直接产物，美国的基督徒试图运用基督教思想处理 19 世纪中叶以来工业化和城市化所造成的社会和经济后果，从而号召基督徒应采取面向社会的工作形式以完成重构社会的使命。整个的缘起基本上是一种城市化的运动。这可以从实践这一设想的第一个社会组织——1872 年成立于波士顿的"基督教劳工协会"（Christian Labor Union）的性质看出来。协会提出了一系列变革要求，如缩短工作日等。1889 年，约翰·霍普金斯大学的经济学家 R. 伊利（R. Ely）写出《基督教的社会方面》一书，对"社会福音"（Social Gospel）这一术语进行完整的体系性解释，他主张教会必须放弃狭隘顽固的个人化态度，放弃拯救灵魂时局限自己视野的观点。"社会福音"要求不间断地攻击每一个产生谬误的机构，直到人间变成上帝之城。书中已明确区分出"社会福音"理论与"基要派"的"个人拯救"（individual salvation）理论之间的区别。②

问题在于，"社会福音派"浓重的城市化起源的色彩与美国基于清教基础的乡村宣教传统是相当对立的。19 世纪美国的宣教活动基本上奉行的是清教无形王国的理念，通过乡村式的社区活动达到个人拯救的目的。在这种国内传教的背景下，早期到达中国的传教士

---

① 参见秦和平：《基督宗教在西南民族地区的传播史》，194 页，成都，四川民族出版社，2003。

② 有关"社会福音派"之起源的详细讨论，可以参阅查尔斯·H. 霍普金斯（Charles H. Hopkins）：《美国新教中社会福音派的崛起（1865—1915）》（耶鲁大学出版社，1940），又见劳伦斯·D. 凯斯勒（Lawrence D. Kessler）：《社会福音与基督教对中国的冲击：江苏东部教会的一个个案研究》，见林治平：《基督教与中国现代化国际学术研讨会论文集》，594～595 页，台北，宇宙光出版社，1994。

也大多来自美国的小城镇和乡村地带。初期医学传教士活动的个体性和医院诊所规模的狭小性都说明了这一特色的延伸状态。而"社会福音派"的行动拓展显然证明传统个人的乡村个体宣教不足以支持基督教秩序的生成与巩固，不足以适应传教规模及其相关事业的扩大。于是"社会福音派"在中国就演变成了一种从城市波及农村的扩张性运动。"医务传教"作为"社会福音"的主要分支，也随之实现了"规模化"的转型。

"医务传教"形成一种"规模化运动"显然不仅意味着一种单纯观念的转换，而且与更为复杂细致的经费筹措等经济资本活动的成功运作密不可分。

个人化的社区乡村传教可以通过有限的差会经费和教徒奉献得以维持生存，而"社会福音派"所具备的在教育、医疗领域的扩张性却需要持续的资本投入才能维系其规模。各种商业运作专家和世俗科学组织的投入使"社会福音"更与大规模的资本主义经济运营方式建立了联系，甚至宣教日益变成了一种旗号，或更像一种绚丽的外壳包装。一些大规模的宗教振兴运动在海外的拓展越来越依赖于大批资金和捐献的支持，如 20 世纪初兴起的世俗者运动（the laymen's movement）、学生志愿运动（the student volunteer movement）等都越来越与大量的金钱和资本的流动建立起了关系。这些新型运动大多数依靠基金会或雄厚捐款的支持，参与者已很难具有 19 世纪传教士那样相对纯净的宗教情怀和追求，而更多地具有世俗的功利考虑。

在 19 世纪的传道医生中，曾有不少人深信，如果少向人募捐金钱，多些倚靠圣灵的能力和注重我们属灵生命的深度，那么摩西的经历便会成为每一项基督教工作的共同经验。[1] 由于深沉地信奉上帝会垂青安排好既有的人间秩序，内地会的传教士几乎处于完全被动接收捐赠的状态。戴德生在接手宁波福音医院时，由于医院经费主要来源于诊治外国人所得的药费，前任离去后这笔收入来源即告中断，经费日益窘迫，唯有倚靠听人祷告信实不移的上帝，好像从未设想采取别的主动募集资金的办法。就在面临金钱渐罄、山穷水尽之际，他却突然收到了朋友自英国寄来的信，当中附着一张五十英镑的支票。戴德生把这奇遇归结为祈祷赞美上帝的结果，也由此

---

① 参见戴德生：《带着爱来中国——戴德生自传》，192 页。

更相信被动依赖上帝仍然能发生奇迹的惯性思维。① 在戴德生的自传中，也记录着 1866 年 2 月 6 日这天，收到了 170 镑 8 先令 3 便士时的欢愉心情。"因为除了上帝以外，我们并没有向人求助过。"② 他说。

20 世纪的情形就完全不一样了，医学传教士不但要主动寻求经济来源以支撑日益庞大的医疗网点的开支，而且日益形成和强化着传教网络规模扩大与金钱资助成正比的合理化理由。他们相信，只有把世俗的利益与崇信上帝的目标实现更好的结合，才足以应付向中国基层社会进一步渗透时不断出现的各种复杂需要。医疗网点的扩大与宣教势力的大规模扩张密切相关。据教会自己对宣教师驻在地数字变化的统计，全国宣教师驻在地中，12％创设于 1880 年以前，40％创设于 1880—1900 年义和团起事之间，48％创设于 1900—1920 年之内。数字表明，后二十年内增设的新驻在地几乎和以前的总数相等。下列的数字展示更是显得意味深长，1900 年以后创设的新驻在地中，三分之二是大差会代表创建的，不是普通无宗派小差会的事功。1900 年以后创设的 337 处驻在地中，由小差会创建的不到 100 处。③

这些统计数字表明，由分散的个体宣教为主导形式的小差会传道模式日益受到挑战。20 世纪初，各大差会为了协调宣教事业，提出了著名的"协和"理念，即进一步在空间和组织上联合分布在不同区域的教派，具体操作主要就反映在教会隶属的教育和医疗事业之中。中华基督教教育会和中华博医会的创办，即开始在财政上实施"协和"行动。在医疗方面的表现是各个差会开始集中资金合办医院和医科学校。如北京协和医科大学是由差会联合会和洛克菲勒基金会合办，福州协和医学校是由公理会、英圣公会和美以美会合办，华西协和医科大学由英圣公会、英浸礼会、美浸信会、伦敦会、豫鄂信义会、加长老会、北美长老会和南美长老会合办。"协和"理念支配下的医疗事业都拥有雄厚资金作为支持。在各省著名的 20 所医科学校的预算统计中，全部预算是 2 199 992 元（鹰洋），而以协和名义办的医校预算就高达 810 000 元。医校的办学资金也日益多元化了。除政府常年补助金外，有的医校或医院也尝试与地方士绅合

① 参见戴德生：《带着爱来中国——戴德生自传》，175 页。
② 同上书，192 页。
③ 参见《中华归主——中国基督教事业统计（1901—1920）》中，572 页。

作，以吸纳地方社会的资金，如雅礼医学专门学校即吸收中国士绅参加。①

下面是 20 世纪初"医务传教"过程中山西汾州府发生的一个故事，从中可以了解到西医传教士在资金使用方面如何处理与地方社会的官员及士绅的微妙关系。1918 年前后，汾州最大的医院开始了建院选址和征用土地的工作。从院址选择包括了三十块大小不同的分散地皮就可看出医院规模之大。院址的选择目标还包括一口供水用的深井。由于三十块地皮分布零散，与官府和普通民居相互重叠交叉，在征用土地的过程中，西医传教士不得不运用不同的策略跟形形色色的地方人物打交道。

地皮的三分之一属于当地政府，本由一个旧军事衙门所使用，后来在义和团运动后转归地方财政税务局控制。但地方官也是局里的成员，没有经过他的允许，根本无法得到这块土地。这个官员以经常把轻罪犯人定成死罪而闻名于地方，在当地中国人的眼中犹如难缠的"魔头"。最突出的例子是，一个十六岁的孩子仅仅因为打架就被他判了死刑。

事情进展得果然不顺利，当财务部门把出让土地给医院的公文提交太原府的省内首脑时，他们的批复是，赞同把土地作为礼物送给医院。医学传教士即以这封信作为拥有土地的证明，可过了一阵子却没有了消息，在询问过一些当地与传教士关系不错的人后才得知，按这里的规矩，私下里付一些钱还是必要的。传教士最终向地方衙门付了 600 美元作为给政府办教育的经费，但这笔钱却莫名其妙地被退了回来。没有人能说清问题究竟出在哪里，只是传说地方官觉得传教士们财大气粗，所以要价 1 500 美元出卖这块地。教堂里的朋友建议干脆付了这笔钱，另有一些并不公开与教堂来往的士绅朋友则建议不要妥协，也不要使蛮力对抗，而是想办法采用间接迂回的解决方案。

这一年，迫使地方官就范的机会来了。猩红热以非常猛烈的态势袭击了汾州的儿童与成人。西医传教士打电报给北京负责公共健康问题的内务部门，要求全力支持防疫工作。地方官却到处在城里张贴出奇怪的药方以抗衡西医。这剂药方包括女人的脚趾甲、竹髓、臭虫，药方中说只要把它们统统碾成粉末状，喷洒进喉咙，就能抑

① 参见《中华归主——中国基督教事业统计（1901—1920）》下，949～952 页。

制猩红热的流行。这剂药方被上报到了北京的卫生部门，不久，地方官就被当作"迷信"的典型，遭到了严厉的谴责并被处以重罚。也许是生怕自己会丢掉乌纱帽，这位官员对西医传教士的态度马上发生了根本变化。"因为我们是唯一能救他的人。"起草这份报告的传教士写道。这件事在财政部门流传开之后，地方官在一次会上公开表示说："如果我们接受了 1 500 美元，这只是件很小的事情，小到不足为外人道。可如果我们捐献了这笔钱，却意味着办成了件大事，随着岁月的流逝，它将不会被忘却。当大医院落成后，我们就能说，我们帮助建成了汾州最宏伟的建筑。"在这次讲话后不久，地方官便亲自送来了契约。

旧衙门的土地就这样得到了满意的解决，可问题并没有结束。离这块土地不远的地方还有四块不属于医院的土地，其中两块地中有水井。一开始，临汾的西医传教士按正常手续购买了其中一口井的使用权，这引起了不满和诉讼。案子捅到了地方官的面前，他弄湿大拇指的末端，按在签字上看一看说，契约是假的。就这样，钱被退给了传教士，井被判给了另一个人。这个人已完全意识到了这块地对于传教士的重要性，价钱越涨越高。紧邻传教士居所的另一块地是属于一个想要从他们身上发财的人所有，因为从建院位置和拥有水井这个条件看，它是最有价值的一块。

西医传教士立刻展开了新的攻关行动，除了一位中国医生之外，他们设宴招待了医院所在街道上的所有头面人物。街道上一个政务首领的亲戚，腹部重达 85 磅的肿瘤被医院切除了，病人离开医院时连衣服称起来，只有 76 磅重，他悄悄告诉传教士当地许多人惯用的伎俩。于是西医传教士们开始慢慢利用本地有影响的人物去说服那些麻烦制造者，用平价收购了这两块地皮。剩下的另外两块土地是作为邻居的垃圾场而被使用着，其所有权的归属无人知晓。街道首领友好地表示，他们将负责给出这两块地的一纸契约，如果所有者出现，他们将负责用公款另外安置他们。作为回报条件的是，他们想要在街道的一头建一座牌楼，上面刻上医院的名字，据说这样可以起到避邪的作用，以保佑整条街道免遭匪劫。[①]

汾州的故事告诉我们，20 世纪初的西医传教士不但拥有雄厚的资金做后盾，越来越游刃有余地扩大以医院为中心的医疗社会网络，

---

① Fen Chou，*Special Medical Number*，October，1919，pp. 11−22.

同时他们也比以往更加熟悉当地社会运转的潜在规则，并能更加娴熟地利用这些规则来达到扩张和渗透的目的。而对这些规则的熟悉则显然得益于"社会福音派"成为主流之后，对宗教与世俗界限的模糊处理。

医院作为福音传播的空间

那么，"医院"空间对于中国人来说到底意味着什么呢？刚到湖南时的胡美对此的体会恐怕是最深的。

胡美是以"医生"的身份来到长沙的，门诊刚刚开始接待病人后的两个星期，一个病人的出现就把胡美逼到了苦闷尴尬的境地。这天，一个学生被匆匆抬进了诊所，病情严重到了必须要住院治疗的程度。情况发生得如此突然，此时病房还没有准备好向病人开放，全部的病床仍然散乱地放在后院进行清洗和消毒。胡美马上在候诊室的后面支起了一张床，床上没有弹簧，只有一个按湖南本地的习惯用纤维绳子织成的床垫，男孩的母亲随身带来了铺盖和被褥，想让他睡得舒服一些。

病人呼吸急促，脸泛红潮，浑身发热。检查完胸腔和白细胞后，发现他得的是大叶肺炎。可当时没有一个受过训练的护士在身边，除了一名苦力。男孩的母亲自然留在床边进行看护，在监督之下对他进行药物治疗和喂食，苦力则尽力在旁边帮忙。第一个夜晚，男孩就是在胡美、母亲和苦力的看护下度过的，可第二天他的病情并没有好转。到第三天，男孩的病情进一步恶化了。

第三天早晨，苦力刚进诊室就"扑通"一下子跪在了胡美的面前，把双手绞握在一起，样子像一个祈祷者。他语调急促地请求胡美赶紧把病人送回家："先生，您是个很聪明的人，但我知道我们街道上的人正在说些什么。我知道他们的想法，你不明白，先生，如果他死在医院里，你以前在这里做的所有工作都将白费。"胡美为这个请求所激怒，一时说不出话来，一阵阵沮丧的情绪弥漫开来之后，他出于苦力了解乡民心理的原因接受了这个建议。当担架被抬进长沙狭窄曲折的街道里时，跟在担架边的胡美心中突然涌起了一种强烈的失败感，觉得在可以尝试用现代医学对抗病痛的情况下，却轻易地就放跑了第一个住院病人。没有专业护理，没有适当的滋补品，这个可怜的孩子就被放回到那个难以想象的环境中，胡美好像怎么也无法原谅自己。

他把自己的苦闷告诉了国文老师刘先生，刘先生的意见如下："如果你让男孩留下来，将会犯一个愚蠢的错误。如果他死在我们新医院的病房里，这个城市的全体民众都会反对你，他们也许会袭击医院并摧毁它。更为糟糕的是，死亡的消息将散播到每条街道，甚至全省的每个角落。在这个保守的省份里，西医的进展步伐将倒退回去。"什么原因呢？在乡民的生活中，灵魂回到那个居留地是最重要的："当中国人死亡后，尸体会停放在家里等待灵魂的归来，如果死亡发生在家庭以外是件很严重的事情，因为漫游在外的灵魂找不到身体停留的场所。灵魂期待着重返身体，身体就像一个'栖息的阁楼'，等待着灵魂的返回。"①

"身体"在死亡的时刻能够给灵魂提供一个栖息之地，在胡美医生这个外来人看来，刘先生似乎恰恰表达了中国人认为"身体"和"灵魂"之间只存在一种临时性关系的看法。为什么只是在死亡的时刻灵魂才需要身体来装载它呢？在听完刘先生的解释后，胡美一定会悄悄地问。

胡美是以"西医传教士"的身份到达中国的。与普通医生有所区别，西医传教士在中国所扮演的角色实际上远不止于医学意义上使身体从疾病状态复原到常态，还主要表现在要处理"身体"与"信仰"的关系：一是通过输入近代西方医学体系治愈肉体疾病，即对生物体进行控制，这一层面是工具性的；二是以肉体痊愈为介体传播宗教信仰，此为最终目的。

不过在"胡美们"看来，"身体"的复原只不过是成全一种持久"信仰"的步骤而已，这种信仰是渗透到生活中能够改变一个人的精神状态的持久力量，这完全不同于中国人看待"身体"与"灵魂"的那种功利态度。这种持久力量的获得可以通过多种途径达到，一种是经过纯粹属灵式的宗教行为，一种是经过世俗的行为作为中介来实现。前一种是"基要派"的传教策略，后一种是"社会福音派"的变通方式。

西医传教士与早期福音传播者的歧义点表现在他们多栖身于医院与诊所的氛围之内。与此同时，与西医传教士的二重角色相协调，医院和诊所的空间又呈医学与宗教既分割又对应的二元组合状态。正如一份传教报告中所说的：

---

① Edward H. Hume, M. D., *Doctors East Doctors West：An American Physician's Life in China*, pp. 61−62.

医院在其中占什么位置呢？它的位置很重要。医院和教堂总是密切联合，正是建筑物的格局表明了建立教堂才是主要意图。大礼拜堂和它的旁厅居于正中，男子医院、女子医院和学校紧密围绕着它。作为医院，我们在教会的职分在于展示上帝对病人的慈爱，对他们宣讲基督，并树立我们所有基督教同人们的信念。

医院对扩大教会队伍的另一个贡献在于，对一些人来说，医院是荒漠中的甘泉和荫庇。它或多或少地为男女信徒提供了一个保护所，在这里他们可以发展基督教信念，在一定程度上远离身边异教的不良影响。对基督徒而言，普通的中国社会至多不过是沙漠。对其中一些人而言，它可能成为真正的熔炉，只有道德最坚定的人能在其中前行。这意味着绝大多数人需要一个有基督教氛围的机构。①

与这些西来者的想法不同，在中国人的眼光里，所谓"西方医院"完全是一个神秘的所在，在他们的印象中，医院和那些黑乎乎的尖顶教堂像怪物一样，完全突兀地切入了他们原本平静的日常生活中，它与传统社区的隔绝状态往往会引起外人的许多猜疑。因为中国人自古并没有把病人委托给陌生人加以照顾的传统，中国人的治病程序是以家庭本身为单位，病人身体的治愈是依靠外请的医生，但护理程序的最终完成是在家庭空间中实现的。更不用说，医院根本又是教堂的一种自然延伸，对教堂的陌生感受会很快延续到对医院的看法上。正因如此，为了打消中国人进入医院空间的疑虑，医院的传教行为都会尽量向人情化的方向努力。

与西医传教士宗教优先的角色定位相适应，一般医院中都会为初来就诊的病人刻意营造一个有利于福音传播的精神氛围。医院里一般都有较为固定的宣讲福音的仪式，候诊室常常变相地被改造成教堂，布置得较为舒适。有时西医传教士会出示一些简单有趣的教义问答手册和图片，促使人们思索健康与宗教的关系。比如山西南部的一所教会医院，每年平均接待两千位新病人，病人入院时先要登记，然后会被引进作为教堂的候诊室，室内常有一两位布道人迎接病人的到来，并请他们喝茶休息。当病人的注意力被渐渐转

---

① *A Glimpse into the Borden Hospital*：*Extracts from Drs. Rees' and Pearce's Report*，China's Millions，November，1935.

移到墙上的祷文和《圣经》宣传画上之后，这些布道人就会利用闲谈聊天的机会，向他们宣讲《圣经》的道理。布道人还会在桌上有意展示一些《新约》节本和宣道手册。据西医传教士回忆，有大量的病人购买宗教宣传品，在医生诊病开始前的半小时，教堂内常举行一种宣教服务，一般说来，传教士本人因医务繁忙，只能投入部分精力传播福音，医院中往往会雇请一至二名专司宗教的中国人。①

　　针对住院病人的具体情况，医院内每天下午都有病人可自愿参加的教堂祈祷仪式。晚饭后医院职员在相聚祈祷后分散到每间病房，手持《圣经》课本及《约翰福音》或《约翰三书》等进行宣教，这些课本均用大号字中文印刷，职员们花上二十分钟到半小时讲解《圣经》大意。病人住院时间一般为十六天，在他们离院时，传教士们总希望病人带着十六日的上帝恩泽与精神信息而去。

　　这所医院有两名专职传道者，每天在各病房间巡回视察，无论何时只要发现哪位病人显露出对《圣经》的兴趣，他们就会花费一些时间与这位病人待在一起，不厌其烦地陪同他阅读、谈心和对他进行讲解。传道者还通过教学基督赞美诗的方式，把娱乐与福音灌输连为一体。正如一位传教士所形容的那样，如果你徘徊于这所医院周围，你会听到整个医院里充满了病人的歌声，他们一遍遍地反复歌唱直到每个人都能背诵下来为止。②

　　由于病人中大多数人是文盲，而要接触福音和《圣经》必须学会简单的识字方法，一些传教士为此倾注了不少心血。1929年沧州医院的一份报告，特别介绍了当地医学传教士发明的一套汉字注音系统（phonetic script）。这个学习系统首先会教导病人读一点识字课本，课本内容包含有简单的《圣经》道理。以后再选择部分《新约》内容进行教授，这段学习时间根据病人的知识接受能力从三天到三个星期不等。这套方法使得病人可以用一套包括七十个印刷体的语音符号去与复杂困难的汉字相对应，这样，任何人都有希望能逐渐自学认识汉字。这份报告还专门介绍了一位名叫余慧生（Yu

Huiseng 译音）的病人在被治愈后，专门留在医院推广这套识字注音系统。余氏本人就是通过这套系统毫无困难地阅读全部的《新约》，他仅在 1927 年一年的时间里就教会了 88 个病人使用这套方法。①

关于医院内的布道方式和程序，各地的教会医院均有自己颇具特色的一套方法，如汉阳教会医院的传教士就提出像通过"耳门"一样通过"眼门"把福音传给病人，一幅画、一卷零散的书页都将帮助病人理解布道人的观点。医院内有一个习惯，在每次手术前和每个疗程的开始都要进行短暂的祈祷。在另一份报告中，有的病人承认倾听祈祷是他考虑做一名基督徒的第一动因。②

汉阳医院在每天下午两点半会定时进行宗教服务，这时大部分病人还在床上，屋内总会安排一些座位以便于其他病房的人参加活动。活动的题目早已被系统地加以安排，内容包括基本的《圣经》讲解等。院内备有三十份不同程度的每日读本，包括耶稣的生活、死亡与复活的文本。医院的计划是，如果病人待上一个月，他将系统学到《圣经》的初步知识，如果病人待上两个月，就会再次接受一轮训导。在每月的 10 号、20 号和最后一天，医院内均有幻灯服务，每幅幻灯片配置了文字说明，有的幻灯片就是为配合诸日课程而放映的。在每月的最后一天，当福音题目讲到耶稣受难和死亡时，医院的同工就会专门放映相关的图片，以加强震撼的效果。在另外两个晚上，除了正规讲解《圣经》故事的幻灯片外，也放映一些与世俗内容有关的影片包括喜剧片等。与整个的宗教仪式相呼应，汉阳医院的门口也时常有小贩在叫卖宗教书刊或向出入的病人发放《圣经》。③

医院一方面拥有自己的小教堂，同时也与地方教堂保持密切的联络，比如安庆的格雷斯（Grace）教堂与著名的圣詹姆（St. Jame）医院就维系着频繁交往的关系。圣詹姆医院有八名医生、十二名医学毕业生和五十名学生护士，每年治疗四万名病人。医院和教堂的联系表现在以下几个方面：首先，格雷斯教堂是医院职员的教堂，三十位医生护士和其他同工职员是基督教集会的会众成员。第二层

---

① *Report for the Year 1927*，*Roberts Memorial Hospital*，Tsang Chou, Chihli-China，Tientsin Press，pp. 11-15.

②③　D. Duncan Main, *How Best to Present Christian Truth to Our Patients*，*The China Medical Journal*，Vol. XXVII，May，1913，pp. 156-175.

联系是，医院中福音传播工作是由格雷斯教堂的成员来承担的，这包括每天的布道活动与教义小册子的散发，以及在病房诊所内与病人进行的床头讲道工作。当病人离开医院后牧师会想办法跟踪其形迹，使病人继续接触当地的教会和教堂。第三层联系是，格雷斯教堂会尽量动员病人进入教堂参加活动并与之建立固定的交往。其结果是，有相当数量的病人在宗教服务与聚会中受到圣灵故事的感动而皈依。这种情况表明，医院与教堂在身体与心灵控制角色上有可能做出明确的分工。①

医院中宗教空间的营造有时会采取相当灵活的形式。北部中国有的医院教堂布置成茶楼模样。有一所医院甚至本身就是一座茶楼，它有一个用覆盖有绯红色旋涡饰纹的木柱搭成的院子，院子的一侧镶有摩西十诫，另一侧写有基督主祷文。茶室中放置一些竹椅，环境布置得优雅明亮、华丽舒适，是一种既是教堂又是休息室的空间格局。人们路过此地可卸下重担，落座饮茶，边饮边听布道者问答式的传教演讲在说些什么。布道者总是徘徊穿梭于休息者之中，通过亲切自然随意交谈的方式传播福音。②

医院中诸日进行的仪式性或随意性的布道固然可以和医疗过程相配合，在某些病人身上达到肉体与精神双重再生的效果，但大多数病人的住院周期只有一到两个月，如何使肉体治愈后的病人在失去宗教氛围监控的条件下沿袭精神上的自觉信奉，便成为营造医院宗教空间的布道者们苦心构想的关键环节。山西某所医院构想出一个跟踪布道的方法，当病人离开时为其专门制作一张卡片，上面写有姓名、年龄和家庭住址、住院时间以及关于其疾病情况的若干解释，包括他是否已痊愈还是部分得到治疗，卡片中专有一格有关病人对福音态度的短暂介绍。

传教士自己承认："对许多人来说，我们不得不指出他们并没有显示出任何特别的兴趣，但是仍有相当数量的病人似乎明白了福音中的信息。"③ 环绕医院方圆约四天旅程之内都有传教站，当他们接到病人归乡后的卡片，会对病人进行家访。有的医院在病人出院后，

① The Rev. Edmund J. Lee, *Introducing Grace Church*, *Anking*, *The Spirit of Missions*, September, 1925.

② Dr. H. D. Porter, *The Medical Arm of the Missionary Service*, *The China Medical Missionary Journal*, Vol. IX, December, 1895.

③ *Twentieth Annual Report of the Ponasang Missionary Hospital*, Yale Divinity School Special Collections, March, 1892.

在递送给当地布道者的每一封信中都留有一页空白，要求他们接信后签出一张收条，内中述及一些对病人的希望并托人带回医院，以便保持福音传播的连续性。[①]

尽管医院布道者花费了很多心思在医院外为病人展布精神修炼的渠道和网络，可是他们自己承认这种跟踪服务仍是一件异常困难的工作。据相关报告的估计，到20世纪初，全国仍有50%以上的医学教会没有实施这方面的计划，那些承认有此计划的医院则大部分实施得不够完善和有诸多缺点。[②] 有的医院则承认出院后的病人追踪工作只能在城里与郊区范围内进行，再远则无力顾及。[③]

由此可推知，医疗语境中宗教空间的构建与扩展仍可能会受制于本土因素，这一看法可以清晰地在对沧州医院的描述中得到验证。

沧州个案

19世纪末到20世纪初，在河北沧州附近方圆七八个县的范围内，曾经分布着二三十个基督教的传教站。每一站都有用于宗教礼拜祈祷的日常聚会地点。这个地区当时只有一所大医院，是由伦敦会的西医传教士佩尔（Arthur D. Peill）医生创办的。据医生的父亲为其所编的书信集中所述，佩尔和天津一位叫罗伯特的医生（Dr. Roberts）曾一起在这个地区巡回传教且成绩斐然。值得注意的是，他们的人是以西医传教士的身份参与传播福音的，并希望其巡回布道能通达沧州的每一个角落。佩尔以此类形式传教大约是在20世纪初（1905年以前）的一段时期，可是似乎好景不长，由于医院中病人的急剧增加，西医传教士的科学功能被迫突显出来，传道时间和精力也随之被大大压缩。佩尔曾为此感叹道："总部的工作范围在不断扩大，需做手术的病人拥挤不堪，数字不断增加，工作人员的全部力量都要投入到医院的需要之中，外面的巡回站逐渐被遗弃了。"[④] 鉴于西医传教士兼有双重身份而无法专司传道之职，佩尔医

---

① *Twentieth Annual Report of the Ponasang Missionary Hospital*，Yale Divinity School Special Collections，March，1892.

②③ D. Duncan Main, *How Best to Present Christian Truth to Our Patients*，*The China Medical Journal*，Vol. XXVII，May，1913，pp. 156-175.

④ Edited by his father Rev. J. Peill，*The Beloved Physician of Tsang Chou：Life—Work and Letters of Dr. Arthur D. Peill*，F. R. G. S. E，London：Headley Brothers，1906，pp. 19-256.

生提出一个培养医学布道人员的折中构想，即巡回传教的日常系统通过医生和他们的助手与主干和分支医院联系在一起，以保持有效的工作能力。①

医学福音传播者的训练一般是与大城市的医学院相互配合。佩尔选派一些中国人去北京等大城市中的医院进行学习，希望他们能分散到主干和各分支医院中去传播福音。② 这些中国人一般与地方教会有密切的关系，其不同则是他们从医学系统被派往地方诊所进行工作。③ 佩尔的构想对于西医传教士的角色变化具有转折意义，这主要体现在两个方面：一是西医传教士终于确立了自己不同于一般传教士的福音传播途径和网络，那就是以医院为宗教精神训练的集体空间，而不是普通传教士对世俗领域的渗透与控制。这虽然在空间范围内缩小了福音活动的伸缩半径，但比较清晰地划定了医学传教士的准确位置。二是大量起用中国人专司传播福音之职，以后我们将会看到，这固然起着加快基督教在中国本土化的速度的作用，提高了医院传教的效率，却也会使西医传教本身的宗教角色功能趋于退化，以致失去原有的用意。

佩尔医生把沧州医院营造为宗教空间的构想，无疑在现实中有过一定的功效。沧州医院中，病人通过宗教程序和氛围的持续熏陶而改变自我信念的实例可谓屡见不鲜。佩尔曾评论一位病人说，他"注意到了整个医院同工之间的和谐与精神上的相互帮助，其精神状态和他所接触的氛围极其不同，他被我们的祈祷方式所震撼，开始模仿我们按早中晚的方式进行祈祷"④。佩尔在这里评述的是病人在行为方式上的变化，而没有谈及他的精神状态与以往的差异。在作为宗教空间的医院里，病人等于要经过"生物体"与"精神体"的双向治疗，所以我们要首先加以辨析的是，病人精神状态在医院内外的变化是医疗效果本身的支配力量还是基督宣教的控制结果。

下述实例表明，有的患者转而信奉基督有可能仅仅是因为把医疗结果直接简单地归因于基督的神秘力量，信奉暗含功利性的考虑。也就是说，这唤起了对中国本土诸神显灵的一种传统记忆。如一位患早期癌症的老人入院治愈后感叹："那人肯定是个上帝，我来这里

---

①②③④　Edited by his father Rev. J. Peill, *The Beloved Physician of Tsang Chou: Life—Work and Letters of Dr. Arthur D. Peill*, F. R. G. S. E, London: Headley Brothers, 1906，pp. 19-256.

时间不长就已痊愈，而且没有感到什么疼痛。"① 尽管传教士在这则故事后加以评点道："这位老人在边治疗边布道的过程中获取了两点思想：一是真实的上帝是一种精神，二是那些寻找上帝形象的人必须对其顶礼膜拜。"但我们始终无法判断老人的"上帝"意念与传统神灵信仰的区别何在。再如一位病愈后成了热心基督徒的男人告诉传教士，他信奉基督教的首要原因是因为当他自己无力支撑时，只有耶稣是一个可以把孩子安全托付的对象。②

另一个值得深思的现象是，并非每一种疾病的治愈都能立竿见影地促成信仰的转变，只有如白内障之类疾病的治愈较易对精神状态造成巨大冲击。传教士们曾多次引述此类例子。如一位著名的魔术师，其眼盲严重干扰着他的生活，当他在沧州医院经手术恢复视力后，其处境也从黑暗走向光明，由此他变成了福音的忠实听众。一天，这位老魔术师犹豫地询问，是否他的生活方式与基督徒的身份是不相容的，医学传教士消除了他的疑虑，并乘机告知他一些基督教义。在出院以后的时间里，人们听到他在开始表演时常用演说的形式向环绕周围的人群讲述自己从眼盲到被治愈的经过，向惊奇的听众宣讲传教士和基督教的好处。③

然而，同样是治疗眼盲，我们可以从一则沧州基督徒的故事中发现，中国本土的巫医互渗律如何仍持续地在自称已受洗为基督徒的中国人身上显现。这则故事说的是一位妇女长期患有慢性眼病，导致视力模糊又极度不适，以后发展到几乎眼盲。也就是在这一阶段中，她的眼睛进一步受到热心却又无知的基督徒的伤害。据邻居们说，这个地区有个基督徒曾用驱魔除妖的方法成功地治愈过病人，这种方法实则是在精神恍惚状态下的一种巫术体验。在邻居的影响下，患病的沧州妇女请到了这个异人。在作法过程中，自称基督徒的这个怪人号称使用耶稣所用之法，他先往地上吐口水，用唾液和泥土黏合成人体形状，然后擦进这位妇女的眼中。结果可想而知，病妇的视力不但未见好转反而变得越来越坏。当传教士们巡行至这一地区时，这位妇女刚刚住院治疗，她的眼睛虽不可能马上彻底恢复，但已有了明显好转。在离院之前她感到非常

---

　　①②③　Edited by his father Rev. J. Peill, *The Beloved Physician of Tsang Chou*：*Life—Work and Letters of Dr. Arthur D. Peill*，F. R. G. S. E，London：Headley Brothers，1906，pp. 19—256.

愉快，希望将来视力会恢复得更好。①

　　这则故事表明，即使对于已受洗的基督徒而言，其对基督徒真谛的理解是否真能摆脱传统话语的控制也是很难加以确认的。同样的问题是，通过生物体控制的医疗程序是否真能使病人超越肉体躯壳的制约而达于传教士企盼的宗教精神的理想境界，也是相当可疑的。

　　由于在西医传教士的头脑中，耶稣作为精神象征的神迹是通过生物体疾病的治愈得以显现的，这两种奇迹的差异性当然会在西医传教士头脑中有明确的界分。可是一旦把两种貌似统一的神迹表现有目的地通过医院空间加以灌输时，却很容易在病人头脑中发生混淆和裂变，从而最有可能出现两类情况：其一，由于宗教与治病几乎同时进行，病人常常混淆生物体与精神体奇迹显示的真实作用，即使信教，病人也极易直面医疗效果决定取舍，信教与信医既取决于直观表现又无法判然二分。宗教信仰正如韦伯所云，其表现出的内在状态在性格上是一时的，拥有特殊的所谓"无责任性"。② 其二，由于医疗治愈的效果十分明显，反而掩盖了其为宗教神迹做注脚的工具性作用。在这种情况下，病人就会止步于对肉体奇迹的惊诧之中而淡化对精神本质的探知兴趣。

　　关于第一点，有以下病例可以为证。1905 年 11 月 13 日的夜晚，沧州妇女医院发生了一幕有趣的场景，早晨刚送进医院的一个可怜女孩被截肢后，到晚上由于受寒气侵袭而濒临死亡。医生已作了最坏的打算，除了进行必要的检查和服用一般药品外已感无能为力。这个女孩由于慌乱恐惧而沉默不语，根本无法在语言上进行沟通。医院的学生们决定以祈祷代替交谈，他们马上投入行动，在病房内为这女孩大声祈祷。两个学生面对女孩整整祈祷了两个小时之久，直到深夜两点，女孩的脸色渐由疑惑转为欣喜，并开始要求进食。按传教士们的结论是："她的生命发生了重要转折。"③

---

　　① Edited by his father Rev. J. Peill，*The Beloved Physician of Tsang Chou：Life—Work and Letters of Dr. Arthur D. Peill*，F. R. G. S. E，London：Headley Brothers，1906，pp. 19-256.

　　② 参见［德］韦伯：《宗教社会学》，康乐、简惠美译，201~231 页，台北，远流出版事业股份有限公司，1993。

　　③ Edited by his father Rev. J. Peill，*The Beloved Physician of Tsang Chou：Life—Work and Letters of Dr. Arthur D. Peill*，F. R. G. S. E，London：Headley Brothers，1906，pp. 19-256.

斟酌这一结论，我们似乎仍然不能从女孩的生命转折中确认是医学控制的力量还是宗教精神的感动在起主导作用，抑或是二者相互协作的结果。不可否认，在作为宗教空间的医院中，不是凭借医疗奇迹的科学显现，而是独立依靠宗教福音宣示的依托力量所构造出的精神氛围的冲击，也确实使某些病人的精神受到控制而发生转变。在本节中，我们仍可举出发生于沧州医院的一例故事作为佐证。

1901年，当佩尔医生回到沧州时，发现一个男孩由于肘部和胳膊的疾病面积扩大而不得不采取肩膀以下的截肢手术以挽救其生命。手术过后几天，他已完全恢复，可以继续返校上课。然而，不久起于脚部的肿瘤威胁到了截肢后的残部，这个男孩又被迫重新进行治疗。他的健康激起了地方基督徒的爱心关怀，其健康恢复总是作为祈祷的核心内容之一。医院采取加进补药、以氯仿刮擦、用夹板石膏固定等方法尽力进行救治，治疗持续了很长时间，收到了部分效果。可是按照基督教规范的标准来衡量，这孩子显得过于顽皮，经常干一些违禁之事。医院中对他的祈祷仍在继续，而且越来越诚挚和动人，原先是为他的疾病，后来则是为其心灵。按照当时的观察，这个男孩性格渐渐地变化了，从自负、不服教导和不值得信任，变得谦恭有礼、礼貌有加，其健康在耶稣的庇护下恢复了，最终成为一个新人。①

从此例看来，男孩生命的重获与性格的转变似乎分属于两个过程，特别是肉体治愈之后的精神更新似乎完全与医学程序无关。这段叙述也可以明显使人感受到医院作为宗教空间在道德与伦理层面上的监控能力。

"余先生"的故事

下面这则故事的主角"余先生"在传教士们的眼中是个颇具个性魅力的人，他是一位出色的中国学者，又是名门后裔。1900年以前，余氏曾被传教士收留并戒除了鸦片，只是鸦片的诱惑力实在太大，迫使其反复多次仍半途而废。他的杰出口才和既纤细又慷慨的心灵使其闻名于当地，也为他招来麻烦。余先生作为一名中国儒生，曾表示希望用最普通简易的方法获取基督教的一幅真实图像。正因

---

① Edited by his father Rev. J. Peill, *The Beloved Physician of Tsang Chou：Life—Work and Letters of Dr. Arthur D. Peill*, F. R. G. S. E, London：Headley Brothers, 1906，pp. 19-256.

再造「病人」

如此，每年地方性的宗教聚会都会在他的心灵中搅起些许波澜，但余氏却令人不解地拒绝参加更多类似的集会。尽管已受洗多年，他虽有资格在教堂领取圣餐却拒不接触作为圣餐的面包，也不饮象征圣血的酒水。

从感觉上来说，他的信仰并非全身心的、纯粹的，他的服从是有条件的，他人的劝导只能给他带来烦恼与不适。在这思想剧烈冲突的过程中，一连数个星期余氏感到十分沮丧，内心既焦灼又痛苦，他自己形容说："那感觉好像总是有颗钉子穿在鞋子里令人坐卧不安。"可他决定仍不放弃旧念，并把他自己坚决送给了"魔鬼"。"他的困难并非源于不信，而是他不想向上帝投降。"① 佩尔解释道。

在庄严的晨间服务中，中国传道人杨先生多次试图通过祈祷圣灵，用其感染力来克服余氏的精神反抗，但收效甚微。一天，当一次福音的集会结束后，杨先生和两三个医院的学生留下来，看看能否做些努力使余氏受到感悟。随着时间的流逝，到深夜时，他们已觉一无所获而无可奈何，只好决定离开了。杨先生最后说道："好吧，在分手之前，让我们做最后的祈祷吧。"出于礼貌，余先生也跪下和大家一同祈祷，他咬紧牙关自语："没有任何力量能改变自己。"然而当人们的祈祷声如波浪般渐次波及余氏时，一种爆发的声音终于从他的嘴唇里喷涌而出。在断断续续的、间歇性的气喘声中，余氏高声向上帝祈祷，拼命叫喊着让上帝饶恕自己，忏悔多年犯下的罪过。在他强烈的爆炸式的感情表达下，旁观者无不动容而感到欣慰。

经过这次情感体验的大震荡之后，余氏在医院星期一晚上的一个日常聚会中，对其思想的冲突做了一番自我诠释和描述。他解释说困难不在于信仰的深度如何，而在于怎样抵御心灵的裂变。他下定决心抗拒圣灵是因为意识到投降将意味着什么，害怕服从上帝后将发生不可测的结果。恶魔在此间已向余氏展现出可获取的无限荣耀以换取余氏的投靠，可是如果他选择了上帝，魔鬼将会不断追踪他并施之以烦恼与痛苦。余氏说他被撒旦缠住了，许多为他祈祷和给他告诫的人都将为撒旦所憎恨。他由此不断嘲笑医院的学生们对上帝倾注的热情。他形容说，人们的心灵信仰正如被煎烤的饼一样，

① Edited by his father Rev. J. Peill, *The Beloved Physician of Tsang Chou: Life— Work and Letters of Dr. Arthur D. Peill*, F. R. G. S. E, London: Headley Brothers, 1906，pp. 19-256.

有从内部烤焦的可能，这不是上帝之圣灵而是神经病的征兆，他虽深知圣灵的存在，却拒不跟随于它。

余氏思想变化的过程非常具有戏剧性。当学生们为自身之罪大声忏悔时，余氏表面上和他们一样热情地高声诵读，但是他的心灵却坚定地向任何恳求与警告关闭。当读到"事情总被聪明所误而应返璞归真"时，他会默念："对，我是一个聪明人，因此这与我无关。"当杨先生在星期天早晨的宗教服务中说"对于一个世故的头脑而言，接受上帝是不可能的"时，余氏会马上暗示自己："我就是一个有世故思想的人，我不想领悟上帝的精神。"当人们带他到妇女医院参观，让他亲眼观察沉迷于福音真理之中的人所发生的令人惊奇的变化时，尽管他承认圣灵也许对自己并无危害，心中剧烈的情感冲突仍使他咬紧牙关，拒绝祈祷。就在转折出现的这天晚上，当时间悄然逝去时，只有中国式的礼貌最终拯救了他，他毕竟随众跪拜了，当他又如往常一样力图抗拒这精神洗礼时，一种并非自己能控制的无形力量迫使这位不情愿的祈祷者的心灵之门开启，圣灵赢得了胜利。余氏惊奇地站在这种扫荡了他心灵壁垒的奇异力量面前，怀有一种敬畏虔诚的感觉。

叙述到此，余氏说他在同魔鬼的战斗中感到十分虚弱，当他的欲望被克服后，顿感一阵痉挛贯通全身，酷似恶魔之灵已经撕裂了他，为了使他滞留下来，直到现在他还没有确认已征服了罪恶，只是好像觉得自我已经死亡，同时恶的欲望也随之飘然而去。余氏用生动的语言描绘着这神异的宗教体验，表现得如此的安详谦恭。他讲述着如何有两个面孔交替出现，一个是敌人的面孔，充满了凌人的狂暴和仇恨；另一个是耶稣的脸，充满了同情和博大的爱，使人们向往着用美好的愿望去赞美上帝。余氏以充满激情的话语作结："当上帝用手触摸我时，我希望低下头献出我自己，做上帝希望我履行之事。"①

余氏的由抗拒到崇信的过程充满着一种心灵历险的感觉，而最终的崇信是一种剧烈的"善"与"恶"对峙的心灵冲突，双方的力量甚至可以被具象化。从这则故事及其他沧州医院的个案中我们可以确知，病人在医院中是有可能获得某种神秘的宗教经验的。获得

---

① Edited by his father Rev. J. Peill, *The Beloved Physician of Tsang Chou: Life— Work and Letters of Dr. Arthur D. Peill*, F. R. G. S. E, London: Headley Brothers, 1906, pp. 19—256.

的途径可以通过直接的医疗手段，也可以与医疗程序相分离，纯粹依靠医院中宗教空间的力量。一般说来，宗教经验的获取是达于宗教信仰的先行条件，同时其独特体验的多元化特征也是最难以用理性把握的对象。

对沧州病人宗教体验的概括可以从鲁道夫·奥托（Rudolf Otto）的看法中寻找到根据。奥托认为，就上帝道德深层的神圣性而言是不可言喻的，是无法靠理性来认识的。宗教经验不仅仅是一种独特的情感，更准确些讲，还是一种由诸多情感交织而成的情结。这种情结往往以多种形式涌现出来。他描述道："这种神奇情感的出现，有时犹如一场和缓的潮汐连绵而来，使一种深深敬仰的安宁气氛遍布整个头脑。它也许继而变成一种更稳定、更持久的心灵状态。这种状态可以说是连续不断地、令人激动地使心灵得到激励，产生共鸣……它也许骤然之间伴随着痉挛、挟带着惊厥自心灵深处爆发出来，或许还会带来强烈的刺激，叫人欣喜若狂、心醉神迷，以至于出神入化。"①

为了印证这种体验，我们还可举出一例沧州医院祈祷会活动以做比较。1906年1月7日（星期天晚上）是沧州医院例行的祈祷会。佩尔医生曾经生动地描述了参加活动之人的现场感觉和表现："一种负罪的感觉慢慢滋长蔓延和扩展，其中一位妇女医院的护士流着眼泪大声哭喊起来，要求得到上帝的原谅。周围的人受到感染跟着哭将起来，似乎在一瞬间，整个房间里都充满了忏悔的声音，如大海的咆哮。有的人涕泪满面，其感情爆发是如此强烈，以至于在他膝盖一侧积成一个小水洼，其场面给人印象之深非语言可以描述。"②

总括而言，作为宗教空间的沧州医院对入院的病人和同工均有一套相当完整的信仰训诫程序，这类似于韦伯所说的"仪式性救赎"。但是这种仪式性的控制是否真能从本质而非形式上确证中国人的信仰，则不仅是一种具有普世性意义的心理或生理的感觉和体验问题，而且还关涉着本土文化的接受策略。

① Rudolf Otto, *The Idea of Holy*, London: Oxford University Press, 1958, p. 12. 译文转引自张志刚：《猫头鹰与上帝的对话：基督教哲学问题举要》，168 页，北京，东方出版社，1993。

② Edited by his father Rev. J. Peill, *The Beloved Physician of Tsang Chou: Life—Work and Letters of Dr. Arthur D. Peill*, F. R. G. S. E, London: Headley Brothers, 1906，pp. 19-256.

修复身体还是救赎灵魂?

刚进入中国境内时,西医传教士对自身角色作用的认知与限定仍大致沿袭了 16 世纪的新教话语,即视医学为宗教中介的"工具性理念"。如兰布斯(Walter R. Lanbuth)就指出,身体一旦经过西医传教士的神秘触摸,将成为圣灵的殿堂,这个世界最大的需要是一位能使灵魂与肉体合一的牧师,肉体的健康之重要在于它是活着的上帝精神的住所。[①]

伦敦会的传教士在对 1903 年沧州医疗工作进行评估时,有一段话颇可表露其心迹。他说:"医学传教士(medical missionary)和医生(medical man)远非同义词,医学传教士遇到的是一个'病人'(这个病人有双重含义,包括身体和灵魂)。"[②]

医学传教士不是简单地以治愈疾病为终极目的,"他也帮助恢复日渐丧失的能力(包括灵魂感受上帝的能力)"[③],所以治病对于西医传教士而言具有一种神秘的象征性的魔力作用。在西医传教士看来,对所谓"真理"的追求绝不应止于肉体由疾病复原至健康状态,因为肉体的生命只是精神超升的基座。基督精神"只能通过他在肉体中的生命给予真理(truth)以一个新的基座,使之服从于一种全新的力量"[④]。

全新生命的锻造是通过治愈疾病为精神转变提供一个新型的住所得以完成的,对病体的控制变成了崇信的前提。西医传教士大多确信他属于一个生活的世界,这个世界应该与上帝的计划相联系,上帝的计划与人的需要相连接,每个相信上帝的人都会分享它。因为"从耶稣诞生到现在,治愈疾病的神圣艺术是赢得冷淡和公开敌对的人承认其真理的最有利手段。医学传教士凭借他专业的有力实践,比牧师的说教更为雄辩"[⑤]。

就耶稣本身而言,他也并未越出自己通过奇迹显示神性的方式,他并不企图证明任何事情,耶稣展示的是父亲般的形象和生命的活

① Walter R. Lambuth, *Medical Mission:Twofold Task*, New York, Student Volunteer Movement for Foreign Missions,1920,pp. 42-43.

② Edited by his father Rev. J. Peill, *The Beloved Physician of Tsang Chou:Life—Work and Letters of Dr. Arthur D. Peill*, F. R. G. S. E, London:Headley Brothers, 1906, p. 155.

③④⑤ Walter R. Lambuth, *Medical Mission:Twofold Task*, New York, Student Volunteer Movement for Foreign Missions,1920,pp. 42-43.

力，在怜悯生命的过程中，他给予自身的真实性格和神义感召以完满的证明，他的治愈奇迹表露出对人的热情和爱。[1] 在现代科学的背景下，西医传教士尤其应该进行考量的是，如何使世俗的医学理性与超越的宗教终极关怀有机地协调，同时又要提防作为表象的世俗理性最终吞噬或模糊基督教的精神内核与目标。然而，当西医传教士一旦进入中国社会，他面临的并非一种个人自我的选择，而是异域社会的群体接受策略。异邦的"土著们"似乎宁愿青睐于表象行为的立竿见影，而很少愿意深究表象背后的精神体验如何定位。病人们的取向显然越来越影响到西医传教士们的治疗态度，也使"胡美们"对中国人在接受身体治疗之后，是否能接受和持守被灌输的"信仰"越来越没有信心。

雒魏林（William Lockhart）曾经明确指出，如果在"俗人"与"牧师"的双重角色关系之间进行选择，那么医生应首先是一个俗人，因为他认为，本土人是否信任你，关键在于你是否真正帮助他们，而肯定和信任的程度则基于其专业资格的好坏。把信念的灌输寄予在健康的恢复上，才能使信念被赋予价值。医院中的布道应尽量减少喋喋不休的说教，从而与传教站的职责画出界线。[2]

不过，这样一来焦虑就出现了，许多西医传教士自一登上中国的海岸，就始终无法处理好如何使治愈身体疾病与规训宗教信仰的双重任务处于平衡状态的问题。在第一个登陆中国的西医传教士伯驾的身上，就已严重地表现出了这种焦虑。他很清楚地意识到自己对传教职责的疏忽，却又感到无可奈何。他在一封信里写道：

> 昨晚我阅读了教会给我的指令，我不无难过地发现，在我心中潜滋暗长的对中国病人和死者的兴趣，的确在一定程度上偏离了教会的指令……我对医药和外科实践非常着迷，我不知道如何从中解脱出来。

伯驾所提到的教会指令是这样说的："你可以应用你的医药和外科知识，你有机会缓解病人身体的痛苦。你也将尽己所能，让他们了解我们的艺术和科学。但是，千万记住，你必须只专心照顾那些

---

[1] Walter R. Lambuth, *Medical Mission: Twofold Task*, New York, Student Volunteer Movement for Foreign Missions, 1920, pp. 42-43.

[2] William Lockhart, *The Medical Missionary in China: A Narrative of Twenty Years' Experience*, London Hurstand Blackett Publishers, 1861, pp. 117-119.

可以接受福音侍奉上帝的人。你的医疗知识和科学精神都是可敬的，并将贡献于在中国的传教事业，但你不得让它干扰或取代自己作为传道人的宗教职责。"

伯驾被深深困扰着。1835年6月，他经历了"精神的黑夜"，只得日夜在密室哭告。他把自己的犯罪感写在日记中："每周我都急于医治所有病人的身体，但至今还没有唤起他们的灵魂对天国的渴望。"最后，他写下了自己的忏悔："我比俗世的医生有更多的精神信仰，然而作为基督的信徒、牧师和传教士还远远不够。"

1836年5月，新医院的工作动荡不安，伯驾又写道："我有充沛的体力为无数病人治疗，但我没有足够的时间同病人交谈，让他们有更多的机会了解我来到他们中间的使命。因而我必须更加警惕，以免自己被魔鬼撒旦所引诱，忙着治疗人们的身体，却让一些灵魂被他所掌握。"①

平时工作量之大使伯驾不堪于双重角色的重负也许是一个突出原因。西医传教士被迫面对的是这样的事实，相较于他每天在专业工作方面投入的时间和精力而言，他很少有机会去指导和干预福音传播的努力，每位传教医生投入宗教性事务的时间和精力也是很不一致的。在一次宗教会议讨论中，有的医生建议每天投入一半时间专门接触病人，在病房内的直接宣教工作则交给中国的专门传道人。有的医生说，原来花了很多时间布道，随着医务工作的繁重程度的增加，这类工作大多为学生接替了。②

在另一些西医传教士看来，与一般传教士的福音传播策略有所不同，西医传教似乎更侧重于从行动中体现爱（love in action），所谓"活出基督来"的意念使耶稣也转换成了医学程序中可控制的一个符号与影像，这样一来，行动的天平就会急剧向科学的工具理性倾斜。非常典型的一个现象就是在西医传教的过程中，耶稣本身开始得到越来越多的注意，教义的训导则被搁置在了第二位，最后钟摆终于摆向了极端，医疗传教的话语蜕变成了从"关于耶稣的宗教到耶稣的宗教"（religion about Jesus to the religion of Jesus）③，教

① Theron Kue-Hing Young, *A Conflict of Professions*：*The Medical Missionary in China*，*1835—1890*，*Bulletin of the History of Medicine*，Volume 47（1973）.

② *Medical Evangelism Conference Discussion*，*The China Medical Journal*，Vol. XXIX，July，1915，pp. 241-243.

③ T. Howard Somervell and D. Joan Thompson，*Medical Missions Today*，Livingstone Press，London，1944，pp. 3-8.

义的宣讲和体验的目的转变成了耶稣神迹在医学中的世俗表现。

按我个人的理解，所谓"耶稣的宗教"，就是尽量使之倾向于一种世俗生活的行为趋向。比如通过情景的移入，使耶稣以凡人身份对象化于人类的病体。"耶稣的再现"与医疗过程是密不可分的，传教士必须站在病人立场上行事，正像耶稣站在寻求其帮助的那些人的位置上一样。

有的传教士曾经明确示意了这一过程："我们必须记住，耶稣本身教导我们，因为我们能够像对待他一样对待他的人类兄弟。我们每一个病人的需要都代表着耶稣本人的需要，这种需要并不少于耶稣对我们的需要。当我们做一例癌症的手术时，是耶稣躺在手术台上，我们难道为这些病人会比为耶稣本人做得更少吗？当病人发生骨折时，那是耶稣的腿断了，我们能忍心使他成为一个跛子而残废吗？伤寒病人在他们命若游丝时，当他们因发高热而痛苦、皮肤因病痛而干裂时，我们应视其为耶稣即上帝之子在受折磨。"①

在西医传教士的信念里，耶稣是全部又是在全体之中（Christ is all and in all），耶稣在全体之中的表现可能体现为一种相当世俗化的病体治愈过程，同时"它应该超越爱和同情、善心或拯救的欲望"，把耶稣提供给世界是他的中心工作，这项工作必须达到新的境界，也即超越世俗事物本身。到此为止，医学传教士已经陷入了自设的陷阱。他们自问："我们该怎样把耶稣提供给世界，而不是仅仅依靠跟随其自身选择而服务于受难者呢？"换言之，西医传教士该如何在理性治疗（rational treatment）行为中体现宗教的价值而避免停留于世俗无法超升的慈善层面？②

雏魏林在区分俗人和牧师角色时，提出了一个宗教功能的实现途径问题。那就是医疗过程本身能完整地体现上帝的恩泽，还是在医疗过程之外要额外进行福音的灌输？雏魏林曾经不乐观地认为，一个人企图承担双重责任的努力几乎肯定会归于失败。一个勤勉的医学传教士应在其全部时间里开掘其职业，把他的精力贡献给医学和外科实践，除非在没有人担任牧师传教的情况下，他才出来布道，这种角色与正统传教士有所区别。

---

① ② T. Howard Somervell and D. Joan Thompson，*Medical Missions Today*，Livingstone Press，London，1944，pp. 3-8.

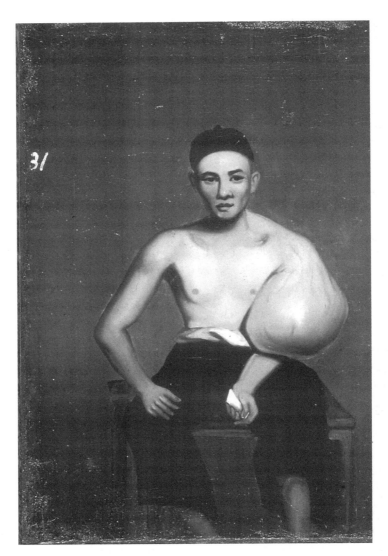

这张林华绘制的油画名为"鲍阿星（Po Ashing），23 岁，约作于 1837 年，油画，24×18 英寸"。选自耶鲁大学医学院库欣/惠特尼医学图书馆（Harvey Cushing/John Hay Whitney Medical Library）的藏品。

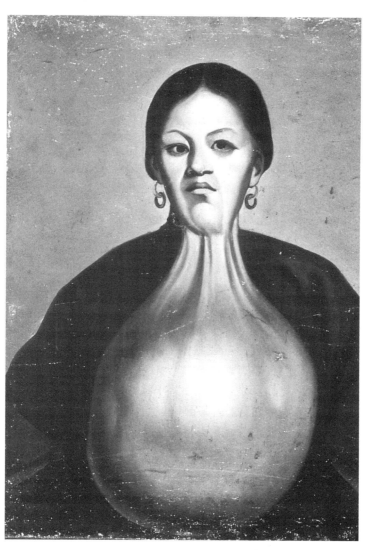

　　这张林华绘画名为"杨舍，20 岁，约作于 1838 年，油画，23 × 18 英寸"。选自耶鲁大学医学院库欣/惠特尼医学图书馆（Harvey Cushing/John Hay Whitney Medical Library）的藏品。

灵魂拯救为什么总是失望大于希望?

事实证明,传教士虽付出了很大努力,结果却似乎并不理想。其症结在于,当西医传教士完成病人的身体治疗,同时又希求在身体之外的灵魂层面拯救对方时,无法有效地检验对身体—灵魂双重治疗的效果。就身体治愈而言,有一系列近代科学的标准作为验证的依托,而宗教信念(faith)则是趋向于不可见之世界(unseen-world)的力量,没有有形的标准加以控制。

医学传教士一般认为,如果缺乏信念的支撑,那么科学设备和全部的人类治疗技艺将面临失败的危机。然而,医学治疗的成功却很难通过制度化的有形方式证明是一种宗教信念的胜利。西医传教士最大的担心就是病人把科学的成功与宗教信念的影响截然拆开而导致对医学效果的直观迷恋,最终失去了对宗教信仰的认识,失去了灵魂拯救的机会。他们也普遍认为,中国人直观崇信医疗效果而拒绝深层次的精神洗礼是与其文化背景有关的。

比如,医生们普遍觉得中国病人在治病时缺乏耐心,总是希望在最短的时间内治好疾病,否则就会靠不断地变换新医生来证明疗效,这同样使他们难以有耐心来培养对基督的信仰。这就迫使西医传教士总是不断地提示别人一两次治疗是很难奏效的,并随之暗示信仰培育的艰难:"人们大多因身体的疾病走进医院并且希望医生会治愈他们。但身体的治疗就够了吗? 疾病痊愈事情就结束了吗? 再没有其他应该做的了吗? 病人们再没有其他需要了吗? 朋友们! 你们的病被治好之后,就不可能再重新患病了吗? 你们从没有考虑过自己灵魂的健康吗? 主耶稣是'道成肉身'。如果你们聆听他、盼望他、信仰他,他就会治愈你、救赎你、保佑你。那就是说,你们的灵魂,因为信仰主耶稣,将享有天国的喜乐。"①

许多西医传教士在福音传播过程中感到沮丧和失望,因为通过医疗工作几乎没有什么人被真正引向基督,病人的痛苦被解除了,对医生的偏见消失了,但是直接导致灵魂知道"唯一真实的上帝及他派遣的耶稣之人则少之又少"②。有的传教士认为其真正缘故是医院中缺乏专业传播福音的人员,实际上更重要的原因尚在于本土文

① *Gleanings from Hospital Reports*,July,1936.

② *Evangelistic Work in Hospitals*,*The China Medical Missionary Journal*,Vol. XV,July,1901.

再造『病人』

化环境所起的抗拒作用。传教士普遍认为，中国本土的宗教缺乏感情（feeling）色彩（有的传教士说中国人"hasn't the life"），不容易使人身心交融地达到透悟的感觉。中国人对道教和佛教的崇拜是一种空洞的仪式，"在偶像面前持续地出现亮相似乎是宗教的唯一目的"①，埃尔希克拉克（Elsieclark）写道。

一位女传教士切尼（Monona Cheney）判断说，她在五岁时比大多数七十岁的中国人更能"理解精神上的事物"，因此她用"狭窄的物质主义"概括中国宗教产生的背景及其形式。② 当中国人接受基督教时，传教士们总是担心他们用一种错误的精神歪曲了真谛。在传教士的印象中有许多证据表明，中国人常常把基督教圣礼简单加于道佛行为仪式之上，就自以为完成了根本性的转变。耶稣被许多人当作神秘的偶像加以崇拜，祈祷和基督精神蜕变为一种有用的工具，甚至成为世俗政治协调社会秩序的手段。

在山西，一位地方官员甚至在衙门里设席宴客，向传教士热心请教在监狱中如何布道的方法，并想广为推行。一位传教士很有信心地发现这位询问布道之法的官员在寻求"真理"方面继续有所进步，他一直阅读《圣经》，不断向传教士请教问题。然而，也就在感恩节这一天，这位官员在一项福音服务中建议，全体农民都应该成为基督徒，原因是他发现基督教使人们对动物的态度比以前更为友善，他说若果真如此，地方官当起来可就要轻松多了。③ 由此可见，这位地方官员对基督教的试探态度绝非出于一种精神上的整体认知，而是出于相当功利的世俗权力控制的需求，在他那里基督教成为监控社会秩序的中介物。

一些传教士也认识到，在中国，基督信念作为一种理性的选择是在儒学范围内进行的，中国本土信念缺乏对罪恶的忏悔、悲伤和把基督作为救世主的欣喜，对他们而言宗教很难成为"个人事务"④。一位医学传教士在参加完新年祭神仪式后问了一个问题：这许多人是实际上祭祀那泥神（mud god），还是他们仅仅简单地把它作为一个"精神意义的象征"（symbol of spiritual significance）⑤？

①②③④　Jane Hunter，*The Gospel of Gentility：American Women Missionaries in Turn-of-the Century China*，Yale University Press，1984，p. 187.

⑤　Ruth V. Hemenway，M. D.，*A Memoir of Revolutionary China*，1924—1941，edited with an introduction by Fred W. Drake，The University of Massachusetts Press，1977，p. 39.

韦伯曾经认为，如中国祭神活动的这种礼仪性救赎，极易将信徒限制于旁观者的角色或被动性操作上，仪式参与者的心境可能在一刹那变得虔敬，从而确证了救赎，但这种所谓内在的状态性在性格上总表现为是一时的，并且具有特有的"无责任性"，在祭礼过后——好比倾听一场弥撒或观赏一出神秘剧后，其对行为方式的影响几乎是微不足道的，其中缺乏产生出某种确证要求的内在动机。[①]

以前述的沧州个案来验证韦伯的这一宗教社会学结论，尽管仍可找出一些具有宗教经验的有说服力的例证，但似乎不见有"救赎确证"（certitudo sulutis）的完整表现，即对生活态度有意识地持有一种持续性的统一的基本立场。比如有的鸦片吸食者经治疗后戒掉毒瘾皈依基督，可是不久毒瘾复发，他又会抛弃信仰重归吸食者的俗众行列。又如沧州那位以巫术治眼病的基督徒肯定也未达到救赎确证的最佳状态。

基督的形象与本土偶像经常混淆是西医传教士面临的又一难题。在山东的一位传教士福特（Graw Ford）在登州传教时就被认为是圣人孔子的化身，鼓动人们向善。罗林森（Frank Rowlinson）有一个很精辟的观点，他认为在中国，基督教被人们所接受并非其神学在起作用，而是其产生好人的能力。[②] 例如，贵州一个得肿瘤的病人专门找到广州传教士医院，当肿瘤被切除后不久就恢复了健康，他回家之前写了一封感谢信，信中说："我将和我的朋友们回贵州了，回家后，我将每天烧香点蜡，向地磕头，回谢神圣的基督和上帝及上天的庄严崇高，我将把他们的名字写在纸上广泛向众人传播。"[③]

信里涉及三个概念：基督（Jesus）、上帝（God）和天（Heaven）并列而提。这实际上并不证明他已真正信奉西方基督教，而是掺杂着原始多神崇拜的痕迹。正是在他离开之前，传教士曾欣喜地评论道："他的身上已显示出基督宗教并不仅仅是一个外在的表面化的仪式，而是要努力使之成为真正传递基督精神的手段。他内心要真正崇敬真实的上帝，而非像崇拜偶像那样用烧香点蜡的方式搞成

① 参见［德］韦伯：《宗教社会学》，201～231 页。

② Rawlinson Frank，ed.，*The Church as Revealed in the National Christian Conference*，Shanghai：Oriental Press，1922.

③ William Lockhart，*The Medical Missionary in China：A Narrative of Twenty Years' Experience*，p. 169.

仪式化的东西。"① 然而，病人上述的表达却与此结论正好相反。

在西医传教士们的眼里，肉体拯救是走向灵魂救治的第一步，而非终极手段。中国人则认为肉体痛苦与精神作用无关，精神与肉体的救治不存在根本的歧义和差别，也不存在宗教规定意义上的层次递进。这样一来，肉体的直观救治恰恰堵死了宗教福音的传播途径，因为科学的直观冲击引起的震撼恰恰与中国人注重行为功能的实用传统不谋而合。

大卫·詹森（David Johnson）曾指出，在中国文化表演中，强调行为而非教条，强调权威而非逻辑，强调历史而非理论。詹森在研究中国目连戏的过程中，发现目连戏之所以具有感官冲击力，是因为舞台与现实的距离通过表演而抹平了、消失了，强烈的现场感是功利作用的表现形式。目连戏中反映出的"真实"为表演所掩盖，变得不甚重要。②

身体的治疗也可视为一种"仪式"，这种仪式的现场感是第一重要的。当治愈的结果出现时，它是一种极其逼真的现实表演，而西医传教士所认定的这种现场表演后面的基督精神存在的真实性则成为次要的了。由此我们可以理解，为什么科学在中国极易演变为一种宗教式的尊崇，因为科学的仪式化表现更具有实用的与现实接近的特征。

"医务传教"中对"科学"角色的无意识强调，是和"社会福音"观念的传播及主流地位的确认有关。社会性福音行动的拓展已证明传统的个人资源不足以支持基督教秩序精神的巩固，不足以适应传教规模及其相关事业的扩大。传教士发现自己必须既和传统的福音慈善机构协调与竞争，又要适应渐趋社会化的基督教秩序的挑战。他们被迫越来越多地为世俗的事业留下更多的位置，甚至有些宗教组织都不敢公开打出传教的招牌。

比如湖南的湘雅医学院是由闻名于世的"耶鲁—中国计划"所实施的重点工程。但如论者所云：耶鲁精神在 20 世纪已被诠释为一种教育功能的含义，宗教的内核则被微妙地忽略或有意地被抽换掉了。耶鲁精神突出教育显然是为了迎合中国新政的世俗需要，这十分突出

① William Lockhart, *The Medical Missionary in China*: *A Narrative of Twenty Years' Experience*, p. 169.

② David Johnson, *Actions Speak Louder Than Words*: *The Cultural Significance of Chinese Ritual Opera*, From *Ritual Opera Operatic Ritual*, "*Mu-Lien Rescues His Mother*", in David Johnson, ed., *Chinese Popular Culture* (Chinese popular culture project, 1989).

地反映在"耶鲁—中国计划"英文名称的争议与改动上。"耶鲁—中国计划"的英文原有名称是 Pioneer of the Yale Mission in China，后来却被改动成 Pioneer of the Yale-in-China。[①] Mission 被去掉的原因明显是要突出此项计划的教育功能，而回避正面的宗教宣传。

"社会福音派"的理念也影响到了西医传教士本身训练风格的转变。20 世纪的美国新教传教士中许多人所受训练是非正规化的，他们往往不具备高深的宗教神学训练，而只具备常识性的知识，如有的人只在与宗教有关的学校中选修过一些课程，有的人只上过两年所谓的"圣经学校"（Bible schools），因此他们更像世俗的教育者而非神学学者和宗教思想家。在福建传教的女医生罗斯·海明威（Ruth Hemenway）准备从美国出发前甚至还没有上过《圣经》选修课，只好在赴华之前很短的时间内临时补修。据她的回忆录记载，在 13 岁的时候，一位老师在课上评论《旧约》中的一场战斗时，声称这个传说充分证明哪支军队相信上帝它就将赢得战争，而海明威却恶作剧式地发问："如果双方都信上帝怎么办？"这一突如其来的问题搞得这位老师无言以对。[②]

---

① Reuben Holden, *Yale in China*：*The Mainland 1901—1951*，New Haven，The Yale in China Association Inc.，1964，p. 79.

② Ruth V. Hemenway M. D.，*A Memoir of Revolutionary China*，1924—1941，pp. 16—51. 西医传教士本身的态度在 20 世纪初已极大影响着医院中基督徒数目的增减，下面提供的一组数字可以为证：四川重庆教会医院 1940 年全院职工中基督徒数目。如下表所示：

四川重庆教会医院基督徒人数（1940 年）

类别	总数	基督徒数目
医生	13	11
护理人员	25	24
技术和事务人员	22	17
学生	111	74
敷裹员	12	0
雇工	96	10
总数	279	136

又如 20 年代的一份传教士报告指出：医学院的制度已不是作为宗教工作的机构而是作为科学机构加以发展的，教师被聘请至学校授课不是因为他们的宗教兴趣或信仰而是凭借他们的专业资格。已很少有教师对宗教工作感兴趣，尽管传教士反对生活的物质主义（materialistic）的看法。根据对协和医学院学生的宗教意向进行的统计：1936 年协和学生中 50% 的人完全漠视基督教，20% 的学生偶尔表现出兴趣，25% 的人有强烈的兴趣，5% 的学生是反基督教者。参阅 Mary Brown Bullock, *An American Transplant*：*The Rockefeller Foundation and Peking Union Medical College*，University of California Press，1980，pp. 116-117。

这则童年趣事说明，在中国传教的医生们在其早期的宗教训练和信仰的纯粹度方面是否已符合理想中的要求是颇令人怀疑的。海明威的经历还表明，由于他们的宗教信仰缺乏通过个人感悟而达到的高度，所以在他们从事具体的医疗事业时，对自身扮演的宗教与科学之双重角色的贯彻也会发生动摇，从而产生巨大的困惑。海明威自称在中国感到一种无言的压力包围着自己。她自述说："我在这个世界的一角中被隔离了出来，故而感到十分孤单。生活是如此的复杂，我越来越觉得要疏离于那些被灌输的思想。什么因信得救，信什么？耶稣是处女生的吗？犹太人是上帝的宠儿吗？基督之死是为了拯救我吗？一个人纵然相信这些事件曾经发生过，可如此的信念怎么可能成为一个人信奉宗教的心灵基础呢？宗教的本质是什么？我不知道。也许有一天，我将找到答案。同时我的唯一宗教就是医疗工作，因为有如此多的人需要医疗拯救。"[1] 海明威的自白可谓直截了当地揭示了西医传教士自身角色的错位现象和宗教色彩的退隐程度。她的另一段自述甚至认为，中国本土的宗教至少在许多方面与基督教可以等价看待，甚至更优于基督教，因此她根本说服不了自己去热心地改变病人的宗教信仰。[2]

内心冲突的世俗根源

西医传教士东来显然抱有从肉体与精神上征服"他者文化"的双重目的。十字架之光照耀下的宗教救赎无疑是一种共通的理念，而生物体的治愈不过是十字架神性的一种世俗诠释而已。自从伯驾在广州建立第一所教会医院以来，西医传入中国的趋势发展很快。据统计，到 1887 年为止，共有 150 名传教医生来到中国，大部分是从美国来的，其中有 27 名女性，33 名具有神学或医学学位。"1905年的报告说明当时在华传教士 3 445 人，其中行医者 301 人（男 207人，女 94 人）、教会医院 166 所、诊所 241 所。"据 1915 年的报告，中国当时已有 23 所医学教会学校，在校学生男 238 名、女 57 名，护校 36 所，学生 272 名。该年基督教会统计，当时共有 383 名外国医生、119 名中国医生、509 名中国医助、112 名外国护士和 734 名中国护士，330 所医院、13 455 张床位、223 所诊所，年治疗病人约150 万。1923 年根据《世界传教士地图册》(*The World Missionary*

---

① ②　Ruth V. Hemenway M. D.，*A Memoir of Revolutionary China*，1924—1941，pp. 16—51.

Atlas）统计，中国这时已拥有分布于世界各地的外国传教士的
43％，以及 32％的护士、61％的受西医传教士训练的本地医生、
53％的医院床位、58％的医学院。到了 1935 年至 1936 年，传教医
生在中国的所居比例还在上升，如下表所示①：

基督教会举办的医药事业按地区分布（1935—1936 年）

地区	医师数	护士数	医院数	病床数	门诊机构
亚洲	1 247	9 363	676	45 320	1 284
其中：中国	662	5 829	308	21 658	620
非洲	24	1 025	249	11 015	331
澳洲	38	2 368	149	11 382	288
拉丁美洲	37	325	17	807	37
巴尔干半岛	8	9	1	90	11
合计	1 354	13 090	1 092	68 614	1 951

然而，到了 20 世纪初期，也就是在医学院和医院的制度化规
模不断扩大，从事医疗与就医人数持续增加，中国人的肉体疾病
不断得到治愈的情况下，医院作为宗教空间和医生作为神性传播
者的功能却令人诧异地不断萎缩和蜕变。以下仅以北京的协和医
学院为个案，约略考察一下这一现象发生的基本轮廓。

众所周知，协和医学院的成立与发展和医学传教士有非常密切
的关系。可是自从 1915 年以来，协和内部成员的结构比例却发生了
引人注目的变化。最突出的一点是，本由大部分传教士医生构成的
外国职员的比例呈大幅度下降的趋势，已差不多完全为没有任何宗
教背景训练的外国人所取代。医院的主体语言则改由中文取代了英
文，医疗护士人员中外国人所占比例削减至只占总人数的 15％，协
和的毕业生到后来已很少在教会或内地医院工作。

有人根据协和医学院在 1925 年向毕业生发出并收回的调查卡进
行分析，老毕业生约有 42％的时间在教会学校中度过，只有 7％的
时间不受教会控制。新协和毕业生则大约用一半时间贡献给了医学
院本身。如果扣除两个群体在协和医学院内所度过的时间，我们会
发现老毕业生往往花 46％的时间待在教会医院中供职，而新毕业生
在同样情况下则只会花 17％的时间。很清楚，新毕业生更愿意把时

① 转引自赵洪钧：《近代中西医论争史》，35 页。

间花费于医学院的其余事务中而不是参与教会和医院的福音传播工作。[1] 如下表所示：

另外一种屡被西医传教士非议的现象是，学院的道德和宗教影响已不再与其科学优势等价看待，这甚至违背了洛克菲勒集团的捐献初衷。约翰·洛克菲勒（John D. Rockefeller）曾说过，希望协和医学院不仅在医学方面展示给中国人西方文明的最好形式，而且在脑力发展和精神文化方面做出表率。[2] 可是，事实上在协和医院的职员中已日益缺少当初传教士具备的那种宗教服务与牺牲精神。对病人所进行的福音宣示和启蒙工作因此被严重削弱了。医院职员的选择日益排斥有传教色彩之医务人员，而代之以仅仅从科学立场上择取其能力的取向。这又会影响到医院传播福音的质量和有效性。1920—1921 年度的统计中，1847 名住院病人的信仰分布百分比如下所示：佛教 29％，基督教 14％，儒教 12％，伊斯兰教 1.5％，无信仰者 43.5％。可是，在对住院病人进行的 3 208 次个别调查访谈中，只有 112 人承认去过教堂，77 人准备受洗。与此同时，协和医学院的宗教和社会工作系的经费预算却有下降的趋势，只占全院预算支出的 0.7％。[3]

协和医学院毕业生受教会控制时间的分布变化

	教会控制	非教会控制
人员数量	106	64
毕业以来的全部年份	770	208
	百分比	百分比
教会医院或学校	42	7
协和医学院中的职业	12	58
个人或契约性行为	25	11
公共或政府服务	18	9
国外	3	14
不从事医疗事业		1

①②③ *Laymen's Foreign Mission Inquiry Fact—Finder's Reports CHINA*，Volume V, Supplementary Series Partteo, Orville A. Petty editor, Harper/Brothers Publishers, New York and London, 1933, pp. 432−475.

自从 1920 年以来，协和医学院外国教授的比例从 100% 降至 48%，外国职员的比例从 73% 降至 25%，外国护士的数量从 59% 降至 4%，这种趋向可以说是当时波及全国的国家主义运动的现实表现。在同一时期，许多教会学校被迫重新登记以适应新式教育的本土化需要。尽管护士训练学校没有像医学或其他学校那样面临登记问题，在医院里进行宗教宣讲也不受外界政策的限制，但从中要挑选出合格的候选者仍有相当困难。医学院内来自非教会学校的学生比例日益增加，这是因为学生中基督徒的比例有所下降的缘故。

20 世纪中国医院作为宗教空间功能的削弱，协和医学院只是众多个案中的一个典型而已。这表现在护士成分比例的日趋本土化方面。对于整个中国而言，到了 1931 年，全部 235 所医院中的 36% 已没有外国护士，33% 有一个，21% 有两个，只有 10% 的医院有超过两名以上的外国护士。如果考虑到有些护士尚在休假之中，这些比例数字仍会有所下降。在医学院毕业的中国护士的比例，24% 的医院一个也没有，11% 有一个，14% 有两个，46% 有两个以上。如果把中外护士的数目加在一起计算：14% 的医院没有医学院毕业的护士，10% 有一个，13% 有两个，44% 有两个以上。[①]

医院中外国传教士及护士比例的减少对福音传播空间的构造有相当严重的影响，它使得医院作为宗教空间很难维持其原有的纯粹度，而有可能更多地掺入了中国教徒的独特感受与理解，从而更具有本土化的特征。这也许仅仅是问题的一个方面。另一方面，西医传教士本身的角色冲突至此也愈演愈烈，其宗教角色功能日益屈从于作为科学功能的医疗程序的界定与制约。

据 1931 年对 111 名传教医生所做的问卷调查进行分析，我们会印证以上的结论。按照问卷设计，这 111 名医生回答的第一个问题是："作为医学传教士，你认为医学治疗和宣讲福音哪项工作更为重要？"大约 67% 的人回答说二者同样重要，不可分割，29% 的人认为医疗关怀更为重要，只有 4% 的人确认传播福音是首要的工作。[②]

第二个问题是："如果医生的职责最终仅仅是治疗疾病而非引导病人皈依基督，那么你还会滞留在中国吗？"许多医生拒绝

---

①② *Laymen's Foreign Mission Inquiry Fact—Finder's Reports CHINA*，Volume V，Supplementary Series Partteo，Orville A. Petty editor，Harper/Brothers Publishers，New York and London，1933，pp. 432—475.

回答这一问题，有 26 人做了明确答复，其中 18 个人确认他们将留下来，8 个人持否定态度。① 对这个问题的回答表明，大多数西医传教士已经悄悄地改变了以传播福音拯救灵魂为第一使命的原始动机，而把对肉体的治疗视为首要职责。在中国当时的各大医院中，一个宣讲福音者要兼顾 50 个床位，对每一位医生来说，这个数字还要加倍，平均每人兼顾 56 个床位。②

在这种情况下，要使传教士医生付出太多精力去向病人进行福音启蒙的确有些勉为其难。正如一位传教士所评论的："外国医生到底应该在精神生活方面投入多少时间和精力是不可能做出硬性规定的。有些人的身份四分之三是布道者，四分之一是医生……另一些人认为医学传教士的时间应加以平均分配，或者正好倒过来，四分之三是医生，四分之一是布道者。"③ 在 1931 年的一份对 107 所医院福音工作所进行的调查报告表明，这些医院平均每周宗教服务时间（以小时计算）在病房是 7.1、诊所是 4.8，少于 30 个床位的医院或诊所的福音工作时间是 3.7，超过 100 个床位的医院是 15。④ 由此可见，西医传教士和医院同工对宣道工作的重视程度是很不均衡的。

医学传教士对福音传播的相对忽视和陷于繁忙医务之中所表现出的无奈，必然影响到基督教在医疗语境中传播的速度和范围。20 世纪初，有 91 位医生对病人中的基督徒比例进行了估算，其变化幅度从 25％到 0％不等，平均比例是 6％，这个百分比数字对大小医院均很适用。⑤

对 45 所医院中信仰基督教的数字进行统计的结果是，每所医院平均每年皈依的人数是 18 人，少于 30 个床位的医院和那些拥有 100 个以上床位的医院各自报告的每年皈依人数平均分别是 25 人和 32 人。一年平均有 18 个人皈依基督教，这意味着全国在一年当中只有 4 000 多人踏入了教会之门，这个数字与传教医生所治愈的病人数字

---

①② *Laymen's Foreign Mission Inquiry Fact—Finder's Reports CHINA*，Volume V，Supplementary Series Partteo，Orville A. Petty editor，Harper/Brothers Publishers，New York and London，1933，pp. 432-475.

③ George A. Huntley，The Missionary Side of Our Work，*The China Medical Journal* Vol. XXV，May，1911.

④⑤ *Laymen's Foreign Mission Inquiry Fact—Finder's Reports CHINA*，Volume V，Supplementary Series Partteo，Orville A. Petty editor，Harper/Brothers Publishers，New York and London，1933，pp. 432-475.

相比是微不足道的。①

20世纪30年代初对西医传教士所做的问卷调查中还有十分关键的一项，就是综合考察作为宗教空间的医院以何种途径使皈依更为有效。调查者开列了六个问题，依其有效性程度排列如下：（1）医院职员的基督精神；（2）本地传道人的态度方法；（3）完好的医疗照顾；（4）外国医生的态度；（5）宗教服务；（6）基督教文学。②

从这份调查中，我们可以分析出几层信息。首先，居于第一有效性的基督精神有可能仅仅昭示着某种世俗伦理的意义，即基督之爱的氛围营造只具有为病人消除疑虑与放松精神的作用。其次，"完好的医疗照顾"和"外国医生的态度"分别排在第三位和第四位，列于"本地传道人"的影响之后。这说明医院中的基督教宣道已逐渐成为一种本土化的行为，并已日渐为中国人所控制。与此同时，西医传教士的宗教功能却日益退化，被置于医疗的直观效果之后。这又从侧面揭示出，对于西医传教士的双重角色而言，肉体治愈的失败反而成了病人皈依的一个关键因素，这就难免会迫使西医传教士的科学和宗教角色发生错位。这项统计中仍有一点值得注意，那就是在大医院中，各个因素的有效次序很少发生变化，只是在少于30个床位的医院中，（2）（3）项的有效次序正好颠倒过来，完好的医疗照顾比本地布道人的作用更为重要。一般说来，少于30个床位的医院皆分布于农村地区。这证明越是深入基层，中国病人对肉体治愈的切身感受就越为直接，基督教的福音传播策略就越有变形或失败的可能。

最后，医院系统与地方教堂的关系可以说是直接影响福音传播的范围和深度的另一重要因素。根据对普通民众、教堂人员和地方官员所做的一项调查统计，中国民众对医院的医疗工作显示出了较为浓厚的兴趣，其比例要高于教堂人员和地方官员。如下表所示③：

对医疗工作感兴趣的程度和趋向

	公众	教堂成员	官员
兴趣：			
强烈	31	23	13

①②③ *Laymen's Foreign Mission Inquiry Fact—Finder's Reports CHINA*，Volume V，Supplementary Series Partteo，Orville A. Petty editor，Harper/Brothers Publishers，New York and London，1933，pp. 432-475.

再造「病人」

中等	63	70	60
无明显兴趣	6	6	25
敌对	0	1	2
总数	100	100	100
兴趣趋向：			
增加	80	57	54
固定	18	42	43
减弱	2	1	3
总数	100	100	100

分析此表，令人颇感奇怪的是，教堂成员对医疗工作的兴趣比预想的要低，这反映出教堂与医院之间的关系有不协调的地方。医生们总是抱怨说，教会的牧师和同工并不打算在培养病人的宗教信仰方面花费时间和精力，而教堂则希望医院削减日常经费以服务于教堂之内的活动。双方往往各执一词，争执的结果导致了一个奇怪的现象：医院规模越大，与地方教堂的联系反而显得越脆弱。因为大医院拥有较雄厚的财力可供支配，教堂就总想插手对资金的分配进行控制，由此造成双方更为复杂的纠葛和矛盾，最终削弱了医院系统中福音传播的力度和范围。

概言之，西医传教士在 20 世纪的中国所扮演的角色与 19 世纪相比发生了很大变化。其突出表现就是，面对中国本土文化策略的顽强抵御和现代科学话语霸权地位的全面奠定，西医传教士的双重角色发生了更加严重的错位，宗教承担的神圣意义在世俗氛围的浸淫下似已变得无足轻重。

第二章　对陌生空间的恐惧与接纳

在中国传统文人的笔下，西方的基督教活动总是和某种神秘恐怖的空间想象联系在一起。明朝末年，一位名叫黄廷师的进士写了一篇题为《驱夷直言》的文章，他给耶稣起了个古怪的名字——"寮氏"。文章是这样说的：寮氏的信徒四处攻略他国，攻下后就设置一个名叫"五院"的地方，统称"巴礼"。黄氏描述"巴礼"的情景说，死者都被埋在巴礼院内，等到五十年以后，取出骨头火化，用妖术调制成油水，分五院储藏。进入院内的人，只要用这油水抹在额头上，人立刻就会变得痴呆顺从。我们中国人不懂这背后的玄机，往往误以为是种圣油、圣水。①

黄氏更进一步发挥其想象力，断言教堂是教士淫荡的所在，院中的女子，不论已嫁未嫁，凡是有些姿色的，或者被罚在院内洒扫挑水，或罚在院内侍奉寮氏，任由巴礼奸淫。还说如果男人要解除自身的罪恶，就必须用白布做成的长衣，自头面罩至脚下，用五六条绳索，在索尾系上铁钉，勒令他们抽打自身的脊背，直到血流满地，押遍五院为止。所谓"盖借虐男人之法，以吓妇人也，其淫酷盖如此哉"②。

这种鲜血淋漓的场景只不过是当年上层知识精英制造出的无数基督教妖魔化版本中的一种说法而已。据冯客（Frank Dikotter）的分析，这种"妖魔学"和"畸形学"是建立在传统"地理学"基础之上的。甚至当年像谭嗣同这样的人物都把世界想象成华夏之国（包括中国、韩国、越南和缅甸）、夷狄之国（日本、俄国、欧洲和北美）、禽兽之国（非洲、南美和澳大利亚）等几个部分。③

---

① ②　夏瑰琦编：《圣朝破邪集》，176 页，香港建道神学院，1996。

③　参见《谭嗣同全集》，1 卷，231～236 页，北京，中华书局，1981。又可参见冯客（Frank Dikotter）：《近代中国之种族观念》（*The Discourse of Race in Modern China*），南京，江苏人民出版社，1999。

西医传教士作为耶稣基督的代言人，自踏上中国土地的那一刻起，似乎就不可避免地面临着被"妖魔化"的命运。他们无法通过行医而使中国人信奉上帝的诸多烦恼，曾经像疫病一样到处蔓延。他们总是感觉自己殚精竭虑的工作似乎并没有感动多少中国人，却时常眼睁睁地看着他们被治好身体伤痛却又若无其事，毫无虔敬之心地舍福音而去，丝毫没有因灵魂不被拯救而面露羞愧之色。

其实，对大多数普通的中国人来说，一帮金发碧眼的外国人强行揳入一个完全由熟人支配的透明度较高的地方场域，是很容易引发许多联想的。新建于社区内的教堂大门为何常年紧闭？为什么不断有幼童被携入堂内而从此消失？为什么许多人进入医馆会迅速死亡？这些都是中国人心中难以化解的疑团。当年曾国藩处理天津教案后得出的数条结论，就颇能反映国人的心理。他认为民众对教会反感是出于以下数种原因：教堂大门终年锁闭，状态诡秘，无法使常人窥测到内里活动；到教方场所治病的人，又多有被留不复出或坚不肯归者；教方收纳孤贫甚至疾病将死之人，而所施有关圣事又令教外人诧异；教堂院落中人员分类而处，甚至有母子终年不能相见者。①

直到 20 世纪 50 年代，一份出自陕西地区的回忆资料仍披露出当地居民对教堂神秘活动的不解情绪。西安市糖房街天主堂对面，有座黑色大门经常关闭着的房子，那就是天主堂孤儿院。实际主持人是天主堂总堂的意大利籍葛露膏神甫。在该院左隔壁已经居住几十年的卫老汉说："院里从来不准外人进去，不知里头干些啥。国民党狗日的时候，凶狠的匪军就不让进去，说是'外国人办的，有独立权'。"②

在民众对西方人想象的幻觉中，一切原来发生在社区内部的正常现象都会因为外国人的介入而突然变得怪异离奇。比如婴儿死在中国传统的育婴堂中并非怪事，而且死亡的比例一直相当高。③ 可

---

① 参见《曾国藩全集·奏稿》，第十二册，6980～6981 页。

② 戴仁中：《西安市糖房街天主堂"孤儿院"残害我国儿童的罪行》，载《群众日报》，1951－05－14。

③ 日本学者夫马进的研究表明，同治时期松江育婴堂的婴儿死亡率高达 48%～50%，海宁州城留婴堂在光绪十七年五月到十二月间的婴儿死亡率也有 39%。参见［日］夫马进：《清代松江育婴堂的经营实态与地方社会》，载《东洋史研究》，45 卷，3 号；《清末的保婴会》，载《对世界史的质问》，系列 5 "规范与统合"。均引自王卫平：《清代江南地区的育婴事业圈》，载《清史研究》，2000（1），77 页。

一旦"耶稣"的使者被看作妖魔,教会育婴堂中婴儿的死亡无论出于何种原因,自然就会与虐杀儿童的神秘想象直接勾连在一起。不少有关教案的报告中曾经反复描述过以下的情形:每当看到婴儿的尸体在夜晚被悄悄运出教堂的后门,草草掩埋在荒凉的坟地中时,一个令人惊怵不安的词就会猛然出现在中国人的脑海里:"采生折割"。

重设内与外的边界

"采生折割":官方与民间的想象

清末教案的发生与谣言的制作和流布密不可分。据学者统计,与教案有关的谣言种类竟多达 12 种,包括采生折割、诱奸妇女、迷药、投毒、剪辫、教堂大门紧闭生疑、诬传教士刨挖坟茔、诬教民为匪、诬教堂藏军火等多种,而以"采生折割"为名引起的教案在所有谣言流布中占据了最重要位置。研究者曾对晚清的 344 起各种类型的教案进行了统计,发现"因谣言引发的教案就达 202 起",其中因"采生折割"类谣言引发者有 48 起,占总数的 23.76%,在能够列出具体名目的各类原因中占第一位。①

何以"采生折割"之术会如此成为谣言传布的焦点呢?在士绅和官府的眼中,"采生折割"这个词曾明载于法律重典,比一般难以用刑律定位的迷药、剪辫等想象行为显然更有历史记忆的制度源头,一旦书写于檄文之中,往往平添几分说服力。事实证明,"采生折割"谣言的传布恰恰是士绅与官府及民众无意或有意合谋的结果,与一般意义上自然流布的谣言有别。

"采生折割"在中国古代社会中是一个法律概念,字面的意思是指"取生人耳目脏腑之类,而折割其肢体也"②。"采生折割"作为正式刑律术语进入王朝法典应不会早于唐代。对"采生折割"行为的处罚并不见于《唐律》。《唐律》仅设有禁止"肢解"人体的条款,将之视为一种针对受害人灵魂的罪行。③ 由于元代"采生"之风大

①　参见苏萍:《谣言与近代教案》,33 页,上海,上海远东出版社,2001。
②　《大清律例增修统纂集成》,卷二十六,《刑律人命》。
③　参见薛允升:《读例存疑》,北京,翰茂斋,1905。

盛，严重影响了社会秩序的安定，所以明代刑律中才增加处罚"采生折割"的条款。①

据史料显示，宋代湖广一带即流行杀人祭鬼的风俗。《宋会要辑稿》中有一条史料说到淳化元年八月二十七日，峡州长杨县民向祚与兄收取了当地富人十贯钱，从事"采生"活动，其目的是杀人祀鬼。② 两人合谋杀死了县民李祈的女儿，"割截耳鼻，断支节以与富人"③。又有记载说："湖外风俗，用人祭鬼，每以小儿妇女生剔眼目，截取耳鼻，埋之陷阱，沃以沸汤，糜烂肌肤，靡所不至。"④ 为的是偷窃小儿妇女贩卖人口，牟取厚利。所以，宋代官府对"采生祭鬼"的行为屡次发出禁令，如"真宗咸平元年十月二十八日禁峡州民杀人祭鬼"⑤，又如"宝元二年十一月通告川陕、广南、福建、荆湖、江淮禁民畜蛇毒蛊药杀人祭妖神，其已杀人者许人陈告赏钱"⑥。可见，宋代以蛊毒杀人祭鬼的区域分布相当广阔。

元代采生之风仍然盛行，在湖南常德和澧县地区就多有采生祭鬼、蛊毒杀人之家，峡州路（湖北宜昌）也有"采生蛊毒"的事情发生，可见采生与蛊毒杀人常被人们视为同一类的反常行为。⑦《元典章》的一篇文书中特意指出两湖地区采生祭鬼几成风气。文称："土人每遇闰岁，纠合凶愚，潜伏草莽，采取生人，非理屠戮。彩画邪鬼，买觅师巫祭赛，名曰采生。所祭之神，能使猖鬼，但有求索，不劳而得。"⑧ 所谓"能使猖鬼"，就是把人杀害后通过法术复原人形，然后以鬼附身，驱使其为己所用，达到自身的目的。

陶宗仪《辍耕录·中书鬼案》中也记载了一个故事。说元朝至正二年，巫者王万里在陕西兴元学到了采生的方法，并花钱从一个术士手里买下了两个可以用"采生术"役使的奴人。⑨ 加上后来又收服了一名叫月西的女子，王万里共拥有三个经采生后供役使的"奴隶"。⑩

---

① 参见孔飞力：《叫魂——1768 年中国妖术大恐慌》，117～119 页，上海，上海三联书店，1999。

②③ 参见徐松辑：《宋会要辑稿》，第一百六十五册，刑法二，卷二万一千七百七十七，北京，中华书局，1957。

④ 同上书，卷一万九千三百九十二。

⑤⑥ 同上书，卷二万一千七百七十七。

⑦⑧ 《元典章》，第四十一，《刑部三·不道·禁采生祭鬼》，转引自陈高华：《元代的巫觋与巫术》，载《浙江社会科学》，2000（2）。

⑨⑩ 参见陶宗仪：《辍耕录》，卷十三，《中书鬼案》，转引自陈高华：《元代的巫觋与巫术》，载《浙江社会科学》，2000（2）。

从"采生"杀人祭鬼和杀人役鬼两种方式观察，以杀人役鬼获利为主导方式，这与传统巫术中的"叫魂"术通过迷人心性，驱使为役以行己意的做法有些相似。① 其区别在于"采生"是通过杀人之后，复制形体以供役使，"叫魂"术则是迷幻受害人本心，供己役使，但一般不伤及性命，两者危害生命的程度显然有所不同。采生现象由于在元代已经非常普遍，甚至威胁基层社区的秩序，以至于在明代以后不得不列入国家重典予以严惩。

清代对采生现象的处罚规定更加细密，据《大清律例增修统纂集成》卷二十六《刑律人命》辑注的解释，"采生折割"被正式判定为一种巫术行为，并成为固定的刑律用语。辑注做注解时已把制造采生妖术者分为数种，其一是"或取人耳目或斩人手足，用木刻泥塑为人形，将各件安上，乃行邪法，使之工作"②。其二是"又有采取生人年月生辰，将人迷在山林之中，取其生气，摄其魂魄，为鬼役使"③。另有一种是"更有剜人脏腑及孕妇胞胎室女元红之类，以供邪术之用，皆是采生折割"④。

所以《大清律例》中有一段话规定"采生折割"的具体行为应是："谓将人致死，取其官窍，以行妖术或使术法邪道，采取生时岁月，将人迷入深山僻处杀死，割取形骸，剜其五脏生气，摄取魂魄，为鬼役使。"⑤ 另外，"诱拐儿童"与"摄取药引"也往往被归于"采生折割"之列。《大清律例》称："又或诱拐幼童，炙其五官百骸，配药以神医治各窍之妙，又一术也。又或药迷孕妇于深山，取腹内胎为一切资生药，又一术也。又或用人祭邪神，又一术也。"⑥

按《大清律例》的定义，"采生折割"显然归属于妖术伤生的重罪之列，需予严惩。在清代的日常生活中，似乎也出现过类似的真实事件，如乾隆十四年江苏潘鸣皋案称："潘鸣皋既刨掘孩尸，给顾景文炼熬合药，复为拜师求术，得受孩方，即自觅孩尸炼卖。"⑦ 嘉庆十六年十一月，张良璧采生毙命一案则称，张某"舔吸婴女精髓前后共十六人，致毙女孩十一人，成废一人"⑧。

又有广东香山县采生案，说的是一个麻风病人想花一百二十两银子雇人挖取人胆治病，结果剖胆人被抓后依采生折割律凌迟处死。⑨

---

① 参见孔飞力：《叫魂——1768年中国妖术大恐慌》，117～119页。
②③④⑤⑥⑦⑧⑨ 《大清律例增修统纂集成》，卷二十六，《刑律人命》。

再造「病人」

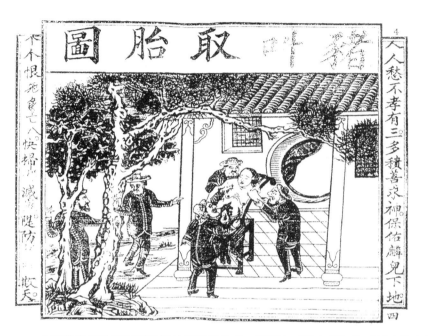

此图选自当时流行于民间的反教宣传品，画面上"洋鬼子"们"剖腹挖心"的动作准确反映出中国人头脑中对传教士的极端想象。（选自苏萍：《谣言与近代教案》，209 页）

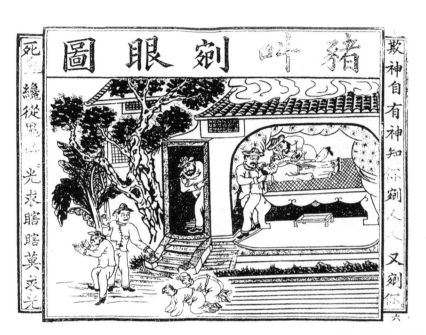

此图表现的是"洋鬼子"们"盗取眼睛"时的场景。反教揭帖中表现出的这些经典图景被如此直观化之后，无疑具有更强的视觉冲击力。（选自苏萍：《谣言与近代教案》，18 页）

值得注意的是，与前朝事例相比，清律中对"采生折割"一词的解释是不规范的。其中所列案例有些比较符合"采生"的原始含义，即杀生后摄人心魄，为鬼所役使。这类原生态的采生行为因为不仅限于个人，而且很易四处播散，发展为一种连环套式的系列现象。如元朝王万里可役使"三鬼"四处活动，这样不仅会破坏当地社区基层的生活秩序，更主要的是会越出一般社区的控制范围，威胁整体的帝国安全。而另一些案例则纯粹属于对基层传统异端习俗的崇信，如舐吸精髓和谋取人胆以治麻风等，都是属于相当个人化的行为，一般不易扩散成"为鬼所役"那样的连锁行动，但对狭义上的社区秩序构成了威胁，所以更能引起普通民众的注意。

　　在清廷的眼里，对采生行为的处罚基本上还是从维护整体社会秩序的平衡角度予以考虑的，更加注意其扩散的范围对王朝统治的威胁程度。如乾隆年间对剪辫案的"想象式建构"，使一个地方性案件通过复杂的程序放大，成为一个似乎足以威胁国家整体安全的政治性神话。其关键的依据就是把剪辫叫魂的行为想象成了一种强力的传播过程，甚至具有波及数省的强大能量，而这又是因为驱动叫魂程序的术士具有飘忽不定的广泛流动性的缘故。而属于毁损人体以入药的单纯"折割"行为因为没有连动式的传播性，所以不被当作处罚主体而零散依附于针对"采生"的重罚条规之下。官方的观察视界与基层民众对"采生"的直观感受并不完全一样，一般民众更关心当下处境中对自身日常生活有直接影响的行为，例如发生在本乡本土境内的神秘事件到底对其切身利益有何影响，一旦出了他们能够直接感受的生活圈子，往往就会漠然许多。

　　换言之，从空间边界的感受而言，对外来陌生人的警觉程度也往往和他们的生活边界直接相关，出了这个边界，感受和反应的程度就会相应减弱。所以，普通民众对鬼役式的叫魂和采生现象并不敏感，因为它们往往不固定在某一个基层社区之内，具有相当大的流动性，即使发生了，也会很快游走出社区的视界。相反，普通民众对具有个人色彩的"折割"行为常常反应十分强烈。这种民间和官方对"采生折割"现象反应的差异性也集中发生在晚清以来对"反教话语"的具体构造之中。

反教话语的制作

　　对"采生折割"的恐惧存在着官方和民间两种不同的反应模式，

官方更多地视其为对帝国整体安全的威胁，而民间更易把它视为对乡土生活正常模式的疏离。也就是说，"采生折割"破坏了社区的伦理秩序和地方感觉，可是基层民众的打教很可能表现为直观的宣泄和过激的行动，而不会以书面的规范形式表达出来。因此，大部分的反教揭帖均是地方乡绅所书写，他们往往把一些民间对外人异端行为的厌恶冠以"采生折割"这一正式的法律术语，以增强其想象与传统律令对妖术惩罚的一致性，同时也使反教行为有了法律依据而趋于合理化。

揭帖中出现"采生折割"字样的例子有很多，如《江西扑灭异端邪教公启》中就曾说："乃有奸民罗安当、方安之，倡行邪教，煽惑愚民，甚至采生折割，奸淫妇女，锢蔽儿童，行踪诡秘，殊堪痛憾。"① 江西巡抚沈葆桢在咨送总署的"委员密访（百姓）问答"中，谈及南昌育婴情况，当地士绅就直接使用了"采生折割"这个词，原话为："我本地育婴，都是把人家才养出来的孩子抱来哺乳，他堂内都买的十九岁男女，你们想，是育婴耶？是借此采生折割耶？"②

对于中国人以育婴比附于"采生折割"的谣传，西方人有自己的认识和看法，西华（George F. Seward）曾引《北华捷报》中一位医生的看法说："用幼孩的人体来制药的说法，对中国人来说是相当熟悉的事。他指出《本草纲目》将药物分为十六大类，最后一类中专门描述至少有三十九种药材系从不同性别与年龄的人体中撷取。皮肤、骨骼、肌肉、人脑、指甲、汗水、血液、眼泪和其他不胜枚举的分泌物，均可按特定目的用于制药。"③

在汉口教会医院（the Hankow Medical Mission Hospital）的一份报告中，有如下结论："中国人相信：人体中任何患病或不健全部分，均可取用别人相同部分的健全器官来修补或更新。"④ 而下面的一段描述则似乎更像是出于想象："在对华人的医疗手术中被医院切除的眼睛和人体中的其他部分，经常用酒精保藏起来，作为形象的教学用品，而本地人也正是用这一方法从这一类令人作呕的事

---

① 《江西扑灭异端邪教公启》，见王明伦选编：《反洋教书文揭帖选》，116 页，济南，齐鲁书社，1984。

② 同上书，117 页。

③ 《清末教案》，第五册，61 页，北京，中华书局，2000。

④ 同上书，62 页。

物中调制实际上供做药品的物品。"① 有的西方人则把"采生折割"与古代习俗中的"割股疗亲"行为相提并论。②

不过，在与中国官方来往的文书中，西方传教士与外交官却一再试图澄清育婴堂与中国"采生折割"行为的比附关系。如同治元年法公使致总署照会中说，收集遗弃婴孩，收养堂内的目的是："稍长各授以业，及时婚嫁，而后遣之。各堂行此已久，并非创举。在传教士，举泰西各国义助之财，竭心力以布之中国，方恐为善之不足，何至穷凶极恶，等于采割之流。"③ 在一份照会中也说一些不明真相者"非谓奉教者有采生折割之事，即指奉教内有谋为不轨之人"④。从行文措辞上看，这两篇照会显然是由地方士绅代笔，士绅以"采生折割"描述外国人的育婴行为，不仅是想借此表达自己对此类现象的认识，也是想通过这个方式代民众立言，试图以同样的措辞概括民间普通百姓对教会的空间想象。

有意思的是，由士绅起草的反教揭帖，由于频繁使用官用的"采生折割"用语，以至于反过来影响到了官方文书中对反教活动中异常现象的判断。如在贵州教案的一份折子中，御史华祝三就说："如该教民等平日恣意横行，有采生折割等情事，则杀之不为冤屈。不得谓教民犯法，概从宽宥也。"⑤ 这份折子中关于"采生折割"的措辞显然受到了反教揭帖的影响，而不是自上而下给教案下的具有法律内容的定性。这是底层话语反向影响官方判断的一个实例。又如天津教案波及北京时，御史贾瑚就奏称："臣又闻所拐儿童，或用其目，或剖其心，虽系传述之语，而采生折割，律有明文，又安知非需此而为是也。"⑥ 贾瑚显然是从民间揭帖中寻觅事实，然后套用"采生"律法加以概括。这是民间思想影响官方认识的又一例。

"采生折割"从一种异端邪术被建构为晚清反教话语，经历了一个相当复杂的演化过程。我们基本上可以分两个层面加以考察：第一个层面是反教话语的制造过程，即通过揭帖、口传谣言等逐步加

① ② 《清末教案》，第五册，61～62 页，北京，中华书局，2000。

③ 《教务档·江西教务》，同治元年八月二十二日总署收法国照会，转引自吕实强：《中国官绅反教的原因（1860—1874）》，"中央研究院"近代史研究所，1986。

④ 《清末教案》，第一册，264 页，北京，中华书局，1996。

⑤ 《御史华祝三奏请持平办理贵州教案不得迁就洋人折》，见《清末教案》，第一册，321 页。

⑥ 《御史贾瑚奏为请饬步军统领等衙门严缉迷拐幼孩匪徒折》，见《清末教案》，第一册，804 页。

以扩散，成为普通民众头脑中恒久难变的神话喻示，或者说形成了一种"公共话语"。第二个层面是反教活动往往是某一个偶然事件触发了民众积存已久的想象，从而引起了相当暴烈的社会运动，而这一运动的发生恰恰是对"采生折割"神话进行放大式想象造成的具体结果，两者的联动关系最为生动地反映出民众对陌生化空间的恐惧感。

如果从类别和起源上分析，"采生折割"通过想象转换成规范的"反教话语"是由《湖南合省公檄》（咸丰十一年）开始的。《公檄》中并没有出现"采生折割"的字样，可是其内容对基督教义和传教社区所做出的近乎荒诞的大胆描写，可以说把士绅对异端行为的想象力发挥到了极致，其内容对传教社区的概括，几乎成为后来出现的形形色色反教揭帖的参照文本。此文本的特点是首先把耶稣想象为不过是个能治病的凡人："耶稣既为天主，其神圣宜非人思议所及，乃考其所述，不过能医。夫徒能医即为圣人，则扁鹊、华佗等之能起死回生者，皆圣人矣！况天下甚大，耶稣一人，能救几何？"[1]

有了这个前提，公檄的内容就自然开始转移到了对属于医术异端行为的想象上了。因为基督教初入中国，往往是以行医为手段接近民众，以疾病痊愈乃上帝所赐为由徐徐劝导其入教，所以传教士的形象往往与医生的形象密不可分，只是由于中西医在对待身体治疗方面的差异性，如内外科之别和对身体解剖观念的误解等等，导致了士绅和民众对基督教治疗行为的猜忌，而西方医学中的解剖术也很容易让人联想到有些类似于传说中"采割"之术那样，通过折损人体以达行妖术的目的。如龙岩州两位教士欲租民房当医院时，当地出现的揭帖就有妖魔化的描述："近来有猴形番兽二只"现身，"自称医士救世，设教礼拜训民"，目的是"实欲盗我人体之宝，诈称医生。实欲刺人心肝，盗人脑髓，取人眼目，破人膳子"[2]。所以民众对传教士的解剖术才有如下之想象："有病不得如常医药，必须教中人来施针灸，妇人亦裸体受治。如不愈，死后剖其脏腑头颅，考验病之所在，著书示后。"[3]

从第一层面即"反教话语"的建构内容而言，《公檄》中基本上吸取了原有关于"采生折割"刑律中对身体破损状态的直观描述，

---

① 《湖南合省公檄》，见《反洋教书文揭帖选》，2页。
② 《英使抄送龙岩州反教揭帖》，见《清末教案》，第二册，392页。
③ 饶州第一伤心人：《天主邪教集说》，见《反洋教书文揭帖选》，9页。

然后把它经过加工移植于对传教人或教民行为的揣测上，但基本回避了"采生"行为中役鬼害人这一重要情节，显然是觉得直接这样移植可能会显得过于荒诞不经，难以用此说服民众。只有比《公檄》稍晚的一份揭帖中谈及："其尤谬者，能咒水飞符，摄生人魂与奸宿，曰神合。又能取妇女发爪置席底，令其自至。取童男童女生辰粘树上，咒之，摄其魂为耳报神。星家多师其术者，以搬运之术盗人藏金，曰还本。"① 这种描述颇与"采生"术中"以鬼役人"的情形相似，但以后的揭帖中很少出现类似的想象式描写，同时民间也很少以此种描写去猜测臆度传教士和教民的行为，所以以后出现的反教话语和与之对应的反教运动基本上是以《公檄》中的固定套路为蓝本。

如果大致划分，《公檄》中对身体破损的想象性移植主要集中在以下几个方面。

（一）奸取黑枣、红丸：《公檄》中详细描述了外国人如何通过奸淫妇女身体以获取药物的过程，方法是设法诱使妇女昏迷后，用小刀割取子宫中的黑色颗粒或红丸状物体，"该妇女并不知其为，但气神消阻，纵以药保不死，而终身不育矣"②。

此叙述中有两点值得注意：第一点是这种猎取人体器官以做他用的方式颇符合原有民众对"采生折割"行为的心理想象。第二点是摘取人体器官后又特意突出强调了会导致妇女终身不育，如此使人绝后的残忍虐行因为最直观地撼动了中国的伦理秩序，所以比别的故事更容易广泛触发众怒。

（二）吸取童精：这几乎是十分标准的对"采生"行为的想象。前引《大清律例》中特意揭示了对吸食十六名童子精血罪犯的重罚，《公檄》中显然把类似的过程更加戏剧化、具体化了，其绘声绘色的描述颇具现场感和震撼力："该教有吸取童精者，迷骗十岁以外童男，以濂水滴诸顶门，或作膏药，贴诸眉额，其童之精，即从下部流出，彼则如吮乳然，尽情取之，彼童瘦软数日而死。又或以药贴足心，以针破泥丸处（气膜子），脑浆并通身骨髓，自顶涌出，伊收取入瓶，余则舔而食之，彼童即死。"③

（三）以眼入药：这类描写后来成为"剜目挖心"等反教话语的渊薮，甚至以相当标准化的形式不厌其烦地反复出现在各种反教揭

---

① 饶州第一伤心人：《天主邪教集说》，见《反洋教书文揭帖选》，9 页。
②③ 《湖南合省公檄》，见《反洋教书文揭帖选》，5 页。

帖和谣言之中，通常也只是略微有所修正："从教者将死之时，必有同教数人来，屏去其家之亲属，伊等在内念经求救。其实趁其人尚存气息，即剜其目，剖去其心，为彼国造伪银之药，然后以布束尸，听家人殡殓。"①

在稍晚出现的《天主邪教集说》（同治元年）中，更具体地想象出剜目炼银的神奇故事，甚至说用中国铅百斤就可炼银八斤，其余九十二斤仍可卖还原价。炼银成功的条件是必须用中国人的眼睛做配药，西洋人的眼睛是无效的。"故彼国人死，无取睛事，独中国人入教则有之。"②

除了以上反教话语颇合"采生折割"原旨外，还有一些揭帖所散布的谣言虽非完全吻合"采生"神话的模式，却也明显受到相关叙述的影响。如广东陆丰县人郑献琛在惠来县南阳教书，从1891年开始在惠来潮阳、普宁等地传发揭帖。其中1892年的一份揭帖中就以诗歌的形式揭出教士放毒，头四句就说道："番鬼使人放药，毒藏饼果糕糖。路上使孩拾取，食后必定凶亡。"③

谣言传播与教堂空间

反教话语与反教运动之间之所以会形成某种连动关系，首先起因于民间百姓对陌生空间切入传统社区的疑虑和恐惧。教区进入中国基层社会虽然并没有完全取代其原有生活方式的企图，但是其"社会基督化"的使命和信念使得教区在吸引教众方面所进行的拓展，始终与传统社区的生活模式很难有效地融合。从组织形式和心理接受状态而言，两种不同的场域也缺乏必要的沟通渠道。而人们相互处于熟悉化程度很高的状态之中的地方社会，人际关系的透明度也很强，正如费孝通所言，乡土本色常常会表现为"一个'熟悉'的社会，没有陌生人的社会"。因为孩子都是在人家眼中看着长大的，在孩子眼里周围的人也是从小就看惯的。④ 教区嵌入传统社区之后，等于在透明化的人际关系网络中加入了不透明的因素。从表面上看，这种对传统社区的渗透与原来历史上发生过的一些陌生势力的干扰有些相似，比如与一些游方僧人的介入有些相似，但实际

① 《湖南合省公檄》，见《反洋教书文揭帖选》，5页。
② 饶州第一伤心人：《天主邪教集说》，见《反洋教书文揭帖选》，9页。
③ 《广东揭阳县揭帖》，见《反洋教书文揭帖选》，21～22页。
④ 参见费孝通：《乡土中国》，5页，北京，三联书店，1985。

上已发生了很大变化，应被看作一种与以往空间想象完全不同的
"现代性事件"。

朱迪思·怀曼（Judith Wyman）曾指出，以往的历史著作往往
把地方民众对基督教的攻击视为在宗教、社会、经济和政治互动的
背景之下对帝国主义的憎恨，这种知识框架基本上把中国与西方置
于截然相反的两个对立面加以认识，而没有考虑到地方民众对西方
渗透的反应必须被看作在地方社区自身语境之内发生的变化。① 他
在研究重庆教案发生的地方背景时指出，川省人口经常受到外来人
口入川所带来的社会压力，这就造成内部人口和外来者之间在空间
分界方面的紧张关系，正像中国家庭内部的人往往会怀疑外来人的
可靠性一样，在许多方面对西方人的妖魔化处理和谣言制造也如镜
子般映射出对传统内外之别的界分概念，在这种情况下，外国人被
当作靶子攻击不是因为他们具有洋人的特性，而是因为他们掉入了
一个庞大而广泛的对外来者进行区分的类别范畴之中。② 所以有人
还举例说，19 世纪末的传媒往往把传教士的诡秘行径与传统的寺庙
道观中和尚道士的行为相提并论。③

在教案文献中，有些"采割"话题确实与一些具有流动特征的
人群相联系。光绪十九年（1893 年），河南彰德一带的一份揭帖中所
描述的"采割"歹徒就是"装扮如乞丐状，于村中见小儿，以手摸
其面，小儿即随伊走"，到目的地后"卖于洋人，将小儿倒悬半天，
即挖其眼睛，取其心肝"④。光绪二十三年（1897 年），山东巡抚李
秉衡奏报金乡县破获"采割"案，案犯身份也是一名四处流动的医
生，"因生意淡薄，贫苦难度，独自起意迷拐幼孩，希图采割配药，
给人治病渔利"⑤。似乎都与流动人群的作案有关。

尽管如此，区别仍然是明显的。教区的特点是在传统社区内建
立了一个与之相对峙的封闭型空间，这个空间相对固定，几乎不具
有流动性。这与游方僧人在传统社区长时段的生命流程中，只具有
瞬时聚散的流动特性当然有相当大的区别。这种"近代特征"也会
大大影响谣言制作和流传的方式。比如面对聚散不定的陌生流动人

① ② Judith Wyman, *The Ambiguities of Chinese Antiforeignism*: *Chongqing*,
1870—1900, *Late Imperial China*, Vol. 18, No. 2, December, 1997。

③ 参见苏萍：《谣言与近代教案》，240 页。

④ "中央研究院"近代史研究所编：《教务教案档》，第五辑，第二册，685 页。

⑤ 戚其章辑校：《李秉衡集》，452～453 页，济南，齐鲁书社，1993。

口，地方士绅往往会集中在对其拐卖儿童、摄人心魄等等类似"叫魂神话"这类谣言的制造上，因为魂魄本身具有游走不定、难以定位的性质，"叫魂"故事的制造也就往往具有跨地域的流动特征，而用此比附于相对居处稳定的传教士似乎不妥，也难以让人确信。与之相比，教堂阴森封闭的空间，伴以神秘莫测的教会仪式，更易引发类似"采生折割"故事中损毁人体的想象。所以，揭帖中反教话语的制作中对教堂神秘空间的联想，大多取材于"采生折割"故事中有关残损肢体的部分，予以改造加工，而不取其原意中对"驱鬼摄魂"的描写，说明他们明显考虑到了传教士与传统的外来陌生人在空间控制方面已有很大的不同，所以要分别加以对待。

从传教士自身的角度来说，他们也意识到了天主教育婴堂和孤儿院所遵守的保密制度，或者是幽闭状态，容易引起人们的怀疑。在美国驻上海总领事西华致戴维斯（Davis）的信中，曾征引《教会通报》对中国人与西洋人育婴方式差异的评论，其中提到：按照中国人的惯例，本地人办的孤儿院要由院长将收容儿童的有关情况向地方官一一报明；儿童的父母可以同儿童见面；如果有人想要收养某一个幼童，他可以这样做；如果父母愿意的话，也可以将儿童重新带回家里。其他国家虽然也有类似的规章制度，可是在中国，幼童一经送进（天主教）孤儿院，便不允许访问见面，父母也不能将其带回，任何人都不能将其收养。这样的方式引起了严重的怀疑。虽然证明并没有搞什么挖眼剖心一类的事，但由于孤儿院管理所采取的保密形式，人们还是疑窦重重。① 可见，空间的"公开性"与亲属系统的介入是消除怀疑的重要因素。育婴堂从陌生化的空间状态向中国乡土"熟人社会"的渗透，需要得到官方与普通乡民包括最亲近家属的多重认可。

另外，育婴堂引起当地百姓怀疑还在于其收买婴孩的行为有悖于中国的日常伦理。美驻华公使镂斐迪就曾分析说，鉴于中国人不愿意将幼孩交给他们去照管，这些机构的管理人员便对那些把幼孩交给他们看管的人，按人头逐个提供一笔钱。这些幼孩一经送进他们的孤儿院，其父母、亲属或监护人便不能再行使管理的权利。这很容易引发中国人的联想，认为育婴堂通过给予酬金的做法，引诱人们为了获得酬金去拐掠幼孩。人们还认为神甫或修女一向惯于利

---

① 参见《清末教案》，第五册，66 页。

诱人们将病入膏肓的幼孩送到他们那里，借以达到临终末刻付洗的目的。这样一来，许多奄奄一息的病孩便被送到这些机构去受洗礼，而抬走后很快就死去。①

这段西人自己的评论显示出他们已经多少意识到，西式育婴堂引进的管理方法遵循的是近代意义上的西方委托制原则，这一原则是拒斥乡土亲属网络介入的，这已成为导致清末教案冲突的一个重要的社会原因。其实，情况并非如此简单。早在同治五年二月（1866年3月），南京部分绅士就在一份公禀中，对传教士"授药剜目"等事提出了质疑，并力求把本地对制造这类事情的异端分子的怀疑与传教士的所作所为区分开来。公禀中说："又闻沿海地方，有阴行幻术，蛊惑乡愚，甚至有授药剜目等事。即非彼国人所为，若匪徒异其会服，冒托其名，民间无从辨认。听之则害民，攻之则恐误，怀疑相处，其何能安？"② 这是少有的一份民间绅士为传教士辩护的文件，但慑于当时的情境，大多数绅士仍积极主张禁止教堂育婴的权利。

从晚清发生的各种教案起因模式观察，最终形成群众运动的动因均与反教话语的导向相吻合，而官府的介入往往扮演着强化这些导向的角色。比如官府在天津教案的发生过程中就起着某种触媒和催化的作用。1870年6月6日，天津捕到由静海诱拐孩童来津的张拴、郭拐二人。二人供认用药迷拐幼童，可是否以幼童身体为配药之方，并没有确凿的证据。甚至一些传教士还发现，告示上所用的人名中有"拴""拐"的字眼（拴作捆绑解，拐作绑架解），这样的字眼儿不大可能被华人选作人名，这使人一望就知其出于杜撰。③但天津知府张光藻会同知县刘杰复审后贴出的告示，其措辞却很暧昧，其中说："风闻该犯多人，受人嘱托，散布四方，迷拐幼孩取脑挖眼剖心，以作配药之用。"④ 内中用"风闻"二字，说明宣示的种种恐怖行为并非由二犯招供所得，而是纯粹出于猜测。

这种猜测的思路明显受到反教揭帖中对"采生折割"诠释的影响。同时，这种暧昧的口气和犹疑不定的揣测通过官方告示公布出

---

① 参见《清末教案》，第五册，2页。

② 《南京绅士公禀》，见《反洋教书文揭帖选》，135～136页。

③ 参见《山嘉立教士致娄斐迪函》，见《清末教案》，第五册，22页。

④ 刘海岩：《有关天津教案的几个问题》，见《近代中国教案研究》，227页，成都，四川省社会科学院出版社，1987。

来，无疑强化了反教话语中刻意制造出来的谣言的真确性。这份告示等于说明原属传闻性质的"迷拐幼孩取脑挖眼剖心"完全可能是现实中的真事，"迷拐犯"受人嘱托实有所指，不言而喻让人联想到传教士和修女。由此可见，这份告示无异于官府与士绅联手制造谣言的杰作。这点西方人看得很清楚，其观点是："那些官吏如果不是实际上在煽动暴乱，也是在鼓动有可能引起暴乱爆发的那些想法。"①

特别重要的是，揭帖中流行的反教话语经过官府文书确认后，实际上为反教话语迅速转化为具体的反教行动提供了可信的依据。天津教案发生前夕，各处就不断有人将教民当作拐犯扭送府县衙门，甚至殴打致伤。② 在官方呈报的文书中，也往往对案情肆意渲染，叙述得活像一个个恐怖故事。如华阳教案发生后，四川总督刘秉璋在致总署电中就把福音堂塑造成了一个恐怖害人之所，其中说，福音堂内发现一个被迷惑的男童，鼻内有黑药，周身绵软，口不能言，当用凉水将药洗去后，洒水进喉，才稍微清醒，却仍不能说话，只能写字，"据写称十三岁，名黄廷福，油店生理，洋人将伊扯进福音堂，两手捆吊，口鼻内洒以黑末药，遂不能言"，然后用洋铁匣装藏于地板之内，又说洋铁匣内有大小骨头十六块。③ 这样的叙述极易使人们把教士想象成嗜血杀人的魔鬼，结果华阳县英法教堂、医院共七所均遭打毁。④ 而且，显然这种呈报会对上峰的判断有相当影响。

另一类教案则不用经官府确证，普通民众已自然建立起了"采生折割"和传教士行为之间的因果联想关系。这类教案一般集中发生于19世纪80年代至90年代，这段时间发生的教案又往往与教会所办的育婴堂有关。其实，从空间功能的意义上而言，一般民众实际上无法分清教堂、医馆与育婴堂等机构之间的区别。这是因为教区的功能结构与传统社区人们所熟悉的情况完全不同，民众一般对陌生空间的切入只具有整体性的认识，对它的实际功能只能根据整体状态进行想象。

一个在东北从事医疗服务达十年之久的医学传教士曾经讲了一个有趣的故事。1884年夏季的一天，一位法国天主教神甫来医院拜

---

① 《清末教案》，第五册，82页。

② 参见刘海岩：《有关天津教案的几个问题》，见《近代中国教案研究》，227页。

③④ 参见《前四川总督刘秉璋为据禀华阳教堂有迷惑幼童事致总署电》，见《清末教案》，第二册，577页。

再造『病人』

访，他身着普通的黑色长袍，乘马车匆匆而来，在医生的房间里聊了一段时间就离开了。在神甫到访的这段时间里，诊所里挤满了病人，神甫到来的消息很快传遍了诊所，变成一则新闻。一两天后，拥挤的人群开始聚在传教士的门口，显得喧嚣而情绪激动。令人惊异的是，一个荒谬的谣言就在如此短的时间里散布开来。人们居然深信不疑地哄传，天主教士与诊所合谋串通，不惜以重金获取幼童的眼睛和心脏。当这位法国教士到访时，人们确信他的黑袍下就挟带着一个小孩，然后同诊所医生退隐到一间黑屋子里把孩子称了重量，挖出眼睛和心脏，商定了买卖的价钱。这项交易已进行了相当长的一段时间，不久就有辆马车载着幼童的眼睛和心脏离开了这座城市。上述谣言中所涉及的三个平常事件都曾发生过，这三件事分别是一个穆斯林小孩神秘地失踪、法国神甫拜访了诊所和一个洋人曾乘马车离开了这座城市。这三件绝不相关的事情被民众出奇的想象力拼合起来，被赋予了新的神秘意义，在深层意识中又与"采生折割"的传说图景相衔接，于是就形塑出了一幅令人恐怖的教士劫子图。[①]

另一个故事大约发生在这则谣言流行的同时。一位母亲带着她的年幼女儿来医院治疗，在母亲向医生详述病症的过程中，女孩由于害怕洋人和陌生的环境，自己溜出了房间。当母亲滔滔不绝的诉说平息下来后，回顾四周发现女儿不见了，她一激动闯入候诊室寻找，仍不见女儿的踪影。在院子内外搜查一遍后，母亲开始怀疑医生偷走了她的女儿去做谣言中所说的试验品，于是开始暴跳着让医生把人交出来，经过一番吵闹，最后才打听到女孩跑到了医院外的一家小客栈中。经派人查找，这个"小逃亡者"果然正在庆幸安全逃脱了洋人的魔掌。[②]

这两个故事也说明了为什么教案一旦发生，除教堂之外的教会附属机构也都同样易遭袭击的缘故。比如芜湖教案的发生，就是因为芜湖天主教堂的两个中国修女外出探视病人，带回患传染病家的两个小孩，在街上遇到小孩的亲戚想将小孩带回去，修女不肯，围观的人群指斥她们拐骗幼孩，挖眼制药，将她们扭送县署。不久以后，有个姓胡的妇女到天主教堂向神甫要儿子，后面跟着二十多人。胡姓妇女大声喊叫"洋人把我的儿子拐骗来了"，于是人愈聚愈多。下午五时，群众开始向教堂内扔石块，那姓胡的妇女喊道："放火烧

---

①② Dugald Christie，*Ten Years in Manchuria：A Story of Medical Mission Work in Moukoen*（1883—1893），London，pp. 13-14.

掉这些拐带孩子的洋人的房子。"教堂、学校及教士住院，顷刻间都化为灰烬。①

这是比较典型的民众对陌生空间混淆不清导致打教的例子，而且这些例子同样具有相当广泛的示范作用。比如发生于1891年4月的武穴教案，就是芜湖教案的余波反应。1891年4月，芜湖教案之后，沿江一带谣言四起。按照张之洞的说法，湖北武穴距广济县城七十余里，仅有武黄同知及龙坪马口二巡检驻扎，"向有英国福音堂而无育婴教堂，民教相安已久"②。可是4月29日傍晚，有广济县人天主教民欧阳理然，肩挑幼孩四人，行至武穴街外。"据云将送往九江教堂，适为痞匪郭六寿等所见，误信讹传，疑幼孩送入教堂，即遭剜眼蒸食，肆口妄言，激动公愤。"③ 当地民众误以为武穴教堂就是收养幼孩之处，于是往窗内投掷石块，击破了屋内洋油灯导致失火，火势蔓延烧毁了一层洋楼。④ 类似的现象前后也发生了不少，1892年7月就有"宜昌府城外地方有因寻幼孩，焚毁天主教堂之事"⑤。据当事人朱金发供认，当他"路过圣母堂，见众人吵嚷，问系游姓失去幼孩在圣母堂寻出，因平日误信讹传洋人有残害幼孩之说，又因见瞽目小孩数人，怀疑逞愤，不服弹压，同众打闹圣公会新造房屋"⑥。

由于民众分不清教堂、医馆和育婴堂在公益事业上的功能区别，故教案一旦爆发，它们往往一起被夷为平地。如英国内地会医学传教士戴德生在扬州租赁房屋、设立诊所后不久，周围就出现了小字帖，慢慢又出现了大字帖，"内言教士系耶稣教匪，遇以临死之人挖取眼睛，所盖育婴堂系为食小儿肉而设等语，因此附近百姓情急，遍街喧闹辱骂，以致朝暮不得安生"⑦。戴德生连续两次致信扬州知府抱怨："因谣言诬弟处烹食婴儿之故，弟处向无开设育婴堂之例，并未买过婴儿，遭此奇冤，是何道理？"⑧ 可见，民众一般都把外国人居住地笼统地视为同一种陌生化的空间，而无意对其功能细加区分，一旦如拐骗婴孩这类谣言传播开来，也极易笼统地以外国人居

① 参见马昌华：《清季安徽教案述略》，见《近代中国教案研究》，203 页。

②③④ 《湖广总督张之洞奏报武穴教案办理完结情形折》，见《清末教案》，第二册，496 页。

⑤⑥ 《湖广总督张之洞奏报宜昌教案办理完结情形折》，见《清末教案》，第二册，562 页。

⑦ 《英使阿礼国为扬州教士受扰请即查办事致奕䜣照会》，见《清末教案》，第一册，611 页。

⑧ 《录戴教士致扬州知府信》，见《清末教案》，第一册，615 页。

所为打教对象。

"采生折割"作为被律例化了的异端行为，虽然最早出现于官书的判词与呈文之中，却在 19 世纪中叶以后逐渐通过反教渠道泛化为一种地方性体验。这种地方性体验在谣言鼓动下采取的行动呈现出惊人的一致性，也颇可视为地方社会中相似的习性促成相似的实践结果。与此同时，教案谣言中所透露出的对医疗空间颇为雷同的疑惧性表述，也映现出地方社会对医院委托制度的不信任态度。

晚清地方士绅充分利用了民间流传的猎取人体器官的巫术故事作为建构反教神话的传统资源，同时又以标准的刑律术语"采生折割"使这种想象结构具有了官方化的历史依据。事实证明，反教谣言的流传之所以达到使上下层均群起呼应的效果，是因为揭帖中以民间巫术传说作为向普通民众传播恐惧的媒介，而以"采生折割"的规范性术语博得官方的同情和认可。其结果是，当反教风潮席卷各地时，一方面，老百姓通过反教揭帖和谣言把传教士和外国人与残损肢体的巫术施行者勾连起来加以联想；另一方面，地方官吏又往往以"采生折割"律例的合法性为依托，故意为反教行为网开一面。所以，晚清反教话语的制作和传播，常常是基层士绅、民间百姓、地方官府的力量交叉作用的结果。

病人是怎样委托给外人的？

医院与"委托制"

中国民众对医院的警觉不仅和残忍的"采生"想象有关，还与无法接受其在日常生活中体现出的不同伦理秩序有关，特别是医院中由陌生人护理病人的制度极易引发各种奇怪的联想。胡美曾在他的一本回忆录中写道："当一个西医提到使用护士的时候，根本没有人知道他在说什么。任何时候他说要护理病人，都会引起震惊和恐慌。人们会说：'什么？让女孩子们做那种用人的工作！谁听说过把一个外人请进家门来照顾病人？'他们坚持让母亲、姐妹、用人们总是在身边伺候。没有任何外人有可能接近中国家庭一步。"[1]

---

[1] Edward H. Hume, *Doctors Courageous*, Harper & Brothers Publishers, New York, 1950, p. 244.

1884年，当第一位新教护士来到中国时，她发现医院护理几乎还是一片未开垦的处女地，最终由此惊叹早期基督教医生在病人没有任何适当护理的条件下所取得的成就。在简陋的病室里，到处可以看到病人们睡觉时穿着自带的衣服，铺盖着自带的被褥，由他们自己的亲友照顾他们，给他们喂饭。①

在胡美创办的雅礼医院里，一些出院回到乡村中的病人告诉乡亲们最多的话题往往也是手术室、麻醉剂和挥舞着小刀的医生。病院中很多病人很害怕看到医生和助手身穿用原色布做成的白大褂。因为白色是丧葬的颜色，原色的白布外衣是参加丧礼人员的装束。

一个村妇好不容易被村里人说服后来到了"动刀子"的医生所在的雅礼医院，却并没有被事先警告手术室里可能会发生的情况。她躺在担架上被推进手术室，然后小心地被放置在了手术台上，当皮带紧紧扣住她的身体时，她突然睁开双眼，一下子跳下了手术台，冲到走廊里高声尖叫："我就知道我一被送到外国人的医院中就会死，我看到一堆送葬人围着我，我发现自己正被送往墓地。"

当她被送回村庄里时，她的内心终于恢复了平静，因为她已经成功做完了一次骨盆手术。事后她告诉朋友一次令人感到恐怖的医院经历。一天晚上，到了喂药的时间，她说："医院的护士把一颗小白片药丸放进我的嘴里，告诉我用茶服下，说这药可以帮助我入睡。可她刚一离开床边，我就把药给吐了。谁知道这些穿着白丧服的人，是不是另一批想把我送进墓地的人呢？又有谁能保证这些人不是想用毒药毒死我呢？"②

的确，当中国人看到一种名叫"医院"的东西在自己熟悉的环境中出现时，恐怕最难以接受的就是"住院"制度。他们大多要问："放着周围的亲戚朋友不用，我为什么要把家人托给一帮陌生人照顾呢？"可偏偏这种古怪的行为又与那些"鬼鬼祟祟"的传教士有关。

现代医疗体系中"委托制度"的产生确实与传统的基督教生活方式密切相关，比如日常医学治疗与教堂活动都具有隐秘的特征。威尔逊（Robert N. Wilson）曾经将医生和病人的关系与教士和教区居民的关系做比较，阐明了两种关系都具有隐蔽性的观点："假定要

① Edward H. Hume, *Doctors Courageous*, Harper & Brothers Publishers, New York，1950，p. 244.

② Edward H. Hume, M. D., *Doctors East Doctors West*：*An American Physician's Life in China*, p. 82.

对付拯救灵魂和医治疾病的活动，必须签订个人之间的契约。自我启示对于探究灵魂或者自己对受保护的环境的需要是如此重要，医生的诊室是中世纪大教堂不受侵犯的圣殿合适的现代类似物。"[1]

也就是说，教堂生活的隐秘性有可能直接影响到了医疗空间相对封闭的结构特征。与此同时，这种隐秘性在委托制度发展的脉络里亦是必不可少的自足条件。

关于"委托制"的理念，西医传教士巴慕德（Haroll Balme）曾经有一个非常精辟的说明。他认为，现代医学有两项革命性的突破：一项是对"准确真实性"（exact truth）的寻求。由于生物化学等学科的出现，人体已可被展示为一幅清晰的图像，观察这类图像，医生可以解释病人机理的变化，通过显微镜的仪器，就可尽量避免错误地做出决定，使治疗高度接近真实。

第二个革命性事件是"托管制度"（trusteeship）的出现。"托管"的信念是"国际联盟"（the league of nations）所表述的国际责任最新思想的直接产物，但其最早起源于对个人的尊重。"托管"的理念已经成为医生护士对待病人的基本准则。这种信念的基本表述是，与病人相关联的每一件事如健康、生命等等会依赖一种宗教的信任委托给医生，而医生则会把医疗行动作为对上帝及其追随者的回答。这一中心思想已贯穿进现代医疗与护理系统之中，包括现代医院、诊所、红十字会、救济院与收容所。[2]

其实，巴慕德所讲的医学在"准确真实性"与"托管制度"两方面的突破在社会史意义上是相互联系的。"准确真实性"的寻求有些类似于福柯所讲的"检查"（examination）程序。在这一程序中，每个个体被文件技术所环绕而成为一个个案（a case），每个个案只能被置于非常专门化的条件下加以分析，这是家庭和社区所不具备的。其结果就有可能使病人暂时脱离社区与家庭的控制，在一种极为陌生的"公共空间"中得到专门化的检视。"委托制度"正是此类控制的形式化说明。

形式化的空间区分可以由西医传教士胡美博士所举示的一个例

---

① Robert N. Wilson, *Patient-Practitioner Relationships*, in *Handbook of Medical Sociology*, H. E. Freeman, S. Levine and L. G. Reeder, eds., Englewood Cliffs, N. J.: Prentice-Hall, 1963, p. 289.

② Haroll Balme, *China and Modern Medicine—A Study in Medicine Missionary Development*, 1921, p. 19.

子加以验证。20世纪初叶的湖南地区，有一家姓梁的父亲病重时，其子特意邀请了当时任湘雅医院院长的胡美博士和一名姓王的老中医共同会诊，这在湖南地界是破天荒头一次，梁家公开声明是想借此检验和比较中西医的不同治疗效果。王医生岁数大，被首先邀请进行检查，他弯腰仔细倾听病人发出的每一种声音与不规则的呼吸，以及低声的呻吟，然后开始提问题和把脉，并仔细检查舌头和眼睛。轮到胡美时，他按照西方病人昏迷时的检查程序工作了一遍，如把脉，检查瞳孔、舌头和反应能力，然后用听诊器和温度计进行诊断，再卷起病人袖子量血压。双方都检查完毕后，王医生根据王叔和的理论分析说，病人可能有严重的肾病，如果发展下去会牵连到心脏。胡美基本同意王医生的结论，只是表示必须等实验室化验的结果出来后，才能证实自己的结论。

在胡美看来，王医生无法从化学实验和显微镜中得到证据，只是光凭一种信念，这是不够的。从空间意义上看，二者的诊断程序反映出了场所的差别和作用，王医生可以完全在家庭范围内和在病人亲属的监控下完成诊治的全过程，而胡美则需在家庭之外的另一个空间中检验治疗结果，以此结束治疗程序。[①] 这种检验是无须在家庭成员的控制下完成的。这个例子生动地说明了中西医在社区与医疗空间分割方面的差异性。

医疗空间与社区范围的相对隔离既可成为现代医学程序运作的基础，又可成为"委托制度"得以在医院贯彻的必要条件。这是就形式而言观察到的现象，如果深究"委托制度"的起源，我们发现它与基督教对宗教生活与世俗世界的划定有关。基督教共同体与世俗生活相冲突的根源，往往在于如何在宗教生活的规范背景下处理社区的伦理关系。

韦伯曾引述《马太福音》中关于家庭关系的阐述主旨："凡是未能与家族成员，与父亲、母亲为敌者，就无法成为耶稣的门徒。"[②] 这句话暗示了宗教空间与家庭空间的对峙关系。韦伯接着阐明这种对峙关系的宗教学含义："依据先知预言创建出新的社会共同体，特别是形成一种盼望救世主降临的教团宗教意识时，自然血缘与夫妻

---

① Edward H. Hume, M. D., *Doctors East Doctors West: An American Physician's Life in China*, pp. 192—196.

② ［德］马克斯·韦伯：《中间考察——宗教拒世的阶段与方向》，见《宗教与世界：韦伯选集》，康乐、简惠美译，110页，台北，远流出版公司，1989。

共同体关系的价值，至少相对而言便会被降低。在氏族的巫术性束缚与排他性被打破的状态下，新的共同体内部里，宗教预言开展出宗教性的同胞伦理。此一伦理，便是径而取代'邻人团体'——无论其为村落、氏族、行会共同体或从事航海、狩猎、征战冒险事业者的共同体——所提示的社会伦理性行动原则。"[1]

韦伯这段话十分清晰地澄清了"委托制度"发生的宗教学源流与基础。如果将其转移到医疗空间的"委托"性质上加以理解，我们仍然会看到韦伯的判断是有效的，因为近代西方医疗空间的产生从根本上而言是脱胎于宗教空间的制约的，这从任何一部西方医学史中都可以得到证实。在17世纪以前，西方的医院完全不是如常人想象的那样，是病体治疗的专门机构，然而却是病体有可能得到关怀的场所。一些社会史学者认为基督教对病人强调的是关怀（care）而非治疗（cure）；在基督教中，疾病的发生被设定为超自然的原因，治疗则被视为一种病人心理由躁动趋于平和的超自然式的安抚方法。病人栖居于教堂，由此被明显赋予了"委托"的特征，交付身心以减轻痛苦是一种非世俗社区的行为。

与之相应的是，早期的医院与教区的教堂几乎是一体的，而且经常相互模仿。教堂既然是社区的中心，自然就要经常承担社会义务，例如疾病难民的安置。神甫尽管没有受到什么医疗训练，却要承担繁重的社区工作。从空间上而言，完全可以说西方医院与世俗社区隔离的"公共空间"性质可直接比附移植于教堂在社区中的位置。历史还记载，英国最早的医院亦是由僧侣于1076年建立的。麻风病院隔离于家庭的冷峻设置更是基督教原罪观惩戒形式的世俗表现，医院成了圣堂的外延形式。[2]

在中国，"家庭空间"从未具有自明的正当护理意义。相反，西医传教士们根据病因学做出的判断，却总是把家庭空间视为疾病的渊薮，从而将其归入被排斥之列。例如，西医传教士对于"疯癫"状态的界定，就常常把家庭空间对病人的控制视为导致病痛的一大原因。在西医传教士的视界里，造成疯癫的原因颇为复杂，但或多或少与家庭的内耗有着密切的联系。例如，中国的一夫多妻制现象

① ［德］马克斯·韦伯：《中间考察——宗教拒世的阶段与方向》，见《宗教与世界：韦伯选集》，康乐、简惠美译，110页。

② Frederick F. Cartwright，*A Social History of Medicine*，Longman Inc.，1977，pp. 30—31.

经常使妇女在空间压抑下导致家庭纠纷。传教士告诉我们，一位妇女如果是男人十个妻子中的一个，人们可以想象，嫉妒和病态的感觉肯定会常存脑中。①

"家庭"也是抑制正当信仰、妨害心理健康的罪魁。下面就是一则医院如何从家庭中拯救中国弱女子的故事。一个健康如花的十六岁少女，进了教会学校并成为基督徒。当家庭迫使她放弃信仰时被严正地拒绝了，家庭于是把少女驱赶出学校乃至尽毁其书，断绝她与基督教朋友的来往。这些做法在女孩坚定的信仰面前归于失败，但少女的代价却是惨重的，她精神失常了。在如此状态下，家人仍坚决反对让少女进入基督教医院进行诊治。经传教士出面干预，家庭成员最终认识到自己对孩子的要求过于严苛残酷。故事的结局自然是圆满的，在医院的护理环境里，少女得到了很好的治疗和恢复，重现了青春与美丽。其家人也居然大受感动而皈依了基督。②

这则故事的叙述架构实际上早已预设了"家庭空间"与"医疗空间"的对立关系，家庭空间的昏暗污浊和强霸专制与医院空间的洁净光明恰成鲜明的对比。其潜在的话语是，要想摆脱病态的生活，获得身心的解放，就必须冲破家庭的束缚，进入新型的医疗空间。家庭空间的自明合理性在医疗权力的示范作用下被象征性地瓦解了。

尤为重要的是，在家庭空间中被视为司空见惯的日常生活问题，进入医疗空间后却会被进行病因学的处理，纳入医疗体系的监控程序。一个突出表现是对"手淫禁忌"的态度。按西方的理论标准衡量，中国的家庭空间缺乏对隐私权的保护，这是构成精神病态的温床。比如手淫在当时的中国很普遍，中国人的习惯却倾向于阻止妇女进行手淫。每个妇女都希望结婚然后做母亲，但是如果丈夫发现她手淫，妻子将被羞辱地送还父母，她在众人面前将成为不洁妇女的形象，一点也得不到宽恕。所以，很少有妇女敢冒在家人和世人面前丢脸的危险继续手淫。与家庭控制相对应的是，医院对"手淫禁忌"采取了宽容的态度，有的西医传教士发现，医院中的妇女虽也有沉溺于手淫者，却大可不必像家庭中那样承担沉重的道德压力，而是被纳入了医疗处理的合理程序。③

①② Charles Selden，*A Work for the Insane in China*，*The Chinese Recorder*，May，1909，p. 264.

③ Chas C. Selden，*Conditions in South China in Relation to Insanity*，*American Journal of Insanity*，Vol. LXX，No. 2，October，1913，p. 418.

可见，现代医疗体系中委托制度的形成同基督教共同体与世俗社区隔离的历史现象有颇深的渊源关系。也正是因为有这种传统作为支撑，当西方人把自己的亲人委托给医院进行治疗护理时，并不觉得有什么异常怪诞之处。也就是说，"委托"理念是建立在社区对医疗空间源于宗教生活的信任感之基础上的。

慈善组织与"医院"的区别

从历史记载来看，中国人的头脑中自古就缺乏外在于家庭的医疗空间的概念，更遑论保健与护理的现代医学意识。一般而言，中国的医疗与护理程序均以家庭为单位，治疗过程也是围绕家庭得以进行。现代医疗系统的嵌入，则是在"家庭"之外另立了一个对于普通中国人来讲完全是陌生的空间。其形式具有不相容于中国传统社会的边缘性质。据医学史家研究，中国传统社会的医事制度基本上是围绕王权的需要而设置的，历代的太医院系统虽分科颇细，如元明两代太医院均分十三科，但都是据中央官员的需求而定。①

李约瑟从维护中国科学在世界中的先导性地位出发，认为有关医院的比较完整的概念至少在汉代时期就已经出现。第一个附带有诊所的救济机构是由公元 491 年的南齐君主建立的。公元 510 年，第一所政府管辖的"医院"也随之建立。省一级半官方半私人的"医院"在隋代似已出现。比如公元 591 年，隋代有一位退休官员就曾出家资为感染流行病的数千平民提供药品和医疗服务。李约瑟特别提到苏东坡在 1089 年任职杭州时，为自己在杭州建立的政府医院提供了丰厚的捐助，从而为其他城市树立了榜样。②

查考史籍《南齐书·文惠太子传》，其中确曾记载，南齐有"六疾馆"以养穷民。《魏书·世宗纪》称有收治京畿内外疾病之徒的医馆，由太医署"分师疗治，考其能否，而行赏罚"。再往后则唐代有"养病坊"，宋代有养济院、安济坊、福田院、慈幼局、漏泽园等。《元史·志第三十八·百官四》则称，元代有"广惠司"，除"掌修制御用回回药物及和剂"外，亦"以疗诸宿卫士及在京孤寒者"。元代的"大都惠民局，从五品，掌收官钱，经营出息，市药修剂，以惠贫民"，燕京等十路曾设过"惠民药局"，"官给钞本，月营子钱以

---

① 参见廖育群：《岐黄医道》，沈阳，辽宁教育出版社，1991。

② Joseph Needham，*Clerks and Craftsmen in China and West*，Cambridge University Press，1970，pp. 277-278.

备药物，仍择良医主之以疗贫民"①。

以上举示的这些片段史料似乎已能连缀出一幅古代医院颇具规模的空间效果图。如果细究其特征，不难发现这些机构大多紧密附属于太医院体系，如大都惠民局从五品，受太医院辖制，实际是御药院的一种。由于为王权服务的职能所限，古代医疗机构为平民医治的程度和规模肯定受到很大限制，而且这些机构"施医给药"的行为并未从古代慈善网络的功能中分化出来，从而并非近代意义上医疗专门职事的表现，极易受人亡政息世事变动的影响。

中国由私人运作的医疗空间出现于晚明时期。据梁其姿的研究，到了明代，帝国社会福利责任的一部分已经转移到了地方，官方在公共健康事物方面表现出的能动主义传统渐呈萎缩状态，晚明帝国已基本停止在医疗照顾方面作为民众福利的中枢系统发挥正常的作用。明清之际，地方私人组织逐步替代了国家的职能。② 晚明学者杨东明曾在家乡河南创设广仁会，专门为地方民众的需要提供药方和医疗救助。他说动地方富绅作为赞助人，每天接待病人约 700 人。最突出的例子是乡绅祁彪佳的作为，他从官位退休八年以后组织了一家慈善诊所，诊所的成立正值饥荒与传染病威胁其家乡绍兴的时候。在儿子死于天花后的第十天，祁彪佳与十位有名望的地方医生达成协议合力运作诊所。诊所坐落于城里最古老宽敞的大庙之内，每天有两位医生提供医疗服务，每位医生六天一换班轮值。在 1636 年第六至第八个月的时间里约有一万人获救。随着时间的流逝，诊所组织日趋复杂，成员已包括一名总管、一名会计、一名登录员和一名医疗总监。两间隔离男女病人的房间也建立了起来，由十二名医生轮流负责。明末清初，这类诊所已成为城市基础制度的一部分。③

明末清初地方精英虽在相当程度上使医疗程式摆脱了皇权控制的模式，并顺利转移为一种"地方性事务"，但是地方精英所支持和运作的诊所体制仍没有摆脱传统慈善事业的形象。比如 1693 年江南成立的一家诊所，其主体功能是在六至七月份分发药品、掩埋尸首，

① 廖育群：《岐黄医道》，282 页。

②③ Angela Ki Che Leung, *Organized Medicine in Ming-Qing China：State and Private Medical Institutions in the Lower Yangzi Region*, *Late Imperial China*, Vol. 8, No. 1, June, 1987, p. 145.

常年派发棺材等慈善活动。① 诊所系统也没有像西方社会那样真正从医学专门化的角度界定出基层社会与医学空间的严格界限。18世纪欧洲医学革命的一个最突出的成就，就是利用医学空间把病人与他的家庭和社区组织彻底分割开来，医疗空间实际上具备了某种"虚拟家庭"的作用。②

从13世纪到19世纪，西方医院的功能尚有一个被层层剥离的过程。例如在13世纪的时候，除了圈禁麻风病人外，医院的目的根本无法明确界定，它可能是养老院、避难所、未婚母亲教养院、旅游者的客栈，也可能是治病的地方。最为重要的是，医院也许会包容全部这些目的和功能。13世纪以后，医院才开始慢慢拒绝收容并无真正病因的社会人员，它兼具流浪汉旅馆和招待所功能的时期才得以终结，医疗空间由此完成了与一般慈善组织的分离。明清之际的中国诊所显然还没有出现这种近代式的分化现象。③

按照福柯的说法，现代医疗空间必须具备两大相关要素，即展布（distribution）和分析（analysis）。人们在医院中会观察到怎样分配病人使之相互隔离、医院空间如何被分割，以及疾病如何在分析程式中被系统地加以分类。行为和组织化的程序在医院中逐步代替了简单的身体行动。所谓现代人道主义的诞生正是伴随着医疗空间中知识、身体、计划、统计数字的日益完善。④ 很显然，在明清之交的江南地方性诊所中，虽有对病人医治空间进行"分割"与"分析"等现代功能萌芽的出现，但是对病人治疗程序的控制与护理，以及对病人实施专门化的隔离等措施尚处于不健全状态，无法达到类似西方医疗空间形式化的监控标准。从这一层面来看，地方性诊所仍是社区运作的一个组成部分而无法独立出来。

因此之故，中国江南乃至其他地区的地方性诊所不可能成为与社区服务暂时分隔的受托机构。最明显的例子是，中国人根本无法接受把亲人托付给陌生人照顾这种绝情的方式，而西方医疗空间的

① Angela Ki Che Leung, *Organized Medicine in Ming-Qing China：State and Private Medical Institutions in the Lower Yangzi Region*, *Late Imperial China*, Vol. 8, No. 1, June, 1987, p. 145.

② 参见［法］福柯：《疯癫与文明》，刘北成、杨远婴译，224～226页，台北，桂冠图书公司，1992。

③ Frederick F. Cartwright, *A Social History of Medicine*, pp. 30-31.

④ Michel Foucault, *Discipline and Punish：The Birth of the Prison*, Vintage Books, New York, 1977, pp. 145-156.

现代性真谛恰恰就是对所谓"委托制"的默认，身心的交付成为进入现代医院的基本前提。

大树底下动手术

在非西方社会中，诊断与治疗通常都有公开的方面，这在现代西方人看来似乎是非常陌生的，有时简直变得不可思议。哈珀（Edward B. Harper）在对印度南部迈索尔（Mysore）邦的萨满集会作研究后曾经指出，只有九个病人参与的集会却有三十五个人参加，地点是在神殿内，萨满当着会众的面开出医治处方。①

治疗活动的公开性在中国社会的表现似乎也并不鲜见。把道教、佛教术士请至家中进行招魂降魔的表演已为人们所熟知，虽然尚没有充分的材料证明中国普遍存在着如印度般大规模的萨满式集会治疗，但是以家庭为单位的治疗程序仍足以证明治疗有相当公开的透明度，其基本特征是医生全部的治疗过程需在病人家属或朋友目光可及的观察范围之内连续地加以完成。前面所举王医生与胡美在梁家斗法的例子，除了在治疗技术上的差别外，我们仍可注意到，王医生的基本诊疗程序完全可以在家属的目光监控下不间断地完成，而胡美的工作则必须在与家庭分割开的实验室中最终结束。这不仅关涉中西医学体系的差异，而且也关系到中国人与西方人对空间感知的巨大差别。这种空间感的差别就集中表现在治疗过程是在一个熟悉和公开环境下展示连续的技术动作，还是在一个陌生空间里的隐秘行为。

经过一番周折，西医传教士们终于意识到，西方的医疗系统之所以遭到中国百姓的疑惧，一个主要原因在于西方医院治疗的隐秘性与中国医疗过程的公开性具有很大的不同。西方医生要想得到中国人的充分信任，就必须被迫使西医技术认同于这种公开性的特征，以克服中国病人的陌生感与距离感。西医传教士也确实在医疗的公开性方面屡有动作。英国长老会报告中曾经提及一位名叫豪伊（Howie）的医生，他于 1889 年开始进入中国工作。这位医生的第一例手术就是在一棵大树下公开举行的，目的是让旁观者看到手术没有什么害人的圈套和秘密。在切除一位妇女的一只病眼时，他不

---

① Harper Edward B., *Shamanism in South India*, *South Western Journal of Anthropology*, 1957, pp. 267–287. 转引自乔治·福斯特等：《医学人类学》，陈华、黄新美译，167 页，台北，桂冠图书公司，1992。

得不小心翼翼地把病眼装在一个酒精瓶中归还给病者，否则自己的行为一不留神就会印证流传甚广的用病人眼睛做药引的反教神话。

在豪伊工作的地区，教会曾付出许多努力，却很难平息当地人对外国人的反感，然而当豪伊为倒在自己门口濒临死亡的一个乞丐做了一例公开的截肢手术后，他终于赢得了当地人的尊重。人们既惊讶于手术的成功，又吃惊地看到一名洋医生对乞丐表现出的关怀态度。①

在1904年的一份报告中，曾记录过一次新诊所进行第一例全身麻醉手术的情况。在新诊所，使用普通麻醉法进行手术的第一个病例是切除腿上的死骨。住在附近的人好像都很悠闲，纷纷跑来观看，许多路人似乎也很感兴趣。守门人尽力让人群待在门外，但是手术室还是成了整个房子中的一个公共空间，也成了住在后门的邻居们的通道。守门人看到没办法挡住人流，最后只能努力维护着手术台周围的一小块必要的空间。由于这是第一次手术，而且手术室变得如此公开，看来不可能驱散好奇的人群，特别是在人们都秩序井然的时候，所以最终有一百多人观看了手术的部分过程或全过程。幸运的是，病人被麻醉得很好。当医生取出几块死骨在人群面前展示手术成功的时候，人们看上去都很高兴，医生们也都松了一口气。他们紧张地在报告里写到，如果出了事故，"这则故事也许会讲得更长"②。

在江西一带的山区，西医传教士所做的一例公开手术演示甚至也遭到了怀疑。在手术过程中，围观的病人家属非常惧怕看到鲜血涌出，纷纷躲避回家静等结果，只剩下两三位医生留下来继续照顾病人。手术后，布斯菲尔德（Bousfield）医生拿着脏衣服到溪流中冲洗，病床也按病人的要求被置放于屋外予以展示。这些行动都是为预防村民们传言，鬼（devil）要来骚扰他们，因为村民看见血迹出现在病人的绷带上，认为鬼会寻迹而来。结果鬼终于没有出现，住院病人的病情也渐渐好转了起来。治疗过程给村民留下了深刻印象，消息很快传遍了村庄。③

---

① M. S. Bates Papers：RG10，*China Drafts*，Yale Divinity Library，New Haven.

② *The Thirty-Third Annual Report Ponasang Missionary Hospital for the Year Ending*，December 31st 1904，Reel 242，Yale Divinity Library.

③ Lillie Snowden Bousfield，*Sun-Wu Stories*，Shanghai，Kelly and Walsh，Limited，1932.

医疗的公开化尽管在相当程度上消除了中国人对医院的陌生感，但是医院中封闭的疗养方式和长期的护理过程仍使中国人感到很不适应。下面的故事就是一例。福州的一所医院收留了三个患髋关节病的男孩，其中一个来自遥远的农村，是由奶奶背着走了很长的路才赶到医院的。最初孩子对医院的陌生环境很不适应，当他被固定在一张特制的床上进行治疗时，他由于害怕而大哭大闹。经过一段时间，孩子终于习惯了这种治疗方法，但他的奶奶并不高兴。她不明白为什么需要花这么长的时间才能显示治疗效果，要求医生每天使用更有效的药物促使男孩尽快恢复。几个星期以后，奶奶因为想家，再也不愿意待下去。她整夜哭喊，第二天早晨对医生说孩子死去的父亲将要下葬，男孩必须在旁穿孝服守护，否则就是不孝，最终还是坚持把男孩背回家了。医生明知道她在说谎，却又无可奈何，只是感到非常失望，因为孩子尚未完全康复。[①]

一个发生在贵州安顺府的个案则形象地说明了中国人接受医疗空间的艰难过程。西医传教士在接收第一个住院病人时，了解到在此之前已有六位本地医生使出浑身解数试图治愈女孩的重病，均以失败告终，于是病人的父母只好把孩子送到这方圆两星期路程之内唯一可找到的外国医生的手中。医生描述说，女孩待的房子只有唯一一扇紧闭的窗户，阳光与空气根本无法进入，病人仿佛被裹在帐篷里或被封于玻璃瓶中。经过检查，女孩几乎已无复原的希望，她的父母对女儿是否能痊愈也深表疑虑。在房间的通风问题上，医生和病人的父母意见无法达成一致，几经磋商，父母抱着无可奈何的态度同意女孩转往传教士医院。按医生自己的形容，从女孩入院那一刻起，自己的心情就变得极度紧张，每天的时间几乎都要在祈祷中度过。"几乎无法用笔触表达我们的感觉。"医生感叹地说道。作为第一例住院病人，女孩入院的消息此时已传遍安顺府远近的地区，街上的人都在不断把此事当成茶余饭后的谈资加以议论。

医生写道："中国医疗技术在经过公平较量之后被弃置一旁，人们开始想，那么外国人又能怎样呢？我们听到各种议论，说如果外国医生能够救活女孩，他们将在本地区赢得巨大声望。可是我们感到信心是如此的虚弱，心情又是如此的悲观，因为在一星期之后，

---

① *Report of Woman's Hospital*，*Foochow City*，Papers of the American Board of Commissioners for Foreign Missions，unit 3，Reel 242，Yale Divinity Library.

再造『病人』

我们的病人仍是那样衰弱，持续昏迷不醒，肺部的感染仍在扩大，我们差不多要放弃最后的希望了。"这位医生向护士建议，如果女孩没有显露出任何恢复的迹象，她最好被送回家去等死，以免引起猜忌。女孩听说后坚持要留下来。以后几天，尽管她的恢复是缓慢的，并有其他并发症出现，但她还是慢慢复原了。信任危机终于就这样平稳地渡过了。

在女孩住院期间，有一位福音传道人拿给医生一张从街道上显眼的地方摘下的揭帖，这张揭帖是一些仇视外国人的人张贴的。其中宣称，住院的女孩是被一个张贴人所求拜的偶像应答治愈的，是偶像指点迷津的结果。这张揭帖不仅说女孩的恢复与西医的努力没有关系，而且认为病人的痊愈在任何情况下都是一个自然事件，企图由此证明西方医药和治疗没有任何效果。① 从内容来看，这张反西医揭帖的出现与以往的反教揭帖有所不同，它已不是从正面通过谣言直接攻击西医传教士的工作，而是在公开治疗成功之后与西医争夺终极治愈权。这说明，医疗过程的公开化已经基本摒除了中国百姓头脑中原有的恐怖神秘的图像，西医多少可以站在与宗教偶像崇拜和传统治疗的同一条水平线上参与合法性的争夺。

恐惧感的消散

西方医疗制度由于建立在基督教委托制度的信念基础之上，其构造具有隐秘而非公开的特点，故而与非西方治疗过程的仪式化规制是迥然不同的。这是因为传统中国人往往把不舒服或严重的不适看作不仅是病人身体内的机能障碍，而且也是因为病人与社会之间关系出现了不和谐。所以，他们认为疾病不可能通过临床治疗完全被解决，一般的疾病类型学分析也无力推导出病因。与此相反，家庭氛围内亲属与朋友的在场即使无法真正在疾病的机能诊断上发挥作用，也可以通过仪式性和象征性的"在场"，协调病人与社会的关系。②

因此，陌生的医疗空间如果要真正得到中国人的认可，就必须考虑在纯粹临床治疗的理性监控之外，设法保留或者模仿病人原有

① E. S. Fish, *Anshunfu*, *Kweichow*：*Our First In-Patient*, *China's Millions*, February, 1916, pp. 25-27.

② 参见［美］乔治·福斯特等：《医学人类学》，182～183 页。

第二章 对陌生空间的恐惧与接纳

的家庭环境及人际关系，从而最大限度地消除病人的疏离感。胡美在布置雅礼医院的诊室时已经开始注意到这个问题，在走廊的两侧，他仅仅布置了四个相邻的工作间，走廊则直接通向街道，以使整个的诊所空间能置身于相邻的那些小旅店和商店之中，好像和它们没什么区别。"我们决定使房间保持开放状态，以使每个人能自由地进入和到处参观。"① 胡美说。

其实，有些人类学家如弗里德尔（Ernestine Friedl）早已注意到一些农村地区医院中模拟家庭状况的情形。她观察到一所典型的希腊农村医院，在一间有四个床位的狭小病房中，病人自己携带床铺和衣服，并一直由家庭成员陪伴着，由他们来喂食。在希腊传统中，住院治疗象征着病人被家庭所抛弃。与大多数美国人不同，希腊人认为，人类的伴侣关系对于危重病人和健康人是同样重要的。用当代医学的观点看，这种不正规的、脏乱的和拥挤的医院可能会受到批评，但是，这种医院对希腊文化来说，很可能有较高的治疗作用。②

类似于希腊农村医院的情况在中国 19 世纪末 20 世纪初的西式医院里可谓屡见不鲜。因为不可能满足被送入医院的病人的营养需要，病人只好自己在房间里烹调食物，往往使医院的病房充斥着各种食物、轻便的火炉和易燃物，这使医院活像个肮脏的储藏室。③福州医院的一份报告中说，一位官员的小儿子被带来做手术，他们专门租用了一间房，由母亲陪同住了几个月，直到完全康复。④ 我们在朝鲜农村的医院中也会发现同样的情况。文献中说："在医院里，每个病人都有一个或多个亲戚陪同，有时病人单独在床上，有时陪同者干脆也一起睡在床上，以至很难分清谁是病人。家庭用自己的方式照顾病人，因为他们不信任护士，如果医生或医院机构反对这样做，他们就把病人带回家。"⑤

① Edward H. Hume, M. D. , *Doctors East Doctors West*：*An American Physician's Life in China*，p. 42.

② 参见［美］乔治·福斯特等：《医学人类学》，251 页。

③ Florence Bretelle-Establet, *Resistance and Receptivity*：*French Colonial Medicine in Southwest China*，*1898—1930*，*Modern China*，Vol. 25，No. 2，April，1999，pp. 193-194.

④ *Report of Woman's Hospital*，Foochow City，1901，*Papers of the American Board of Commissioners for Foreign Missions*，Unit 3，Reel 242，Yale Divinity Library.

⑤ Florence J. Murray, *At the Foot of Dragon Hill*，E. P. Dutton Company，Inc.，New York，1975，pp. 136-137.

医院在开始时只是无可奈何地被动接受中国人护理病人的特殊方式，因为医生们认为，对在医院中治疗的病人采取严格的规训办法常常是无效的。一份报告是这样说的："为了克服中国人对医院产生的反感，在健康状况允许的情况下，我们给予住院病人以全部的自由，允许他们出门进城和接受任何拜访。我们也并不试图强行阻止早已普遍化的吸食鸦片的习惯。为了取得更多的信任，每天从一点开始直到持续几个小时，我们都会打开医院的主门和住院病房的门，中国的外诊病人可以直接进来拜访他们的医院同胞并自由交谈。"最后，甚至到了病人想进就进、想出就出的地步。病人在他们认为最适宜的地方睡觉，从事他们想从事的一切活动。四川一带有的医院的病人根本不按约定的检查时间回来，经常在治疗期间两三天不见踪影。当医生已约定好给病人看诊的时间后，却经常发现这位病人只留下一张空空的病床在等着他。①

西医传教士也曾尝试过用严格的制度来规训中国病人。有一所医院在引进了现代炊事设备后，护士长安娜·奥尔松就开始严格要求病人家属离开医院，并认真向护校学生传授如何满足病人需要的护理知识，让医院厨房做病号饭等。② 不过在相当长的一段时间内，这样的尝试显然只具有个别的意义。

西医传教士到后来开始有意识地在医院中创造出病人疗养的家庭式环境，如在一篇文章题为"病人应尽可能在医院中被安置得舒适"的一节中，作者写道："我们经常看到妇女入院时忘了带洗脸盆、梳子、洗脸毛巾、枕头、衣物等等，这并非因为她们穷，而是因为刚到医院感到陌生而激动，以至于把这些事置诸脑后。如果为她们准备好这些必需品，我想病人将很快感到医院与家庭是一样的，也许思想上会因舒适而有所触动。"③

有证据表明，伯驾医生在广州时最初曾试图把治疗限制在眼病范围之内，理由是大多数眼病病人都是非住院者，眼病治疗是一个最少感染危险的领域，比截肢与肿瘤手术恢复要快得多。伯驾还有一点考虑是，他希望病人在手术前有一个很好的健康状态，必须要

---

① Florence Bretelle-Establet, *Resistance and Receptivity: French Colonial Medicine in Southwest China, 1898—1930*, *Modern China*, Vol. 25, No. 2, April, 1999, pp. 193—194.

② 参见齐小新：《口述历史分析——中国近代史上的美国传教士》，141 页，北京，北京大学出版社，2003。

③ J. Preston Maxwell, *How Best to Obtain and Conserve Results in the Evangelistic Work amongst Hospital Patients*, *The China Medical Journal*, Vol. XXVI, November, 1912, p. 341.

经过一两个星期的护理以增强对感染的抵抗力。一旦承担起外科手术，伯驾就不得不在大多数的护理工作方面允许家庭介入医院而不是招聘付费的护士，只要有空床位，就必须允许家庭成员入院陪床。[①]

事实证明，家庭与亲属关系的引入，使得医院缩短了与传统社区之间的距离，也使得病人的家庭成员有机会了解西医治疗的全过程和异于中医的方法，打破了空间上的神秘感，住院人数也由此而不断增加。伯驾曾认为接受妇女住院病人最为困难，因为妇女进入租界是非法的，她们留院也必须由亲属陪同，结果925个病人中仍有270个女病人同意住院，这让他感到很惊讶。[②]

需要提醒的是，中国人在形式上接受医疗空间，并非接受西方病因学分析的自然结果，而是家庭护理习惯的自然延伸，所以总会在护理过程中带进原有的传统思维和行为方式。例如在一个以圣伊丽莎白（St. Elisabeth）命名的医院里，由地方传统支配的信仰与风俗习惯仍起着相当有力的支配作用。由中国人担任的护士总说在晚上能听到恶神（evil spirit）在周围徘徊发出的声音，探访医院的人经常被发现在病人床下烧纸钱或放置食物以取悦饿鬼，有的陪床者则好念咒语驱魔逐妖。如一位女病人的丈夫说他烧纸钱是为了平息恶鬼的愤怒，使之不再跟踪其妻子进入医院。[③]

圣伊丽莎白医院发生的最令人吃惊的事情是妇女病房买卖婴儿的现象。每年妇产医院均有700多个婴儿出生，其中无疑有不少漂亮的孩子。最严重的问题出在孩子的性别上，如果一个女孩降生，母亲往往会弃之而独自回家，除非家里已有了几个男孩。妇产医院经常成为婴儿交易与买卖的场所。如果一个男孩长得非常漂亮，他一般会值15～20元（dollar）。如果一个妇女已有一些孩子，她经常会乐意卸下新生儿这份额外负担，把男孩卖给一位生下的婴儿没有成活的母亲，她自然不会泄露自己把亲生儿子处理给了别人这一秘密，死婴的母亲也不会告诉家人她带回家的不是自己的骨肉，这样双方都会感到满意。[④] 尽管产生了如此多的弊病，西方医院对家庭

① Edward V. Gulick，*Peter Parker and the Opening of China*，Harvard University press，1973，p. 163.

② Ibid.，p. 57.

③④ Maurice E. Votaw，*Our Hospital for Women and Children in Shanghai Crowded to the Doors*，the *Spirit of Missions*，Feburary，1926，p. 117.

与社区人际伦理关系的有限认同与移植，毕竟缩小了西方医学与中国百姓之间的距离，至少在双方之间形成了一个"谈判的场域"。

对非常状态的控制

疯人禁锢史

许多史实证明，西方医疗空间移植进中国社会使得中国人的治疗观念确实发生了明显的变化。这只是问题的一个方面。与此同时，医疗空间的切入在某种程度上是否相应地与中国人可以接受的地方感觉和习惯相适应，亦是其能否在中国社会中立足的一大关键。对疯癫观念的认知及其空间禁闭的处理在中西社会中的表现，能够昭示出这种相互协调的过程。

在中国古代，癫狂的概念早已被视为病态行为。据《黄帝内经·灵枢》卷五之《癫狂》条所述，癫狂的表现为失眠、食欲不振、夸大妄想、自尊心强且常吵闹不休，甚至"弃衣而走，登高而歌，或至不食数日，逾垣上屋"[1]。至于中国人对于疯癫的态度，据维维安·Ng（Vivien Ng）的研究，基本上趋向于"有机体论"的观点。中国医生普遍把疯癫的许多形式理解为机体性失调，他们用于解释"癫"和"狂"的语言与解释其他疾病没有什么区别。对于古典的中国医学来说，区别肉体与精神，把它们看作相异的东西是不可思议的，类似行为失调的癫狂病症被认为只是生理机能失调的一个表现。在医疗的记录中，没有证据涉及把疯癫原因归结为道德堕落的伦理性行为，这与 18 世纪晚期的英国乃至西方把疯癫与道德联系起来加以考虑的取向是迥然有别的。[2]

从地方传统的角度而言，普通百姓和司法部门的观念趋于一致，都是比较忽视癫狂的个人因素，而只是着眼于社会和法律方面的问题，特别关注的是癫狂的非理性态度较易转化为破坏性的行为，凝聚成对社会正常秩序的侵扰。因此，对癫狂的判断与处置往往都是出于司法而非医学的态度。癫狂的医学与司法术语甚

---

① 《黄帝内经·素问》，卷三。

② Vivien Ng，*Madness in Late Imperial China：From Illness to Deviance*，University of Oklahoma Press，1990，pp. 25—62.

至可以相互置换。① 据学者考证，古代中国社会对待疯子实施法律原则的确实证据最早见于《后汉书·陈忠传》。② 在公元 100 年左右，陈忠向皇帝建议"狂易杀人，得减重论"，他的建议得到批准，成为第一条专用于疯人的法律，尤其针对犯有杀人重罪的疯子。以后历代律例虽屡有变化，《唐律》甚至把疯癫与麻风、失明及丧失双足等残疾并列为"疾"③，但对疯癫的法律化处理仍占上风，只是在拘禁与处罚的宽严程度方面有所变化。清代则经历了早期"治罪甚宽，严于监禁"，到后期"治罪从严，疏于监禁"的不小变化。

值得我们留意的是，处置疯人的空间尽管屡有伸缩，却始终摇摆于"法律空间"和"家庭空间"之间，只是无论摇摆到哪一类空间之中，疯癫禁闭的最终目的都是从社会安全与稳定的角度出发而实施的，与医学意义上的疾病治疗无关。这一论断可以从《大清律例》对"疯癫"的禁闭条款的变化中得到证实。1689 年，清政府颁布法律，清楚地界定了疯人亲属、地方系统和官方的责任。清律中首先规定如家庭中出现疯人必须立即向地方申报，同时需立即承担起禁闭的责任。条例中规定："疯病之人如家有严密房屋可以锁锢的，当亲属可以官束及妇女患疯者，俱报官交与亲属看守。"④ 地方官甚至被勒令"亲发锁铐"，配合家庭的禁闭行动，如果亲属锁禁不严，致有杀人者，则会将亲属严加治罪。

除家庭外，对疯人禁闭的责任进一步扩大至社区宗族。如果痊愈不发，报官验明取具，族长地邻办过甘结手续，疯人就会获得释放。如果不经报官及私启锁封者，就要受到严厉处罚。比较引人深思的是如下数款规定："若无亲属，又无房屋者，即于报官之日，令该管官验讯明确，将疯病之人严加锁锢监禁，且详立案。"⑤ 也就是说，只有在家庭已全无能力控制疯人对抗的情况下，才会考虑转至法律空间中进行监督。换言之，法律行为只是对家庭禁闭的一种补充形态。

这里需要略加申明的是，疯人的禁闭尽管在国家与社会功能的意义上是出于安全的考虑，特别是满人作为异族入主中原以后，使

---

① ② ③ 参见玛塔·李邱（Martha Li Chiu）:《中国帝制时代的疯狂行为：法律个案的研究》，见林宗义、阿瑟·克莱曼（Arthur Kleinman）编:《文化与行为：古今华人的正常与不正常行为》，柯永河、萧顺义译，62～66 页，香港，香港中文大学出版社，1990。

④ ⑤ 《大清律例增修统纂集成》，卷二十六，《刑律人命》。

出于安全考虑的禁闭大思路又增加了一分理由，但是，禁闭的主体空间既然落在了家庭之内，禁闭的外在法律规条就有可能内化为普通的家庭伦理。疯癫病人至少在亲情监护的环境下，仍具有实质性的家庭成员的地位。

家庭空间禁闭病人的核心传统一直延续到当今的华人社会中。林宗义教授提供的一份对温哥华华人社区的调查结论显示，中国人家庭对疯人有一种特别的处理方式，即从容纳到逐渐向外排斥的过程，这个过程分为五个阶段。第一阶段是家族内部的处理时期，也就是拖延，有时候甚至延迟十年到二十年之久。家人在家庭内部动用所有能想到的治疗方法，也尽可能动员家庭全部力量参与，直到无法维持才转入第二阶段，就是拜托可信赖的外人，比如亲近的友人或是地方上的长者，希望借此力量帮助矫正疯人的异常行为。第三阶段是请来家庭外以治疗为业的人员，比如药草治疗师、内科医生及神媒道士等，希望这些人有助于治疗，这时患者仍保留在家族的范围内。

第四阶段是从患者被内科医生等外人确定为精神病，而且家人也承认时开始的。被贴上精神病标签也意味着家族内部处理精神病患者的力量已经到了极限。经过门诊与住院治疗，发现患者康复的希望愈来愈渺茫，在经济上和心理上都已无法再承受独力照顾患者的重压时，就最后进入了排斥患者的第五阶段。家人放弃了希望，只好认命说家庭内有一位治不好的精神病患者是上天注定的，然后将患者送到远方的精神病院，并尽可能不去想患者的事情。[1] 这五个阶段的变化特征说明，疯癫治疗需由家庭为原点，逐步似水波一般推向社区，再从社区由内及外地推至社会上更广阔的范围。即使是在承认精神病院作用的情况下，中国人仍会认为家庭治疗的伦理作用具有优先性，这显然不是从医疗角度推导出的结论。因此，精神病院要想赢得中国人的好感，就不仅需要在治疗效果上有独到之处，而且在医院的组织方式上也要符合中国人的伦理习惯。以下我们将以惠爱医院为个案检验这一观点。

与中国传统社会对疯癫观念与禁闭的处理背景有所不同，18世纪末，疯癫在西方世界里的基本内涵是一种非理性（irrationality）而非动物性（animality），在乔治·詹普森（George Jepson）所发展

---

① 参见林宗义：《精神医学之路——横跨东西文化》，赵顺文译，179～180页，台北，稻乡出版社，1990。

出的"道德治疗"（moral treatment）的观念影响下①，病人被希望像一家人一样生活在一起相互帮助、相互支持。他们在高度发展的管理系统中重新得到社会化。在中世纪的欧洲，疯人的照顾要靠家庭支持。到了18世纪初期，疯人收容所仍然规模狭小、运行分散，很少存在有目的的建构（purpose-built）。② 18世纪末19世纪初，精神病现象开始被视为医学处理的问题，病人和其他人口开始被隔离开来接受医生的监管，实现了所谓"异常的'医学化'"（"medicalization" of deviance）过程。③ 这一转型过程的实现基础简单地说是受到福音派教义（Evangelicalism）和边沁主义（Benthamism）④ 两种哲学思想的交互影响。福音派教义推崇人道主义和家长式统治，边沁则强调专门化和效率的影响。福音派仅仅满足于使现存社会框架之内的个人道德化，功利主义者则寻求社会框架自身的道德教化，强调要提供一个排除社会恶行的制度机构，他们认为在许多方面这比自我正义（self-righteous）的福音派观点更为有效。⑤ 疯癫的文化含义由此开始转变，并影响到19世纪一些改革家的观点。人们普遍认为，社会作为一个整体是一个自由发展的过程，疯人不再是一只动物，或被剥夺了全部人类的残存特征。相反，他具有人的本性。尽管疯人缺乏自制和秩序的观念，但仍是一个完整的人。他缺乏的本质经过恢复后，也许仍能成为理性的公民发挥作用。⑥ 福柯曾形象地把"疯人院"称为"模拟的家庭"，其特点是它并不真正由实际的家庭氛围和人员所构成，而是由各种符号和动作构成的虚拟的家庭氛围。⑦ 这种虚拟状态与中国的家庭空间完全不同，表现出的是一种外在于家庭的理性控制形式。

虚拟的家庭

19世纪末叶，虚拟家庭结构伴着西医东传的阵阵尘烟，悄然步入了中国。早在1872年，美国长老会医学传教士嘉约翰（John G. Kerr）就已向教会表达了一个信念，即由基督教会主持对中国精神病人实施"理性治疗"（the ration treatment）的时刻

① Anne Digby, *Madness, Morality and Medicine: A Study of the York Retreat, 1796—1914*, Cambridge University Press, 1985, pp. 16-27.

②③④⑤⑥ Andrew Scull, *The Most Solitary of Afflictions: Madness and Society in Britain, 1700—1900*, Yale University Press, 1993, pp. 10-93.

⑦ 参见[法]福柯：《疯癫与文明》，224～226页。

即将来临。① 但他的建议遭到了广东医学传教士协会的反对。在1886年庆祝广州医院开办十五周年的纪念庆典上，嘉约翰再次强调建立精神病院的重要性。四年以后，1890年，在上海的传教士工作会议上，嘉约翰的计划终于得到了回应。1892年，嘉约翰在广州城郊的芳村自费出资200美元购得17亩土地建立起了病院。病院的头两所建筑物是用一位不愿透露姓名的医学传教士捐赠的500美元盖起来的。嘉约翰夫人曾兴奋地写道："1895年2月28日，一个男人身背一个精神病人站在了医院门前，这是中国历史上第一个入院治疗的精神病患者。"在病人的家里，他被锁在一块巨石旁达三年之久，入院前已丧失了步行能力。第二个入院的病人是一位妇女，她被发现坐在一间木屋里的地板上，锁链的一头缠绕着她的脖子，另一端被钉牢在她身后的地板上。②

关于惠爱精神病院创建的目的和功能，嘉约翰明确指出其具有家庭所不具备的医疗条件，其目的是为那些被他们的家庭和朋友带来的精神病人提供一个栖身之地，这里比他们在自己的家中有更好的条件，能使他们得到更周到的关怀。在家庭里，病人经常遭受不明智和粗暴的待遇，有时甚至被置于死地。③ 另一位传教士恂嘉理有同样的观点。他说："创设此等医院，有数大原因，虽然癫人之中未必尽皆狂态，然比较在家庭中休养，不若在医院更为合宜。因离别环境而入院留医，有痊愈之希望，且狂态发动之时，杀人放火、毁物拆屋之事，在在堪虞。"④ 对医院所谓"离别环境"的定义，已经把医疗与家庭空间有意做了界分。

惠爱医院的管理方式基本上是英国约克郡诊所的一种移植和翻版。嘉约翰曾经明确倡导理性治疗方法，并亲自把它浓缩概括成三项治疗的具体原则。在提出这三项治疗原则之先，嘉约翰特别提出三条有别于法律处理的对待精神病人的原则：第一，凡入院者皆为病人，如果他们的言行表现出非理性的特征，那并非他们的过错；

---

① ②　Chas C. Selden, *The Story of the John G. Kerr Hospital for the Insane*, *The Chinese Medical Journal*, Vol. 52, November, 1937, pp. 706−714.

③　Chas C. Selden, *The Need of More Hospital for Insane in China*, *The China Medical Journal*, Vol. XXIV, September, 1910, p. 326.

④　恂嘉理：《广州惠爱医院小史与概况》，载《中华基督教会年鉴》，8期，中国教会研究中心印行，1925。关于惠爱医院的专门研究，可参见 Neil Diamant, *China's "Great Confinement"?*: *Missionaries Municipal Elites and Police in the Establishment of Chinese Mental Hospital*, *Republican China*, November, 1993, pp. 3−9。

第二，这是医院，不是监狱；第三，尽管完全处于疯癫状态，这些病人仍是男人或者女人而不是野兽。有了这三条原则作为先导，嘉约翰进一步提出了相当变通灵活的治疗程序：（1）尽量运用劝说的手段——在必要的情况下最低限度地使用力量管理；（2）给予病人自由——在必要的情况下才实施最低限度的监禁管束；（3）在温和的态度下使病人伴以休息、热水浴、户外活动、身体锻炼和职业劳动——在必要的情况下最低限度地实行药物治疗。在这套原则中，对理性与非理性界限的有效甄别被作为管理的基础而得到了推广。①

在建筑地点的选择上，嘉约翰则严格遵循西方精神病院虚拟家庭的形构原则，惠爱医院尽量避开喧嚣烦扰的环境，为病人提供舒适的治疗空间。经过一段时间的发展，医院租用了周围的大片土地建设供疗养用的单栋村居式系统（the cottage system）。② 这些住所被设计成微型的分散式家居型建筑，而不是大型的机构式建筑物，对于敏感的病人疗养更为适宜。单居型建筑也可造成使吵闹的病人与安静的病人相互隔离的效果。病人分散其间，亦可参与种植花草、蔬菜，从而做到自食其力。

在中国，人们习惯于把私人场所和公共机构用高墙环绕起来，禁闭于高墙中的病人很难有居家的感觉。为了制造出充分的"家庭感"，随着征地的不断扩大，医院周围只是简单地围起了约一人高的篱笆。③

新病人在入院时要立即除去锁链和脚镣，医生在病房中迅速进行甄别，观察其是否情绪失调，是否有不洁习惯，脾气属于喧闹还是安静，是否有癫痫或其他疾病，在区分出情绪不稳和具有危险倾向的病人之后，就会给予其他人以自由。由于病人总是确信自己被不公平地禁闭在监狱之中，惠爱医院往往要付出很大努力解除病人这种被监禁的感觉。医院管理员坚持不穿制服，目的是避免病人把他们当作士兵和警察。

惠爱医院道德空间的建构还反映在内部的装修设计上。比如建筑地面原先使用瓷砖，但病人经常予以破坏，用碎片来伤害自己，所以新建筑的地面改用水泥混凝土取代瓷砖，既洁净又安全防火。又如窗户的安装，原先全部用笔直的铁条装饰，为了使病人克服被

---

① Charles Selden，*A Work for the Insane in China*，p. 262.

②③ *The John G. Kerr Refuge for Insane*，*The China Medical Journal*，Vol. XXII，March，1908，pp. 83−84.

因禁于监狱中的感觉，而有在家里的印象，医院对窗户的形状和构图刻意进行了改造，铁条被装饰弯曲为带花的图案，有的铁条呈十字交叉形状，十字周围均镶以薄玻璃，铁条之间的空隙十分狭小，容不得人体穿越而过，漂亮的窗户装饰不会给人以蹲监狱的感觉。[①]

尽管惠爱医院在模拟家庭氛围方面做了大量努力，但是就医院报告中的统计数字来看，病人的恢复率并不算高，相反死亡率却相对较高。自 1898 年正式建院以来，到 1910 年止，惠爱医院已收留 1 458 位病人，仅 1909 年一年即有 239 位病人入院，198 位被释放回家。病人入院治疗的情况如下表所示[②]：

治疗	97 人或占入院者的 40%，占释放者的 49%
恢复	16 人或占入院者的 6%，占释放者的 8%
没有恢复	37 人或占入院者的 15%，占释放者的 18%
死亡	48 人或占入院者的 21%，占释放者的 24%

从上表观察，没有恢复和死亡的病人比例仍很高，这一现象的出现是因为病人在家庭中长期消耗，以至于到达医院时不少人已到了奄奄一息的地步。有的亲属甚至听任其自然死亡，病人被锁在屋外院子里的大石头上，暴露于风吹日晒之中无声无息地死去。在精神病学和精神病院传入中国以前，对精神病人使用家庭暴力常常是因为多年内耗，亲属们已承受不了如此巨大的精神压力不得已而采取的极端行为。放逐病人于医院之内则已相当于林宗义所说精神病人管理的第五阶段。在这一阶段中，病人已被强行排斥于家庭之外，以防其进一步对范围更大的社区生活造成影响。

有一个例子颇能说明问题。为了对付一个有暴力行为的男精神病患者，他的母亲竟雇用流氓暴徒打断了亲生儿子的一条腿和一只胳膊，目的仅是为了使儿子丧失恐吓邻居的能力。这个可怜人的痛苦是如此的巨大，以至于最终想要自杀。此实例说明中国人对疯癫

① Chas C. Selden，*Treatment of the Insane*，*China Medical Journal*，July，1909，pp. 221-223.

② Chas C. Selden，*The Need of More Hospitals for Insane in China*，pp. 323-330. 按照沈家本的说法，清政府在 1908 年已承认清律强迫家庭或邻居登记圈禁疯癫病人的条款在实施过程中已宣告失败。参阅 *Madness in Late Imperial China：From Illness to Deviance*，University Oklahoma Press，1990，pp. 74-75. 也正是在 1908 年以后，惠爱医院接受的政府病人数量开始超过了私人病人的数量。

状态的界定与处理方式，在相当程度上受社区环境的支配和影响。在一般中国人的头脑中，并没有把精神失常当作疾病之一种的概念。也就是说，西方的疾病类型学分析在普通百姓中完全是一种陌生的认知体系，这一点与温哥华华人社区的情况尚有区别，他们是在承认精神病治疗的有效性前提下采取自我保护的行动的。普通中国人在家庭中禁闭精神病人，往往是考虑到病人对社区安全与利益的威胁，而不是医疗氛围的营造。一旦精神病人对社区构成威胁，家人就宁可采取放逐的策略，以重新争取社区对其自身位置的认同。

不少病例证明，中国家庭对病人的态度是受群体取向而非个人的疾病因素影响的。有一个例子是，北京教会学校的一名青年学生临近毕业时得了精神分裂症，他被带到协和医院进行检查治疗。当时协和尚无精神病院，学生的精神状况变得越来越坏，当他骚扰邻近的病人时，引起了普遍的反感。他的父亲被要求对此负责，一气之下试图把儿子沉入离家不远的河里以保护自己。这位父亲就是明显感受到了团体压力的威胁，才试图做出如此过激的选择。

正是因为中国人对精神病人的态度受群体利益取向所左右，所以他们对精神病人禁锢空间的选择往往摇摆于家庭与监狱之间。仅仅是出于安全角度的考虑，他们采取的禁闭与锁囚的暴力方式是基本一致的，甚至将精神病人和刑事罪犯关在一起。20世纪初，北京有一个名目上是精神病人收容所的地方，其囚禁方法和监狱无甚区别，禁闭过程中也时常使用锁链，无人关心病人的身体是否舒适，许多人在恶劣的生活条件下得了肺结核病。据传教士报告，这间收容所同时关押着150个罪犯，因为没有其他监狱可以收容他们。[1]

据惠爱医院历年的报告记载，不少送往医院的病人并不是完全出于病情轻重的考虑，而是因为病人已严重威胁到了社区的正常生活秩序，或者已威胁到了家人在社区中的合理位置。因此，病人的恢复与否并不完全取决于医学意义上的病情是否好转，更重要的是取决于病人是否为整个社区环境所接纳。如惠爱医院1916年至1917年的报告中曾列举了几个病人的例子。有一名男子经过医院的治疗，身心两次得到了恢复，两次被释放回家，但是在第二次回家后的两三个星期内他又被送回了医院，原因是病人在医院之外的环境下无法控制自己而经常犯病。更明白些说，病人在经过医院模拟家庭氛

---

[1]　J. H. Ingram, *The Pitiable Condition of the Insane in North China*, *The China Medical Journal*, Vol. XXXII, March, 1918, p. 153.

围的熏陶后，反而已不适应社区的生活空间。在此情况下，惠爱医院决定再次收留他，安排他负责管理医院的蓄水及排水系统，经过三年疗养的时间，这名男子最终康复了。[1]

另一个例子是，一位男病人被他的兄弟送到了医院，病人的兄弟请求医院不要把病人送回家庭，因为他害怕病人会被村里的人杀掉，因为在发病的时候，病人曾出现不正常的暴力侵害行为。惠爱医院接纳了这位病人，让他负责医院的洗涤工作。病人曾经旧病复发，连续一两个星期陷入深深的烦躁消沉状态，甚至想要自杀，经过洗浴治疗法的持续医治终于恢复正常，情绪变得开朗起来，不但恢复了原有的工作能力，而且兼职负责部分福音传播工作。这一病例清楚地说明，精神病院成为社区与家庭对非正常人进行监控的延伸机构。站在普通中国人的立场来看，惠爱医院与监狱的功能没有区别，普通中国人甚至认为入院可能有去无回。1922 年至 1923 年的报告中，讲述了一个已婚妇女在自己心爱的孩子死亡以后，因悲痛过度导致精神失常而入院，在她恢复后回到家中时，发现丈夫已经死去了，她的房子和全部家产都被其他人瓜分，人们所持的理由是，他们不相信她能活着回来。妇女由此感叹道："村里人真是太没有良心了。"[2]

1924 年的报告中有一则故事值得在此评述。这年有个男子带着极大的烦恼来到惠爱医院，看看是否能把侄子的媳妇带回乡下。他告知医生下列缘由：他侄媳的家庭发现病人消失了，遂怀疑她的丈夫把妻子赶出家门另娶了新欢为妾。侄媳的家属并不能接受她已犯了精神病这一解释，当建议他们去医院自己验证时，家属们根本听不进去并且态度十分粗暴。妻子的宗族比丈夫的宗族势力强大，丈夫向自己的宗族祈求帮助是无效的。事态越来越严重，侄媳的家属有一天一起拥入她丈夫家中，借口他不好好招待客人，宰杀了他家的猪和各类家禽，设宴招待了自己，并且还威胁说要杀了他。医院无奈只好动员病人回家，但遭到病人的坚决拒绝，叔叔最终也无法把她带走。约六个月后，这位妇女死在了医院，故事也就此结束。[3]

这一病例说明，一个人如果不幸患有精神病，只要他（她）本

① *The John G. Kerr Refuge for Insane*，*Report for 1916 and 1917*，pp. 1–14，Yale Divinity School Special Collections.

② *Report for the Years 1922 and 1923*，p. 4.

③ 参见《广州芳村惠爱医院征信录》，5 页，耶鲁神学院特别收藏。

人不足以构成对家庭或社区日常生活的威胁，或者人们对其评价按社区的标准尚属于正常范围，那么，她就仍会被社会所接纳。在此情况下，如果病人消失于社区公众的视野之内而进入了精神病医疗空间，反而显得不那么正常了。这恰恰昭示出，中国人即使到了近代，对精神病类型的认知往往仍受社会因素包括地方感觉的强烈支配，而不是从医学分类的现代性知识系统出发的。

疯癫治疗与地方政治

惠爱医院自从 1898 年正式接纳第一个病人起，基本上是为私人家庭的病患者服务的，与地方和公共机构没有什么关联。可是在 1904 年的一天，广州衙门的一个皂吏带着一个病人出现在惠爱医院门口，他随身带来一封信，其中说希望医院与地方衙门合作，接受送来的病人，条件是由地方政府每月负担这些"公家病人"的医疗费用。结果这个病人被医院收留了，随着一封回信被带进衙门，由此开始了政府与惠爱医院长达二十三年的合作交往。这一天可以说是疯癫治疗与地方政治发生联系的重大转折点，其意义首先在于精神病院的存在得到了地方政府的正式认可，其次是惠爱医院由治疗家庭病人为主体的功能，随着政府病人入院数字的不断增加而发生了转变。自此之后，医院和地方绅士达成协议，他们负责选定和购买地皮，通过地方官府审批再交付给医院，并应允每年向医院提供部分帮助。官府从此开始大量向医院输送病人。[1]

到 1909 年，惠爱医院内收容的 194 名病人中，有 99 名是被官方送来或接受官方资助的。这 99 名病人中约有一半来自香港，这些人最初被送到英国殖民地中的政府精神病收容所（Government Lunatic Asylum）接受监管，然后又按团体规模整批移交给了广州的中国官员，最后再转到惠爱医院。而就在几年前，这批精神病人中的严重者照例会像普通罪犯一样被投入监狱，那些明显具有非攻击性特征的疯人则会被赶到大街上四处游荡。这 99 名病人中的另一半人是广州地方政府从大街上收容起来送往医院的，这批人在街上流浪时往往不能照顾自己，并有潜在的暴力倾向。[2] 到 1910 年，医院内已收留了 122 名由官府送来的病人，他们大部分是从广州街道上捡

---

[1] Chas C. Selden，*The Need of More Hospitals for Insane in China*，pp. 323−330.

[2] Charles Selden，*A Work for the Insane in China*，p. 262.

来的。①

随着 1911 年辛亥革命的胜利，广州地方政府处于政权交替的过渡时期，维持这些"公家病人"的费用来源暂时中断了，但民国政府成立之后，所有病人的费用即被全部付清，没有再行拖欠。惠爱医院接纳政府病人的功能亦没有什么明显的改变。按医院报告中所说，地方政府和医院的关系从 1904 年到 1922 年保持得最为和谐，1922 年在北方爆发战争时，日常资助的时间被推迟了。也就在这段时间内，政府提供的病人数目却有了持续增长，医院每天的费用越来越难以为继。最困难的年份是 1925 年，500 多名病人滞留院中，医院约需 33 657.15 元金额的资助，而政府只能付出 630.00 元的数目。其间，100 名病人被迫由官方移置于新开设的政府收容所中。②

面对如此的困难，香港政府主动承担了港岛赴粤者的费用，部分缓解了资金运转的紧张状况，但是仍有 300 多名病人的费用供应不足。到了 1927 年，政府欠款已高达 89 798.23 元。1924 年，为了扩大医院的建设规模，惠爱医院的助理医生和中国职员曾远赴香港、夏威夷群岛及美国西海岸寻求中国华侨的帮助，得到了热烈的响应，只是由于政府无力提供病人的日常费用，筹措到的用于建筑新址的款项只好用来维持病人日常起居生活的开支。

仔细阅读惠爱医院历年的报告，一个有趣的现象经常萦绕于我的脑际，那就是惠爱医院有一个从注重个人精神病治疗的功能向作为国家安全控制系统的分支机构转变的过程。在 1904 年以前，惠爱医院收纳的家庭病人来自不同的地区，如福州、上海、威海卫、天津及澳门、香港等地，病人均由亲属或朋友送来，没有任何家庭外的特殊背景。在建院的早期，大约 1892 年前后，嘉约翰医生曾试图通过递交一份发展计划得到封疆大吏张之洞的支持，张之洞的幕僚回有一信，大意是说："我随信一道退回这项关于收容所的计划书，很抱歉地讲，总督对此并不感兴趣。"③

那么事隔十二年之后，惠爱医院为什么又突然得到地方官吏的青睐和重视呢？如果把惠爱医院的运作以及地方官吏对其功能的利用，放在清代对"疯癫"认知的历史长流中进行考察，答案应当是

---

① Chas C. Selden，*The Need of More Hospitals for Insane in China*，pp. 323-330.

②③ Charles C. Selden，*The Story of the John G. Kerr Hospital for the Insane*，pp. 706-714.

非常清楚的。广州地方官吏对惠爱医院的态度与以往官僚对疯癫管理的传统态度是完全一致的，他们都把监管疯人的任何场所，无论是家庭、收容所、救济院、监狱还是正牌的精神病院，均看成是维护地方安全、监控社会秩序的一个政治性的环节。在这一前提下，他们根本没有兴趣关注医院作为空间存在的实际内容，或者去深究禁闭手段的种种区别（例如它是医学治疗抑或是法律控制），而只注重其身心限制的外在形式是否真正有效。

这一判断取向在清初即已萌生端倪。清政府以外族身份入主中原，从雍正时起就不断加强对地方的控制，如完善保甲制度等，力图把权力更深入地渗透到基层。对疯癫行为的控制尺度也是按是否威胁社会秩序的尺度拟定的，与医疗过程无关。清初曾发生过一起疯人连杀四个亲人的惨案，导致了1753年一条针对疯人的专门律令出台，规定凡疯者杀人将被投入监狱而非拘禁于家，当疯人恢复后要等待一年多的观察，确认不会再行犯案后，才能重新把病人置于家庭环境之中。[1] 这条律令在1756年正式被载入《大清律例》。从此之后，监狱几乎变成了家庭之外收容精神病人的唯一合法空间。

惠爱医院在广州的设立，作为一种管束疯人的新型空间，其有效性是有目共睹的。尽管这种有效性是建立在现代精神病学和医院管理共同作用的基础之上，可是从外观上看，特别是从地方官吏的立场上观察，这种监控的空间形式却与监狱的功能完全一致，都是起着社会安全阀门的作用。可以表明这种意识存在的一个证据是，地方政府在收容街道上的疯人时，往往缺乏仔细的辨别，有时会把呈现暴力倾向的罪犯也一并纳入医院收容的行列。

从惠爱医院的角度而言，当然不希望自己被完全等同于具有控制功能的监狱，而是要极力使人们意识到精神病院的治疗程序与空间安排，是与安全阀门式的监狱制度大相径庭的。方法之一是公开医院的管理和医疗系统，欢迎外人参观。据1916年至1917年的报告记载，这两年参观医院的人数逐渐增多，参观者来自不同的机构和部门，如一些基督教会和政府部门。一些教会团体把参观医院作为研究社会学或社会服务的一个组成部分。特别值得关注的是，一所政府法律学校也派出了代表团前来参观，据其中一位教师说是政

---

① 参见玛塔·李邱（Martha Li Chiu）：《中国帝制时代的疯狂行为：法律个案的研究》，82页。

府建议他们来的。① 这一信息无意中透露出了政府对惠爱医院的真实态度，那就是仍把它视为法律监控系统的一个组成环节，而没有视其为病理学意义上的医疗空间。

1922 年，广东政府发起组织了第二次精神卫生运动（Mental Hygiene Campaign），人们又纷纷拥入惠爱医院参观访问。因为有太多的参观者，医院里一时变得拥挤不堪，大多数病人只好被关在自己的房间里。不久，一个与病区隔离的专供参观者观望的高台搭建了起来，站在这个台子上，参观者可俯瞰病人的生活举动。在这次精神卫生运动进行的短短五天时间里，大约有五六万人参与了各项活动。运动过后，惠爱医院的医生们得出结论，运动的最大成功之处是人们的注意力开始集中于精神病人本身及其治疗过程，特别是病人在医院中有很多自由这一事实对来访者有所触动。在这次活动的影响下，回到家乡的病人也开始被允许有更多的活动自由。② 不过可以断定的是，这种对疯癫治疗的关注可能是十分短暂的，因为对疯癫禁闭形式的习惯性看法是地方传统结构的组成部分，要想从根本上加以改变是非常困难的。

---

① *The John G. Kerr Refuge for Insane*，*Report for 1916 and 1917*，pp. 1–14，Yale Divinity School Special Collections.

② *Report for the Years 1922 and 1923*，p. 4.

第三章 "公医制度"下的日常生活

晚清小说《医界镜》中曾经讲过这么一个故事，说是常熟地界上有个习过两三年医的半吊子大夫叫于多一，由于生意寥寥，便想了一个法子，花些本钱买了一顶轿子，雇了两个轿夫，每日吃过中饭就叫轿夫抬了，不论东西南北、城厢内外，总拣热闹地方抬去。轿子背后挂着两盏大灯笼，贴着"虞山于多一医室"七个大红字。人家见他日日出轿，想是个有本领的郎中。抬来抬去，抬到半月之后，竟像一座泥塑木雕的菩萨，抬灵起来了，有许多人家请他去看病。[①]

后来作者借小说中人之口点评当时医界的现状说："现今医界坏极，可靠的人，竟自不多，而病家请医，又全是外行，以耳为目，不问其人之实学如何，治效若何，只要听得名气响的，便请他施治。及至服他的方子，无效，不怪医者之贻误，反说己病至难医。"又接着说出了另一种相关的现象："又有一等病家，胸无主见，偶听人说，那个医生好，即去请来试试。一试不效，药未尽剂，又换一个。甚至一日之间，广请数人，各自立说，茫无主张。那时即真高明的人，病家反不深信，在医者亦岂肯违众力争，以遭谤毁，亦惟随人唯诺而已。"[②]

以上两段引文虽是小说家言，却颇能形象地表达出中国人"择医"时彷徨无计的微妙心理，以及医生诊病时和病人心理暗加配合的复杂心态。然而这样的场景也仿佛给人以如下印象：在中医治疗的选择上，民众似乎有更为自由多元的选择空间。无奈的是，这样的平衡状态在晚清以后逐渐被打破了。西医在与中医的竞争中逐步

---

① 参见儒林医隐编：《医界镜》，见金成浦主编：《私家密藏小说百部》，第七十六卷，84页，呼和浩特，远方出版社，1998。

② 同上书，119页。

诉诸各种手段改变了医病之间长期构成的微妙关系，波及的范围从生活习惯到审美情调，从文字表述到空间安排，几乎是无所不至。改变生活情态的手段包括"公医"与"卫生"理念的形成，公共卫生教育和措施的普及，新医训练的专门化与医院制度向日常公共领域实施强制性扩张，等等。所有这些变化又与传统城市向现代城市转化中的空间控制模式有关。

从"话语"到"制度"

舆论先行

中国城市现代医疗体制的建立，是与城市空间的重构基本同步的。生活于新型空间中的人们会感觉到被有意无意地纳入了一个更加有序的系统中而改变了自身的生活节奏。同时，这种控制形式又表现为社会组织从边界模糊的监控状态过渡到职能分明、各司其职的阶段。人们会感到自己从比较自然的社区生存状态被刻意组织到新设计的网络性部门之中，以使自己的行为符合国家设定的整体目标。现代城市内医疗制度的构建，也相应地与这种整合分化并存的趋势大体吻合。

民国初年，有人概括此过程为所谓"医学的国家化"。倡导医学革命论的范守渊就曾形容，科学新医是国家文化的光源，组成现代文明国家必不可少的要素。"所以要求国家的生存，要谋民族的自救，非但只在军备上求自卫，还要谋文化上所必需的各种文物的建设，科学新医便是这种科学文物的建设中之最要者。"① 这段话已经把医疗变革与国家建设及民族自救的总体性目标勾连了起来。黄子方在诠释"公共卫生"的含义时，更是把对疾病防治的程度隐喻为国家肌体衰败和强盛的关键。身体的强弱被暗示为国家力量的强弱，这样，中国人的身体从病弱转趋于强健的历史，就被象征性地描述成了一个"民族国家寓言"。

这完全是一个崭新的现代对应理念。可以说，从医疗阐释的角度出发建立身体位置与国家建设的新型关系，变成了近代以来"国

① 黄子方：《中国卫生刍议·弁言》，1～4 页，中央防疫处疫务科印行，民国十六年八月。

民性"话语讨论的放大和延续。黄子方特别把国家通过医疗化的手段对身体进行控制的情形分门别类交代得十分明白。他先描述疫病传染的恐怖惨景："一旦蔓延，瞬遍千里，死亡万人。"然后再说明国家应及早筹备预防方法，使之消弭于无形。后面又是一连串的扩展式论证：

"残废衰弱，社会之病也，国家应如何鼓励个人卫生，使人民之康健增进；疾病伤痛，贫国之道也，国家应如何谋防病之方及治疗之术，使人民之厄苦减轻。孩童为他日之新国民，其卫生习惯应如何养成，其体格畸缺者应如何设法矫正；孕妇为国民之母，在怀孕期内及生产时间，应如何设法保护；目今工厂役人如牛马，夭折残废者接踵相闻，应如何订立卫生法令以取缔监督；贫民阶级，居邻厕食无择，夏伍蚊蝇，冬伴蚤虱，实为病弱之种、疫疠之源，应如何改进。此皆公共卫生之责。"[1]

把疾病伤痛之不治、"个人卫生"之不倡和贫国之道的意识形态评判相联系，就在制度层面上体现出了对生老病死生命进程的全面而严密的治理技术。

从前现代的观点来看，在 20 世纪以前，中国城市中并不存在由国家统一控制的医疗网络体系。城内行医讲究的是"坐堂看诊"，医家素来就呈相当分散的个体分布状态。从"收生姥姥"的黄穗幌子到阴阳生的古怪堂号，均可看出与医疗相关的行事无外乎是百行之中的一项生计而已，只要不触犯刑律明典，就属于相当自由的职业。民国初年，随着国家建设步骤与现代化变革速度的加快，把医事制度收束进国家控制秩序之内的呼声时有出现。

这些舆论认为，从民族生存与国家强盛的角度立论，对个体分散医疗活动的控制应该成为整个国家机构变革的一个组成部分。由于医疗活动关涉整个民族身体的康健，所以对其监控的严密程度应不亚于警察对人民生命财产的保护措施，并参以俄、法、英等国的经验，名之曰"公医制度"。

例如王子玕在一篇题为《现代的中国医学教育应采公医制度》的文章中就明确提出了"公医制度"的含义，并与警察制度的作用相提并论。他说："公医制度，是由政府计划全国的卫生事业。举凡国内一切的卫生设施，均由政府完全筹设。所有医师及护士等工作

---

[1]　黄子方：《中国卫生刍议·弁言》，1～4 页。

人员，亦均由政府训练供养，使医事人员，负保护人民生命安全的责任，与使警察负保护地方人民安宁的责任，有同等的意义。"①

王子玕进一步解释说："比如一国的军事组织和警察的训练等，亦皆为保护人民而产生。假使国民欲以私人的力量，备置武器，组织军警，保护其个人或一团体的安全，这便是过去的梦想，也就是军阀时代的恶现象，为现代的国家不能容许的事。故凡一国的人民关于生命的安全，都应该由政府通盘负责，不得任人民私自措置，致造成分崩离析的境况。"② 这实际上是间接否定了在现代国家的框架内私人行医的合理性。

与王子玕相似的观点在当时颇为流行，甚至波及边远的省份和地区。1937 年 12 月 4 日，贵阳《革命日报》就刊有《贵州卫生建设之途径》一文，明确提出医疗制度改革的目标是："一切医药事业，完全由政府主持——省有制度以防止私人借医药营利之弊，使全省人民无论贫富均得以享受科学医药救济之机会。"③

其实，"公医制度"或所谓"医学国家化"的具体目标和表现，并不仅仅限于国家权力对基层空间的控制，还表现于卫生行政作为一支独立的新兴力量对城市空间格局进行再分配。曾任北平市卫生局局长的黄子方对这一点阐述得十分明白。他认为所谓"医学国家化"者，是"现代公共卫生学理上最完善之卫生行政"，因为"国内之防疫员、医生及看护咸归政府管理。医生之业务，由政府卫生机关审考各人所长，公平分配，并按照地域之大小，人民之多寡，以定应设医生护士之员额"。但是，卫生行政的具体实施，尚需要使卫生机构改变过度依附警察系统的旧例，以构建起自己独立的督察和治疗网络，实现空间职能的进一步分化。他又认为："卫生所以保护人民之生命，事实上较警察尤为重要，亦应如警察制度，不但城市应立卫生局以监督各项卫生行政之进行，而各村镇或各街巷亦应仿警察区署及派出所之例，使遍地均有卫生分事务所之设，以处理其管辖区域内之卫生事务，及附近居民之简单医疗。应需经费与警察同，由政府完全负担。"④

①② 王子玕：《现代的中国医学教育应采公医制度》，"国立"中正医学院筹备处印行。

③ 范日新：《贵州卫生建设之途径》，载《革命日报》（贵阳），1937。

④ 黄子方：《中国卫生刍议·弁言》，4 页。

"警"与"医"：分分合合的轨迹

近代中国城市空间自晚清以来开始发生重要变化[①]，其中最重要的变化之一就是警察系统对社区空间的监控有所加强。一般学者认为，武装的官僚式警察的出现是与 18 世纪以来欧洲资本主义发展过程相呼应的，工业化浪潮所造成的城市化结果，使欧洲城市的警察开始日益与传统社区处于对峙状态。对于警察而言，公共场所总是具有令人厌恶的特性，警察系统对流行文化的改造逐步取代了社区组织的自治功能，从而影响了自 19 世纪以来社区文化的转变。

与欧洲的城市化过程相比较，有学者证明，中国城市警察力量无论是否经过工业化的洗礼，均是人口集中的社会结果。大量密集的人口产生了城市日益增加的亚文化群，他们之间的潜在冲突导致空间秩序按区域安排进行重组。当这种重组秩序占据了城市空间后，一系列的亚文化群和行动模式就会在空间中被分割开来。尽管空间秩序最初是自发形成的，警察功能的介入却是政府积极运作的结果。[②]

尽管如此，在作为晚清新政改革内容之一的新式警察创建过程中，社区传统组织的功能仍一度占据着主导地位。以北京城为例，北京在"新政"前一直是个崇尚社会自我控制的城市。这种控制通过会馆、贸易行会、水会及家庭来规范个人，具有相当大的权威性。警察只是当罪犯威胁公共安全时才出面维持秩序，或者说只有处理突发事件的功能。[③] 所以在相当长的历史时期内，警察对社区空间的渗透与分割能力是非常有限的。

但是到了 20 世纪 20 年代，中国的一些城市逐步引进了西方的卫生试验区，使得城市生活的结构和内容发生了明显的变化。早在 19 世纪 90 年代，上海的外国租界就已意识到了公共卫生与政府作用的关系，开始依靠政府的力量加强所在地区的水源及食品供应等项目的检测。上海现代医疗区域形成的最早契机是，传教士发现每当霍乱袭来，在租界内的外国人（包括驻扎港口的军队）往往与中国

① Rowe，William T.，*Hankow*：*Commercial and Society in a Chinese City*，*1796—1889*，Stanford University Press，1984；*Conflict and Community in a Chinese City*，*1796—1895*，Stanford University Press，1989.

②③ Dray-Novey，Alison，*Spatial Order and Police in Imperial Beijing*，*The Journal of Asian Studies*（52），1993，No. 4，pp. 885−922.

人一样难以抵挡，死亡率很高。所以，他们逐渐开始建立起一套卫生勘察系统，如詹姆斯·亨德森（James Henderson）在 1863 年出版的《上海卫生》一书中，就曾寻求建构一个完整的地方气候学网络，以便维护健康。上海不仅成为验证欧洲"医疗气候学"理论的一个实验场，而且在租界人口中广泛推行了疾病类型学（nosology）中卫生隔离区的概念。①

一个更为典型的例子是，在 1910 年以后的东北防疫期间，自发现第一个瘟疫病人后，在两星期内哈尔滨卫生行政机构就确立了一个观察和隔离的区域，把全城划分为八个卫生区（sanitary districts），在区域内迅速任命卫生官员，提供被传染商品的破坏补偿，准备演讲用的中文小册子，并从俄国邀请医疗救助。② 这反映出西方医疗体系对中国传统社区制度的渗透，已进入了所谓"制度化世界的殖民化"（institutional world is colonization）时期。③

晚清中国城市医疗制度之变革速度，稍迟于警事机构的变迁。最早的公共卫生行政机关也隶属于警事机构，不具有独立的面目。以云南省为例，云南卫生行政在民国初年只由省会警察厅内设一卫生科，办理全省卫生事宜，其后在 1930 年 8 月 1 日于民政厅第五科添设一卫生专员，以资办理全省卫生行政。直至 1933 年 12 月 1 日，复由民政厅内特添设第六科，对内负责主办全省卫生行政、筹建昆华医院于昆明市及省立个旧医院等事项。1935 年 8 月，中央卫生署派科长姚永政、护士林梁城及医师刘经邦等来滇，调查思普地区瘴疫流行情况。因当时的云南省政府有兴办全省卫生事业的动议，遂请托卫生署代为设计，决定应先于省会创设全省卫生实验处，以主持全省卫生行政及实验研究等工作。卫生实验处于 1936 年 7 月 1 日正式成立，民政厅原有主管卫生行政之第六科即遵令于此时归并入卫生实验处。④

各省和地区卫生实验处的成立，标志着全国的卫生行政开始分

---

① Kerrie, Marcpherson L., *A Wilderness of Marshes : The Origins of Public Health in Shanghai*, 1843—1893, Oxford University Press, 1987.

② Nathan, Carl F., *Plague Prevention and Politics in Manchuria*, 1910—1931, Harvard University Press, 1967, p. 14.

③ Goffman, Erving, *Asylums : Essays on the Social Situation of Mental Patients and Other Inmates*, Aldine Publishing Company, 1968.

④ 参见车溢湘：《昆明市健康及卫生之调查》，53～55 页，西南联大社会学系论文（指导教授李景汉），1940。

离出警事控制的范围，成为独立运作的网络体系。不过，在民初相当长的一段时间内，独立卫生行政机关的创建时起时落，与警事机构分合不定，并表现出严重的地区不平衡现象。例如广州在民国元年，即已设置广东卫生司，由医学博士李树芬主持。工作范围包括医生之注册、传染病之报告、染疫房舍之消毒、死鼠之掩埋，以及施种牛痘、检验疯人、死亡登记等等，先后实行。这是全国最早的独立医疗行政单位。

可是时隔不久，经政制改组，警察厅置卫生科替代了卫生司的职责。直到十年以后，警察厅改为市公安局，卫生行政事宜才转交市卫生局进行综合管理。卫生局置洁净、防疫、统计、教育四课（随即因经费节减将统计、教育两课裁撤改股）。到此为止，卫生事务方才重新独立出警事机构。[①]

再如，杭州市卫生局成立的时间是 1927 年 7 月 1 日，局长是公共卫生专家金宝善博士。卫生局开始运转之后，曾对杭州市卫生设施的建设予以积极的规划，只是成立不过两个月，至同年 8 月 31 日即被突然裁撤，其职责仍被拨归公安局办理。当时裁撤归并的原因，不外"经费无着"四个字。时人评论此行动是"又成为政界上一种应时的物事"[②]。

杭州卫生局裁撤后，卫生行政的职责并归公安局第五科办理，另设公共卫生委员会。委员由市内各关系团体推选代表担任，以实现所谓"官商合作的精神"。该委员会的宗旨是协助官厅整理或建设公共卫生事业。具体职权可分为两项：A. 制订关于杭市公共卫生事项的决议，呈送公安局执行；B. 筹划杭市公共卫生经费及支配用途。此外于新市场区（湖滨一带马路）亦设有一公共卫生会，直接受公安局公共卫生委员会的指导，办理本区公共卫生事项，以期造成一个"卫生模范区"，然后逐渐推广于全市。[③]

与杭州比较，南京独立卫生机构存在的时间一度也十分短暂。南京于 1927 年 6 月成立特别市，关于卫生行政事项特设卫生局专管，但刚及半年，又为节省经费起见，将卫生局归并于公安局，设卫生课办理。可见，民国初年卫生独立机构之创设旋起旋灭的现象在全国城市中是相当普遍的。其根本原因在于"公共卫生行政"的现代理念尚无法从刑律管辖和控制的前现代意识中分离出来。也就

---

①　参见《广州卫生行政之检讨》，1~3 页，广州市政府卫生局，1935。

②③　参见莫松：《梧粤杭京沪平各地卫生行政概况》，北京图书馆藏本，1929。

是说，传统的行政理念限制了社会制度的再生产过程。

吉登斯（Anthony Giddens）认为，社会变迁过程的明显标志是日常接触的区域化（regionalization）现象的发生。现代都市时空不断地被分化、封闭与重新组合，时空分割越来越精细化，从而促成了社会制度的再生产。① 区域化现象一方面是新型隔离权力出现的结果（之所以出现这种管理权力，是想通过精确的规定与协调，对人们的活动过程进行集中的组织控制）；另一方面，这种控制又与日常时空的"既定"特征与惯例彼此交织。这种现代时空分配中发生的紧张状态，落实到警务行政与医事行政的分合上，就集中表现出了制度再生产的困境。

在传统的城市时空观中，政府机构和民间设施的边界是十分清晰的。在政府控制圈外存在着相当广阔的社会空间，如基层的自治互助组织、各种慈善团体和散布于各个区域的挂牌职业。这些组织的特点是，具有相当大的自主性，从管理的意义上而言，时空上的区分并不明显。比如，个体挂牌坐堂的医生在都市空间中就呈现相当零散的分布状态，嵌于彼此熟悉的社区环境中，而并不存在一个特定划出的医疗区域。在这种时空格局中，政府完全没有必要去主动集中控制其个体存在的状态，除非其影响到了社会秩序的正常运转。然而在现代社会中，国家需在"现代性"的框架下对管理对象重新进行分类，然后分别予以集中安置。"事实上，纪律权力要想大规模地运作，条件是社会生活的不同部分在时空上的区分。"②

比如说，医事行政就要从警事部门中分离出来，构建出自己的控制领域。可是，这种借助区分场域以加强控制的方式，显然破坏了原有城市的时空结构和日常生活习惯与节奏。这一点胡定安看得十分明白。他在评述独立公共卫生机构屡起屡灭的原因时分析说："在中国的卫生行政，忽而根本裁撤行政的组织，如变把戏。而人民对于卫生行政这件事，因为要取干涉主义太不自由的嫌弃，早已不表同情，所以裁撤卫生机关，绝没有民众起来反对要求复原。假使没有这个卫生行政机关，倒可以沿街小便、随地吐痰，极自由之快意。有了传染病也不妨向庙求方，何苦受医院拘束、警察干涉，过

① 参见［英］安东尼·吉登斯：《民族国家与暴力》，205 页，北京，三联书店，1998。

② 同上书，246 页。

素不过惯的法治生活。"①

胡定安已明显意识到了公共卫生设施在城市空间中的拓展，将大大影响城市人们日常的生活习惯和时空意识。同时，卫生行政的独立又是现代化制度再生产中不可或缺的重要环节。例如胡宣明就指出，"或曰，'公共卫生不过清除垃圾、整顿公厕、扑灭蚊蝇耳，并非难事'，遂将关系国民生死之卫生行政付托于毫无卫生知识之警察"。他强调卫生行政的独立和专门化的性质。② 卫生行政与警察系统的分合关系，必须通过国家权力的强制干预予以解决。

什么是"医学的国家化"

胡定安的论断在 20 世纪初中国城市空间的改造中早已得到了印证。1932 年，江西省会自 5 月底发现霍乱传染病人，在 6 月份霍乱流行渐盛时，《防疫报告书》即指出："政府已感觉省会人民尚未知防疫之重要，非由官厅积极办理不为动，乃急起组织临时防疫委员会，一面努力宣传，一面隔离治疗，使既染者得救，未染者知防。"③ 7 月份，省务会议议决普遍在各警务段强迫注射防疫针，由公安局拟定具体实施办法。各注射员驻在各公安分局及分驻所派出所实施预防注射，时间定在上午七时至十时。

另外，卫生户籍巡长挨户强迫带领市民前往各指定注射处接受预防注射。由于在一星期内疫事"虽日见其剧，注射仍未见其增"，防疫委员会再拟定新法，除照原案挨户进行注射外，还由公安局商请宪兵指定注射队于每日傍晚分赴各茶楼对饮茶人实施强迫注射，又组织巡回注射队五队（后扩充至十队），限令每队每日至少需注射 200 人以上。注射范围先就霍乱盛行的贫民住所及偏远区域开始执行，完毕后将注射证缴送公安局验收。最终统计结果计挨户注射 1 736 人，医院注射 18 054 人，合计 35 417 人，连同巡回注射队及水上公安局检疫医师注射到省轮船旅客 7 915 人，总共 43 332 人。经过两个月的努力，疫势发展完全被抑制。④

霍乱流行期间，病人住院受诊概行免费诊治。方法是除督促医师日夜勤谨服务外，还商请公安局派警详细调查，遇有霍乱病人未

① 胡定安：《胡定安医事言论集》，21 页，中国医事改进社，1936。
② 参见胡宣明：《中国公共卫生之建设》，38～39 页，上海，亚东图书馆，1928。
③ 江西省会临时防疫委员会编：《江西省会防疫报告书》，10～12 页，1932。
④ 参见上书，18～21 页。

再造「病人」

投中西医院诊所诊治者，立即护送入院，若系穷苦民众无力开支车费，准由医院代垫。更由公安局派警前往医院日夜监守，凡入院病人未经医师许可，绝对不许外出，对于院内交通特别加以注意，以严格隔离为主。死者尸体不许任意迁移，贫苦居民的殓葬皆由委员会购备安置一切，一般是立即委托医院负责办理，以迅速掩埋为主。总计自7月份起至9月底止，江西省会染疫人数1 326人，除自向其他中西医院诊所投诊者外，指定之医院先后共收574人，均为染疾最重者，共死亡69人，而院外自行投医诊治者共死亡482人。①

从江西防疫的图景中，我们能领悟到什么呢？首先，这次江西防疫的时间虽然只有短短的五个月，可是其防疫之程序非常符合福柯所描述的"生命的档案化"过程。② 临时防疫委员会通过把病员划分为农、工、商、学等类别分别安排就诊，死亡人数也按职业和年龄做了详细的区分和类比，并计算出详尽的比例数字。③ 对于监控疫情人员的籍贯、住址、毕业单位（主要是卫生警察毕业的警备学校）以及各个防区的强迫注射单位及其数字，都分别造册造表予以统计。对于各隔离区的预算和实际支出，甚至各个防区的死亡和就诊人数都有图表予以明示，而且各个图表之间互有联系。这样就把整个防疫过程置于非常严密的计算和控制之中，便于国家权力对病人身体进行封闭式监控。这种控制让人想起了福柯所说的空间"分配艺术"。由于拥有了如此细腻周全的"分配艺术"，"渐渐地，一种行政和政治空间凭借着一个医疗空间而形成了。它构成了一个将各种单一物体平行分列的真实表格。由于有了纪律，一种有益于医疗的空间诞生了"④。

其次，公共卫生的实行变成了民族主义目标的一种制度化表述，因为"由体育观念和预防医学中之卫生观念、一切的改革心理与趋势观察起来，我们就可明白民族力量的增进一定要提倡健康，尤其要提倡整个国民的健康，然后可以顾到中华民族的复兴"⑤。

① 参见江西省会临时防疫委员会编：《江西省会防疫报告书》，18～21页。

② Michel Foucault，*Discipline and Punish：The Birth of the Prison*，Pantheon Books Press，1975.

③ 无独有偶，北京市在1938年为预防霍乱甚至画出了"霍乱患者保苗者发现区域图"，并列有数月"霍乱患者及保菌者登记表"可以为证。

④ Michel Foucault，*Discipline and Punish：The Birth of the Prison*，Pantheon Books Press，1975.

⑤ 胡定安：《胡定安医事言论集》，65页。

优生优种与进化的目标变成了一种集体行动的逻辑。这种逻辑在相当程度上是通过卫生行政空间的日趋独立运作而得以表现的。国家对生命控制的范围和领地已逐步从公共空间渗透进了家庭私人空间，特别是防疫场合下分区式的强迫接种与隔离，几乎使私人化的空间荡然无存。个人的身体这时必须接受国家在民族生存复兴的话语下的积极支配和干预。尤可注意者，江西防疫时，中医也纷纷要求设立时疫医院，并呈报防疫委员会请求批准。如此一来，原来分散于社区中的中医个体实际上不自觉地被纳入了医疗行政的空间网络之中。

社会服务理念的诞生

早在宋代的时候，当过官僚的范仲淹就曾经说过："夫能行救人利物之心者，莫如良医。果能为良医也，上以疗君亲之疾，下以救贫民之厄，中以保身长全。在下能及大小生民者，舍夫良医，则未之有也。"[1] 此原则如果落实于空间氛围之中，就表现为医疗活动并不是一种单纯的疗治身体的行为，而是地方社区活动的一个组成部分。古典的医疗知识和儒学传统的结合，一方面给儒学以更多的象征性权力，另一方面也意味着他们不可能垄断医学知识，并在制度职能上使之趋于专门化。因为医学知识是向全部研究经典传统的人士开放的，为了实现"仁"和"孝"的道德优势，医学往往被视为推广道德教化的必要训练。因此，其控制边界是相当模糊的，与日常社区生活的内容很难明确予以区分，并不具有独特的现代管理式的隐秘性。比如，当病人亲属认为诊断是错误的或药方没有开对时，他们会毫不犹豫地挑战医生的权威，医生也不得不和他们的病人一起关注那些在民间与精英社会中流行的有关健康关怀的措施。[2]

从空间的构成状态而言，西方医院制度进入中国之初之所以不被接受，也恰恰是因为医院的封闭式和陌生化的管理与传统社区治疗比较注意亲情化的熟悉氛围具有相当的距离，甚至到了民国十九年（1930年）还有人把西方医疗空间的神秘性与西方的神学生活相

① 马伯英：《中国医学文化史》，477～478页，上海，上海人民出版社，1994。又参见林殷：《儒家文化与中医学》，19～82页，福州，福建科学技术出版社，1993。

② Yuan-Ling Chao, *Medicine and Society in Late Imperial China*：*A Study of Physicians in Suzhou*，Ph. D dissertation，Department of History，University of California，Los Angeles，1995.

比拟，借以为中国民间医疗传统辩护。其意思是说，西方医疗空间"宇墙崇闳，器械精良，由门而庭，俨如王者，病者受传呼而入，则入于博士诊病之室，白昼而玻窗也，必四围周以曼幔，绝不通一线之阳光，张电灯而从事，病者仰视医生，如见阎罗王"。其结论是："此何为者，非今之天骄西医，犹未脱彼太古神学之生活也哉?"①

医疗空间的引进与中国传统家庭和社区的契合在 19 世纪尚处于相对被动的状态。由于医生及护士的缺乏、护理条件和医疗设备的落后，再加上传教活动的艰辛，使得一般的地区性诊所或医院只能为了争取基层百姓的信任相应采取（更多的是容忍）一些与传统习俗相关的行为，以极力消除社区与病人家庭和医院空间的隔阂状态，暂时还谈不上与社区家庭进行主动的沟通。进入 20 世纪以后，情况逐步发生了变化。不少西医传教士认为，通过疾病类型学的方法推导而出的病因并不足以揭示疾病过程发生的全貌，特别是容易忽略疾病产生的社会因素。一所医院犹如一架庞大的机器，各个部门由不同的构件组成，在这架机器里，经过特殊训练的人可以诊断病痛机理的发生，但是有一些病态因素和身体无序只能通过病人的头脑以及他们身处的社区生活才能了解。一位呈个体状态的医生有机会自由接近病人的家庭，知晓他是富有还是贫穷，可以经常洞悉病人生活中的秘密。反之，处于医院中的医生在进入病房时却只看到整齐划一穿着病服的病人，他无法获知病人入院前种种与病情相关的情况。

因此，有的医生已经指出，必须主动收集病人的信息进行综合判断，尽可能使之与社区资源的运用联系起来，医院并非治病的终点，医疗系统有责任协助病人完好地返归社区。这就是 20 世纪初开始流行于中国西医界的所谓"社会服务"（Social Service）的完整概念。②

医疗系统逐步内化于中国人的生活状态之中，恰恰是西医制度与地方伦理模式进行妥协的结果。所谓"社会服务"的理念，实际上就是把疾病和对其进行诊疗的过程不仅当作一种封闭的医疗技术实践，而且把它看作周边社会环境造成的结果。特别是慢性病，如心脏病、肺病、胃病、精神病等的发生，显而易见是受心理的、情

---

① 顾惕生：《中医科学化之商兑》，载《医界春秋》，41 期，2 页，民国十九年。

② Ida Pruitt，*Hospital Social Service in Diagnosis and Treatment*，*The China Medical Journal*，Vol. XLII，June，1928，pp. 432－443.

感的和社会因素的影响。就是皮肤病也与心理状态、社会环境有着密切的关系。

尝试把医疗活动扩大至社区范围，从而摒弃单调的病因学分析的努力，体现于以"社会服务"概念为核心的全方位诊疗实践之中。这方面的一个病例是，一位李姓的女病人经常出现胃痛的病征，在进行了日常诊断后，医生发觉她应被归入精神失常之列，并怀疑其病因的形成另有背景。医院于是派遣"社会服务"人员设法去探查干扰这位病人正常生活的社会因素。"社会服务"人员首先在病房里与她进行了长谈，然后再约见她的丈夫了解相关的情况，结果发现丈夫家里的其他妻妾是导致病人发病的重要原因。

这一故事的梗概是这样的：李姓女子在被丈夫娶进门之前是个寡妇，而丈夫在娶她之前隐瞒了自己的已婚身份。李姓女子在过门后似乎并不反对丈夫占有众多的女子，只是暗怀野心要在众妻妾中脱颖而出，争得丈夫的最大宠幸。可是在结婚两年后的一天，一个女人突然出现在她的生活中。新来的陌生女子声称她是李姓女人丈夫的第一任妻子，他们在农村很小时就已经结婚。这个女人比李姓病人更显年轻却未受过什么教育，根据农村的习惯，她似乎理所当然地命令病人叫她大姐，服从她的指使。李姓病人当然拒绝了这一要求，仍坚持自己的大姐身份，处处抢占上风。持续不休的争吵终于使李姓病人的神经濒于崩溃。这一信息立刻反馈到医院，社会工作者马上设法安排病人找到一份合适的工作，以暂时脱离家庭环境，同时说服其他女人把注意力集中于家务，丈夫则被规劝以更严格的手段管理家庭。①

下面举出的病例则涉及所谓病人的"社会适应"问题。一个十七岁的男孩被送进了医院，入院时他精神恍惚，呼吸十分困难。经过精神科的检查，发现病人呈示出癔症的症状。男孩一口咬定说他的叔叔揍他。医院认为，发现男孩出现癔症的原因会有利于其未来的治疗，于是社会服务人员开始拜访病孩的叔叔，探望他的亲戚和一位来自病人家乡熟知其家庭情况的商人。调查的资料显示男孩的叔叔并没有虐待这个孩子，他只是对男孩感到不耐烦而已。各方面的情况表明，这个男孩是个弱智儿，在四个月前，他一直生活在农村简朴单调的环境下，帮助另外一个叔叔在田里干活，有时则随季节变化打些石匠的零工，他们相处得很好，但是当他的另一个叔叔

① Ida Pruitt, *Hospital Social Service in Diagnosis and Treatment*, *The China Medical Journal*, Vol. XLII, June, 1928, pp. 432-443.

把他带到北京学习经商时，男孩却不能调整好自己的位置，无法适应新的环境。城里的这位叔叔感到进退两难，有时发脾气责备他太笨，什么也学不会。社会服务人员建议城里的叔叔把病人送回乡下的叔叔那儿去，以恢复其原有的环境。男孩的病情最终有所好转。这则例子表明，中国的社区环境已在某种程度上成了医疗空间的延伸，"社会服务"理念也拉近了社区与医疗空间的距离。

另一方面，"社会服务"的重心仍会放在医疗程序的运作上。在已经获得了个人、家庭与社区的信息后，"社会服务"的下一步计划就是和拥有医疗信息的医生合作进行病人的治疗，使之与家庭空间的管理因素相互配置发生作用。如他们曾发现在有众多孩子的家庭中，母亲因忙于家务，很少能全面顾及孩子的营养及均衡调节食品的摄入量，从而导致饥饿的产生，"社会服务"人员有时就会为母亲和婴儿准备食品。社会服务人员所做的另一项工作是增加医生操作过程的透明度，他们有责任确切地监控和认定医院的全部力量都已投入病人全面的诊治与恢复工作中去了，必须做到让病人清晰明白地了解医生治疗的计划，并保证这些计划得到贯彻。

"社会服务"最后也是最为重要的步骤是使病人有能力返回社会，成为其中正常的一分子，这有点类似于现在的社会保障工作。如社会服务人员有时要安排病人出院后的工作，为暂时付不起钱的病人安排床位，或者收留被弃的女婴寻找合适的照顾人家，等等。社会服务人员曾经与慈善救济机构联手合作安排病人的未来生活，如收留一个曾跟随父亲学习补鞋的乞丐，使他终能重操旧业，又如把一位倾家荡产寻求医治而不归的盲人送至救济机构工作。[1] 总之，"社会服务"概念和行为系统的引进扩展了医疗空间的伸缩范围，也使得医疗空间与社区之间的陌生界限逐步被打破，同时也拓宽了普通中国人认知医院功能的渠道。

所以"社会服务"（Social Service，简称"SS"）观念既要讲"social"，即社会交往，又要讲"service"，即为病人服务。[2] 实际上，就是要通过社会化的形式扩大医疗系统的控制范围，争取更大

---

[1] Ida Pruitt, *Hospital Social Service in Diagnosis and Treatment*, *The China Medical Journal*, Vol. XLII, June, 1928, pp. 432－443.

[2] 参见吴桢：《我在协和医院社会服务部》，见《话说老协和》，375～377 页，北京，中国文史出版社，1987。关于协和医学院社会服务部初创的情况，可以参阅 John Z. Bowers，*The Founding of Peking Union Medical College*；*Policies and Personalities*，*Bulletin of the History of Medicine*，Volume XLV，No. 4.

限度地介入老百姓的日常生活。

1920 年，美国洛克菲勒基金会派遣浦爱德女士来北京协和医学院筹建社会服务部。经过一年的筹备，1921 年正式成立了北京协和医学院社会服务部。筹备之初除浦爱德担任主任一职外，还有周励秋、邹觉之、王子明和栾淑范等协助工作。在浦爱德女士的主持下，协和医学院先后开办了职工社会服务部、怀幼会、救济部及调养院等机构，还培训了第一批医院社会服务工作人员（统称社工人员）。社会服务部的主要职责是沟通医生和病人的关系，并且把沟通的范围追踪延伸至与病人生活相关的社区之中。具体项目包括：减、免费或分期付款，资助衣物，给予营养、路费和殡葬救济。救济形式有临时和平常定期两种。

为了观察掌握病人愈后情况及实施救济的执行情况，社会服务部还会对病人做定期随访。随访形式有信访和家访两种。信访多系由医生写出几个需要病人回答的问题，社会服务部打印成表格寄给病人填写，病人寄回后再转交给医生。《病人社会历史记录表》上印制了相当繁杂的填写项目，包括职业、家庭成员、亲戚、朋友、经济情况、履历、现在情况、问题、社工人员处理意见、采取行动（措施）等内容。

从表格的内容上观察，社会服务部已经把原来比较褊狭的医学技术检视程序扩展到了社会层面的运作中，使原来对西医的理解从纯粹神秘的空间慢慢向一种生活化的颇具人情味的社区状态转移。更为重要的是，开始拉近了西式医疗空间与城市传统社区的距离。[①]

吴铎根据对 1 784 个病人的个案分析，提出了"社会诊断"和"社会治疗"的理念，以和医院中单纯的生理治疗相区别。其程序是先提炼出若干的"社会问题"，包括"脑筋病及脑力低弱"、"不健全的习惯"、"经济困难"、"失业"、"低薪"、"私生子"、"家人分散及不和"和"政治失调及内战影响"等，再归纳其"性质"，如"社会的"、"经济的"、"医疗的"和"心理的"等。这些工作完成后，就可进入"社会治疗"阶段，包括"书信探病"、"指导入院手续"、"转送其他医院"、"访问病人"、"办理医药免费"、"关于改进生活之

---

① 参见张中堂：《社会服务部二十年》，见《话说老协和》，361～370 页。其他的"社会服务个案"又可参见 Woo, Joh, *An Analysis of 2330 Case Work Records of the Social Service Department*, *Peiping Union Medical College*, *Bulletins of the Social Research Department 1928—1933*, Vol. 5, in *The Series China during the Interregnum 1911—1949*, ed., Ramon H. Myers, New York and London, Garland Press.

劝告与指导"、"使得其他社会服务机关的帮助"、"访问病人的戚友"、"介绍职业"和"调节家庭"等。[①]

曾任社会服务部主任的张中堂曾经回忆过为一位外科病人办理免费住院的情况。张中堂第一天在外科工作，就遇到一位患疝病的男孩，这个男孩在一个小杂货铺刚刚做学徒两个月。他父亲是拉洋车的，收入不多，母亲是家庭妇女，家里实在无钱付住院费。张中堂问他能否请他主人付点住院费，他说不敢去说，恐怕主人知道他有病就不要他了。这个男孩的住院证上证明是"一般病情"（住院证上印有"一般的"、"有兴趣的"、"严重的"或"急性的"几种。除了"一般的"病情外，"严重的"、"急性的"、"有兴趣的"〔多半为教学用〕，都要及时办理住院）。

可是，当天病房并无空床。第二天张中堂去病人的工作地点，把情况向其主人李某说了。李某表示没有钱替男孩付住院费，经张中堂说情只答应他出院后仍然接受他为学徒。张中堂又去男孩家拜访男孩母亲。男孩家住在一间小平房中，屋内只有简单的家具。张中堂看到他家实在贫苦，遂向其母亲表示一定设法帮男孩住院。回院后张中堂向当时的负责人陶玲女士报告了调查情况，认为可以办理免费住院。由于没有空床，经和主治医师商量，得知有一病人可以出院，但因不是探视时间，家中尚无人前来探望，张中堂就又到病人家中请他太太把病人接送出院。下午病人被接出院后，那学徒病人随即住进了医院。[②]

在这个社会服务的个案中，医学院挖掘社会资源的触角已伸入了诸如病人的工作地点和家庭这样的日常生活空间之中。社会服务部在鼎盛时期有社工人员三十余人，分派在各科门诊、部门一至二人，对所有住院病人和申请救助的门诊病人都做访问，撰写个案史，装订在病历中，供医护人员参考。据《北平协和医院报告书》统计，社会服务部在民国十九年（1930年）正月至六月间，共服务232人，其中包括被弃儿童、私生儿童、奴婢及闲居者和经济匮乏者，安排他们住院复诊或送往慈善院和救济院。[③]

---

① 参见吴铎：《北平协医社会事业部个案的分析》，见李文海主编：《民国时期社会调查丛编·社会保障卷》，357～375页，福州，福建教育出版社，2004。

② 参见张中堂：《社会服务部二十年》，见《话说老协和》，361～370页。

③ 参见《北平协和医院报告书》，见《社会服务部报告表》，63页，首都图书馆藏，民国十九年七月一日。

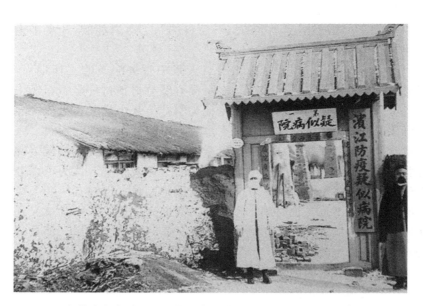

1911 年抗击鼠疫时，伍连德在东北傅家甸成立的滨江防疫疑似病院。（引自礼露：《发现伍连德》，80 页，北京，中国科学技术出版社，2010）

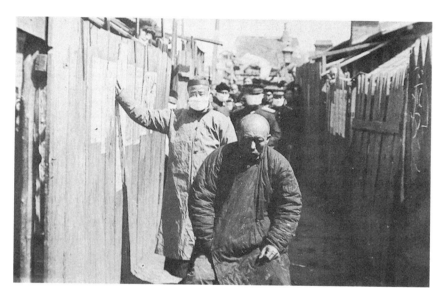

在鼠疫病人的带领下，伍连德到居民聚居区查访鼠疫患者。（引自礼露：《发现伍连德》，113 页）

在第一卫生区事务所建立以后，社会服务部作为基层工作得以延续下来，自民国二十一年（1932年）开始特别设置了个案研究工作。在卫生局的一份业务报告中宣称："疾病之原因，因为不讲求卫生所致，然于社会问题，如经济贫困、物质供给缺乏、儿童失养种种问题，亦有相连之关系。"[1] 这份报告突出了医疗救治在社会空间中的意义。报告中列有一表，显示第一卫生区事务所在比较民国二十二年（1933年）和民国二十三年（1934年）社会个案工作的成效时，发现民国二十三年解决问题的数字比头一年有成倍的增长。如接治减免医药费，民国二十二年是84人，至民国二十三年则猛增至215人，全年各项统计总和民国二十二年有388人，民国二十三年则增至644人。[2]

从"临床医学"到"地段保健"

走出医院，走进胡同

协和医学院坐落在京师闹市王府井的核心地段，沿着协和辐射伸展出去就是密如蛛网的胡同街道，里面和老百姓混居在一起的就有挂牌中医、摆摊卖艺的草医、收生婆和顶香看病的妇女，那才真是底层老北京人生活的真实世界。

当兰安生（John B. Grant）刚刚到达北京时，"临床医学"的大本营协和医学院正把治疗医学的烦琐推向新的极端，进协和要读三年医预科、四年医正科以及实习一年。美式医学教育为湖南湘雅医学院、齐鲁医学院、上海医学院所效仿。复杂的课程、漫长的学时，使每班学生总有两三人在体力上受不了而遭淘汰。以四千万美元的基金每年只训练三十余人，突现了精英教育的铺排与奢侈。[3]

兰安生一到协和就嗅出了整所医学院的贵族气味，面对穿着白大褂来来往往穿梭于医院中的见习学生，兰安生无法掩饰自己

---

① 《北平市政府卫生局二十三年度业务报告》，193页，北平市政府卫生局编印，民国二十四年十月一日。

② 参见《北平市政府卫生局二十三年度业务报告》，193页。

③ 参见熊秉真记录：《杨文达先生访问记录》，"中央研究院"近代史研究所，24页。

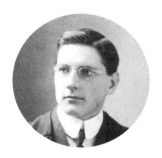

兰安生年轻时的照片。(选自美国 Johns Hopkins University 网址：http://www.
jhsph. edu/publichealthnews/magazine/archive/mag_spring05/prologues/index. html)

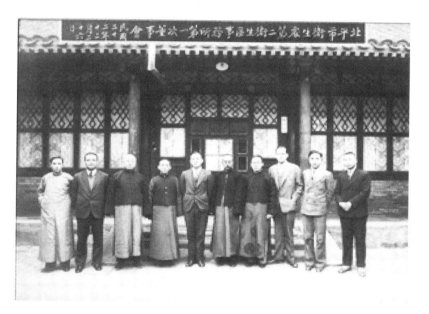

1933 年，兰安生与北京第二卫生区事务所的同事们在一起。(选自美国
Johns Hopkins University 网址：http://www. jhsph. edu/publichealthnews/maga-
zine/archive/mag_spring05/prologues/index. html)

的真实看法：只有从社会人群场景而不是从摆满玻璃精密仪器的实验室中寻找治疗依据，才能使医学研究与社区服务连为一体。协和的毕业生不应穿着白大褂站在手术台前等待病人抬上床面，而应该具有足够的社会知识背景成为医院之外的社区领袖，这样才能指导他自己的社区用有组织的办法去初步维护社区成员的健康。

有史以来，医生的任务就是在病征出现后进行诊断和治疗，直至19世纪下半期，"预防医学"的观念才正式进入人们的视野。1914年，洛克菲勒基金会派遣数位医学权威到中国了解情况，并提议将重点移至公共卫生预防领域。新组成的协和医学院于1921年由基金会借聘兰安生为公共卫生系主任，开始全面主持此项工作。兰安生对预防医学在城市空间上的"分配艺术"有一套十分完整而缜密的构想。他认为，预防医学的教学实践应该像教授临床医学那样有自己特定的教学现场。临床医学的教学现场是医院和门诊，在空间结构方面相对较为封闭，在那里学生可以学习到针对个别病体的治疗技术，而预防医学（或称公共卫生）的教学现场则应该是一个居民区（或称社区），要让学生有机会在一个开放的空间环境里去了解社区居民的卫生、健康及疾病的情况和问题，应用他们所学习到的医学知识和技术，从群体角度而不是从个体的角度来解决健康和疾病问题。这样一个现场被称为"卫生示范区"。[①]

当然，这不是在头脑中空想出一幅蓝图就完事了。1925年，兰安生终于脱下了白大褂，走出了协和的院门。他坐着车从协和大门出发，有点像当年满人入关时的跑马圈地，沿着东城根到朝阳门大街，再转到崇文门内大街，最后抵达崇文门城墙及一半的地方停了下来。在他的心目中，这就是最理想的"预防医学"的试验场。这一年9月，在与北京市政府充分磋商后，被兰安生圈出的这片地正式挂牌被命名为"京师警察厅试办公共卫生事务所"（1928年以后改名为"北平市卫生局第一卫生事务所"）。所址先在内务部街，1935年迁至干面胡同。管辖人口最初约五万人，随着示范区面积的扩大，

① Bowers, John Z., *American Private Aid at Its Peak：Peking Union Medical College*, in John Z. Bowers and Elizabeth F. Purcell（eds.）, *Medicine and Society in China*, New York, Josiah Macy Foundation Press, 1974, pp. 90~91；何观清：《我在协医及第一卫生事务所的工作经过》，见《话说老协和》，172~173页；裴祖源：《协医旧事琐谈》，见《话说老协和》，164页。

示范区人口亦随之增加并稳定在十万人略多一点。[①]

在行政上，第一卫生事务所最初归京师警察厅管理，后来划归北平市卫生局。业务上第一卫生事务所则由协和公共卫生系负责规划和管理，并提供绝大部分经费。故第一卫生事务所名义上是政府机构，实际上是协和公共卫生系和协和护士学校的教学现场，更进一步说是卫生局作为独立的医疗行政体系在基层社区的试验场。

从空间视觉上看，"卫生区"区别于"医院"好像在于其医疗范围的扩大，其实二者区别的关键不在于空间尺寸伸缩的大小，而在于理念上的不同。在相对狭小的医院中，临床医生的"目视"对象是作为特殊个体的病人，而区域放大后预防医生的服务对象是社会人群，是处于普通生活状态中的居民，所以"卫生区"的出现成为一场医疗空间和理念上的革命。

这场革命的端倪其实已经在协和内部出现了。1921 年协和医院建立"社会服务部"时，把临床医疗理解成"社会服务"，也是个全新的想法，这与把治疗身体疾病视为一种"社会工作"的设计有关。[②]

然而，"社会服务"离兰安生心目中的"社区医疗"方案仍相去甚远。因为"社会服务部"中的社工虽在病人与医院空间之间连起了一条条密布的网线，并且可以通过"病人"部分把医疗网络延伸至其亲属、邻友的范围，可是整体看上去仍是单线联络的图景。兰安生发动"空间革命"的关键是在北京完成"圈地运动"的试点中，他会假设每一个居民都有可能是病人，都有可能成为预防治疗的对象。圈地后的空间会变成一个比医院大出数百倍的试验场。

别样的"圈地运动"

从兰安生构想的医疗"空间革命"中可以解读出如下两层深意。

其一，"卫生示范区"圈出了一个不同于临床医学的"教学现场"。临床医学的教学现场是医院和门诊，在那里学生可以见习到已确认是"病人"的医疗过程，而预防医学（公共卫生）的教学现场

① Bowers, John Z., *American Private Aid at Its Peak：Peking Union Medical College*, in John Z. Bowers and Elizabeth F. Purcell（eds.），*Medicine and Society in China*, New York，Josiah Macy Foundation Press，1974，pp. 90-91；何观清：《我在协医及第一卫生事务所的工作经过》，见《话说老协和》，172～173；裴祖源：《协医旧事琐谈》，见《话说老协和》，164 页。

② 参见吴桢：《我在协和医院社会服务部》，见《话说老协和》，375～376 页。

则应该是一个居民区（社区），学生有机会去了解认识"社区"居民的卫生健康状况，以便从"群体"角度而不是从个体角度解决健康和疾病问题。圈出的地界被命名为"卫生示范区"，有以"点"带"面"的含义在内。① 据陈志潜的说法，1924 年至 1942 年，至少有 17％的医学生和护士在示范区实习过。②

其二，"卫生示范区"与"居民社区"在划分空间上是叠合的，预设的服务对象是整个示范区的十万居民。这就意味着"示范区"要解决他们从生到死各个时期可能出现的疾病和健康问题。"圈地"后面临的最大问题是，如何使"预防区"与"居民区"在最大限度上实现叠合，叠合的指标又是什么。这就同时意味着必须首先用严密统计的方式来编织出这张"空间叠合"的大网。比如，必须要搞清服务对象的层次和类别，需监控的人数，他们的年龄、性别、职业分布如何，以及他们的出生和死亡情况。"卫生示范区"刚一建立就开始天天做这类生命统计工作，年年编表制册，写成月报和年报。如此"档案化"的结果当然不仅仅是单纯绘制出一张"空间叠合"的数字地图，而是成为城市医疗保健网的依据。

与"数字地图"相匹配的三级医疗保健网的建立是真正实现"空间叠合"的关键。这张网的基层是"地段保健"（包括学校卫生和工厂卫生在内），其次是卫生区提供的各科医疗保健门诊，再次是合同医院，包括协和医院和其他医院。

特别有意思的是，最底层的地段保健的空间单位最终落实在了警察派出所管辖的地段。第一卫生事务所"卫生示范区"被划分成二十个警察派出所地段，每个地段人口约有五千居民，这些居民的保健主要是通过家庭访视来实现的。

"卫生示范区"基层保健的主体是约十名"公共卫生护士"，这又是兰安生的一项发明。"公共卫生护士"不是像以往医生那样被动地在诊所与医院中挂出几幅图片讲解卫生常识，而是通过不间断地流动式家庭访问，使治疗过程变成一种常态行为。每名护士在自己划定的区域内定期家访。凡区域内居民需要药品，有必要进一步检查、复查及考虑住院等，两三天内必有护士到家访视予以解决。有

① 参见何观清：《我在协医及第一卫生事务所的工作经过》，见《话说老协和》，172 页。

② 参见陈志潜：《中国乡村医学——我的回忆》，43 页。

再造「病人」

的工作多年的公共护士竟成为某些家庭的朋友和家庭生活顾问。[1]凡经地段护士访视过的病人或病家，不仅有访视记录，而且第一卫生事务所病案室也有他们的家庭记录，将家庭每个成员的患病及健康情况按规定的表格记录下来，每份家庭记录都有家庭编号和个人编号，查找起来非常方便。[2]

第一卫生事务所"卫生示范区"的三级保健网比较强调按病情轻重分级处理，特别重视就地处理病情。除重病转入合同医院外，区内不设病床，而是由公共卫生护士在病人家中设诊救护治疗，若遇急性传染病患者也会就地采取必要的和可能的隔离和消毒措施。

地段护士通过流动家访的形式发现孕妇，然后介绍到门诊做产前检查，叫第一卫生事务所助产士到家中接生。在病人家中，地段护士会示范如何给婴儿喂奶、洗澡、穿衣等，以及做些小病小伤处理和预防接种。如发现病家有经济困难时，地段护士会将病案转第一卫生事务所的社会服务员帮助解决。这样，"社会服务"就与整个区域的预防体系建立起了关系。

兰安生非常注意与政府的合作关系。在医疗实践上，"卫生示范区"由协和公共卫生系提供绝大部分经费，在行政上却一开始就自觉地把"卫生示范区"纳入京师警察厅的管理范围，后来归入北平市卫生局，成为政府机构的组成部分。不过在环境卫生和传染病管理两个环节上，由于缺乏国家级卫生法令的支持，第一卫生事务所在示范区内行使监督权是有名无实的，长期只限于市卫生局规定的摊贩食品、公厕和供水的常规检查。

不过，兰安生所设想的方案弱点仍是明显的。"社区叠合"的整体设计尽管使"预防医学"在北京城里细胞化了，但是其依托仍是靠协和医院每年上千万美元的投入。社区三级保健中创造出的"公共卫生护士"角色，也仍需来源于繁复的训练系统。她们虽然从实习经验中努力扮演与社区居民的日常习俗相接近的伦理角色，却毕竟难以在短期内取代从本土训练出的多元医疗角色，如中医、草医、产婆等。问题仍然没有解决：那些穿着"白大褂"的医生如何让老百姓接受？

---

① 参见裘祖源：《协医旧事琐谈》，见《话说老协和》，16 页。
② 参见何观清：《我在协医及第一卫生事务所的工作经过》，见《话说老协和》，174 页。

"兰安生模式"

兰安生首创的这套社区控制技术，其真正意义在于相当具体地把原有北京内城的行政区划（我们可以称之为"自然社区"）与"医疗社区"二者有效地叠合起来。第一卫生事务所医疗布控的内一区范围，恰恰就是北京老城自然形成的居民区生活范围（即相当于"内一区"范围）。以后随即建立的第二、第三、第四卫生事务所，其医疗布控的空间，也同样与原有城区布局相叠合。如1934年成立的第三卫生事务所监控范围是市警察局内三区管辖区域，面积为11.42平方公里，人口平均151 169人，至1939年（民国二十八年）又增加约2万人。[①]

在"社区叠合"的状态下，第一卫生事务所监控与服务的对象是整个示范区内的十万居民，它要解决他们从生到死各个时期可能出现的疾病和健康问题。为此，第一卫生事务所开始建立自己的医疗保健网。这张网的网底是基层的地段保健（包括学校卫生和工厂卫生在内），第二层是医疗保健各科门诊，第三层是合同医院（协和医院或其他医院等）。卫生示范区建立的一个最大后果就是改变了老城区内人群的日常生活节奏。原来自然社区中的病人可以从个体的角度自由选择同样呈个体分布的医生，因为传统中医都是"坐堂看诊"，病人有病征时方去请大夫诊视，"收生姥姥"也是在孕妇即将生产时才去"认门"。病人和家属完全可以按照自己的生活节奏和规律按堂号选择分散于城市各个角落中的医生，时间和空间都可以自由支配。孕妇临盆时甚至可以自行决定由自己或家人接生。可是现代预防医学的观念则是在病征未出现以前即对一定的区域时空内部主动进行控制，以避免病症的传染和蔓延。在这一观念支配下，医生不是在某一点位置上接受病人的拜访，而是主动深入原有社区中重新安置、规划和示范一种新的生活节奏。

1925年初建立卫生示范区时，兰安生在备忘录里提到，在中国当时社会经济和教育那样落后的情况下，若想单纯从宣传健康来促

---

① 参见何观清：《我在协医及第一卫生事务所的工作经过》，见《话说老协和》，172～173页。自1925年后，北平全市共相继设立了四个卫生事务所，它们成立的时间与地点分别是1925年在东城区内务部街设立的第一卫生区事务所、1933年在西单宏庙胡同设立的第二卫生区事务所、1935年在东城区钱粮胡同设立的第三卫生区事务所和1945年在新街口大乘巷设立的第四卫生区事务所。

进健康，或单纯提倡预防来实现预防，都是不可能的，因为"自然社区"的居民是不会欣赏和接受的。必须把治疗作为载体，用积极和主动的行动把预防和健康传送给居民，这就是第一卫生事务所设立各科门诊的总设想。①

兰安生的构想十分符合现代规训制度的一般原则。这一原则可以"消除那些含糊不清的分配、不受控制的人员流失、人员的四处流动、无益而有害的人员凝聚"，其目的是"确定在场者和缺席者，了解在何处和如何安置人员，建立有用的联系，打断其他的联系，以便每时每刻监督每个人的表现，给予评估和裁决，统计其性质和功过。因此，这是一种旨在了解、驾驭和使用的程序，规训能够组织一个可解析的空间"②。

比如从空间上而言，地段保健是按照疾病类型加以分类的。第一卫生事务所卫生示范区划分为二十个警察派出所地段，每个地段人口约有五千居民，地段和第一卫生事务所各科门诊在疾病划分和救护方面构成联网系统。这一系统包含三个层次的空间：地段若发现有急性传染病患者，则立即转送第一卫生事务所门诊进行诊断和治疗（第一空间）；如患者需要住院治疗，则由第一卫生事务所转送合同医院（协和医院或其他医院）（第二空间）；如患者不需要住院，则由第一卫生事务所转回地段，由护士设"家庭病床"进行床边护理和治疗，以及采取必要和可能的隔离和消毒措施（第三空间）。因为处方由第一卫生事务所门诊医生开，第一卫生事务所不设病床。对肺结核及其他慢性病患者，第一卫生事务所亦采取同样上下联系的办法处理，必要时再转送合同医院进一步进行诊断和治疗。在这三个空间的循环流动和监控中，病人从家庭的角度进行空间选择的随机率便会大大降低。

从时间流程上来看，自然社区的时间节奏是通过地段保健工作中的家庭访视（由约十名公共卫生护士和若干护士实习生）来进行转变的。除了假日之外，地段护士每日进行家庭访视约 510 次。据第一卫生事务所年报统计，1936—1937 年及 1937—1938 年的年度家庭访视总数分别为 16 300 次和 21 531 次。③

① 参见何观清：《我在协医及第一卫生事务所的工作经过》，见《话说老协和》，172～173 页。

② 同上书，172～173 页。

③ 参见《北平市政府卫生局二十三年度业务报告》，275 页。

预防医学是要维持和促进人们从生到死各个阶段的健康，特别关注妇幼卫生的保健，而妇幼卫生的重点是放在新生儿、幼儿阶段，甚至引申到胎儿阶段，所以妇婴家庭诊察访视成为医疗社区工作的中心。护士一旦在地段发现有孕妇，就督促介绍到第一卫生事务所门诊做产前检查，叫第一卫生事务所助产士到产家接生，并督促产妇和婴儿到第一卫生事务所门诊做产后和新生儿检查及接受卫生保健措施。在病人家，地段护士示范如何给婴儿喂奶、洗澡、穿衣等，并宣讲卫生防病保健知识，以及做些小病小伤处理和预防接种。示范区产妇一般是在家分娩。第一卫生事务所有四名助产士，专到产家接生，随叫随到，收费二至三元。分娩后产妇做产后检查。婴儿或儿童来健康门诊检查时，医生和护士则注意他们的生长发育是否正常，喂养和营养是否合理，以及基础免疫是否按接种程序进行。

我们注意到，所有的家庭访视和医疗诊察在"自然社区"之内都有一厢情愿的强迫特征。比如在第一卫生事务所管辖区域之内的保婴事务所家庭访视时间表的规定就十分严格，几乎不容变更。根据报告访视时间可分为以下阶段：

孕期：

前六个月——每月诊察一次

第七、八个月——每两星期诊察一次

第九个月——每星期诊察一次

产后：

十日内——每二日拜访一次

四十日——诊察一次

半年——诊察一次

一周年——诊察一次

婴儿诊察：

一岁以内——每月诊察一次

一岁至三岁——每三个月诊察一次

四岁至五岁——每六个月诊察一次

保婴事务所曾经主持北平市所有初生婴儿之访视。程序是先由该所派员每日往卫生局调查初生婴儿地址及产母姓氏，分别访视。所生婴儿，如系卫生机关所接生，当劝产家按期往原接生机关施行诊察，如其为接生婆所接生，该所即介绍其他诊察处所，以保妇婴之健康。特别值得注意的是以下规定："凡在该所已诊察之妇婴，而不依照定章按期复诊者，即以函通知请来复诊，倘仍不来，该所当派员前往访视，就其家庭，施行诊察。"① 又如 1939 年度第三卫生事务所报告说："凡经该所接生者，由该所助产士赴产家访视，其日期约在产后之前三日，每日访视一次。此后则每隔一日访视一次，直至婴儿脐带脱落为止。其有疾病及特殊情形者，则司其设法或送往其他医院，以策安全。统计本年度访视次数共计 12 810 次。"②

访视时间的安排及其精确化，无疑是现代社会管理的产物。在内一区的"医疗社区"范围内，访视程序的定期规范化显然与"自然社区"的节奏有所不同，特别是产后每隔一次的访视频率带有相当明确的强迫性质。同时，访视时间的规范化又是与空间的分割与展布相衔接的，因为叠加在"自然社区"之上的医疗网络，正通过一种鲜明的"人造环境"，改变着自然社区中人们的心理态度和生存环境。

第一卫生事务所卫生示范区的影响甚至波及远郊地区。当时燕京大学社会学系正在清河举办社会试验区。社会学试验者们秉承的是一种功能派的设计思路，主张新型社区的作用是取代原来的社会网络系统，把社会因素重新加以组合，其中自然包括引进现代卫生系统。这也正符合"兰安生模式"对原有社区进行医疗时空改造的基本构想。所以，1930 年秋季，试验区就与第一卫生事务所接洽，商议协办乡卫生工作。经过半年的往返磋商，决定自 1931 年 7 月 1 日至 1932 年 6 月 30 日举办一年的试验期，由清河区承担行政费用，包括房租、用具，卫生行政、主任人员的薪金及计划的实施，卫生事务所担负技术计划、兼任医师一人的薪金及医药材料等费用。1931 年 2 月还选送当地小学教员一名，至卫生事务所举办的公共卫生速成班接受训练，至当年 7 月学成归来后，在卫生事务所及本区服务股的指导下工作。经过与地方行政官员及当地绅士的接洽商榷，于 8 月 5 日正式建立了宛平五区卫生事务所。报告中称，开幕当天，有各界代表二百余人参加，同时并

① 《北京特别市公署卫生局二十八年度业务报告》，357 页，北京特别市公署卫生局编印，1941。

② 《北平市卫生局第二卫生区事务所第三年度年报》，北京市档案馆藏 Q4 全宗 1 目录 1803 卷，8～10 页。

举行卫生展览会，观众达八百余人。① 特别关键的是，宛平五区事务所的具体工作完全仿行第一卫生事务所的社区叠合模式，如进行防疫统计、生死登记、产婆调查训练和助产教育等等，成为"兰安生模式"的一个远郊缩影。

医疗空间与地方自治

20 世纪初年，传染病的区域监控往往和北京市展开的地方自治程序有相当紧密的联系，实际上就是对城市传统空间重新进行分割和重组，使之更加符合城市现代化的功能运转需要。其最突出的表现就是力图打破旧有城市社区分布的自然格局，把分散的自然区域的生活状态整合进符合现代城市社会动员的节奏中来。这种现代性城市框架包括公安、卫生救济、教育、实业等内容。清代的区域控制角色本来是由警察系统来担任的，北京较早就建立起了现代城市警察制度，清代警察在人口中占有相当高的比例。有人统计，到 19 世纪，北京人口达到一百万，而警察数目则达到了 33 000，城里平均每 30 人就拥有一个警察。比较而言，18 世纪晚期的巴黎，每 193 人中有一个警察，19 世纪中叶伦敦每 350 人中有一个警察，纽约每 800 人中有一个警察，显然北京的警网控制更加严密。② 但长期以来，警察势力并没有真正渗透进地方基层社会，其功能有时不但不如一些传统自治组织和亚文化群如会馆、水会等更为活跃和有效，反而可能与之处于对峙状态，地方自治组织和公共空间成为警察监控的对象。在这种情况下，北京在城市空间中有组织地设计和推行官方意义上的地方自治，也正是企图把相对分散的传统民间组织整合进现代的警察监视网络之中，为城市的现代化控制目标服务。

中国有创办地方自治之议，始于清光绪三十三年（1907 年）。民国四年（1915 年）八月，京兆尹署内设立筹办京兆地方自治事宜处，以王达为处长。到九月二十一日开始公布京兆各县官制、京兆各县司法事务章程及京兆地方自治暂行章程，厘定京兆各县户口多寡数目，平均设立为八区以上、十六区以下的自治区。区置区董、副区董各一人，各区分十村至三十村。村置村正、村副各一人，每村分若干甲。甲不得超过五十户，每甲就各户中推举甲长、副甲长各一

---

① 参见《清河社会试验》，燕京大学社会学系出版品 2 组第 31 号，42 页，1934。

② 参见《北京市志稿》（二）"民政志卷十四，自治一"，563～564 页，北京，北京燕山出版社，1989。

人。自治区应办事项中除要求办理国家行政事务及国民教育、土木工程、农村工商事项之外，卫生清洁也被列为重要的自治内容。①民国五年（1916 年）一月，在参酌了其他地区的自治经验以后，北京拟定了京兆地方自治施行期限，分教育、实业、道路工程、卫生、警察、公共慈善六纲，详细列出项目，规定以一年为一期，三年办齐。②

　　民国初年的自治设想虽然比光绪年间的纸面设计有了很大的进展，并具有更为详细的现代性构想的性质，但是北京城区以"自治"为名分割空间的行动达到具体化的程度则是从何其巩任市长时开始的。民国十七年（1928 年）十二月，北平市长何其巩召集各界人士开始参酌各国自治法规，厘定各项暂行规则，通过了北平特别市筹备办事处组织暂行条例。设处长一人、副处长二人、秘书二人、佐理员若干人，直隶市府。民国十八年（1929 年）一月，自治筹备处正式成立，以朱清华为处长，社会局长赵正平、教育局长李泰芬为副处长，共同拟定了推行自治程序的纲要，同时开始调查户口，编配街、村建制，其基本框架是把全市城郊划分为十五个自治区，即内城六区、外城五区、四郊四区。城区以五百户为单位编为一条自治街，郊区五百户左右编排为一个自治村。以后中央颁布了市组织法，按照组织法的规定，改街、村建制为"坊"。每区多则四十坊，少亦十余坊，坊以下二十五户为间，间以下五户为邻。总计全市共编成 461 坊、5 157 间、15 417 邻。区、坊均设公所，间、邻办公所附于各坊公所内。③

　　不难发现，北京地方自治程序的每一次更动与重组，都是使社区单位的控制趋于精细化的表现，甚至有走向烦琐化的趋势，特别是从街、坊到间、邻的层级建构形式，进一步使空间安排的控制密度趋向细胞化。更为重要的是，这种社区细胞化的内容和建构过程不是沿袭传统社区的表现形式，或仅仅对其做出变通的修正，而是与现代城市空间安排的专门化同步进行。

　　换言之，从表面上看，这种空间安排似乎仅仅是传统社区自治形式的复制，实际上从空间的功能内涵上已经发生了极大的变化。如建制更改后，各区根据城市现代化的需要，分别设置了财政、户籍、土地、保卫、教育、工程、卫生、救济、实业合作等特务委员

---

① 　参见《北京市志稿》（二）"民政志卷十四，自治一"，563～564 页。
②③ 　参见《北京市志稿》（二）"民政志卷十四，自治二"，566～577 页。

会，共同负起发展区自治的任务。到王韬任市长时，实施自治的节奏频率日益加快，具体分工日益细密，比如在户口调查方面，加紧配合警察进行监控，在城区提倡举办商团、维系治安，在郊区则提倡组织保卫团、冬防及青苗等会，对于市内街巷的位置进行实地测量，绘制出各地区的详图，在教育方面，则成立以新型的区、坊自治单位为基础的坊立小学及识字班、阅报室、体育场，等等。自治区内对卫生职责有具体规定，要求每日洒扫街道、清除垃圾，还要参与防疫、种痘及灭蝇等工作。在社会救济方面，则有施衣、施粥、赈济贫弱等内容。①

一些研究中国城市的西方中国学家如罗威廉等往往强调在 19 世纪以来，中国的一些城市已经出现了有别于传统形式的基层社会组织，这些基层组织以其独特的自治管理，成为疏离于国家控制的公共领域的生长点。②

然而，从我们对北京城市空间的研究来看，任何带有新鲜气息的自治组织，实际上都是国家通过现代空间分布的规则予以重新建构的结果，而不是地方民众的自由选择。改街、村为"坊"，而使城市空间单位趋于细化，恰恰有利于国家对基层民间活动实施更为严密的监控，同时也更易于把国家对空间改造的专门化设计贯彻于基层社会。这一点在选举自治单位首领程序的变更中也能反映出来。自治开始实施的时期，如在民国二十二年（1933 年）春，区、坊的首领均由选举产生。民国二十三年（1934 年），市长袁良为加强对地方自治行政事务的督导，成立了自治事务监理处，直接管理指挥各级自治事务。当时正值民选区、坊长任期届满，市政府决定不再选举，并将坊公所、区民代表会、区坊监察委员会一律取消，改城郊十五区公所为自治事务区分所，规定为辅助行政机关，以"政教富卫"四字为办理自治的纲要。改造后的基层自治机构每所置所长一人，由市府直接委任，并咨部备案，整个系统隶属于自治事务监理处。③ 这样的变动显然更有利于国家对城市空间的垂直控制，而相对弱化了地方自治组织的自主功能。

卫生事务所与自治区域的关系，往往表现在事务所会利用"坊"的新式组织框架贯彻自己的意图。下面以第三卫生事务所举行的一

①② 参见《北京市志稿》（二）"民政志卷十四，自治二"，566～577 页。

③ 参见《北京市卫生局第三卫生区事务所举办秋季卫生运动周召集本区各坊长卫生恳谈会记录》，北京市档案馆藏 J5 全宗 1 目录 613 卷，13～25 页。

次恳谈会为例，分析一下事务所与"坊"之间的合作关系。第三卫生事务所曾于民国三十年（1941 年）九月二十六日下午三时举办了一次秋季卫生运动周恳谈会，会议召集了内三区各坊长参加。根据恳谈会的记录，内三区之中以自治名义设立的十八坊中，除二坊长未到会外，其余十七位坊长都准时参加了这次恳谈会。会议主席、第三所所长陈海瑞在致辞中曾明确提出邀请各坊长参加恳谈会的真实目的。他认为，原来事务所曾举办过卫生讲演大会，虽有部分市民参加，但终属少数，而这次恳谈会，"与本区内各位坊长相聚恳谈，其效果合与本区全体市民恳谈相同"①。

陈海瑞的意思显然是指如果仅仅利用过去传统的公开宣讲形式传播现代卫生观念，已不足以吸引大多数的基层民众，因为演讲的听众处于自由流动的分散状态，不易用强制方式加以统摄，而如果通过坊长的角色对坊间的民众加以组织引导，则更易利用制度化的手段自然地使具体的医疗原则转变为普通民众的生活原则。所以，他很明确地强调事务所对卫生观念的倡导，实有赖于自治组织的具体操作才能实现。他这样解释说："关于本区公共卫生之进行事项，虽于本所领导于前，但求其效率之显著进展，实有赖各市民之奉行不懈，方能得良好效果。"② 而各位坊长"对各坊市民最为接近，关于本坊各种卫生事项，务请诸位热心提倡、协助进行，则本区之公共卫生前途可预卜有长足之进展"③。

陈海瑞还特别分析了政府施政原则无法下达于基层的原因。他认为政府公告大多用告示来颁布，致使大多数人因不识字而误犯规矩，政令不得顺利向基层传达。因此，新型自治组织的建立就是要使国家政令尽量无阻隔地达于底层，所谓"本市各区设区公所，以下设有坊长、里长等，关于官署之公令传达能逐户告知，市民之意见亦能达于当局，于官于民两皆便利"④。

这里强调的显然不是民众如何利用自治组织的空间获取自身的权益，而是政府律令通过自治状态下达得如何便捷。这样一来，卫生行政的实施就顺理成章地通过借腹生子的策略转化成了一种正当的社区功能。"所以本所施行卫生各事项如普通预防注射及种痘等事多蒙协助均收效颇大，其他种种依赖于各坊长者实多，更望此后多加协助，以促成本区卫生事项之改善进步。本所与各坊互相取紧密

①②③④ 《北京市卫生局第三卫生区事务所举办秋季卫生运动周召集本区各坊长卫生恳谈会记录》，北京市档案馆藏 J5 全宗 1 目录 613 卷，13～25 页。

之联络，使本区之公共卫生效率增加，则本区市民可得健康幸福。"①

当然，城市街道自治组织日益被纳入国家监控的网络之内后，最为具体的表现就是医疗与卫生制度对民间的渗透过程有了一个更为有效的依托基地。特别是现代传染病的管理与控制往往需要采取强制手段，主要是局部动员的形式。在这样的情况下，如果不依赖于自治组织的干预和介入，实际上就很难真正奏效。比如在扩大种痘的社会动员方面，第二卫生事务所就曾经充分利用改造后的自治组织，使之成为推行国家预防政策的有力工具。

为了监控传染病的流行范围和程度，第二卫生事务所自民国二十三年（1934 年）起，规定四月至五月两个月为扩大种痘的特别时期，而扩大种痘的基本依托单位，就是自治区坊的空间。所以在民国二十三年的三月初，卫生区就与第二自治区商洽，由各自治区坊征集保送种痘员共 44 名（内有内二区署保送一名）。三月二十日开始授课，共上课二周，等到授课完毕后，就互相实习种痘，通过考试后方可结业。总计及格而发给证书者共有 28 人，随即由卫生区指定种痘地点及时间，然后于四月十日起全体出动开始施种，由事务所医师及劝导员逐日赴各坊视察及监督。施种地点共有十四处，均是在"坊"一级的自治单位中进行，控制面积涵盖了四十一个坊。

同时，事务所在坊间展开宣传工作，印刷了三万张传单。其中两万张由各段户籍警分送，其他传单则由各自治坊沿路张贴，或者由劝导员在逐家访问及门诊时赠送。考虑到传单发送恐有不周的地方，事务所又请各自治坊所设立的国民补习学校的学生，以游行的方式游走于街巷之内进行宣传。为了制造气氛，在游行队伍的前面还特意安排了乐队演奏。卫生事务所与各坊之间在防疫卫生事务上的配合，还表现在把门诊与巡回种痘的动态控制结合起来，以种痘队的形式逐户接种并承担宣传任务。②

另一方面，西方医疗技术对城市空间的渗透，也往往与自治组织的兴废程度密切相关。例如民国二十三年四月底，各自治区坊改组，或合并或裁撤。各坊原来保送至事务所的种痘员，有些人被裁撤，而且各自忙于交接工作，大多无暇从事种痘事务，致使原来的

---

① 《北京市卫生局第三卫生区事务所举办秋季卫生运动周召集本区各坊长卫生恳谈会记录》，北京市档案馆藏 J5 全宗 1 目录 613 卷，13～25 页。

② 参见《北平市卫生局第二卫生区事务所第三年度年报》，8～10 页。

种痘计划受到干扰。尽管如此，这一年扩大种痘期间仍有 5 392 人接受了种痘，增进市民对于天花的免疫力达 2.5%。① 虽然从百分比的统计观察，成果似乎并不显著，但医疗技术的实施与地方自治组织的结合，在空间控制方面形成的优势，已初步得到了验证。

---

① 参见《北平市卫生局第二卫生区事务所第三年度年报》，8～10 页。

第四章 现代城市中的"生"与"死"

老舍在自传体小说《正红旗下》中，曾用回溯和想象的笔法生动地描述了一番"自己"出生后第一次洗澡时的有趣场景："白姥姥在炕上盘腿坐好，宽沿的大铜盆（二哥带来的）里倒上了槐枝艾叶熬成的苦水，冒着热气。参加典礼的老太太们、媳妇们，都先'添盆'，把一些铜钱放入盆中，并说着吉祥话儿。几个花生，几个红、白鸡蛋，也随着'连生贵子'等祝词放入水中。这些钱与东西，在最后，都归'姥姥'拿走。"① 据说由于北方地区缺水少柴，用热水给孩子洗澡也许仅此一回。这个被称为"洗三"的仪式是作为接纳孩子进入尘世而举行的，洗澡还被看作预防婴儿成长时所遇危险的一种举措。②

熟悉老北京掌故的老舍有一次也讲到一个人死后，人们应该如何做出反应以使自己少惹麻烦的故事。他曾描绘一所大院中发生的情景：住在院里的石匠逼死了自己的儿媳妇，好不容易从洋人那里奔来一百块现大洋，得先给娘家六十块钱，表示赔罪。紧接着老舍写道："老王拿着回来了，鼻子朝着天。开张殃榜就使了八块。阴阳生要不开这张玩艺，麻烦还小得了吗？这笔钱不能不花。"③ 老王所说的麻烦是，不用殃榜镇着，死人的阴气在宅子里笼罩徘徊不去，活着的人总是难以舒心。没有阴阳生的检验，死者的原因也会难以探明，很可能成为无头的案子。出城抬埋尸首还少不了这张纸充当通行证呢，所以买殃榜的这几个钱是断断不能省的。

老舍小说中所提到的"白姥姥"和"阴阳生"是老北京城内两

---

① 老舍：《正红旗下》，见舒济选编：《老舍小说经典》，4 卷，137 页，北京，九洲图书出版社，1995。

② 参见［德］罗梅君：《北京的生育婚姻和丧葬——十九世纪至当代的民间文化和上层文化》，王燕生等译，135 页，北京，中华书局，2001。

③ 老舍：《柳家大院》，见舒济选编：《老舍小说经典》，4 卷，331 页。

142...

个旧行当的称呼。而且这两种职业恰巧控制着老北京人"生"与"死"这两道关口,于是他(或她)由此就成了北京人生活中不可或缺的角色。可在 20 世纪初不长的一段时间里,这些曾支配城市人"生"与"死"的民间角色却遭到了无情的责罚和取缔,慢慢从人们的视野里消失了。

本章想要探明的是,这些在胡同街道中穿梭晃动的身影是怎样被另外一群人逐渐取代的,他们的挣扎反抗和最终无奈的消失,同城市变迁中医疗变革与政治支配因素之间到底达成了什么样的共谋关系。

从生到死:空间仪式的传统表现

"吉祥姥姥"与"阴阳先生"

在西方传统世界中,新生儿被社会所接纳的相关仪式就是接受洗礼。人们普遍认为,孩子接受洗礼之后才会拥有灵魂,不接受洗礼的孩子将被罚入地狱。在 1770 年出版的一本生育指南书中,就包含了产婆的宗教责任、母亲的精神拯救和新生儿的洗礼等内容,其中罗列了一系列严格的规定。比如洗礼语言包括"如果你是一个人"、"如果你能够接受洗礼"等等表述,其实是暗示孩子有可能得病和不能存活。

西方新生儿的宗教庆典主要集中于洁净的观念上。在这一过程中,考虑到孕妇有可能产生羞涩和紧张的心理,特别强调利用营造家庭和亲情氛围予以调整。在法国,负责接生的产婆多为仪态庄严的老年妇女,她的年龄和阅历以及对分娩过程的熟悉程度,使她拥有让产妇信服的权威,她比任何人都熟悉产妇家庭的历史。[①] 从 17

---

① 有学者认为,产妇在生育过程中所经历的痛苦,特别具有象征意义,甚至是西方世界痛苦情结(pain complex of the western world)的表现。关于产婆的作用,这位学者指出,由于产婆过于熟悉产妇家中的情况,所以产婆誓言中特意有一条:"我同意不泄漏任何个人和家庭的秘密。"(Laget, Mireille, *Childbirth in Seventeenth and Eighteenth-Century France*:*Obstetrical Practices and Collective Attitudes*, in Robert Foster and Orest Ranum (eds.), *Medicine and Society in France*, The John Hopkins University Press, 1980, pp. 142-151)另有学者指出,在前现代社会中,没有任何生育是纯粹"自然的",每个社会的人们都会努力塑造和控制生育过程,都具有各自对如何把生育身体和宗族结合力转换成技术的理解,这些技术又是为独特的生育目的服务的(参见 Bray, Francesca, *Technology and Gender*:*Farics of Power in Late Imperial China*, University of California Press, 1997, p. 277)。

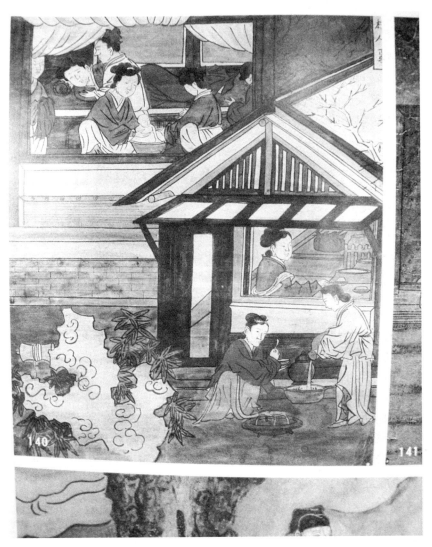

　　这张古代的产妇分娩图很形象地勾勒出了产妇生育时的空间氛围，和围绕产妇的家庭分工情形。(选自李经纬主编：《中国古代医史图录》，62页，北京，人民卫生出版社，1992)

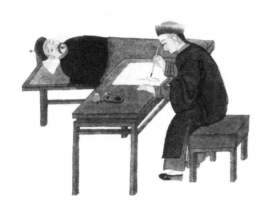

此中國披殃榜之圖也其人病故得在床上道人
即請陰陽先生來批殃榜上寫故者某年月生某
年月故何時入殮何日出殃若身死不明服毒等
晴陰陽不披即去報官

第四章 现代城市中的『生』与『死』

这张北京民间风俗画生动描绘了阴阳先生开"殃榜"时的情景。(选自《北京民间风俗百图》，27页，北京，北京图书馆出版社，2003)

世纪末到 18 世纪末，法国每个教区都有两到三个产婆负责给当地妇女接生，有的产婆从母亲到女儿都在干同一职业。如在其中一个教区，有十五个产婆被记录在案，每人约干二到五年。有一个特例是，一位产婆从 1703 年到 1720 年一直有工作记录，干这一行有近二十年的历史。

在中国的城市和乡村，孩子出生同样是一件相当重要的大事。生育的时刻一旦来临，就标志着一系列仪式即将登场，特别是男孩子出生更不单纯被视为一个生理现象，而是带有相当浓厚的社会与文化含义，似乎与家族的兴衰密不可分，也似乎预示着家族秩序将得到重新调整。

与正常人不同，刚出生的婴儿尽管已经匆忙坠落在了尘世网络之中，但是在经过一定的仪式加以认定之前，仍被看作一个陌生人。只有在经过仪式确认其足以强健地生存下来之后，婴儿才能在家庭中取得一个新的位置。所以，烦琐仪式的举行就成为一个新的社会成员被接纳的表演形式。

在北京的传统社区内，有一种专门以接生为职业的中老年妇女，人们习惯地称她们为"收生姥姥"或"吉祥姥姥"，又叫"稳婆"。"稳婆"都在自家门口挂一块小木牌，上书"快马轻车，某氏收洗"字样，下边系上红布条，当作幌子。她们因长期收生，具有一定的经验，但相当一部分人是文盲，甚至连古代生育的基本读本《达生篇》都没读过。稳婆在社区中的作用主要不在接生，而是凭借其娴熟的辞令和仪态成为新生儿步入家庭场所的仪式督导者。

和"吉祥姥姥"迎接生命的诞生有所不同，在北京挂牌营业的阴阳先生就像是处理生命死亡程序的"礼仪专家"（ritual special-ists）。老北京风俗以死者安葬地为阴宅，坟茔房屋为阳宅。给人看风水为业的叫作"阴阳生"，尊称"阴阳先生"。[①] 他们各有堂号，如北城土儿胡同一善堂王、西城翠花横街下坡伯寿堂俞、羊房胡同桂林堂朱、石碑胡同修德堂白，等等。他们将自家的堂号印在一张三寸长、两寸宽的黄纸条上，作为标记，有来请者，即将这个标志

---

① 李家瑞曾经评论说："堪舆与阴阳，本为两途，平市之业堪舆者，大都兼业阴阳，以起龙穴选择趋避（合婚嫁娶之选择另有星命家）为号召。俗以死者安葬为阴宅，故营房屋为阳宅，亦均关后辈之隆替，故业此者，门前恒书'地理风水阴阳二宅'字样，迷信者佞其说，奉为金科玉律。"（李家瑞：《北平风俗类征》，181 页，上海，上海文艺出版社，1937 年影印本）

再造『病人』

带回，按死人的性别，分男左女右贴在丧居门前，以资辨认，免生误会。阴阳生根据多年经验，为慎重起见，总是让来人先回去，自己却按兵不动，甚至等到丧家二次来请才肯出马，因怕人未死就去，本家犯忌讳。及至出马，找到贴有自己堂号的丧家，还要大喊："瞧狗，您哪！"这是阴阳生的惯用语，所以老北京有称阴阳生为"狗阴阳"者。①

"添盆"和接生口诀

老北京的通例是约在产妇临产前三四个星期，即将稳婆接来"认门"，对产妇略做诊视，到临产时，再请其来家接生。孩子生下三天后，必请稳婆来家主持婴儿的洗礼，名叫"洗三"，并按规矩给予厚赠。老北京人认为人生有两件大事：一是生下来三天的"洗三"，一是死去三天时的"接三"。清代崇彝《道咸以来朝野杂记》云"三日洗儿，谓之洗三"，据说这样可以洗去婴儿从"前世"带来的污垢，使之今生平安吉利。同时，也有通过这种"洁净"仪式以防疾病的意义。② 从形式上说，它有些类似于西方的洗礼仪式，只不过这种洗礼仪式带有更多的世俗意义而不是宗教含义。

"洗三"之前，产妇家照例要按照收生姥姥的要求，预备好挑脐簪子、围盆布、缸炉（一种点心）、小米儿、金银锞子（如没有则用黄白首饰代之），还有在老北京的习俗里各有讲究的一些物事，像什么锁头、秤砣、小镜子、牙刷、刮舌子、青布尖儿、青茶叶、新梳子、新笼子、胭脂粉、猪胰皂团、新毛巾、铜茶盘、大葱、姜片、艾叶球儿、烘笼儿、香烛、钱粮纸码儿、生熟鸡蛋、棒槌，等等。

"洗三"这天，通常只有近亲来贺，多送给产妇一些油糕、桂花、缸炉、破边缸炉、鸡蛋、红糖等食品，或者送些小孩所用的衣服、鞋、袜等作为礼品。清人记载："凡人家生子女，必与戚家送喜果，如荔枝、龙眼、落花生之类，加以红色鸡蛋，生男以单数，生女以双数……客必往贺，为之添盆，先送粥果等礼物，即食品也，男客则不往贺。"③

"洗三"仪式通常在午饭后举行，由收生姥姥具体主持。首先，

① 参见常人春：《红白喜事——旧京婚丧礼俗》，260 页，北京，北京燕山出版社，1996。

② 参见崇彝：《道咸以来朝野杂记》，84～85 页，北京，北京古籍出版社，1983。

③ 同上书，84～85 页。

在产房外厅正面设上香案，供奉碧霞元君、琼霄娘娘、云霄娘娘、催生娘娘、送子娘娘、豆疹娘娘、眼光娘娘等十三位神像。香炉里盛着小米，当香灰插香用。蜡扦上插一对祭祀时专用的羊油小红蜡，下边压着黄钱、元宝、千张等全份敬神钱粮。产妇卧室的炕头上供着"炕公""炕母"的神像，均用三碗至五碗桂花缸炉或油糕作为供品。照例由老婆婆上香叩首，收生姥姥亦随之三拜。然后产妇本家将盛有槐条、艾叶熬成汤的铜盆以及一切礼仪用品均摆在炕上。这时候，收生姥姥把婴儿抱在怀中，"洗三"典礼就算正式开始了。

产妇本家依尊卑长幼带头往盆里添一小勺清水，再放一些钱币，叫作"添盆"。如添的是金银锞子，硬币就放在盆里，如添的是纸币银票，则放在茶盘里。此外，还可以添些桂圆、荔枝、红枣、花生、栗子之类的喜果，亲朋亦随之遵礼如仪。按当时人的说法，遇着耗财买脸的真有往盆里放金银锞子和"黄白"首饰的。清末民初时，有往里放银元的，稍贫困的人也要放进几枚铜币。

收生姥姥有套固定的祝词，你添什么，她说什么。假如你添清水，她说"长流水，聪明伶俐"。你添些红枣、桂圆、栗子之类的喜果，她便说"早儿立子"（"枣"与"早"谐音，"栗"与"立"谐音），"连生贵子"（"桂"与"贵"谐音），"桂圆，桂圆，连中三元"，以博得本家和来宾的欢喜。添盆后，收生姥姥便拿起棒槌往盆里一搅，说道："一搅两搅连三搅，哥哥领着弟弟跑；七十八、八十八，歪毛儿、淘气儿，唏哩呼噜都来啦。"这才开始给婴儿洗澡。孩子放入澡盆后受凉一哭，不但不犯忌讳，反而吉祥，叫作"响盆"。

姥姥一边给婴儿洗澡，一边念叨各种各样的吉祥祝词，比如什么："先洗头，做王侯；后洗腰，一辈倒比一辈高；洗洗蛋，做知县；洗洗沟，做知州。"随后，把艾叶球儿点着，以生姜片做托，放在婴儿脑门上，象征性地炙一炙，再给婴儿梳头打扮一下，说什么："三梳子，两拢子，长大戴个红顶子；左描眉，右打鬓，找个媳妇（女婿）准四衬；刷刷牙，漱漱口，跟人说话免丢丑。"用鸡蛋往婴儿脸上滚滚，说什么："鸡蛋滚滚脸，脸似鸡蛋皮儿，柳红似白的，真正是爱人儿。"

洗罢，把孩子捆好，用一棵大葱往身上轻轻打数下说"一打聪明（'聪'与'葱'谐音），二打伶俐"，打完之后叫人把葱扔在房顶上（有祝愿小孩将来聪明绝顶之意）。拿起秤砣比画，说："秤砣虽小压千斤。"（祝愿婴儿长大后在家庭、社会中有举足轻重的地位。）

拿起锁头三比画，说："长大啦，头紧、脚紧、手紧。"（祝愿孩子长大后稳重、谨慎。）再把婴儿托在盘子里，用产妇家事先准备好的金银锞子或首饰往婴儿身上一掖，说："左掖金，右掖银，花不了，赏大人。"（祝愿小孩长大后，福大禄大财命大。）最后用小镜子往婴儿屁股上一照，说："用宝镜，照照腚，白天拉屎黑下净。"最有趣者，把几朵纸制的石榴花往烘笼儿里一筛，说道："栀子花、茉莉花、桃、杏、玫瑰、晚香玉，花瘢豆疹稀稀拉拉儿的……"祝愿小孩不出或少出天花，没灾没病地健康成长。①

到这时候，由老婆婆把娘娘码儿、敬神钱粮连同香根一起请下，送至院中焚化。收生姥姥用钢筷子夹着"炕公""炕母"的神码一焚，说道："炕公、炕母本姓李，大人小孩交给你；多送男，少送女。"然后，把灰用红纸一包，压在炕席底下，说是让它永远守在炕头，保佑大人孩子平平安安。随后，即向本家请安"道喜"，为的是讨几个赏钱。

"洗三"的含义

"洗三"的完整过程，展示了"吉祥姥姥"在社区中的"公共形象"。姥姥的主要功能并非接生的生理职责，而是在婴儿出生后如何尽快确立其在亲属网络中的位置。她的权威性并非体现在接生时医疗技术的娴熟与经验方面，而是能够在新生儿出生后通过仪式为整个家庭营造出祥和与安全的气氛。简言之，其社会功能大于医疗功能，"接生"甚至可以由别人代替。比如，如果姥姥职业是世袭的，就可派女儿出场。如接生偶有闪失，甚至可由"洗三"的仪式加以弥补。

老舍曾形象地描述过给其接生的老白姥姥的仪态："正十二点，晴美的阳光与尖溜溜的小风把白姥姥和她的满腹吉祥话儿，送进我们的屋中。这是老白姥姥，五十多岁的一位矮白胖子。她的腰背笔直，干净利落，使人一见就相信，她一天接下十个八个男女娃娃必定胜任愉快。她相当的和蔼，可自有她的威严——我们这一带的二十来岁的男女青年都不敢跟她开个小玩笑，怕她提起：别忘了谁给你洗的三。她穿得很素净大方，只在俏美的缎子'帽条儿'后面斜

---

① 参见常人春：《红白喜事——旧京婚丧礼俗》，229～232页；老舍：《正红旗下》，137～138页。对"洗三"仪式比较详细的描述，可参见邱雪峨：《一个村落社区产育礼俗的研究》，燕京大学硕士论文，北京大学图书馆藏，1935。

插着一朵明艳的红绢石榴花。"① 可见姥姥在当地社区中的地位是很重要的，其中年龄和仪态特别惹人注目，因为它标志着社会经验的累积程度。

正因为接生的过程在整个婴儿的出生典礼中只处于次要地位，婴儿落地后在家庭与社会中的价值必须经过"洗三"过程加以认定，所以接生的实施甚至可以由别人代替，可是"洗三"的仪式主持是无法替代的，必须邀请公认的经验丰富的姥姥主持。

老舍对"接生"和"洗三"的微妙连带关系曾经做过具体描述，特别谈到了"洗三"对接生失误的弥补作用：

"前天来接生的是小白姥姥，老白姥姥的儿媳妇。小白姥姥也干净利落，只是经验还少了一些。前天晚上出的岔子，据她自己解释，并不能怨她，而归咎于我母亲的营养不良，身子虚弱。这，她自己可不便来对我母亲说，所以老白姥姥才亲自出马来给洗三。老白姥姥现在已是名人，她从哪家出来，人们便可断定又有一位几品的世袭罔替的官儿和高贵的千金降世。那么，以她的威望而肯来给我洗三，自然是含有道歉之意。"②

老舍这段描述已经点明了"白姥姥"的社会角色的核心内涵，即她是社区出生仪式的操纵者，而不是现代医疗观念下的助产人员。

如果更为仔细地透视"洗三"的过程结构，我们从"吉祥姥姥"的职业特征中至少可以离析出三种行为角色：A. 敬神；B. 预言；C. 祛病。A、C 两项职能显然是为 B 项服务的，因为在"洗三"的过程中，"吉祥姥姥"口中发出的祝词几乎包含了新生儿将来成长过程的方方面面，包括仕途、婚姻、家庭、性格和财运的预测。这些预测由富有阅历的接生婆借"洗三"的仪式发出，实际上就正式给新生儿打上了社会的标记，并给其在社会网络中预支了一个位置。③

与此同时，"吉祥姥姥"的预言中还带有极其浓厚的伦理教化的意味，这些语言的表达不但可以营造出浓郁的亲情氛围，而且还起着确立新生儿与亲属之间关系的作用。经过"洗三"的孩子再也不

① ② 老舍：《正红旗下》，137 页。

③ 罗梅君就曾经说过，"洗三"是婴儿被接纳进家庭和社会关系的一个重要步骤。参见[德]罗梅君：《北京的生育婚姻和丧葬——十九世纪至当代的民间文化和上层文化》，50 页。在西方，"洗礼"也是在婴儿出生三天后举行，洗礼在某种程度上被看作对生育的确认，因为只有通过它才能使婴儿从被造物转变为社会的生物，一个在家庭、在社会中有名字和有位置的人。参见[德]里夏德·范迪尔门：《欧洲近代生活——家与人》，王亚平译，89 页，北京，东方出版社，2003。

再造「病人」

是陌生的外来者，而是家庭伦理关系链条中的一环。因此，"吉祥姥姥"的权威性并非体现在"接生"技术的娴熟与经验方面，而是体现为能够在新生儿出生后通过仪式为整个家庭营造出祥和安全的气氛。

死亡控制的时空技术

和"吉祥姥姥"专司婴儿的生命降临仪式正相对应，在老北京，阴阳生的主要职能是通过某种仪式重新安置灵魂与身体的关系。葬仪中的日常事务由亲属亲友处理，社区中的老人和妇女大体也都知道丧仪的基本程序，所以葬礼过程其实是在一个相当熟悉的范围内进行的。但阴阳生在这圈子里扮演的角色仍不可或缺，因为他控制着出殡的时间和安葬死者的空间位置，即估算出尸体出屋的具体时间，以及安葬位置的风水与方向的优劣及其神秘含义。据甘博（Gamble）在 1921 年所做的估计，阴阳先生的训练至少需十至二十年的时间，即学习辨认"龙迹"需十年，勘定墓穴风水则需二十年左右的功力和经验[1]，所以是一门要求很高的技术。

阴阳生的核心技术是为丧家开具"殃榜"，作为全部丧事、丧礼时刻、方位、禁忌等诸方面的指针。[2] 开殃榜的过程十分复杂，一般阴阳生均根据阴阳家《三元总录》一书中的"茔元课定"部分推测勘定，包括推定亡人的"原命"，即生辰，及"大限"，即何时寿终，推算亡人在世享年多少岁。以上数项大多是通过向家属问询。但民间传说，唯有亡人的时辰不问，而是通过看亡人的手指掐到哪个指位来推定，并有专门的口诀。其中"出殃"的推定最能表明阴阳生的功力。

所谓"殃"，是指死者三魂七魄的"七魄"而言，又名"煞气"。詹姆斯·L. 沃森（James L. Watson）在香港新界调查时发现，民间观念中的所谓"煞气"就是尸体释放出的一种云状气体，是"死亡污染"（death pollution）的表现。[3] 又按阴阳家的说法，亡人的七魄

---

[1] Feuchtwang，Stephan D. R.，*An Anthropological Analysis of Chinese Geomancy*，Vithagna Press，1974，p. 204.

[2] 《北平风俗类征》载："开殃：殃或作样，把死者的降生之年月日时和死的年月日时，当中活了多少年岁，都开列在一张白色的纸上，贴在门口，表示寒门不幸之意。"《清稗类钞》云："京师人家有丧，无论男女，必请阴阳先生至，令书殃榜，盖为将来尸柩出城时之证也，阴阳生并将死者数目，呈报警厅。"

[3] Watson，James L. and Evelyn S. Rawski（eds.），*Death in Late Imperial and Modern China*，University of California Press，1988，pp. 109−111.

按一定的时间出来，化为某色气，向某方向而去，叫作"出殃"。阴阳生首先应推算出殃时刻。

其次，要推算"殃"高多少丈、多少尺。方法是每天值日的天干、地支各为"殃"的一个尺数，两者相加，即为出殃的丈、尺数。

再推该"殃"化为什么颜色的气，向哪个方向去。殃的颜色是按"男干女支"（亡故之日）推算的，不同的日期"殃气"会分别呈现出青、红、黄、白、黑等不同的颜色。

至于"殃"向何方去，也是按人死的日子推算的。阴阳生会唱出以下歌诀："气分五色按五行，男干女支辨分明。金东北，木西南，水土双双奔东南，唯有火红向西北，五色四方辨周全。"① 等到"出殃"的时刻、颜色、方向确定完毕，还要推算入殓、破土和"发引"（出殡）的时间，最后还要推测是否会犯"重丧"（即百日内再死人），以及是否犯"火期"（指遗体自行起火）。②

在民国初年的北京城里，殃榜多置于棺盖之上，或压在焰食罐子之下，出殡时，经城关验证后，由挎烧纸筐子的带到坟地焚化。郊区至塘沽一带，却粘于门前（男左女右）。有的做一纸龛，有的贴于席头之上，而且两边加饰白纸条。男死，纸条下端剪成剑头形；女死，剪成燕尾形。其条款以亡人岁数而定。这样可以起到向外界报丧的作用。所以，20世纪初年客居北京的外乡人流传说："要知死的什么人，只看三方面，就可一目了然：门里看孝，门外看榜，出殡看幡。"

老北京人对于阴阳先生在殃榜上所开列出的丧礼时刻、方位、禁忌，奉为金科玉律，不敢稍有疏忽，对于出殃、避煞、净宅的仪式尤其重视。关于"出殃"的过程，京城有许多民间禁忌和传说，如说"殃"是死人的"恶气"，所以出殃时人都要避开，谓之"避

---

① 常人春：《红白喜事——旧京婚丧礼俗》，231～232页。

② 常人春曾经详细考证了这些时刻及"重丧""火期"的推测方法，如人殓时妨忌的"四相"（即四个属相），规定："正月、四月、七月、十月死的，入殓时，忌属虎、猴、蛇、猪四相；二月、五月、八月、十一月死的，入殓时，忌属鼠、马、鸡、兔四相；三月、六月、九月、十二月死的，入殓时，忌属龙、狗、牛、羊四相。但亲了不忌。根据《茔元课定》，斩草破土日，须忌二十八宿中的房日兔、虚日鼠、昴日鸡、星日马值日的日子（是为太阳密日）；忌建、破、平、收这四个'黑道日子'；忌'土王用事'的日子，否则不吉。关于犯重丧、犯火期，一般说来，凡属不遵守阴阳先生所勘测的时刻、方位、禁忌都有犯重丧之虞。另外，如果亡人临终的月、日、时辰不佳，也会犯重丧或火期。例如'月建甲子，其故者辛丑日，必犯重丧。又是日忌火，若遇木、火之日或火宿值日，更犯重丧'。"（常人春：《红白喜事——旧京婚丧礼俗》，233页）

煞"。一旦被"殃"打了，不死也要大病一场，名为"中恶"，或变成"小花脸"或"阴阳脸"。就是花草、树木如果被"殃"打了也会枯死。故一家死人出殃，四邻的枣树、榆树、石榴树就都要拴上红布条，这样就可以避煞。

为了"出殃"的顺利，使"煞气"遁净不归，必须由阴阳生主持严格的空间仪式。丧家根据殃榜所开的日期、时刻，把死者临终的卧室布置起来。通常是将死者的被褥放下来，衣服打开，放在炕头。打一盆洗脸水，放上毛巾、肥皂。小桌放上点心、茶水、烟具。死者如是女的，还要摆上梳头匣和化妆品。然后根据出殃的方向把窗户撕开一个洞，以便让"殃"从这里出去。郊区有的地方还摆上一碟无馅的饺子，表示死者吃着无滋无味，一气之下就会弃屋而去。

有的人家在出殃后还要验看死者的足迹。方法是在出殃时，把炕席卷起来，撒上一些白灰或小灰，有的则在地上铺些沙土。据说是等出完殃后，灰或土上必要留下死者的足迹，据此可以判断死者所托生的类别。

宋景昭在《追忆先父宋哲元将军》一文中，谈到宋哲元死后出煞的情形时说："出煞那天，请阴阳先生看好时辰，把父亲用过的东西原样摆好，地下铺满了沙土，房门倒锁，不准人进去。两个小时后，大家才出来，开开房门，站在门外看，沙土上有几个靴子印。母亲安慰地说，父亲穿着朝靴上天了。明知是神话，可弄不清靴子印是哪儿来的。"[1]

"出殃"的过程中，阴阳生还要使用"禳解"与"净宅"等空间技术。阴阳家有所谓"六凶神冲殃不出"的说法，由于死的年、月、日、时犯"六凶神"，致使殃煞不出，占于一处不走，所以须举行禳解仪式。空间仪式首先是在殃煞占处[2]贴上五道符，其次是配一服所谓"六精斩退魂魄散"，计有金精石、银精石、避殃砂、鬼见愁、鬼箭草、安息香等，研为细末，扬撒于死者的住处，据说有"除污净秽"的效果。

净宅仪式的举行也是为了避免殃煞不退不散，滋扰家门，另一方面也是为驱逐在丧礼中招来的邪魔外祟。北京人认为，所有的丧祭活动都会招来意想不到的外祟，所谓"烧纸引出鬼来"，所以必须在出殡

---

① 转引自常人春：《红白喜事——旧京婚丧礼俗》，234 页。

② 关于殃煞占处有歌诀云："寅窗卯门辰在墙，巳在阴沟午未梁。申酉在碓戌亥灶，子丑二时在厅堂。"

后净宅。通常要给城隍、土地、门神、灶王、火德真君等神灵上香致祭，祈求这些神灵庇护。最后，送神必要烧些钱箔纸马之类。

其次是在死人屋门和各处贴上不同的符篆，并由阴阳先生将一铁秤砣烧红，往醋里一放，借冒起来的雾气来"驱邪"。还有的根据阴阳先生的要求配制一服"十二精"药，计有天巴戟、地芍药、日鸟头、月官桂、人人参、鬼鬼箭、神获神、天杜仲、道远志、松茯苓、山桔梗、兽狼毒，共十二味药。另外还需备有七种香：檀香、藿香、寸香、沉香、木香、芸香、乳香。研为细末，葬后出殃时，在宅内扬撒，据说可以避鬼除邪。①

"出殃"与社会秩序

以上的细节描述已经足以昭示出阴阳生的"公共形象"。阴阳生具体的社会作用至少体现在以下三个方面：

第一，阴阳生在操持"出殃"的空间仪式时，实际上是在充当促使阴阳两界经过互动达于平衡的中介角色。按有些学者的说法，中国葬礼行为所呈示出的特征就是通过仪式程序分离和削弱死者身份中的"阴性"因素，从而使死者"阳化"的过程。②

社会生活中死亡现象的出现意味着正常秩序和生活节奏的中断。就中国哲学之传统理念而言，中断的原因在于阴阳二气处于不均衡的状态，死者的阴气笼罩乃至控制了阳间的生活。如果要使阴阳趋于平衡，就必须通过某种仪式把阴气导引出正常生活的领域。阴阳生正是这种阴阳平衡之天平的协调人。"出殃"仪式的象征意义在于，"煞气"在遁离之后，死者的遗体被重新置于阳气的控制之下。阴阳生的职责就是有效地把代表无序的阴性力量导出正常的社会空间。

第二，"出殃"是一个社会界限再生产的过程，这一过程重新界定了世俗世界中的阴阳关系。在"殃"被请出"凶宅"之前，死者的整个家庭均处在凶煞悲戚之气的笼罩之下，因为死者故去后的"煞气"对生人始终是一种潜在的危险。这时候阴阳两界的边界并不分明，而经过阴阳生进行"出殃"、"禳解"与"净宅"的空间仪式之后，死者身后净化过的空间使社区与家庭均重新获得了安全感。因此，中国的葬礼仪式集中处理的虽是死后灵魂与现世人类的关系

---

① 参见常人春：《红白喜事——旧京婚丧礼俗》，231～235 页。

② Sangren，P. Steven，*History and Magical Power in a Chinese Community*，Stanford University Press，1987.

问题，但是复杂烦琐的空间控制技术对阴阳界限的分割，显然服务的仍是现世活着的人，使之不受死者灵魂的威胁。[①]

第三，"殃榜"的确定与悬挂实际上是一种社会关系再生产的过程。死者家庭圈内亲属和圈外看客从"殃榜"发送中会得到不同的信息。圈外人通过张贴出的"殃榜"发现死者的"煞气"已经被逐走，证明死者家属已经通过阴阳分割的仪式，重新回到了正常的生活状态。而圈内人以"殃榜"的悬挂作为符号，向外人公开宣示，在死者"煞气"被放逐之后，自己已在阳间找到了没有凶气污染的位置，对外人和社区安全已不会构成威胁。因此，"出殃"具有作为社会关系的物质逻辑与宗教意义的文化逻辑的双重功能，而"煞气"的去留成为重新安排死者家属与社会结构之互动新格局的关键尺度。

另外，政治与社会秩序也一度对这种双重功能给予认同。如清代，"殃榜"可以直接当作出殡执照，成为出城发丧的必需凭证。《清稗类钞》"丧祭类"谓"此殃榜盖为将来尸枢出城（安葬）时之证也"，民国以后，北洋政府执政期间，一律凭殃榜到卫生局换取出殡执照。实际上是对阴阳生职业垄断权力的认可。相反，没有"殃书"证明的死亡出殡不具有合法性，死者的亲属也就无法从阳间的社会秩序中重新获取信任。由此看来，"殃榜"是死者家属重新回归日常社会网络的必需凭证。

"街道政治"：生死场中的抗拒与变迁

生命的档案化

在老北京，"阴阳先生"也曾经扮演着民间"法医"的角色，甚

---

① 沃森（Rubie S. Watson）在比较中西方对葬仪认知的不同态度时说过，西方社会认为墓穴和身体是创造力的来源，是促成现世活人摆脱恐惧的源泉，具有"卡里斯玛"的魅力。比如一种名叫 Barada 的力量缠绕在墓中之后就会使之成为朝圣的中心。和西方有所不同，中国则不认为死亡的遗留物是构成权力的中心，而是把自然本身作为力量产生的源泉，"风水"观念即由此而来。"风水"观念强调把死者置于山中之风、水溪和雨露等自然力量影响之下，会带来好运，墓穴和骨头成为风水力量的中介传导者。死者骨头的埋葬位置直接影响着生者的成功或失败。"风水先生"就是决定葬者的时刻与位置怎样对生人更有利，而不是怎样对死者更有利。参见 Watson, Rubie S., *Remembering the Dead: Graves and Politics in South-Eastern China*, in James L. Watson and Evelyn S. Rawski (eds.), *Death Ritual in Late Imperial and Modern China*, University of California Press, 1988, p. 207。

至有时会充当官方刑侦的耳目。常人春曾有过一段生动的描写：

> 当时，阴阳先生是官方的耳目，懂得一些侦察知识。他们善于观察、分析与死者有关的各种迹象。阴阳先生到丧家验视死者，向来不坐车、不骑牲口，一进街或一进村，先观察周围的动静。如果有人见阴阳先生来了，窃窃私语，搞些较为神秘的小动作，如相互"咬耳朵"、打手势，或者进了院，见邻居们都不约而同地执窗偷看，及至进入丧家又受到异乎寻常的款待，甚至搞拉拢、叙交情、套近乎，凡属这种情况，不用看死人，就知道死因不正常。
>
> 再根据死者的年龄、性别和家庭地位也可看出端倪。例如，死个年轻的小媳妇，没有看病的药方，硬说是得"暴病"死的，这就一定要认真检验遗体。凡属投河、自缢、服毒自杀或他杀的，其遗体都有不同的特征。阴阳先生根据经验，一般都能正确地加以鉴别。从这一点上讲，阴阳先生也懂得一点法医知识。如见死者的胸口皮肤已被烧破，指甲发黑，必是喝盐卤死的；死者颈部带有勒痕，必是自缢或被勒死的。有的丧家怕承担法律责任，不敢承认事实，反问阴阳先生："您说我们这人是上吊死的，那为什么他不吐舌头呢？"有经验的阴阳先生只需用毛笔笔杆把死者嘴一撬，舌头马上就伸出老长，丧家自然理屈词穷。[1]

当然，个别阴阳先生也会徇私情，包庇事主。有的因为是邻居，碍于情面，不好直接报官，只装作不知道，既不给开殃榜，又不报官。极个别的还会"吃私"。

到了20世纪30年代，"阴阳先生"垄断死亡仪式的习惯已经开始发生变化，尤其是西式医疗空间向生活区域的扩张，使京城百姓生活的轨迹开始被纳入"档案化"的管理方式，"阴阳生"作为一种老职业开始频繁受到威胁。

城市"公医制度"的采用使"医疗社区"与"自然社区"相互叠合，逐渐在改变原有城区内部的时空结构，其中改变所借助的方式之一就是生命统计规模的日益完善。由于卫生区采取的是预防为主的控制取向，预防控制的对象是"人群"，是自然社区的居民，因而，只有通过生命统计中掌握的相关群体的年龄、性别、职业分布

---

[1] 常人春：《红白喜事——旧京婚丧礼俗》，235～236 页。

以及出生、死亡的具体情况，才能更有效地合理安排和配置时空的秩序。

20世纪20年代以前的北京没有现代意义上的生死控制，传统社区中的居民往往只关心如何通过"生"与"死"的仪式，如"洗三""出殃"等等，重新安排好生者的社会伦理与道德秩序。这种伦理秩序的再塑，往往以"生"与"死"者周围的人群对生活节奏的感觉是否良好为尺度。这种感觉不必进行量化的分析就可感知与把握。所以，北京的传统对"生"与"死"的处理只是生、死者的亲属与传统社区人群的协调关系问题。而现代意义上的生命控制，则企图通过生命的数字化与严格的量化分析，把传统社区中的道德实践问题转变成与国家现代化目标相联系的行政管理与机构控制的问题。"社区叠合"的实现为这种转变准备了基本的条件。

"医疗社区"与"自然社区"的叠合，使得"自然社区"的人群被强行赋予了现代的时空观念。老北京的原有生活理念和秩序被门诊时间、规律性极强的家访频率及各种训练班的节奏所规训、操纵和切割改造。生命统计对传统社区的渗透作用，则表现在它不是把社区人群的生死过程当作道德仪式的处理对象，而是把生死纳入整齐划一的科学网络中予以固定，使之成为科学行政中一个可用档案化过程处理的对象。

北京最早的生命统计在第一卫生事务所成立时即已开始实施。老北京城区内在20世纪20年代以前并没有进行出生统计的专职人员和档案记录，出生调查多由公安局户籍警于调查户口之际同时进行。因居民对出生调查有猜忌心理，怀疑被调查后政府将抽税或有其他对己不利的情况出现，故多不愿主动报告，间或有报告者，其出生日期也不准确。

如第二卫生事务所年报曾评论此情况说："户籍警注意范围所及仅于税收或违警罚法内所载各项。未经特别训练之户籍警，对于出生调查往往忽视，且缺乏统计常识，对于出生日期亦多含混，常有以调查时日为婴儿之出生日期也。有在医院出生，而由医院医师或助产士依法报告者，虽不乏人，但因本所对于违背出生报告之义务无制裁力量，故亦有漠然置之者。是以收集出生报告之困难较于调查，几艰数倍。"[1]

---

① 《北平市卫生局第二卫生区事务所第三年度年报》，北京市档案馆藏Q4全宗1目录1803卷，12～14页，1936。

在统计调查员出现以前，北京市居民遇有生育子女时，照例须赴公安局该管区派出所报告，由各派出所呈报各区署转呈公安局备案。北平市卫生处成立后，即拟定出生调查表格，商妥公安局转发各派出所，遇有居民呈报出生者，即照样式填写，由公安局汇转卫生局，以备统计。后发现试行效果并不理想，因为"调查清晰者有之，而填写欠详者，亦所在多是"①。

自卫生示范区建立后，情况发生了很大变化。按照社区叠合后的双轨运行框架，除保留自然社区中的户籍警报告出生之职能外，医疗社区也专门培训出专职的生命统计调查员进行社区内生死数目的监控。统计调查员的记录还与卫生事务所助产士、已训练产婆及各产院的调查相互协调补充，其运作效率明显要高于自然社区中户籍警的工作节奏。

当时的北平市卫生处评论第一卫生事务所出生调查时就发现，因为对于内一区界内的出生调查派有专人办理，"故每月所得之出生报告，均较内一区各派出所报告者为多，故本处对于内一区界内之出生调查，均委令第一卫生事务所代为填报，本处接得报告后，仍撕去一联转送公安局，以备考查也"②。

第一卫生事务所共设有统计调查员四人，按二十个警察区段，每人主管五段。每日除由一人轮流值班调查死亡外，其余三人每日赴各管之警察区段及产婆处探询出生情况。各医院则每星期轮流派遣一人前往抄录出生人数，得到出生报告后，再由该主管地段之统计调查员前往住户家中详细询问，并按该所出生调查表逐项填写。第一卫生事务所助产士于接生后和卫生劝导员于家庭访视时所得到的出生资料，也随时填表报告以资统计。所得之出生报告再按卫生局出生调查表填送局以备编写生命统计表。③

据 1936 年第一卫生事务所的出生报告共计 2 901 件分析，按报告人员分类，统计调查员占出生报告总数 47.6%，医院占 22.4%，该所医师及助产士占 17.5%，警察各段占 6.6%，劝导员占 4.4%，其他人员占 1.5%。由此可见，生命统计调查员已经占据了跨越"自然社区"与"医疗社区"出生调查的中枢位置。

我们在上一章已略做交代，对妇婴访视的频繁进行与访视时间

①②　《北平市政府卫生处业务报告》，72 页，北平市政府卫生局编印，1934。
③　参见《北京特别市公署卫生局二十五年度业务报告》，143 页，北京特别市公署卫生局编印，1938。

的程序化，实际上切割重组了"自然社区"内的生活时间和节奏，因为访视的时间一旦固定就带有不容置疑的强制性质。这在生命统计过程中同样有所体现。比如，第一卫生事务所为设法劝导居民自动报告出生人数，特与卫生局合作制定了北平市生死统计暂行规则。其中第三条规定，出生之婴儿，其父母或抚养人须于出生后五日内报告该管警区，否则应予处罚。可是据 1935 年第一卫生事务所的统计，居民直接报告出生的数目仍仅占 10.6％，其余均为第一卫生事务所调查人员所统计。① 在这种情况下，第一卫生事务所统计调查员必须按时挨户调查，并按月派员分赴各医院诊所医师助产士处查其在该区收生人数，与报告核对是否有其他遗漏。

生命统计调查员与旧式产婆的关系建立在强迫性的时间交往序列中。如第三卫生事务所因各旧式产婆在接生人员接生数目中所占数目为最多，该所为防止其隐匿不报起见，特派统计员于每周内轮赴各产婆处所搜集材料一次，以期减少遗漏。② 又据报告，出生证书的发送，原由卫生局第二科统计股填就出生证书，交由各清洁班夫役挨户投递。自 1936 年 3 月起，为节省夫役工作时间及减少迟误起见，改由邮局代为投递。③

"调查员"取代"阴阳生"

在社区实现叠合以后，作为医疗区域代表的统计调查员对自然社区所进行的最为严重的渗透，就是对阴阳先生的监控与取代。清代以至民初，官方鉴于民间社会对阴阳先生的崇信，丧葬必请其"开殃"、"禳解"，具有亲自验视死者的条件，故阴阳生一直作为京城百业之一，被官府特许营业。不过官方和民间对阴阳生作用的认识是有相当差异的。民间社区视阴阳生为重新理顺死者家属与社会之人际关系的中介角色，"出殃""净宅""禳解"的仪式是社区道德伦理精神的一种表达。

而官方则认为阴阳生具有检视鉴定死者死亡原因的能力，具有维持社会秩序的法律功能。死者如系正常死亡，阴阳生可以给丧家开具殃榜，并将数目定期上报。死者如果系自杀、他杀而死，阴阳

---

① 参见《北平市政府卫生局二十三年度业务报告》，102 页，北平市政府卫生局编印，1935。

② 参见上书，245 页。

③ 参见《北京特别市公署卫生局二十五年度业务报告》。

生应立即报告官府，请"仵作"（法医、验官）验尸、鉴定，始可抬埋。这样就不免要追究当事人的刑事责任。因此，殃榜带有法律见证的性质，是一纸正常死亡鉴定书。[1]

民国初年，对阴阳生的限制与取缔可以说是与卫生示范区的建立和拓展同步。在阴阳生被彻底取缔以前，由于生命统计员的出现，社区死者办理殡葬手续与清代的区别在于实行了双轨制度。清代居民死亡只需阴阳生开具"殃榜"，即可领取抬埋执照，可见"殃榜"具有相当权威的法律鉴定作用。卫生示范区建立以后，阴阳生的职权已缩小到为死者家属开具死亡原因报告单，家属持此单至该管警段，再由警段填一死亡报告单，同时电告统计调查员亲往调查后，始得装殓。各社区的出殡执照，亦改由各统计调查员填发。故所有死亡之人业经报告者，均须经过各统计调查员之手，而不致遗漏。这样一来，"殃书"作为出城抬埋的凭证功能自然就消失了，只不过阴阳先生尚保留着对死者死亡原因的鉴定权。

这里面还有一个小小的曲折变化。在1934年以前，凡区内居民死亡者，例由家属报告警段，由警段发给死亡通知单，再去所属卫生事务所报告，填写死亡调查表，发给出殡执照后，再由统计调查员实地调查，以期精确。至1935年，此办事程序改为：死亡家属赴警段报告后，领得死亡通知单赴卫生事务所报告，由所中立即派生命统计员前往调查，填写死亡调查表，然后发给出殡执照。事务所年报中曾述及改动程序："盖因死亡调查于未领得出殡执照之前，较已领得出殡执照之后，乐于述诉死亡原因，此种办法对于死亡原因之收集，较为容易。"[2] 实际上，这一次序的颠倒无形中加大了统计调查员的权力。更为关键的是，生命统计调查员获得了取代阴阳生签发出殡执照的权力后，对死亡的控制即已从"自然社区"转移到了"医疗社区"的掌握之中。

自从在京城内城范围内（从内一区到内六区）实现了"区域叠合"以后，北京市卫生局一直计划通过卫生行政的健全达到取缔阴阳生的目的。他们首先设定，阴阳生不具备现代医疗知识，即使一时不宜取缔，也应把它尽量纳入医学行政控制的轨道。如卫生局报告中称："查卫生行政，首重生命统计之精确。本市生命统计于调查死亡原因一项，向由阴阳生就本局发给联单上任便填报。此项阴阳

① 参见常人春：《红白喜事——旧京婚丧礼俗》，235 页。
② 《北平市政府卫生局二十三年度业务报告》，194 页。

生毫无医学常识，倚恃其报告死因，以为施行防疫标准，殊为不妥。"①

北平市卫生局与地方事务所最初商定的取代阴阳生的办法是，用医师鉴定的死亡诊断书代替阴阳生联单。后因北京市民患病延请西医（即医师）诊治者尚属少数，而如果未经医师本人诊治，自然不愿代为填写死亡诊断书，所以这项设计被迫中止，遂有加紧训练生命统计调查员之议。

生命统计调查员对阴阳生职业的冲击，不仅表现在其打破了阴阳生对出殡执照发放权的垄断，而且也表现在对"死亡原因"解释的歧义上。阴阳生在检视死者时，拥有一套在传统社区中训练出来的直觉经验方法，这套方法经过长期验证，一般颇能得到传统社区普通居民的认可。而生命统计调查员沿用的死亡原因调查法，则是严格按照现代卫生行政的要求制定的，是卫生示范区总体规划的组成部分。其死亡原因被规定为二十七种②，以利于进行规范性控制。如时人所论："死亡统计中最重要之一项，即为死亡原因。盖明了死亡原因，始能知何者为可以预防之死，何者为不能避免之死，然后卫生行政始知有所准规。前卫生部曾规定有死亡原因分类表一种，通令全国一律遵用，死亡原因计分二十七种，盖所以便统计也。"③

在第一、第二卫生事务所成立以后，北京城的内一、内二两区因派有专门受过训练的统计调查员办理死亡调查，所以基本按卫生行政的标准确定死因。但其他各区所代填的死亡调查表却基本沿用"热病""温病""痰喘"等传统词汇，而且对于"病症"一栏亦多不填写，故从现代医学的角度无法推测死亡原因。当时的办法是，"只好就调查表上原填之各词，改以通用之二十七种死因，以便统计"④。

---

① 《北平市政府卫生局二十四年度业务报告》，14 页，北平市政府卫生局编印，1936。
② 这二十七种死亡原因分别是：1. 伤寒或类伤寒；2. 斑疹伤寒；3. 赤痢；4. 天花；5. 鼠疫；6. 霍乱；7. 白喉；8. 脑膜炎；9. 猩红热；10. 麻疹；11. 疬毒；12. 其他发热病及疹症；13. 狂犬病；14. 抽风病；15. 产褥病；16. 肺痨；17. 其他痨症；18. 呼吸系病；19. 腹泻肠炎（二岁以下）；20. 其他肠胃病；21. 心肾病；22. 老病及中风；23. 初生虚弱及早产；24. 中毒及自杀；25. 外伤；26. 其他原因；27. 原因不明。
③④ 《北平市政府卫生处业务报告》。

死亡监控的训练

有鉴于此，北京市卫生局决心仿照第一卫生事务所试用数年的统计调查员制度，开始计划在内外城各区普遍推广。于是就有统计调查员训练班的设置，并于 1934 年 10 月呈准市政府，举办第一期统计调查员训练班，招考初中毕业以上程度学员十名，给予短期训练。计上课、实习各有一个月的时间，所学课程包括"公共卫生"、"卫生法规"、"绘图"、"生命统计"、"环境卫生"、"细菌学"、"病理学"和"传染病学"等八门，课时共九十六小时，均由卫生局二、三、四科及第一、第二卫生事务所人员讲授。

实习期间则轮流派往卫生局二、三科及第一卫生事务所，随同做实地调查工作。至 1935 年 1 月，上课及实习期满，经考试及格者即委托为统计调查员，同时并函商公安局同意，接办所有内城各区出生死亡调查工作。除内一区第一卫生事务所原有统计调查员 4 人外，其他各区每区各派 1 人（第二卫生事务所原有 1 人，故只派 1 人）。其内二、内三区者分驻各卫生事务所，并直接由各事务所主管人员督促工作。内四、内五、内六三区人员，则暂在公安局各区署借地办公。①

在内城统计调查员部署完毕之后，卫生局紧接着于 1935 年 6 月呈准市政府训练第二期统计调查员，以备接办外城各区出生死亡调查事项。此次并未公开招考，所有报名之人均须由本局或各附属机关职员负责保荐。因为第一期公开招考所录取的人员，常常有中途请辞者。此次共录取 20 人，内中有已在内六区工作的稽查警 1 人，另有第一卫生事务所派来 1 人及天津市政府派来北平受训者 2 人，全部受训者共 23 人。

除课程与第一期相同外，学员实习期间轮流派往卫生局第三科实习环境卫生工作及第一、第二、第三卫生事务所实习出生死亡调查工作。自第二期统计调查员训练期满后，即由卫生局函商公安局同意，于同年 9 月 1 日起，由统计调查员接办外城各区出生死亡调查及核发出殡执照等项工作。其办公地点如外一、外四两区在本局该区清洁班，外二、三、五区则分驻妓女检治所、烈性毒品戒除所及市立医院内。

---

① 参见《北平市政府卫生局二十三年度业务报告》，21~22 页。

再造『病人』

据称，训练班的学员在结业半年后，仅出生一项，每月调查即增添三四百人。其监控区域涵盖了全城的大部，结果是进一步缩小了阴阳先生的控制范围。1937 年 5 月，北京市卫生局正式规定，凡居住于北京内外城区的居民遇有死亡时，可越过阴阳先生这道旧关口，直接呈报分区派出所。派出所根据呈报即发给人民死亡呈报书，并一面电告卫生局派驻该区统计员前往查看，并凭呈报书发给出殡执照。① 由此，宣告了阴阳先生社区功能的终结。

然而，尽管统计调查员已遍布全城，控制了大部分京城人口的生死数目，但在郊区方面，因地域辽阔的缘故，统计调查员不敷分配，对于核发出殡执照及填送人民死亡调查表，仍请四郊区署代办。所有郊区居民死亡，应先行呈报该管自治区分所保甲长，由保甲长签章填发人民死亡呈报书，丧家持呈报书赴区署换领出殡执照。这里边就暗藏着种种隐瞒与回避的技巧。

如廖泰初于 1936 年在北京西北郊阮村的调查所说："阮村人口死亡原因的报告是最不可靠的，因为要避免检验的手续，避免停尸发臭，避免各种麻烦，成人死亡则多报'老病'。老病的意思是年老病死，没有任何其他的理由。婴儿死亡则多报抽风，这两种没有传染病的嫌疑，立即就可发给抬埋执照。假如报上'天花'、'霍乱'，由派出所报分署，分署报总署，总署再派人检查，一耽误最少就得三天。在这三天里或是三天后，你得不到任何的预防方法，却增加了许多传染的可能。这样就是你报上了天花，当地警察也给你改成抽风。再加上农民对病理病名全不在意，人死如归，谁管他走哪条道儿回家去。"② 可见，丧葬的手续在京郊 20 世纪 20 年代时仍很烦琐，以至人们发明了许多应付的方法，但有一点可以确定，阴阳生作为传统职能的角色已逐渐退出了京城的历史舞台。

旧产婆洗心革面

"人造环境"对自然社区的改造，特别突出地反映在对产婆形象的重新定位上。产婆在传统社区里的公众形象并非一种医疗工具。"收生姥姥"需要通过"洗三"等诞生仪式协调不同的社会关系，而所谓接生过程不过是一个公众仪式的最初组成部分而已。可是在兰安生完成了"医疗社区"与"自然社区"的叠合之后，对姥姥的功

---

① 参见《北平市政府卫生局二十三年度业务报告》，21～22 页。
② 廖泰初：《一个城郊的村落社区》，73 页，首都图书馆藏油印本，1936。

能评价就基本被纳入一个相当纯粹的现代医学管理的标准尺度中予以衡量，其文化功能早已变得无关紧要而被搁置。

按照这一评价尺度，"收生姥姥"在接生环节的各个方面并不符合现代卫生行政的要求。如时人所论，每年北京约有两万余孕妇在生孩子前经过相当的检查，至于获得一种卫生常识劝告的人，数量不足百分之七八，一般孕妇大多经过旧式接生婆"认门"一次就已感到满足，"此种旧式产婆，因不知生理自然胚胎之状况及卫生为何物，于是孕妇惊于生理产生情形，往往无形变成病症"①。所以，从1928年开始，北平市卫生局在卫生示范区开办了接生婆讲习所，前后共计10班，正式训练及格者共150名。后接生婆训练班因兼办保婴事业，故于1930年4月开始正式成立了保婴事务所，管辖范围基本上是内城各区。

对于已训练完毕正式开业者，事务所仍持续严加监视，如每月每一接生婆必须呈交报告，所需的脐带敷料、消毒药品等均向事务所购买，由购买之多少与报告单中接生人数相对照，就可察知是否按规矩接生。② 又据《北平市政府卫生局保婴事务所施政辑要》，事务所"召集已受训练之产婆分别住址，来钱粮胡同本所及西城第二卫生区事务所每月聚会二次，呈交收生报告，并随时赴各产婆家中检查接生筐各项接生用品，特定制介绍病人健康检查单颁给各产婆，遇有孕妇，即介绍持单赴各卫生机关施以产前健康检查，并由所派员随时调查，遇有私行执业之产婆，即报告卫生局取缔"③。

鉴于一般市民对受过训练的接生婆表示怀疑，保婴事务所特编辑了一本临时刊物《受过训练的姥姥应当守的规矩》，放入接生筐内，以广为散发。《规矩》的第一条就规定，姥姥在产前认门的时候要劝孕妇到下列地点接受检查。这些地点包括：A. 北城交道口南麒麟碑胡同第一助产学校附设产院；B. 东城钱粮胡同二号保婴事务所；C. 东城本司胡同甲五十九号第一卫生事务所附设诊治所；D. 西城背阴胡同国立医学院产妇科。④ 可见，这时候姥姥认门的含义已发生了相当大的变化。"认门"已不是个体职业的表示，而是保

---

① 《保婴事业之沿革与平市保婴事务所之产生及其计划》，见《第一助产学校年刊》（第一卷），1930。

② 参见《北京特别市公署卫生局二十五年度业务报告》，61~67页。

③ 《北平市政府卫生局保婴事务所施政辑要》，北京市档案馆藏 J5 全宗1，61页。

④ 参见上书，61~67页。

婴事业整体改造脉络中需取缔的一个环节。在这种情况下，"收生姥姥"的公众形象与专业认同开始发生了变化。

资料显示，自 1930 年至 1933 年受过训练的产婆，至 1936 年度仍在市内正式营业者共有 95 人，其区域分布是：内一区 7 人，内二区 20 人，内三区 15 人，内四区 12 人，内五区 9 人，内六区 5 人，外一区 4 人，外二区 4 人，外三区 2 人，外四区 9 人，外五区 2 人，东郊 3 人，西郊 2 人，北郊 1 人。

至 1935 年年底，保婴事务所负有监视全市产婆的责任，每星期开会一次，分东西两城举行，除授以妇婴卫生常识及接生方法外，还由该所依照原价售给应用器具及药品敷料。产婆如接生后应于 24 小时内即刻报告该所。如果遇有难产，产婆应立即电告，由该所随派助产士及医师立刻前往监视，辅助接生。事务所还负有调查产婆接生之责。因地址遥远和时间、力量所限，无法前往调查时，由各郊分所调查并告以妇婴保健之法，并通过发给回信的方式监视姥姥接生。如 1936 年 10 月，全市共接生 579 人，调查 42 人，发信 537 人，回音 60 人，据此处罚及取缔 2 人。①

训诫范围的扩大化

从北京市内产婆训练的历史过程来看，有一个从宏观规划向微观控制发展的趋向。自 1930 年保婴事务所正式挂牌时起，它就负有全盘规划北京妇婴保健事业的责任，包括：（1）接生婆及助产士之监察；（2）孕妇婴儿之检查；（3）保婴问题之研究；（4）保婴事业之宣传；（5）婴儿生死之统计；（6）母职之训练。即以"保婴事业之宣传"一项而论，保婴事务所就需在派员出外接生或调查婴儿健康时，与家人谈话的同时阐明保婴的种种方法。在所内门诊处附设有展览部，展示妇婴卫生图画，产前、产时、产后各色设备的模型。婴儿衣袜鞋帽等也均罗列其中。保婴事务所还需召集妇女组织保婴研究会，每月敦请专家讲演各种保婴问题。

当时流行的宣传印刷品主要有以下九种：（1）论健康对于产母与婴儿的重要性；（2）论促进产母婴儿卫生应有的设备；（3）保婴事业之沿革及北平市保婴事务所产生之计划；（4）接生婆讲习所缘起及经过述要；（5）豆乳与婴儿营养；（6）敬告市民注意接生婆的

---

① 参见《北京特别市公署卫生局二十五年度业务报告》，343 页。

一只筐子；（7）展览室陈列说明书；（8）家庭卫生及家政概要讲义；（9）接生婆应当守的规矩。①

可见，保婴事务所的职能日益趋于细密多样，而对接生婆的监视与训练只能并入其中第一项予以处理。更因监察范围遍及全市，人员配置颇感力不从心，所以在1935年，保婴事务所函报北平市卫生局，希望把监视取缔全市产婆的职责下放到更局部的基层地区，对不同地区予以分割控制。具体办法是，把对全市产婆的宏观调控落实到"兰安生模式"所规划的"医疗社区"之中，包括已经成立的第一、第二卫生事务所，以及正在筹建的第三卫生事务所。②

第一、第二卫生事务所在回函中均表示愿意承担一部分监管产婆的工作。如第一卫生事务所回函中对"拟将内一区界内之产婆划归本所协助管理等因"回答说："查本所妇婴卫生工作人员，甚感缺乏，关于本区产婆管理事宜，如在可能范围如调查、报告等事项，甚愿协助管理。惟于产婆电请出诊一节，因人员关系，现时尚难照办。"③

其实，在保婴事务所提出协助要求以前，第一卫生事务所即已主动开始调查和统计内一区内产婆的分布与行踪。如第一卫生事务所在1934年8月在内一区对未训练产婆所做的一次调查，就包括产婆的住址、性别及出生日期。在这份统计表中清楚地显示出，8月份婴儿出生总数为251人，经未训练产婆接生人数为17人，查得未训练产婆之人数为5人。这5人分别是住小牌坊胡同的姜刘氏，接生人数是3男3女，住大羊毛胡同的全产婆，接生人数是2男4女，住马市大街19号的李产婆，接生人数是3女，住海淀槐树街的刘产婆，接生了1男，以及住东观音寺的荣德氏，接生了1女。④

第一卫生事务所对未训练产婆的调查是由所内统计调查员进行的，调查结果尚需上报保婴事务所予以核实。如第一卫生事务所函称："查本所八月份出生调查，在本区所出生之婴儿，其由未经训练

---

① 参见《第一助产学校成立五周年概览》，17～18页，1934。

② 函称："窃查属所自十九年开始训练本市产婆以来，业经毕业十班，现仅派员监视管理取缔调查等工作，惟因事务繁冗，监视员实难顾及。查本市第一、第二卫生区事务所，早经开办外，第三卫生区事务所现在成立伊始，属所拟及调查等工作划归第一、二、三卫生区事务所，就近协助管理，以期事半功倍。"（北京市档案馆藏J5全宗1）

③ 北京市档案馆藏J5全宗1。

④ 参见《北平第一卫生事务所内一区二十三年八月份调查未训练产婆收生统计表》，北京市档案馆藏J5全宗1目录13卷，61～67页。

之产婆收生者，人数颇为不少，亦应加以取缔，以重人命，特此将本所调查未经训练产婆收生地点及人数评为列表，一并函达。"在保婴事务所的办事机构中，除所长、医员、事务员和文牍员外，专设有 8 名助产士，但此 8 名助产士职责各有区别。一位名叫张淑惠的助产士就兼有监理员的责任，其具体工作是："每日监视接生婆接生兼昼夜外出协助接生婆难产接生，又每星期五上午召集接生婆训话。"[①] 所以，第一卫生事务所产婆统计表需交张淑惠复查后再呈报卫生局处理。可见，保婴事务所与卫生示范区是中枢与肢体机构的关系。

又以内二区产婆管理为例。内二区属第二卫生事务所管辖范围，至 1936 年，本区共有旧式产婆 21 人，比例占全市 103 位产婆的五分之一，是各行政区中人数最多的一区。据第二卫生事务所年报评论，这些产婆"大多数皆系土著或承袭先代工作，于本市居民脑中，印象甚久，根深蒂固；且因其生活所关，不便尽行取缔，故只有采取消极之管理，加以训导"[②]。

据生命统计报告，1936 年，区内共出生 2 360 人，由产婆接生者共 1 244 人，占 52.9%。针对这种情况，年报又评论道："此辈产婆，前曾经保婴事务所予以二个月之简单训练，惟此辈妇女大都年龄已高，未受教育，不识文字，素习不洁，法律观念浅薄，实不适为安全接生人员严格管理，殊不容缓。"[③] 我们注意到，这段评论已经把"产婆"作为不法之徒或缺乏法律观念的旧式象征纳入了现代行政卫生的审视框架。

第二卫生事务所的管理办法是，将产婆分为两组，每组每月在所召集会议一次，开会时由助产士担任主席和指导，由产婆上交一个月以来的接生报告，并口头叙述难产意外、处理经过的情形，再由助产士讲解接生时应注意的各种事项，并分发已消毒之脐带布扎及婴儿滴眼之硝酸银溶液等药品。1936 年开会共 24 次，到会人数共 586 人。[④] 第二卫生事务所在从事出生调查时，对每个接生个案皆做出严密的考核，特别注意调查接生婆曾否携带接生筐子、接生前洗手情形以及是否有滴眼药等，如发现有未遵行者，即将该产婆传来

① 《北平市政府卫生局保婴事务所活动状况表》，北京市档案馆藏 J5 全宗 2 目录 28 卷，57～58 页。

②③④ 《北平市卫生局第二卫生区事务所第一年度年报》，1936，北京市档案馆藏 Q 全宗 1802 卷，120～124 页。

质询。

第一卫生事务所卫生示范区在成功地运转了数年之后，逐步把示范效应向近郊和远郊推广。如前所述，第一卫生事务所曾于1931年在北京远郊的清河社会试验区联合举办宛平五区卫生事务所，办理一切卫生工作。宛平五区事务所的工作内容完全是第一卫生事务所的类型化体现，如其中的助产工作和产婆监管即采纳的是同一原则和策略。当然这其中也有其独特的机缘。1931年春，清河镇中医王君，因夫人难产，请人代为介绍至协和医院生产，结果王夫人及其婴儿均得安全无恙。王君在本地极有声望，又是以中医身份悬壶营业，他对西医助产的态度具有晴雨表的暗示作用。故王夫人安全返镇，在当地居民中产生极大反响，并引起了对新式助产的普遍兴趣。于是清河镇商请于北平第一助产学校，物色助产士1人，并代募款项，于7月15日正式开始助产工作。[①]

清河试验区40村人口总数达22 500人，按当时每千人中有孕妇30人，应有产婆1人的标准计算，40村中至少应有产婆22人。第一卫生事务所训练的助产士1人，绝难兼顾如此众多的人口。试验区报告称："故本区助产工作，不特以新法接生而已，并拟予所有合格之旧式收生婆以最低限度之训练。此不仅可以宣传助产教育与减低产母及婴儿死亡率，且可免去因利害关系而激本地收生婆之反感。"[②] 清河镇试验区仿效第一卫生事务所示范区调查产婆的结果是，全区40村，共有收生婆50名，9村无收生婆，收生婆最多之村有6人（清河镇），最少者1人，平均每村有产婆1.3人，按22 500人计算，每千人中可有产婆2.3人。

试验区在确定了"尽量利用本地固有人才之原则"的条件下，与宛平县政府及北平市公安局协商合办产婆训练班，以口授与实习的形式，教授新式接生方法。训练班的课程包括：（1）产科生理学解剖大意；（2）细菌学大意；（3）消毒学及方法概要；（4）脐带处理方法；（5）临床设备与手续；（6）产前及产后护理概要；（7）婴儿护理法；（8）产科用具与药物用法。凡年龄在35岁以上、75岁以下，身体耳目健全者，均可接受训练。每日上课二时半，两周内完毕。学员修课结束后还要在助产士监视之下接生3次，才算正式毕

①　参见《清河社会试验》，燕京大学社会学系出版品2组第31号，48～50页，1934。

②　同上书，46页。

业。这期培训班借公安局之力的督催，开班时有正式学员 12 人，她们都是清河镇及三里以内各村的收生婆。年岁最大者 69 岁，最小者 40 岁，平均 56 岁。修课完毕者 9 人，由试验区赠以接生口袋，内有脸盆、刷子、胰子、剪刀、应用药品及敷料等件。[1]

通过以上描述，我们对北京城的产婆控制不难得出以下印象：对产婆的持续训练和督察，已经从以整个城区为单位日益向局部的"医疗区域"（示范区）转移。也就是说，对产婆的监督是整个"区域叠合"过程的一个组成部分。对产婆的监督体系和网络更趋于层级化，其运作也变得更加有效（这与卫生示范区的扩大化和更趋于有效直接相关）。

"产婆"档案中的多重声音

进入刑侦报告

卫生事务所接办了接生事务之后，未经科学系统训练的传统"产婆"身份逐渐被认定为非法，"吉祥姥姥"由此变成了侵害女性身体的祸害源泉，更成为警事系统日夜侦缉的对象。

我们先来看一份 1935 年内三区卫生稽查班何道珩的报告。报告中说，内三区北新桥石雀胡同一位王姓居民报称，东西北汪家胡同慧照寺七号庙内，住着一个姓景的妇人，其行踪有点像"姥姥"。何道珩按照这条线索，摸到景氏妇人的门口后，婉言探询，假装要请她外出接生。景氏感到很吃惊，说自己并非产婆，为什么要请自己接生，何况门口又没挂接生牌，是什么人告诉他的。何道珩反应倒是极快，马上回答说，只是听到附近传言，都说你手术时身手异常敏捷，而且待人特别良善，所以前来接请，既然不接生，也只好另到别处再请人了。至于最终结果，报告是这样说的：何道珩婉言和景氏女人道别后，随即"往石雀胡同王姓处探询有无举报慧照寺景姓情形，而该王氏称与景姓素不相识，并不承认有举报情形，为此将查得详情，备文呈报"。批示是："拟随时注意密查。"[2]

---

① 参见《清河社会试验》，燕京大学社会学系出版品 2 组第 31 号，46 页。

② 《中华民国二十四年八月十四日卫生稽查班何道珩呈》，北京市档案馆藏 J5 全宗 1 目录 98 卷。

这活像是一出侦探剧，剧情是卫生稽查假扮产妇家属探寻非法接生婆，结果却因捕风捉影而一无所获。同时我们也极易从报告中感觉到，"接生"已不是个人行为，而是政府计划中的群体行为，产婆自然也应成为政府侦察的对象。

"社区叠合"后的医疗行政像一张有形而又无形的大网，紧紧罩住了北京城内的各个角落，甚至渗透到每个胡同与院落这样的城市细胞中，改变着老北京人的生活节奏与时空观念。与此同时，国家权威亦借助卫生示范区的隔离手段，重新创造和形塑着北京传统社区内操持生老病死职业之人的旧有形象，想方设法压抑、排斥乃至分割着城市原有的生存空间。在以往的史学著作中，操持生死的"姥姥"与"阴阳生"在不可抗拒的区域重构大潮的荡涤下，变成了魑魅迷信的象征。社区内频繁进行的"洗三""出殃"的日常仪式逐渐被视为装神弄鬼的不经之举。

在逐渐取缔的过程中，"产婆""阴阳生"的形象日益频繁地进入了卫生局、社会局甚至警察局的档案卷宗之中，他们成为各种法律与卫生行政文牍交叉包围的对象。翻开这些案卷，扑面而来的均是监视、训诫和取缔的权力陈述，以及辩解、乞求和无声的反抗。溯其源头，这些权力表述和多重的声音均发自密如蛛网的街道和胡同之内，构成了一幅抗拒与变迁交错演进的"街道政治"图景。①贺萧（Gail Hershatter）在研究近代上海妓女的著作中曾经指出，在现代社会中，女人的声音往往以各种形式被压抑着，很难发出自己的声音，例如"妓女"形象进入近代历史的时刻就具有相当大的偶然性。只有在人们想要在一个大的社会全景下作为符号来欣赏、申斥、计算、管理、治疗、警告、挽救、调度乃至消灭她们的时候，妓女才会进入历史记录的视野。因此，必须在各种纷繁的史料中进行细致的"声音考古"，才能洞悉妓女微妙的主体之声。与后殖民主义者认为女人根本无法发出自己声音的论断相比，贺萧的观点显得温和了许多。她自称与"后殖民"观点的区别是，妓女本身是否有一种能自主发声的主体性反而是不重要的，我们跟踪的正是其在权

① 大卫·斯塔德（David Strand）曾认为，北京的人力车夫所扮演的"社会戏剧"（social dramas）的角色，其在 20 世纪 20 年代区别于知识分子和工人的民粹政治的角色，使之创造了特殊的"街道政治"（politics of the street）。参见 Strand, David, *Rickshaw Beijing：City People and Politics in the 1920s*，University of California Press，1989，p. 38。

力网络中所表现出的关系特征。①

"产婆"在北京城内从一个受尊敬的仪式专家的形象沦落为监控、训诫和取缔的对象，这一过程反映在政府文件档案中就转变成一个赤裸裸的卫生行政和法律问题。所以，档案缝隙中透露出来的有关"产婆"的声音亦是经过扭曲、剪裁和过滤的现代音制产品，其主调反映出的是"产婆"的狡诈、愚昧与肮脏，声讨之声不绝于耳。但我们仍可以从产婆自身的具结、自供及产妇的呈文中隐约听到被压抑在指控背后的辩护声音，这些声音不但反映了不同的立场，而且也昭示着现代化叙事背后历史的一个面向。

如果从"声音考古"的角度观察，在涉及产婆的档案中至少可以辨析出三种不同的声音：现代卫生机构和法庭作为监控者的声音、"产婆"自己的声音和产妇本人及其家属的声音。

1935 年 3 月 30 日，齐内北水关 147 号杨姓住户有产妇出现难产，经邻居前去保婴事务所请求接生，事务所委派监视员张淑惠前往调查。据张淑惠的描述是："该产妇年三十三岁，产系头胎，胎膜已破，惟距生产时间尚早，当劝其住院生产，免生危险。彼时有住齐内南豆菜胡同三十号产婆印关氏在旁，出言阻挡，谓胎头已见，不宜迁动，致产家不肯住院。后产妇在家难产，复来本所请求住院，但此时胎儿已无胎心，成为死产，而产妇阴部又为产婆印关氏损伤甚重，阴道已溃烂生脓，有体温发烧、腹痛等状况。"②

在张淑惠的笔下，传统印象中慈祥、威严、能干利索，常给人带来运气的"吉祥姥姥"，变成了歹毒、狡诈、邪恶、专门损害妇婴健康的凶手。所以，在接获张淑惠的报告后，事务所的呈文措辞更加严厉："复查该印关氏，屡次接生，不按规则，胎儿落生，不点眼药，遇有难产，自称能干而误伤胎儿生命，屡见不鲜。此等行为，实属目无法纪，儿戏人命，且不受本所告诫，若不从严惩办，管理接生婆事宜，将无法进行，何能以儆效尤。"③

直到 20 世纪 30 年代中期，欧洲大部分劳动妇女在生育孩子时，不是依靠专业技术，而是依赖本地妇人。她可能是一位老年妇女，一个在当地社区受到尊敬的人。她的责任包括照顾病人和处理死者后事，有时她也会提供一些家庭服务，如接生和照顾孩子，等等。

① Hershatter, Gail, *Dangerous Pleasures*: *Prostitution and Modernity in Twenti-eth-Century Shanghai*, University of California Press, 1997, pp. 3–65.

②③ 《北平市政府卫生局保婴事务所呈文》，北京市档案馆藏 J5 全宗 1 目录 98 卷。

这就是通常英语中所说的"the handywoman"，可以部分对应于中文中的"姥姥"（接生婆）。[1] 在传统社区中，孩子的出生并不被视为一个医疗过程，而是被认为是一个妇女集体参与的过程。分娩不是妇女的私人事务，如果她自己分娩，就会遭到质疑，也不是家庭的私事，而是所有妇女都要参加的公众事务。[2] 在劳动阶级分布较为集中的地区，除非遇到紧急情况，医生很少被邀请出诊，因为产家往往付不起费用。而 1902 年第一条助产士法令（The Midwives Act）颁布后，情况发生了急剧变化。现代医疗系统极力把产妇拉出传统社区营造的生育氛围，因为在医生们的眼里，"家庭"是罪恶滋长的渊薮，而医学空间的相对封闭性则恰恰表达了一种希望之所在。传统产婆受到了日益严密的监视，甚至许多没有受过医疗与护士训练的人也参与了监督产婆的活动。种种力量纠葛交错的结果，终于塑造出了一种"肮脏、饶舌、酗酒、邪恶的产婆形象"[3]。这一对产婆形象的重新构造也终于在中国卫生监督员张淑惠的笔下出现了。

产婆印关氏

翻阅案卷，在卫生区监督员与助产士的不断布控追逐下，产婆自己的声音隐隐约约从申斥、乞求、抗辩与取缔的文件中透露出来。一些案卷反映出追查的证据明显不足，如北平市卫生局一纸指令中称，当把产婆印关氏传局讯问时，印关氏"对于产妇受伤、胎儿死产及阻拦产妇住院各节，坚不承认"。最后只好以印关氏已年届 68 岁，"核与部颁管理接生婆规定之年龄不合"为由，收缴注销其开业执照。[4]

没想到印关氏一纸呈文递到卫生局鸣冤叫屈，文称：

---

[1] Leap，Nicky，and Hunter，Billie，*The Midwife's Tale：An Oral History from Handy Woman to Professional Midwife*，Scarlet Press，1993，p. 1.

[2] 参见［德］里夏德·范迪尔门：《欧洲近代生活——家与人》，89 页。

[3] Jean Towler，Joan Bramall，*Midwives in History and Society*，Croom Helm Ltd. Press，1986，pp. 177-191.

[4] 产婆不承认各种指控应是普遍的现象，如北平市政府卫生局第 461 号指令，对"保请取缔接生婆慈张氏"的呈文的批示中，也是以年龄偏大为由，予以取缔。文称："业将该接生婆慈张氏传局讯问，对于接生不按规则各节，坚不承认，惟查该接生婆年龄，业经超过部颁管理接生婆规则之规定，除将其开业执照缴销并令其即日停业外，合行将该慈张氏毕业证书，发交该所（保婴事务所）注销。"（北京市档案馆藏 J5 全宗 1 目录 57 卷）

朝阳门内东城根一百四十七号住户杨德清之妻海氏数年没有生养过。三月二十八日（1935年）夜内十二点多钟，杨德清来接民按习学改进法看产妇未到分娩之时，杨姓仲（应为众）亲友挽留民住下，（民）对他们说现在产妇无有别的病症，不用跟在旁边捣乱。若是情形不好，以即逆胎知行动，我早就与保婴事务所通（知）来人。不想杨姓之亲友通知民给保婴事务所打电，本所识（应为职）员张先生一人来查验，产妇婴胎全安好，无有病。然后张先生与杨家商洽在本所住院，午时后婴儿准能落生。产妇胆小，不赶（应为敢）去，民跟同张先生解劝多时，产妇才知乐意，在午前自行走上车，他婆母、娘母、本夫一同跟尚（应为上）保婴事务所，民这才回家。不想过十数日，保婴事务所来函传民到所，与本所张先生见面就提杨海氏生产是民作（应为做）错，民当面说您以前用耳机在产妇周身听病，听完之后（说）产妇婴胎无有病，这事张先生无故给民悟会（应为误会）报告。民恳求局长大人派人调查，民求领扣留文凭，好保民名誉以即（应为继）生活之路。现在民有证人杨海氏，大人大发恻隐之心，给民保住二十余年之名誉。①

　　在这篇呈词中，有几点值得注意：一是产婆印关氏已"按习学改进法"进行接生步骤，故已被纳入现代卫生系统的网络规训之内；二是产妇家属的态度与产妇本身并不一致，产妇对医院空间仍有极深的恐惧感，而仍旧信任产婆作为熟人的可靠性，产妇杨海氏愿为印关氏作证就是一例；三是产婆虽已受训，但与正规医疗机构的助产士或医师有极深的心理隔阂，时刻生活于助产士的控制阴影之下，以致"张先生"可以掌握向所里指控产婆的权力，即使这种指控并无确凿根据。

　　在这篇呈词中，"张先生"不仅代表了现代医师的权力支配方式，而且代表了"制度接生"之崛起对个体化接生方式的巨大挑战。所谓"制度接生"，在现代化论域中意味着许多层次的交互作用，如大都市的妇产医院以及地方医生开设的妇产诊所。20世纪以来，传统产婆面临的最重要转变就是从私人领域被迫向公共领域急速迁徙，接生的公共空间越来越向机构化、制度化的方向转移，对产婆的监督不仅日益

　　① 《印关氏呈文》，北京市档案馆藏 J5 全宗 1 目录 98 卷，1935。

组织化，而且渗透于每天的实践之中。[1]

不过，医疗机构每日的监控实践，仍不时受到家庭与家庭组成的社区联盟的抵抗。比如印关氏的开业执照在被卫生局于1935年5月2日下达的第173号指令予以取缔之后，监视员张淑惠又报告说，6月26日印关氏又应东四北大街378号住户吴仲元之约，为吴太太接生。可见，认门习俗仍是产妇家庭临盆前后的首选。

徐小堂喊告

在各种取缔产婆的案卷中，有些并不取决于医疗事故的确切责任，而是隐含着接生权力的较量、庇护与争夺。在徐小堂喊告产婆吴潘氏一案中，这一情形反映得相当明显。案情是这样的：

1915年5月8日夜三时，一位名叫徐小堂的产妇家属被外右二区巡警带到警署，号称要控告产婆吴潘氏草菅人命。徐小堂供称在藏家桥居住，妻子黄氏年四十岁赋闲在家，即将临产。先请得张姓产婆，张氏说尚未到产时，又请医生来看，亦说未到产时，二人随即离去。不久黄氏仍说想要生产，因不放心，所以于8日晚六时，请得产婆吴潘氏来瞧看情况。吴潘氏说头已露面，将要生产。徐小堂声称："伊竟擅自动手在我女人下身掏摸多时后，伊言说胎儿已死在腹内，随被伊掏出头骨一块。伊又要秤钩，我恐我女人受伤未给，复又请得西草厂胡同原田医院洋医到来，始将已死胎儿割解取下，是以报告巡警带案。"

徐小堂的描述颇带有些感情色彩，如用了"擅自"等词。而吴潘氏的供词则说："我曾在徐姓家接过小产，今晚伊家又请我接生。我见产妇徐黄氏所怀胎儿头已朝下，已烂死在腹中。产妇说内里疼痛已闹了三天，我彼时当众瞧看，遂由产妇腹内取出脑际头骨一块，后他们叫揪住别放手，他们去请西医。西医到来，将已死胎儿取下，徐姓报告巡警，将我们带案。"[2]

5月9日，此案移送地方检察厅第二分庭处理。当日午后，该庭检察官田凤翥、书记官冯光熠带同检验吏宋元会、稳婆刘氏前往徐

① Thompson, Anne, *Establishing the Scope of Practices*: *Organizing European Midwifery in the Inter-war Years 1919–1938*, in Hilary Marland and Anne Marie Rafferty edited, *Midwives, Society and Childbirth*: *Debates and Controversies in the Modern Period*, Routledge London and New York, 1997, p. 10.

② 《京师警察厅司法处公函》，北京市档案馆藏 J181 全宗 18 目录 4936 卷，1915。

小堂家验尸，此时产妇黄氏已气闭身亡。验尸结论颇为耐人寻味，其文说："产妇徐黄氏委系无伤，因取胎后气虚身死。胎儿委系先死腹内等情，则该产婆除用手掏抓孩尸之外，别无良法，即西医遇此等事，亦以肢解孩尸为宜。"[1]

我们注意到，徐小堂喊告吴潘氏的时间是 1915 年，距兰安生卫生示范区的建立尚有十年的时间。换言之，实现"社区叠合"后的那一张密不透风的逐日监察之网，还没有罩在北京产婆们的头上。当吴潘氏被带到外右二区警察署时，审理此案的大多是检察人员与警务人员，唯一带点专业色彩的人物就是稳婆刘氏，说明这一时期鉴定接生事故的标准还没有完全统一到现代卫生学的标尺之下，传统社区中有经验的产婆仍然起着权衡接生方式之优劣的权威作用。验尸断语中虽有为吴潘氏开脱之嫌，但从整个故事发生的过程来看，显然比较符合传统社区日常生活的逻辑。

与此案相对照，我们可以详细解析一个 1935 年取缔产婆的例子。在这一个案中，产婆的生存环境已经发生了极大变化，她必须应付、周旋于网络化的各种现代医疗空间（卫生事务所、保婴事务所）之内，并据理抗辩加之于身的多重指控。在这一案例中，第二卫生事务所、保婴事务所及产妇分别发出了三种不同的声音，十分值得辨析。

三种不同的声音

1935 年，第二卫生事务所助产士朱崇秀报称，辟才胡同乐全胡同 1 号产婆李吴氏、李国英系婆媳二人，于 2 月 28 日在辟才胡同小六条胡同 2 号为李保廷太太接生。产妇在孕期中曾赴第二卫生事务所检查，患有严重的腿肿之症，自这天上午五时起就开始不断流血，到七时余，朱助产士被请前往，见流血仍未停止，坚持要求她住院，以免发生危险。八时余，李吴氏产婆也来到李宅，未带接生筐，并说这种流血症状完全属于常有之事，不必住院，又劝用中西药，说这样可以保全产母。产妇服药后开始感到阵痛，流血更多，到下午四时生产，由该产婆二人接生，婴儿即行死亡，产母当时晕厥，经呼唤苏醒后已奄奄一息。又察 2 月 27 日，产婆李国英在西斜街 10 号王宅接生，未带接生筐，屡经告诫，乃借口认门，不服约束等因。

① 《京师警察厅司法处公函》，北京市档案馆藏 J181 全宗 18 目录 4936 卷，1915。

据此查该产婆等既受训练，不守规则，实属有意违犯。[①]

朱崇秀对李吴氏婆媳提出的指控包括三点：阻挠产妇住院、误荐成药和未带接生筐。但是经过保婴事务所的讯问，所供与第二卫生事务所报告并不相符。于是保婴事务所派出监视员张淑惠重新进行调查。张淑惠调查完毕后引述李吴氏婆媳所供称："（李保廷太太）系怀孕八个月早产，在分娩前三天胎即不动，系已死去，于下午三时腹作痛，流血不止，恳求李吴氏收生。该氏见此情形，谓系病理生产，未允接生。斯时自产一孩死产，求其断脐带料理一切，产妇情形尚好。再者药品系本人娘家母亲询问药铺后自己购买，但亦未服用，不住院分娩，亦系本人情愿，并非产婆阻止。"又据李吴氏称："产妇所购之药品，是否服用，亦不知悉，本推辞不允接生，因该妇恳求，决不放其走去。未带接生筐系有时因路遥，产妇家有时尚未至分娩时刻，先为探视，预临产再取接生筐，非敢在接生时不用接生筐。"[②]

这段由李吴氏婆媳自己发出的辩护声音，似乎处处与朱崇秀的指控相反，一度使保婴事务所在决定处罚尺度上有举棋不定之感，但仍做出了扣留执照的决定。不过李吴氏所陈之情的真确性，却在李孟氏主动具呈担保的言辞中得到了佐证。[③]

李孟氏在具呈中极力为这两位"姥姥"辩护说：

> 窃氏兹因怀孕，于二月二十八日自觉腹痛，似有分娩情形，乃急派人赴保婴事务所请求助产。未几即有朱张两先生到舍察看，据云恐有危险，须立赴医院生产等语。**伏思氏素性顽固，未谙新知识**，故当时自己坚决主张宁可冒险，不愿赴院。朱张两先生因氏之不可理喻，移时即行辞去。**氏筹思至再，终觉仍以老法为宜**，因本胡同李吴氏助产有年，颇多经验，因立刻往请为助，又虑敝处所不认，该李吴氏未必肯来，乃用认门俗例，请其速来。不久该李吴氏居然来舍，当时见氏情形，亦云胎气

---

① ②　《北平市政府卫生局保婴事务所呈文》。

③　在西方，传统产婆也有一个和现代助产士从对抗到融合的过程。比如在 20 世纪 30 年代，英国地议会通过了助产士法令，产婆的地位由此得到改变，她已不再是助产士，而只是助产士的帮手而已。英国的产婆英文叫 "the woman that you called for"，在 1948 年被彻底取缔。参阅 Leap, Nicky, and Hunter, Billie, *The Midwife's Tale：An Oral History from Handy Woman to Professional Midwife*, Scarlet Press, 1993, pp. 35 - 38。

有损，深恐婴孩已死腹中，同时朱张两先生实在无法，只得辞去，并嘱李吴氏在此守候。惟李吴氏再三推却不允，经氏家中人等再三恳留，请其回家，携来助产筐子等，并将其儿媳李国英带来相助。再延至本日下午四时，居然生产，婴儿早已无气，氏则安全无恙。足见李吴氏经验手段俱佳，氏一家甚为感激。但李吴氏助产执照，不知保婴事务所据何理由竟将其执照扣留不发。伏念李吴氏助产出于氏等自愿，婴儿之死乃早死于腹中，亦并非该氏之误用手术，且该氏一家性命俱赖此生活，事务所扣留其执照，无异断绝其生路。①

这是个相信旧法的老北京人的实例。李孟氏主动具呈为自己的接生婆开脱责任，认为产婆用传统手法接生，与婴儿死亡并无干系，不应负其责任。呈文虽措辞谨慎，尽力用"素性顽固，未谙新知识"等自谦之词构成叙述基调，但从呈文中所表现出的产妇在助产士劝说下宁死不肯住院，以及产婆在整个接生过程难以找出令人信服的纰漏等若干细节中，仍可反映出助产士与产妇及产婆冲突的激烈较量程度。

在这则案例中，现代卫生管理人员在旧法接生程序中找不到可予以指控的实际证据，产婆因一时未带接生筐等行为而遭第二卫生事务所督察员呈报，甚至保婴事务所在派出监督员查清第二卫生事务所报告中描述产婆行为的扭曲不实之处时仍予以取缔的决定，均反映出老北京社区空间已被现代医疗的生活网络所严密控制，社区中的北京市民对日常生活的认知逻辑也在被强行予以塑造。

李孟氏在呈文中特别强调自己的自主选择在生育过程中的作用，比如强调李吴氏"助产有年，颇多经验"，又突出用认门俗例方才请来产婆等措辞，并且强调这是自己顽固守旧的结果。这实际上表现出产妇对传统接生方式的自觉认同和不得不对现代医学制度曲意逢迎的复杂双重心理。李孟氏对住于同一胡同产婆的公共形象的认同感是基于长期的社区理念孕育而成的。传统的公共社区观念以亲情关系与温馨氛围作为存在支点，而卫生示范区的建立通过监控网络与时空的改变，冲刷与破坏着这一支点存在的合理性。

但是在社区生活节奏中，生育作为特殊的仪式，并不仅仅是现代医疗技术实现的单一结果，产妇也不仅仅是医疗程序随意处理的

---

① 《李孟氏呈文》，北京市档案馆藏 J5 全宗 1 目录 98 卷。

对象，生育过程始终需要整个社区中文化习俗系统所产生出的精神力量与仪式氛围的支持与呵护。按照社区的经验，当一位产妇从一个她所熟悉的环境被强行转移到一个非常封闭的现代医疗空间中，由陌生人予以监控时，内心感到恐惧与不安其实并非有悖常理。据说，欧洲 18 世纪的妇女也是如此惧怕外科医生，以致她们把产科医生描绘成屠夫和刽子手。妇女有时宁可死在生育过程中，也不愿落入医生之手。① 茨威格曾经在一篇小说中生动地描述了一位产妇的感受：

> 我忍受着年轻医生玩世不恭的态度，他们脸上挂着讥讽的微笑，把盖在这些没有抵抗能力的女人身上的被单掀起来，带着一种虚假的科学态度在她们身上摸来摸去。我忍受着女管理员的无餍的贪欲——啊，在那里，一个人的羞耻心被人们的目光钉在十字架上，备受他们的毒言恶语的鞭笞。只有写着病人姓名的那块牌子还算是她，因为床上躺着的只不过是一块抽搐颤动的肉，让好奇的人东摸西摸，只不过是观看和研究的一个对象而已——啊，那些在自己家里为自己温柔地等待着的丈夫生孩子的妇女不会知道，孤立无援，无力自卫，仿佛在实验桌上生孩子是怎么回事！我要是在哪本书里念到地狱这个词，直到今天我还会突然不由自主地想到那间挤得满满的，水汽弥漫的，充满了呻吟声、笑语声和惨叫声的病房，我就在那里吃足了苦头，我会想到这座使羞耻心备受凌迟的屠宰场。②

中国妇女群体中当然也出现过类似的情况，甚至助产士到北京城内产妇家巡视接生都会感到害怕。当时的助产士回忆，造成这种状况大致有两点原因："一是认为外面条件比医院差得多，容易出事故，担风险，责任大；二是在产妇家里，还得做家属的工作，情况复杂，工作难做。"在一篇回忆第一卫生事务所保健科主任和第一助产学校校长杨崇瑞的文章中，有位当年的助产士回忆说："一次我充当杨校长的助手出外给产妇接生。这个产妇皮肤很娇气，连使用红汞药水消毒都过敏，家属也比较挑剔。但是杨校长想方设法克服困

---

① Forster, Robert, *Medicine and Society in France*, The John Hopkins University Press, 1980, p. 159.

② 茨威格：《一个陌生女人的来信》，见《斯·茨威格小说选》，258 页，北京，外国文学出版社，1982。

难，顺利地给产妇接了生。在回院途中，杨校长对我说：'出外接生麻烦事多啦，遇到麻烦，就要多动脑筋，知识也就增长得快。有所为，才能有所得。'我原来怕跟她一起出去接生，到后来非常愿意和她出外接生。跟她一起工作，不但使人在医疗技术上受益，还提高了在特殊情况下的应变能力。"[1]

杨崇瑞所说的"麻烦事多啦"，显然不是指接生时面临的医疗技术的困难，而是产妇家属对现代助产方式的不适应；所谓"不但使人在医疗技术上受益，还提高了在特殊情况下的应变能力"，也显然是指如何在接生过程中重构与协调和产妇家人乃至整个社区环境的关系。事实证明，在拥有较充分的接生把握之后，再协调好和产妇家人的关系，新式接生就更容易为人们所认同。

据杨崇瑞的学生回忆："有的产家坚持要杨校长亲自去接生，她知道后，立即同值勤的地段助产士前去，从未拒绝或指派其他高级医师代替她去一次。地段助产士电话报告说有一家产妇难产，要请校长亲去处理，她听说后立即前去。经她详细检查，诊断出胎儿可能是一个双头异常儿，结果，的确是一个双头的异常产儿。经杨崇瑞的精心手术，大人的生命保住了，产妇全家非常感激。"[2] 可见，这时的杨崇瑞不仅因其技术娴熟，而且亦因其慈祥的形象而被产妇家人置换成了传统接生婆的形象。

阴阳生：徘徊于法律与医学监控之间

警察视野中的阴阳生

在北京城区实现"社区叠合"以前，北京人如果遭逢丧事，阴阳生在检视死者死因方面具有相当大的权威性。这种权威身份甚至与其"出殃""禳解""净宅"仪式的主持人身份具有同等的重要性，因为只要阴阳生出具"殃榜"，一般死者家属即可领取抬埋执照。然而，阴阳生出具"殃榜"的权限基本限定于正常死亡的范围，如出现"变死"情况（如自杀、他杀等情况），则必须由地方检察厅验尸后始可抬埋。《京师警察厅取缔阴阳生规则》第七条即规定："有变

---

[1][2]　傅惠：《国立第一助产学校与杨崇瑞校长》，见《北京市东城区文史资料选编》，第三辑，1992。

死或原因不明者，不得贿卖殃书及滥填所发联单。""遇有变死等事不得扶同徇隐。"①

我们知道，从公众形象而论，阴阳生在传统社区中的核心作用是主持"出殃"等宗教仪式，而开具"殃榜"是这一仪式的结局表现，并兼具官方认可的法律意义。如此双面的公共形象常使阴阳生出入于"鬼域"与"俗世"之间，既是民间丧仪中重构人际关系的纽带，又是官场核查"变死"的耳目。然而，正是这一双面形象使得阴阳生在民国时期的生存陷入了困境。

一方面，阴阳生作为传统社区中的重要人物，在检视死因时，一旦遇到"变死"情况，其处理方式很难越出当地人情世故的圈子，徇私之事难免间有发生；另一方面，自20世纪初北京建立起现代警察系统以来，对地方社区的控制与渗透日趋严密，据说民国初年北京每1000个居民中有12个警察，而当时的欧洲主要城市每1000人中只有2～3个警察。② 在这种情况下，阴阳生的任何徇私行为都极易被警方侦知而遭讯问和取缔。据档案馆的案卷分析，阴阳生被卷入警事纠纷大多源于如下几类原因：

第一类属于鉴定尸身技术有误。如1931年9月，阜成门外万明寺5号住户李九海之妻李傅氏因病魔缠身自缢身死一案，阴阳生冯长海没有看出是自杀身死，结果为第十二段巡长赵长锐所侦知。据冯长海自供称："李傅氏身死，他家请我开殃榜，据说李傅氏是患产后病死的，并取出药方教我瞧看。我见李傅氏两手发黄，似是产后死的，我即开了殃榜，他家给我大洋六角。今蒙复讯，彼时李傅氏脖项枕着莲花枕，掩着自缢痕迹，是我一时疏忽，未及看出。"③ 此案显然是阴阳生为死者家属所收买。

又如1916年王英田服洋火中毒身死一案，据阴阳生涌锡供称：

① 《京师警察厅取缔阴阳生规则》，北京市档案馆藏J181全宗18目录222卷。

② Strand, David, *Rickshaw Beijing：City People and Politics in the 1920s*, University of Califomia Press, 1989, pp. 66–81; Gamble, Sidney, *Peking：A Social Survey*, New York Press, 1921, p. 119; Dray-Novey, Alison, *Spatial Order and Police in Imperial Beijing*, *The Journal of Asian Studies*（52），No. 4；911，1993. 据大卫·斯塔德的研究，北京警察是由日本人川岛浪速（Kawashima Naniwa）首先开始训练的。1901年8月，他创立了北平警察学堂（Beijing Police Academy），开始用现代警察方式训练入选者。

③ 《西郊区表送阴阳生冯长海对于变死者滥开证明书等情一案》，北京市档案馆藏J181全宗21目录12493卷。

有绫子胡同穆家店不认识人穆文禄去找我，说他店里死了一个客人，我就同他来啦。一问死的人叫王英田，年四十四岁，山东人，他哥哥王英仁亦在那里呢。我问王英仁他兄弟是什么病死的，他说许是热病，没出汗，病了四五天啦。我问他有药方没有，他说没有，还没容治呢就死啦。

我一看尸身不像热病，像是伤寒病带淋症死的，身上有点发黄，按着身上肉挺硬，按指甲血色是活的，按脖子嘴里亦没什么恶味，肚子又是瘪的，嘴上亦不甚发干，各处全没什么毛病。我看着是病死的，我就给开了殃榜啦。他们给了我四吊钱票，我就走啦。不料后经检查厅验出他是自服洋火身死，将我传案。今蒙讯问，今早他们找我去的时候，天很早，才七点钟，又是阴天，他们屋又黑，尸身毒气又没发现出来呢。所以我才错认是病死的，开了殃榜，我实是输了眼啦。[1]

因尸体异常死亡的症状不明显而误判死因的案例还有很多。如演乐胡同 31 号住户吕辛酉因触电身死，请阴阳生宋振岐查验，因为"死者隔数小时后，毫无异状"，宋振岐就开出了一纸联单，不料死者亲属已报官请验，公安局将联单扣留，并取消了宋振岐的阴阳生业务。[2]

杨如平陈说断案隐情

其实，阴阳生验视死者凭借的是十几年或几十年积累的直觉经验，不过仅凭这种经验要做到完全没有失误也的确有相当的困难。而且阴阳生验尸与寻常断案有所不同，他要在死者家属的包围中经过技术、人情与伦理各个关口的较量，方能准确做出决断。阴阳生杨如平断案失误，就是误被复杂的现场形势遮蔽的生动例子。

杨如平在 1933 年 4 月 11 日应刘景康之召，检视其妻病故尸体，经过细看面目与指甲，与普通死者无异，再进而袒胸察看，也无可疑之状，观察死者家人，其生母与丈夫环伺于旁，看不出有何破绽，遂开出殃书。不久，知情者向法院举报刘景康之妻系吞烟土致死，东郊警署立即收回了联单，勒令杨如平停止营业。

杨如平在申诉呈文中，根据自己在刘家现场勘察的经验，列举

---

① 北京市档案馆藏 J181 全宗 19 目录 13323 卷。
② 参见《卫生局第二七六号训令》，北京市档案馆藏 1181 全宗 2 目录 29301 卷。

出三点不易断案的原因。第一点原因是死者家属有意隐瞒，在死者服毒后已不堪救治的情况下，抢先请来阴阳生察看，因为这时"以死未逾刻，久病服毒而死之尸毒且未散布于外，尸体上之象征及颜色此时仅以表面观，恐任何人亦难测辨也"。杨如平又举例说，这就像"医生验病论若无挨克斯（X）光，不能知其内部病态。其何病也，尤须取其物体以化验。夫有仪器之辅助，尤不可限时日者，亦有时不能确证者，况阴阳生之简单职责乎"。这可以说是较难通过的"技术关"。

　　呈文揭示的第二点是想表白，技术失误并非仅是阴阳生一人所为，而是别有隐情，即"人情"对检视技术温情脉脉的干扰。"其家属一为其生母，一为其本夫，以情理言，妇女社会母女之情密于父子，夫妇之情造乎极端，睹及悲恸情形母女夫妇之间，加以尸体无异，以人情论又孰敢臆断别有隐情也。"这是较难由情理揣测其隐含动机的"人情关"，使验尸者不得不怀有恻隐之心，然后自然顺人情的导向造成误判。

　　杨如平揭示的第三点是，在人情伦理的本能支配下做出的遮蔽真相的反应，使侦破技术难以在纯粹的场域内发挥。因为这已经不仅仅是"在尸体之象征颜色上之表观得知者"，也不是由"度情揆理得知者"，甚至"苟无生母在场，或无本夫在侧，或先无病，或晚去片刻皆不能改之也"。原因是死者家属不想目睹验尸的惨相，如果不想办法使阴阳生开出殃书，必然遭到"暴尸检验"的命运，故而"具有蒙蔽恐为察觉之预备"，使得杨如平"有不能得而知之以致之也"。这一关口可称为难以逾越的"动机关"。①

　　杨如平所陈述断案之难背后的隐情，表明的是其"公众形象"与"专业认同"之间的紧张关系。作为传统社区中的一员，阴阳生虽不像"产婆"作为女性那样对营造产妇生育时的和睦舒缓的气氛具有举足轻重的作用，但是其公众形象仍是在社区遭逢丧事时重构社会伦理纽带的关键符号之一。阴阳生的"公众形象"要求其行使职权时需保持与社区的亲和联系。可是，随着京城警察和卫生制度的强化与完善，阴阳生日益被纳入国家机器的运转中，被要求摒弃任何私情与侥幸去验视死者的死因，从而受到严密的督察和严厉的取缔。

---

　　①　参见《杨如平口供》，北京市档案馆藏 J181 全宗 21 目录 17428 卷。

这具体表现为阴阳生因与死者家属有旧交情而私开殃榜的机会愈来愈少，同时其刑法验尸的功能似乎变得日益重要，又似乎受到更为严厉的督导。在警察厅的视野内，阴阳生调控人际关系的"公众形象"已被列入荒谬之列，必须服从法律程序的调控与安排。杨如平罗列出的开具殃榜时所遇到的难以解决的隐情，显然已不是单纯的法医鉴定的技术问题，而是阴阳生在处理自身的社区形象与专业认同时，所普遍遭遇的难以摆脱的现实困境。

误诊的秘密

阴阳生卷入警事纠纷的第二类原因是，从传统医学角度断案有时会导致误诊，或不到现场勘验仅凭死者家属口述开殃，从而触犯取缔律令。如 1916 年 2 月，内左四区项福海之子染瘟疫死去，当时阴阳生张恕堂呈报是因"食积"而死，但警方并未看到原主治医生的报告。调查结果是，医生陈同福曾有两日诊治项姓幼孩的瘟症，但不知孩子已经死去。张恕堂填写"食积"死亡是据项姓所称，未加详察。这一案例中显然有死者家属为省去消毒及审核的烦琐程序而虚报的目的。而张恕堂有意或无意地做了项氏的同谋。

又有多据中医诊断药方开殃，而未问死亡时刻前后详情的案例，如"刘树勋妻因病吞服烟灰"一案。阴阳生王宇州经友人鲍六代请为刘李氏开写殃书，在写殃书之前，曾查有医生杨纳庵药方，上书系患肝热之症。王宇州当时察看尸身面目，未发现异常疑点，随即开给殃书联单等允许死者发表，经"净宅"仪式后付费离去，后被内左三区警察署以"滥开联单"之名吊销执照。[1] 在另一案例中，阴阳生戴鸿泉开写殃书，上书"中风痰气身死"，也显系中医诊断的看法。[2]

由于阴阳生查验死者的责任与一般"仵作"法医及验尸官有所区别，也可以说仅仅是整个"出殃"仪式的一个组成部分，关涉的也不仅仅是纯粹的法医或刑律的技术问题，同时要涉及社区之内的人情与伦理关系等复杂的综合问题，所以一旦遇到与阴阳生相关的刑事纠纷，警厅往往很难做出自认为适当的判决。比如在对待"张荣五擅开殃书"一案时，警方就显得缺乏凭据而表现得犹豫不定。

---

[1] 参见《内左三区警察署长孙秉璋呈文》，北京市档案馆藏 J181 全宗 18 目录 16510 卷，14～18 页。

[2] 参见《关于阴阳生戴鸿泉违背取缔规则的呈文》，北京市档案馆藏 J181 全宗 19 目录 47862 卷。

当时制裁阴阳生的主要依据是 1913 年 8 月由京师警察厅颁布的《京师警察厅取缔阴阳生规则》第七条第三款："有变死或原因不明者，不得贿卖殃书及滥填所发联单。"如有违犯，应按"警律第三十八条二款处罚"。可是，违警律因违警法颁发而已不适用，而当时的违警法并未载有明确规定，如果阴阳生滥填殃书应该如何处罚。

取缔与抗辩

《京师警察厅取缔阴阳生规则》在民国初年的审核与通过是一个各种势力长期争夺较量的过程。民国三年京师警察厅司法处就"因阴阳生对于有丧之家往往借出殃榜以行敲诈"，建议卫生处予以取缔。卫生处的答复是："查阴阳生一项沿袭已久，一时尚难以取消。前由本处制定取缔规则业经通行各区署严重管理。"尤可注意者，民国二年制定《京师警察厅取缔阴阳生规则》时，明确认定阴阳生的职责是一门相传既久的技术。第一条第六款规定阴阳生需呈报"受业师并受业年限"，可为明证。而且从警方角度而言，也并未把阴阳生行当划归为"迷信行为"，而只是在其触犯律令时才予以惩处。

然而，在 1925 年北京实现了内城的"社区叠合"之后，卫生管理机构开始加紧彻底取缔阴阳生的步骤。与早期警方针对阴阳生偏重于刑事纠察有所不同，北平市卫生机构首先根据现代医学观念和标准把阴阳生职业定义为封建迷信的残余，认为它属荒诞不经之列，根本不是什么技术职业。如卫生局报告中经常出现这样的断语："此项阴阳生毫无医学常识，倚恃其报告死因，以为施行防疫标准，殊为不妥"[1]，"阴阳生本为迷信时代之遗物"[2]，等等。

20 世纪 30 年代初期，有关阴阳生之取缔与抗辩的较量进入了第二阶段。在这一阶段中，北平卫生机构不是从刑律控制的角度，而是以现代医疗观念为依据，开始进一步限制阴阳生的活动范围。如北平市卫生处 1932 年初步拟定了一份医师（西医）、医士（中医）联合鉴定死亡和彻底取缔阴阳生的办法，函请各医界团体签注意见，其目的是用医生诊断制约阴阳生的"迷信行为"。办法函达北平国医研究会（简称"国医会"）后，却当即遭到拒绝，国医会并以书面形式申述了理由。

国医会坚持认为，阴阳生之业是一门流传古老的技术，尚有学

---

[1] 《北平市政府卫生局二十三年度业务报告》，14 页。
[2] 《北平市政府卫生处业务报告》，75 页。

理根据，非一般迷信行为可比，"且营此业者，虽无学说，历有传授。例如死伤服毒等情均能证明，确有把握。又如死者掐在某指某纹，即知何时身故，撒手握拳，分别自死被害等情，历历不爽。且开具殃榜，亦其专长，以此沿袭既久，历行无舛，尤能鉴定清晰"。所以，阴阳生验视死者之法"允有特别之技能，实属哲理之根据，端溯其由来，乃《汉书》所载阴阳家流传之遗法，既非空言塞责者可比，又与荒谬迷信者不同，此其不可废者也"①。

关于医生是否应负有鉴定死亡原因的义务，国医会讨论后认为，阴阳生凭多年职业经验和勘察技术已足以堪当此任，又有司法制度做保障，似无须医生插手。文中强调："阴阳生之义务，在鉴定死者是否自然而死，抑因他故而死，阴阳生本其特别之技能，即可立时判断，负充分之责任。况有原治医士最后之处方互证其病因，是否病死，抑系毒死。就此而论，又何需原治医士之鉴定。"

国医会为阴阳生技术加以辩护，明显不是站在现代医学的立场上，而是站在传统社区既有规则的语境里发言。这其实也是一种自我保护，因为在民国初年医士的地位明显低于医师的地位，亦一度被归入取缔之列。而阴阳生在验视死者的技术上与传统中医的经验性疗法多有契合之处，两者亦属北京传统社区内并行的百业之一，故颇有惺惺相惜的感觉。

例如，在答复卫生处关于死亡统计手续的问询时，国医会就坚持把死亡统计的权力直接交给阴阳生办理。"遇有死亡时，即饬该阴阳生翔实填报，不得少涉疏忽，一面呈报区署，换领抬埋执照，一面送卫生处第二科备查，似属不触不背，尤为无扰无烦，且事实可行，简而易举。"② 这实际上无异于对生命统计调查员之合法性的直接挑战。

在答辩的最后一项中，国医会对于卫生部制订的死因分类表中二十七种死亡原因表现出明显的异议，认为这是按西医标准所确定，而非中医观念所能认可，内称"医师、医士应按照前卫生部暂行死亡分类表二十七种死因鉴定死亡，查中西医所谓死因，向未一致，且中医死因非二十七种所能概括"，所以只能适用于医师而不能适用于医士。国医会的抗辩显然使自己与现代西方医学划清了界限，同时也招致了北平市卫生机关的进一步取缔行动。

① ② 《取缔阴阳生国医会认为不可昨函覆卫生处备述各项窒碍》，北京市档案馆藏 J181 全宗 21 目录 1936 卷，1933。

1933 年 11 月 17 日，内政部将生死统计暂行规则又加以修正，修正之处为死亡证书"仅能由医师鉴定，而医士不与焉"①。虽然最后由于西医的抵拒，此条款并未展开实施，但在卫生行政意义上正式剥夺了中医鉴定死亡原因的权利。

卫生行政的督察力量在"社区叠合"之后变得如此强大，以至于已渗透到城区街道的各类细胞组织之中，与原有的法律警事机构分享、分割甚至替代着其空间控制的权力。1935 年，阴阳生被彻底取缔之后，死亡原因鉴定的责任正式落到了生命统计调查员的身上。统计调查员不但可以会同区署查验不涉刑事嫌疑之尸体，负责发给抬埋执照，而且遇有变死或死情可疑者，亦可报告区署核夺，区署得到报告后即派员会同统计调查员前往检查。因此，生命统计调查员不但完全取代了阴阳生的职责，而且在相当程度上分割了警事督察的权力。

一种职业的没落

民国初年，生活于法律与医疗行政夹缝地带的阴阳生在不断出现的抑制和取缔的呼声中逐渐走向了没落。在阴阳生被彻底取缔的前夕，时人评论说："现时业阴阳生者多为衰老之流，旧有者死亡相继，新呈请开业者早已一律不准，故人数日渐减少，不禁自绝。"②阴阳生生存空间的日益狭小，使其作为垄断传统丧仪过程中知识与技术的社区控制与协调者身份逐渐退化，仅仅成为聊以谋生的末流职业。

在有关阴阳生的档案中，有一卷"七政堂"阴阳生家族的集体口供记录。"七政堂"是内城左四区东直门内大街 47 号的阴阳生挂牌堂号，堂主是杨荣清（号阶平）。1928 年 1 月，北弓匠营 9 号住户唐那氏被炉火烧伤，经医官诊治无效后身死。当地警署在查验殃书联单时，发现杨阶平所填写的死亡原因是唐那氏因患痰气病症病故，并无烧伤字样。经法庭讯问，杨阶平供称说是因患病在家时，唐那氏之子唐长禄招请其开立殃书，因身体虚弱不能前往，就按唐长禄所称死者系患痰症，在自己家中开立了一纸殃书并填发了联单。

如前所述，阴阳生所主持的仪式包括"出殃""禳解""净宅"等复杂的程序，开具"殃书"只是复杂仪式的其中一环而已。如果

① 《北平市政府卫生局二十三年度业务报告》，211 页。
② 《北平市政府卫生处业务报告》，72 页。

阴阳生不亲临丧家现场，完整仪式的举行就无从谈起。杨阶平在自己家中所开殃榜，已注明唐那氏入殓时"暂忌四相龙狗猪羊，一推十二月二十二日丑时出殃，煞高一丈六，东北方化黑气"[①]。他本人却无法亲赴死者家中参与"禳解""净宅"等仪式，实际上是自动放弃了传统阴阳生所具有的在传统社区空间中协调乃至重构人际关系的垄断权力。

无独有偶，同年5月，在位于同一地点的"七政堂"，又发生了杨阶平之子杨品贤假冒其父之名擅开殃书的案件。1928年5月24日，孙玉清喊告东直门内大街门牌202号住户何定海将其胞姐何孙氏踢伤胎孕，以至于小产身死，请求相验。经过警官讯问，何定海坚称妻子何孙氏确系小产身死，并无被脚踢之事，并称业经阴阳生杨阶平开立殃书为凭。

经地方检察厅检察官黄梅荣等检验，何孙氏身带磕碰伤痕，实因服鸦片烟毒致死，查阅阴阳生所开殃书上填患痨症，而阴阳生杨阶平已于1月21日病故。检察官当即派警员将杨阶平之子杨品贤传署。据杨品贤供认："自其父杨阶平故后，未将执照缴销，现因生计所迫，遂冒用其父'七政堂'名号继续营业。在开立何孙氏身死殃书时得铜元十二吊，当时因无经验，未能看出服毒身死情状，只据何定海亲族所说填写痨症。"[②]

这样看来，杨品贤不但不具备阴阳生的专门技术，而且是因贫而贪图丧家的钱财，故警方呈文称其"既无阴阳生知识，竟敢冒用伊父杨阶平名义，擅自开立殃书"。文中用了"阴阳生知识"一词，说明警方当时仍承认阴阳生有自身谋生的专门技能。只是从杨阶平在家开殃，到其子冒领诓财，都昭示了阴阳生行当日趋没落的图景。

更为有趣的是，杨阶平有一个兄弟名叫杨如平，在齐外朝阳市场开设阴阳生堂号，用的也是"七政堂"的名号。其胞侄杨品达（杨品贤的兄弟）因生计困难，借用杨如平的'七政堂'的匾额，并冒用杨如平的名义开具联单，在为刘景康之妻刘彭氏开具殃书时，并未详细侦询，仅凭刘景康岳母彭高氏言其患肺痨病而死的一面之词即开出死者殃书，因此为警察访知查处。

杨如平在为胞侄辩护时的一纸陈词，颇能反映出阴阳生当时的尴尬处境。文中表白说："民思维再三，坦白无过，兹操斯业三十余

---

① 《唐那氏殃书》，北京市档案馆藏J181全宗21目录2568卷。

② 《杨品贤口供》，北京市档案馆藏J181全宗21目录2560卷，1928年5月25日。

年，学术与经验不负斯职。吾国文明落后，鬼神之说始终未泯，若认鬼神为乌有，破除迷信，吾国民奚又尽具避鬼敬神之心理。民操斯业，疏不危政治，扰治安，坏风俗也。盖吾国政治有革，心理未革，破除迷信，固属建设，然民一不宣传，且不广告以招来者，似此类事找民问津，非民随处行诈术拢财可比语。夫社会之演进，优者胜劣者败，哲理也。社会不需要之事业，自有天然淘汰，终归消灭，亦毋庸急积（积极）取缔也。"① 这是七政堂堂主最后的申诉之声。

　　杨如平虽自信自己的阴阳生技艺堪称称职，但其听任胞侄擅开殃书一事，显露出堂柱倾颓之势已不可挽回。尽管他用优胜劣败的进化语调以攻为守地为阴阳生事业辩护有加，并历数阴阳生对"政治""治安""风俗"的演化均无窒碍，但他显然没有预计到，"社区叠合"之后的京城已经被医疗卫生的现代之网层层编织了起来。如果说，现代警察体系在北京的拓展尚给阴阳生们留下了极其微小但可自我辩护的缝隙的话，那么，区域叠合后重构出的社区空间则真正成了阴阳生职业的坟场。

　　① 《杨如平口供》，北京市档案馆藏 J181 全宗 21 目录 2560 卷。

第五章　乡村医疗革命：社区试验

　　1932 年 1 月 16 日，北京还是隆冬的季节，在这个寒风料峭的早晨，火车西站挤满了熙熙攘攘的人群。当陈志潜和一批同事匆匆赶到站口检票进站时发现，车上已没有空座位了。列车启动时，陈志潜只好勉强挤坐在车厢的地板上。这群人的目标是距北京两百多公里的定县，此时坐在地板上的陈志潜心里很清楚，从这天起，自己这个协和医学院的高才生将要脱掉白大褂，换上普通的长衫，人生际遇将从此彻底改变。可他也未曾充分料到，在以后的岁月里，"白大褂"换"灰长衫"逐渐变成了一种充满隐喻的行为，终于在中国大地上引发了一场乡村医疗体制的大变革。

　　窗外还在不断地闪过华北农村光秃秃没有绿色的田野，由于停靠的车站过多，火车行驶的速度非常缓慢，两百公里的路程花了几乎十二个小时。到站时，陈志潜等人又挤靠在骡车上沿着一条狭窄的道路进入了县城。到区政府才发现，笨重的两轮马车与驴子是这里的主要交通工具，行走起来常常在泥泞的道路上刻印出深深的槽坑。少数人拥有自行车和一辆能被租用的人力车。这就是陈志潜眼中的定县，一个仍然贫瘠却孕育着变革种子的空间。没过多久，陈志潜就学会了骑着毛驴到定县的各村转悠着搞起了调查。

　　陈志潜决心脱下白大褂下乡，是服膺于已开展两年的定县试验理想：中国幅员虽大，人口虽多，也不过是 1 920 多个县集合而成的，我们的政治、经济、社会乃至于全民族的文化，也是根据这县单位的生活构成的。[①] 可是，大量具有科学性质的医疗资源却主要集中于县级以上的大都市中，如何使这批资源能迅捷地为乡村所利用，变成了农村社会变革的一项内容。以一县一乡为单位的试验作

---

　　① 参见孔雪雄：《中国今日之乡村运动》，中山文化教育馆，民国二十三年五月。

为全国仿行的标本，成为热情改造中国乡村的这批志愿者心中的一个目标。十四年后，有个"全盘西化论"者用"都市主义"批评这种"单位主义"时说："事实上，我们相信，新的文化的创造，与其说是依赖乡村，不如说是依赖都市。一般人都仍以为现代西洋文化的特征是科学与民治，可是科学这件东西，差不多完全是都市的产物，所以乡村建设运动应以'都市'为起点。"①

那么，所谓"定县主义"加上在山东推行乡村改革的"邹平主义"，在与这种"都市主义"的对抗中到底分出了胜负吗？

"白大褂"如何下乡？

"白大褂"是西医的象征，到了民国初年，中国城里人看病似乎已习惯了"白大褂"们的听诊器和手术台。然而就在 1910 年，鼠疫在世界范围内第三次大流行时，上海公共租界发布《检疫章程》后，当戴着口罩的卫生员开始逐家盘查鼠疫患者和疑似病例时，患者纷纷被强行关入防疫医院，患者的邻居也被勒令暂时迁出原屋，他们的屋子因需要消毒，往往用铅板封闭起来，禁止居民进入。这种强制行动顿时惹得谣言四起，数百人聚集街头抗议，气氛之压抑仿佛让人觉得回到了晚清西医初入中国的时期。②

在广大乡村人的眼中，如幽灵般出现的"白大褂"怎么也难以和中医飘逸的长衫在视觉上协调起来。"白大褂"犹如乡间的丧服，是死亡的标志。这倒不是说，城里人注定一开始就习惯这种白色幽灵在眼前晃动，当年频繁发生的教案梦魇往往与不习惯"白大褂"在封闭的空间里进行治疗的行为有关。中国人习惯的是在亲情氛围的协调下，疾病在自然的状态下得到消除，后来被视为"迷信"的传统习惯和草根伦理不是医术的敌人，而是医疗本身的有机组成部分。一旦现代医疗技术无法与乡民的日常伦理保持一致，无数挖眼剖心的恐怖故事就由此想象出来。直到西医手术的成功率显示出无法抵挡的威力时，恐怖的故事才烟消云散。

话虽如此，长期以来，愿意进医院躺在手术台上仍被看作城里

---

① 陈序经：《乡村建设运动》，94 页，民国三十五年五月初版。
② 参见俞刚：《公共卫生与晚清中外关系——以 1910 年上海公共租界检疫风潮为中心》，19 页，中国人民大学清史所 2004 年硕士论文。

人的勇敢行为。"临床医学"有点像姜太公钓鱼，只能张开大网指望着乡人自投罗网。福柯对"临床医学"的质疑放在中国语境内似乎仍然适用。他说："人们有什么权利把一个因贫穷而被迫到医院里寻求帮助的病人变成临床观察的对象？因为这种救助原本就是专门为他设定的，现在他被要求成为一种目视的对象、一个相对的对象，因为需要从他身上辨识的东西是被用于增进其他人的认识。"①

福柯把手术台边医生的锐利目光恰当地比喻为"沉默的暴力"。"沉默的暴力"植入中国情境就会导致另一种暴力的发生和谣言的扩散，因为"白大褂"们目光凝视中的"沉默的暴力"极易使病人觉得，要么手术台是个名副其实的屠宰场，要么只不过是整体医疗技术的试验场。

城里的"白大褂"们显得稍微有些温情脉脉的人情味，是从兰安生开始的。无论是"社会服务部"的跟踪家访还是公共卫生护士们蹲坐在胡同口与邻居聊天，与孩子嬉戏，"白大褂"们都在尝试拉近与市民的距离。不过，兰安生解决"沉默的暴力"的目光仍集中在北京城里，他的学生陈志潜却一直梦想着把一片乡村真正变成根除"沉默的暴力"的试验场。

从兰安生到陈志潜

兰安生与陈志潜是师生关系，两个人都与"预防医学"这个新名词有关，却赋予了它在中国"城市"与"乡村"中的不同含义。陈志潜听过兰安生的演讲，很吃惊地发现和协和的传统课程灌输的东西完全不一样。几十年以后，坐在美国加州大学一间专门为他准备的办公室里用英文撰写回忆录的陈志潜，还不忘深情地写下这么一句："我一生中许多最美好的年代是与兰安生的思想和理想紧密联系的。"②

当兰安生以"公共卫生专家"的身份进入协和医学院时，他带来一个崭新的理念。这个理念不同于 19 世纪中叶已进入中国境内的医学原则：疾病可以在未成为疾病时就加以控制，预防疾病的措施一旦在某一区域内和某一人群中予以实施，会比以单个病人为治疗对象的"临床医学"更有效率。

① ［法］米歇尔·福柯：《临床医学的诞生》，92～93 页，南京，译林出版社，2001。
② 陈志潜：《中国农村的医学——我的回忆》，43～44 页，成都，四川人民出版社，1998。

直到 19 世纪晚期，疾病是可以预防的概念实际上是不存在的，在此之前，疾病只是在不同文化和社会背景下作为治疗的对象。以"临床医学"模式移植到中国的协和医学院就被后人讥为："太注重疾病，因此完全依照学术的眼光来选择病人，病人有点像实验品。"[1]

20 世纪初，一些公共卫生组织在欧洲许多地区开始密切与从事传统"临床医学"的医生和医院进行合作，但是在美国，公共卫生组织却被视为对私人医生的治疗具有潜在威胁而处于与其相互脱节的状态。作为洛克菲勒基金会北加利福尼亚乡村卫生计划的成员，年轻的兰安生试图推动政府建立预防医学的意识，以弥合预防与医学治疗之间存在的分野，因而有人称他是"医学界的布尔什维克"[2]。

然而，"兰安生模式"的实行毕竟是一种城市行为，真正带点"布尔什维主义"特色的"陈志潜模式"，才使预防医学在乡村田野中扎下根来，从而使兰安生模式变成了一种真正的中国预防经验。

乡村的"社会实验室"

学生时代的陈志潜在通县进行过调查，在著名的晓庄与陶行知短暂地共事。他曾兴奋地回忆说，当自己用断头术把一个死胎从孕妇的肚子里取出来时，他们都惊呆了。另一个例子是在小学儿童中普遍存在的头癣，因头癣在头发上散发出的恶臭甚至影响到了师生和睦相处的关系。当陈志潜设计出治疗与预防头癣复发的创造性办法时，换来了教师们惊诧的眼光和患病学生高兴的表情。

在晓庄的一个观察发现改变了陈志潜半生训练中信奉的教条，也引发了几十年后中国大地上的一场医疗革命。陈志潜的观察发现，受过高度训练的"白大褂"医生永远属于城里人，而一位缺乏深度医疗训练的卫生人员也能有效应付日常疾病。在晓庄，虽然仅是教师和相关人员被动员参与急救工作、预防接种及提供消毒药品，改善供水与卫生环境，却使陈志潜萌发了从村庄本身的群体中选择卫生从业人员的想法。这个想法更形象地说就是不要总指望城里的"白大褂"惦记着下乡，而要想办法如何在村里寻找可以立即穿上白大褂的人，尽管乡村的此"白大褂"非城里的彼"白大褂"。医疗技

---

① 《杨文达先生访问记录》，27 页。

② Mary Brown Bullock，*An American Transplant*：*The Rockefeller Foundation and Peking Union Medical College*，University of California Press，1980.

术简易培训的"在地化"变成了陈志潜终生奋斗的目标。①

"兰安生模式"从20世纪初的20年代至30年代逐渐由城里向城郊扩散，扩散的方式最主要是依附于相继在京郊建立起来的各种社会改造试验区，或具体由合作社提供经费，但大多数设计均非严格按三级保健网给予实施，而是基本采用二级网络的建构方式。燕京大学的一份调查报告显示，民国二十一年清河试验区在清河镇建设乡村医院，每天都接待不少各村来此诊病的人，但黄土北店、东北旺与东小口三村，因距清河镇稍远，往返颇为不便，所以由各村合作社主持，成立了本村诊疗所一处，与试验区卫生股接洽，由乡村卫生院派医士一人，每星期来村一次，为本村及他村来就诊者治疗疾病。房屋、桌椅等用具，皆由各村合作社预备，药品暂由试验区供给。无论初诊、复诊，均收挂号费洋十枚，药费免收。②

清河镇的这份报告给人的印象是，从镇中心下乡的"白大褂"们似乎在村里是待不长的。如果不解决好"在地化"训练和医药商品化问题，兰安生的三级保健模式很可能在乡村就被轻易简化成了"二级模式"，而且在二级层面上由于难以吸引较高水平的医师进行相对固定的治疗，会变得有名无实。

定县平民教育就像是一个"社会实验室"，分别针对中国农民的四大弱点——愚、贫、弱、私设计出针对性的试验方案。由于这四大病相互纠缠在一起难以简单剥离，所以这场试验也必须是一种讲究彼此照应的综合运动，不能抽离出来单独开展。这就需要发展一个教育系统克服无知，介绍现代农业方法以减轻贫穷，灌输医学与公共卫生的科学知识以制止疾病与不健康，改革政治体系以培养为公众服务的精神。可见，医学改造无法从其他三个系统中孤立出来单独进行。

当陈志潜决心在定县落户时，他的心中正回荡着晏阳初的告诫："你需要一个科学家的头脑和一个传教士的心灵。"可到了乡下他才发现，在那个躁动不安的年代，"科学主义"已经成了城市中国人的普遍信仰，而"平民主义"的激情恰恰成了医治科学主义偏见的解毒良药。

---

① 参见陈志潜：《中国农村的医学——我的回忆》，87页。

② 参见杨骏昌：《清河合作》，104页，燕大法学院社会学系学士毕业论文，民国二十四年五月。

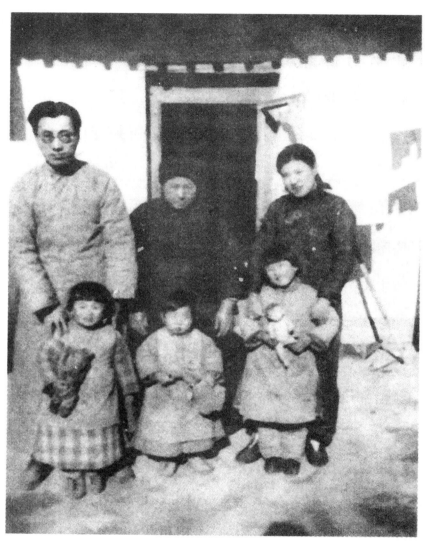

　　这张照片拍摄的是"乡村医疗革命之父"陈志潜一家在定县时的情景，我们可以看到他们背后的那间低矮的房屋，与当地农民的住宿条件相差不多。(选自董炳琨等：《老协和》，232 页，保定，河北大学出版社，2004)

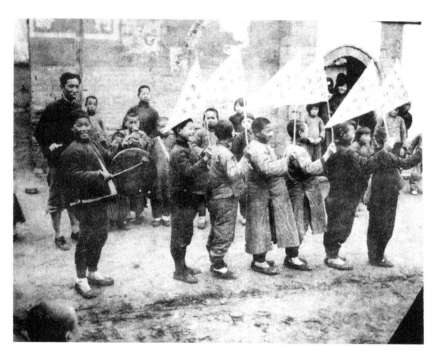

　　这张照片则反映的是定县儿童出外做卫生宣传时整队出发时的情景。大家喜笑颜开地打着旗子，显得很有活力。(选自董炳琨等：《老协和》，237 页)

在陈志潜的眼中，医疗改革试验能够与其他三项变革构成犄角关系的关键，就是这套试验系统的设计必须尽量区别于城市的空间设计方案。在这点上，陈志潜尽管有着传教士般的心灵，却冷峻地拒绝了传教士早已娴熟运用的医治手段。他的一个基本判断是，"传教士模式"基本上是为城里人服务的。他曾感叹道："今日国内医学人才的训练所不论是国立的、省立的与私立的，都受洋势力的统制。……一切训练的内容与方法势必根据教者来源地的情形。于是在中国境内，可以看得见英、美、德、法、日各国医学校的活标本。"①

在陈志潜看来，"科学"与"商业"的结合程度变成了城市医疗发展的指标和特点。不过，要把这个城市场景生硬地搬到农村就会出现问题。在广大农村，"科学"与"商业"的合谋恰恰阻遏着西医的普及范围，"一般人民的心理不容许科学与商业同时同等的发展。打盐水一针，收大洋十元，是日见不鲜的事实，就蛮可以证明医学商业化后必定流于欺骗。最漂亮的医生，应用最漂亮的器具与言语，专门伺候社会上极少数的阔老爷姨太太，是今日社会上大多数知名医师的勾当。这种欺骗与装饰的形态，绝对是一种科学商业化后的结果，与中国人民健康毫无关系，与国家办医学校送留学生的目的是毫不相干的"②。

"成本"决定一切

经过一番慎重思考，陈志潜终于构想出了乡村医疗变革的关键在于实现两个目标：医药价格与设备的"非商业化"，医疗人员训练的"在地化"。这两点构想的灵感多少来自"兰安生模式"的启迪，但又有根本的区别。

第一点构想是基于以下认识：西医在沿海城市的扩展是以大量资金源源不断地投入为前提的，"科学"与"商业"在这种模式下结成联盟的程度越深，就越难以为乡村民众所接受。毋庸讳言，陈志潜一开始确有模仿"兰安生模式"的痕迹，他组织了一次专门的卫生调查，选择了一个大约4.5万人的人群样本，试图找出这个地区疾病与死亡的原因，以粗略确定在那时有限的医学知识范围内，这些病例有多大比例能被防治。结果表明，出生率与死亡率每1 000人

---

①② 陈志潜：《请医药卫生技术人员下乡》，载《民间》半月刊，1卷，7期，1～6页，1934。

分别为 40.1 与 32.1，婴儿死亡率每 1 000 活产婴儿为 199。六岁以下的儿童，腹泻与痢疾是主要的死因。2 030 例死亡报告分析揭示出，37％显然完全可以预防，32％如果早期成功地治疗，情况可能会更好一些。

陈志潜还设计了一项学生健康状况调查，查明了 10％的儿童缺课的社会和疾病原因。① 这些"生命统计"的数字，总让人联想到兰安生在北京东城区的空间实验，无论是人群样本规模的选取、出生死亡率的规范统计，还是学校卫生的专项调查，仿佛都成了"兰安生模式"的翻版。即使如此，晏阳初和平教会的其他领袖仍怀疑他组织这次当地卫生调查的目的，因为以现场调查作为制订卫生规划的基础的想法，在中国乡村中是没有先例的。在这个意义上，陈志潜的尝试已经是个创举。那么，"陈志潜模式"果真像人们想象的那样变成了"兰安生模式"亦步亦趋的模仿品了吗？

事情当然不会如此简单，从陈志潜提供的各种报告和回忆中，我们拼贴出了另外一幅图像，一个深受当时社会学实证主义调查研究影响的社会改造者的形象。这个形象已不是一个协和毕业的普通医生的形象，也不是怀抱济世救民信仰的医务志愿者的形象所能概括。通过学习和实施对乡村社会进行调查的方法，陈志潜的医疗实践已和乡村社会改造的各种运动发生了密不可分的联系而成为其中的一个组成部分，甚至到了牵一发而动全身的地步。这是仍穿着"白大褂"住在城里的兰安生所难以想象的变化。

陈志潜的真正关怀是如何使"西医"与"商业"的铜臭脱钩，成为定县民众可以接受的一种选择。这明显不是一个单纯的卫生保健问题，而是繁重的社会改造问题。他很清楚，所谓以"生命统计"为核心伸展出的保健网络，如果不能与广大乡村居民的基本经济状况配合起来进行观察，并寻找出本地的解决方案，是没有什么意义的。

于是在陈志潜写得密密麻麻的调查笔记本中，更频繁地出现了以下内容：定县的 40 万居民，每人年平均收入为 30 元，按当时的兑换率 1 元等于 0.5 美元，这样的收入仅能供给一个人勉强生存的食物，主要是谷物。

定县有 446 名行医者和 256 家草药店，三分之一都位于个别乡

---

① 参见陈志潜：《中国农村的医学——我的回忆》，84 页。

中，将近半数的乡二者都没有，其余的乡有 30～85 名行医者与 25～70 家草药店。① 这些数字有的是从定县调查的先驱者李景汉那儿打听到的，有的则是亲自调查的结果。李景汉使用了个案调查、抽样调查、随机抽样、间隔选样、特殊选样、分层选样等方法，关注的却是土地分配与生产关系的大问题。② 调查中的开阔视野也影响到了陈志潜对"兰安生模式"训练过于精英化的质疑。

有了经济收入与乡医分布的基本数字和比例关系的印象，陈志潜对乡民治疗与经济之间就初步换算出了一幅"数字地图"：定县 472 个村内有 220 个村连巫婆、画符的人、打针的人，甚至江湖医生都无踪影，1 000 人里有 300 人在病死前连这种人的照料都没有得到过。每家每年医药用费平均为一元五角有余，一家在定县约有六个人，平均每人每年负担大洋三角，这三角钱完全消费在看旧医买药上面。以定县 40 万人计算，每年无形中消耗医药费约 12 万。③ 陈志潜从当时现状估计，深知新医若能分得旧医四千年历史基础上三分之一的价值已很不容易，如果换算成农村卫生行政费，至多只能以获得每家担负大洋五角为准，才能在乡民选择新旧医时，从经济权衡上不输给旧医。④

这幅"数字地图"显然与兰安生的那幅有了很大差异。兰安生在做生命统计时以协和医院的资金注入为依托，多动员医疗专家，不计成本投入地制做出一种几近纯粹的医疗化数字地图，这幅地图呈现出城区民众的生命曲线，却难以窥见这曲线发生的社会场景。

陈志潜则一开始就以乡民经济收入的能力为参考计算单位，因为农民经济既然如此困难，一切卫生设施，当然不得超过农民担负能力，因此定县卫生工作试验，遂以调查农民每年负担医药费用为起点。⑤

一切仿佛都必须经过成本核算，甚至协和公卫系的镇院法宝"生命统计"也被陈志潜认为因需要设立特别组织以资调查，显得过于耗费，不适合乡村社会，而且"生命统计"的调查范围过于狭窄，往往不能顾及社会疾病状态。以此为由，陈志潜对"生命统计"的

---

① 参见陈志潜：《中国农村的医学——我的回忆》，85 页。

② 参见杨雅彬：《近代中国社会学》（上），246～247 页，北京，中国社会科学出版社，2001。

③ 参见陈志潜：《请医药卫生技术人员下乡》。

④⑤ 参见陈志潜：《定县社会改造事业中之保健制度》，5～9 页，中华平民教育促进会，民国二十三年九月。

程序进行了简化改造。乡村民众生活富有自己的时间节奏，所以在定县，"生命统计"的专业性被大大降低，替代的方式是利用短期卫生调查、门诊记录与学生身体检查，也能达到近似城里的效果。特别是在夏季农忙期间，农人无暇参与卫生工作时，简化社会健康调查可节省经费，记录每月分析一次，半年以后，也可略知地方最普通疾病的分布状态。

一切从乡民是否能够负担的经济核算出发，使陈志潜在定县试验中不断大胆修正着正规学院教育中法定形成的"专家论"观点，断言"乡村卫生工作，在今日中国情形下，绝不能过于依靠专家"。因为中国社会组织，特别是在农村内，非常简单，一切事业都以普通常识为指南。工作人员之分工合作，若成本过高，则不免为经济所限。[①]

三级保健："在地化"训练的探索

"我个人以为普通生命统计，绝非中国今日乡村里认识卫生问题之方法。"陈志潜的这种"反专家论"直接把保健成本的核算与乡民的承受能力挂钩，就排除了把"兰安生模式"所倡导的三级保健系统原封不动地移植到定县的可能性。兰安生在北京城内的三级保健设计，虽然成功地使西医的卫生行政渗透进了胡同这样普通居民的聚居地，保健组织在城里被细胞化了，但保健细胞化的主体仍是经多年训练的专业人士，有着雄厚资金的支持，并有近水楼台地过度依赖协和医学院之嫌。

因此，定县三级医疗保健人员训练的"在地化"，就成为区别于兰安生城市卫生体制的关键环节。和兰安生的三级保健系统在外形上有些相似，定县保健系统在结构上也分三级，按区域范围分设保健员、保健所和保健院，分别对应于乡村的村、乡、区的行政结构，这是一个按更为复杂的乡村地理形态特意设计的系统。中国农村的区以下依次分为乡、村。乡由 40～100 个村组成，只有少数居民住在区或集镇上，大多数居民住在村子里。村子与区中心彼此的联系非常薄弱，旅行困难，道路稀少，主要靠骡马车穿梭运输。在这种情况下，若像在城市中那样使用以医院或门诊部为中心的保健体制没有什么可取之处，基本的视觉经验也证明了这个判断的正确性。北京城内第一卫生事务所控制区域中人群的活动半径，显然要远小

---

① 参见陈志潜：《定县社会改造事业中之保健制度》，5～9 页。

于定县民众的范围，特别是与细胞化的村庄相比。随着地理活动半径的不断增大，若以诊所和医院中的专家为核心布置保健网，势必其下乡的频率和时间会成反比例地急剧减少。不仅从空间成本上不合算，而且还要考虑"专家"奔波的主观心理承受度，显然他们大多愿意待在乡镇的中心。

所以，村级保健员在本地村民中直接筛选就成为"反专家化"策略成败的焦点。陈志潜后来解释使用村民的好处时说，作为初级卫生工作者，他们缺乏高级卫生技术知识，他们土生土长并易于生根于当地。而一个外来者习惯于舒适且少隔阂的环境，不愿意长期过艰苦的乡村生活。本地村民则习惯于当地的情况，通过亲属关系与其他纽带被限制在他们的社会中。被同胞村民信赖的村民们，比需花费宝贵的时间来显示其可靠性的外来者更为有利。[1]

具体到每村一位的保健员，他会管理一个价值 3 元、内置 12 种常见药品的小药箱，他的能力只懂得这 12 种药品的用法，兼种牛痘及担任一村生命统计的工作。他的活动范围半径只限于本村庄。由本村平校毕业生担任，他不支薪水不取药费。他所不能解决的病人，转而介绍给保健所。到 1935 年，已有 50 多个村庄设立了保健员。

保健院设立于 15 000 人口、20 个村庄的中心位置，有一名医生加一名助手及一名护士，处理区内各村保健员不能解决的医药保健事务，如逐日治疗、预防注射、卫生教育、监督保健员，等等。[2]

保健院相当于平民医院，拥有简单便宜的医疗设备。可是它不管门诊，专收住院病人，因为门诊完全由各区保健所担负了起来。其管辖区域大概为 100 个村庄。[3] 据统计，保健院每年的花费不过 40 000 元，比旧式医药在质量方面都要好几倍，所用的钱不过旧有的三分之一。每人每年只需担负大洋一角，每县就可得到这样的设备。[4]

这套三级保健制度的全部费用当然也是经过精密计算的，最底层的保健员除帮助修理水井、统计全村生死数目外，每年平均可种牛痘 100 人，可施治疗 1 000 次左右。这些活动的全部费用只有 15

① 参见陈志潜：《中国农村的医学——我的回忆》，87 页。

② 参见廖泰初：《定县的实验——一个历史发展的研究分析》，221 页，燕大研究院教育学系毕业论文，民国二十四年五月。

③ 参见孔雪雄：《中国今日之乡村运动》，89 页。

④ 参见陈志潜：《请医药卫生技术人员下乡》，载《民间》半月刊，1 卷，7 期，1934。

元，平均每次种痘或治疗，仅合大洋一分左右。

第二级的保健所每年可治疗新旧病人 5 000 人左右，给小学生纠正沙眼头癣等缺点约 5 000 次，夏季霍乱注射 1 000 人左右。此外还举办卫生演讲，听众达 10 000 人以上，而每年经费不过 1 400 元。平摊到每项工作之中，所费不过大洋五个左右。

最高一级的保健院除供给医师与护士训练材料外，每年可治疗住院病人 600 人，可行大小手术约千次，检查痰血等物 8 000 件，可按时供给保健所应用物品及教育工具，每年约用洋 14 000 元。如果拿出一半经费做医院住院病人之用，则 600 病人每年约用洋 7 000 元左右。平均每个住院病人在院约住十日，即每日每个病人用费约值洋一元。①

所谓三级保健体系的真正"在地化"是以精确的成本核算为基础的，其基本假设是使用"本村人"，不但使之能够迅速获取信任，较易融入一种社会氛围之内，让村民自然接受西医的治疗办法，而且无形中动用了伦理网络制约着保健员自身提出更多的经济要求。实际上，在乡情乡音的包围下，他们是不好意思提出报酬要求的。

不过，建立在道德自觉基础上的"本地化"策略，还是遭到了不少批评。当时的一份报告就指出，只要保健员不能通过薪酬的杠杆发展为一种职业，就永远会像是时间短暂的"救济"行为。"没有报酬的事业，是不能继续长久的。有保健员的训练，而不能成为职业。有产婆的训练，亦不能成为职业。平教会之事业，不是救济，保健员和产婆，亦不能只是救济。"②

为了节省成本和达到速效的目的，保健员只接受两个星期的速成西医训练。当时考察过定县医疗体制的人，均觉得无论地方经济多么需要节省经费，也无论对保健员的要求低到只需处理最简单的疾病种类，两个星期的训练都是不够的。也许是受定县训练保健员模式的影响，并试图对其中的不足予以修正，自民国二十三年（1934 年）开始的邹平试验区卫生院工作中，对"卫生助理员"的训练也强调"在地化"，计划以卫生助理员为推行乡村卫生的主要干部。

换句话说，就是卫生所内一切事务由卫生助理员负责而不设医师。医疗设计也颇有定县模式的味道，如讲究"一切要经济化"，

---

① 参见陈志潜：《定县社会改造事业中之保健制度》，30～32 页。
② 廖泰初：《定县的实验——一个历史发展的研究分析》，221 页。

"能使卫生事业充分本地化"，"需明了当地社会情形"。又特意突出卫生助理员的培养应具有更为浓郁的乡村特色。如强调"在乡村用俭而苦"的方法训练，"受训人员最好用本地人"，"课程不求深奥，只求简明适用"。唯独在训练时间上与"定县模式"有了相当大的差别，规定的是："训练时间为一年，以能明了基本卫生知识为限。"①

另一个缺陷也被人们注意到了。陈志潜总是以为只要压低成本，通过精确的经济核算为杠杆，西医在民间社会与中医、巫医就可放手一搏，即使无法全面击败它们，也会分得相当可观的地盘，却没有考虑到乡民信仰中医的复杂文化与心理因素。李景汉于民国十七年调查定县东亭乡村社会区内 62 村的医生数字时发现，区内共有 90 个医生，平均 116 家有 1 个医生。这 90 个医生中，旧式中医占到 85 人，西医只有 3 人，还有 2 名属于"巫医"。②

可是晏阳初在民国二十三年九月十日的平教会例会上发表演讲时，却认为研究中医等于是整理国故，在乡村没有意义。从此在定县医疗的多种变革条目中，就彻底失去了"中医"的影子。当时的人就有一个切中肯綮的评论："中国药科和旧医在乡间早已占有重要的势力，我们一方面自然尽力介绍科学的医学，然而中医是否有可取的地方，平教会正得着研究的机会。可是平教会不这样办，不就地利用中医、训练中医、计划科学化中医，根本不给它任何的地位。假如在中医的研究上得到成绩，推行起来必较容易。"③

"定县试验"对中医的忽视和排斥，使得保健员的"在地化"程度变得十分有限。中医在民间有着数千年的影响力，而且往往与仙方、偏方、炉方及草医用药有交叉共容的方面。乡村固然有些"儒医"或"世医"看病要价过高，但大多数中医用药与日常生活的感知联系在一起，介绍偏方的人不要你的诊治费，药料也多是便宜省事，本村就可以找到，如流行的姜和糖水发汗、大烟治痢疾、花椒水洗痰之类。在普通乡间的动植物中能抽取的这些药料，成本自然降低。④ 20 世纪 60 年代的赤脚医生制度，就在吸收定县速成训练经

---

① 李玉仁：《邹平县政建设实验区卫生院工作报告》，载《乡村建设旬刊》，4 卷，12 期。

② 参见李景汉：《定县社会概况调查》，294～295 页，中华平民教育促进会，1933。

③ 廖泰初：《定县的实验——一个历史发展的研究分析》，221 页。

④ 参见廖泰初：《一个城郊的村落社区》，74 页。

验的基础上，更包容了中医系统，其"在地化"的程度得以大大
提高。

"巫"与"医"的现代之争

"巫"还是"医"：经济的考量

就在陈志潜坐着骡车颠簸着进入定县县城后不久，燕京大学在
清河镇也办起了试验区。他们设想的是附近村民尽可能多地到试验
区办的医院接受治疗，试验区下设的卫生部门也经常派遣巡回医疗
队到各村宣传西医的好处。北京西郊海淀镇北的前八家村也被划进
了试验区实施卫生改革的辐射管辖范围之内。可他们心里很清楚，
要想和村里的"巫医"们抗衡斗法，真是谈何容易。

当穿着"白大褂"的卫生人员刚一进村时，这批在村民眼中的
陌生人发现自己立刻变成了"不可接触者"，白色幽灵的记忆好像仍
暗地里起着作用，村民们虽说不上仇视，却也似乎懒得搭理他们。
"白大褂"们只好想办法结识村中的熟人，通过他做中介，使自己在
村民面前变得可亲近一些。幸运的是，这个人选不太费劲就被找到
了。徐志明是前八家村一所由私塾改成的小学的校长，属于科举制
度瓦解后受过新教育的新型"士绅阶级"，又是所辖附近各村第十五
保的副保长。有了教育与政治这两种难得的身份，他自然成为试验
区努力联络的对象，以作为进入村庄的枢纽。果不其然，经过与徐
志明的积极联络，情况大有改善。试验区首先以教育为突破口，在
前八家村办起了一所幼儿园，同时增加小学六年级，使之成为完全
小学，使新型学制体制趋于完整。不久之后，试验区开始在村内延
寿寺搭台演讲，进行助产保婴的宣传，并举办了卫生图画展览。村
里出现了病人，也开始被劝诫到清河试验区的附属医院治疗，并得
到许诺免收费用。就是在耳濡目染的频繁接触中，徐志明对卫生与
疾病的关系及讲究卫生的重要性有了了解，渐渐生出学习西医的
兴趣。

当时分布在京郊的许多村庄在 20 世纪三四十年代仍没有多少中
医，西医更是难见踪影。在前八家村附近，巫医人数就比西中医为
多，因为中医是在民国十年以后才在村里出现的，巫医的地位明显
高于中医。这在华北地区似乎是个相当普遍的现象。民国二十四年

张家口地区的《阳原县志》曾记载说，到当年，县境内还没有西医，"中医亦不能遍村皆有，然三百户以上之村，类有一人"①。民国十四年，县政府曾举行一次中医考试，但从记载的效果来看，似乎不太理想。所以县志上说："未曾考而为人所信仰者，亦不禁其诊视。富者得病，率皆延医诊治；贫者往往听其自痊自死，终身未曾服药者，约占三分之二。近年赤贫者，往往衣食皆无，更难求医疗疾矣。妇女有病，亦有舍求医巫者，痊则信其灵，死则由其命。"② 许多地方乡人有病先请香头去治，不得已时才请中医，最后才请西医。前八家村16号住户福德海妻子死前病势很轻，请来神州庙香头，让病人吃仙药，结果病势转重，于是请来本村中医袁子庠与后来成为西医的徐志明，但为时已晚，结果死去。

乡村中的医生一直都有义务型医生与半义务型医生之分。义务型医生大多家产丰厚，有足够的资本扮演儒医施仁术的角色。而乡村中所谓半义务性质的医生却比例更高，他们往往不仅靠治病获取收入，还兼有其他职业，例如学校教员。据当时调查，身兼医生和教员双重身份的人数目不少，因为医生治病要摸脉搏、开药方，所以要识字。而乡村识字者少，小学教员又不易请到，中医为了谋生也为了宣传自己，多兼教员之职，多少有点像延续乡村"儒医"的一脉。所以，徐志明以教员身份兼行医业也是有传统依据可寻的。

徐志明最初在教书之外选择学习西医技术，可以说纯粹由环境所决定。他本成长在一个比较殷实的家庭之中，父亲徐维屏在当地很有声望。徐志明曾在村中的延寿寺私塾读书，民国十年父亲把他送进了北京城，考入中国银行行员子弟学校。父亲眼见得已朦胧地看到儿子发达的身影了，没想到家中突然破产，徐志明遵父命被召回乡下。安定的家庭环境被打破失衡后，也失去了稳定的经济来源。徐志明与兄长分居后，家中只留土房一所、坟地五亩，除了房屋周围可以种些蔬菜外，其余家中食物用品都得由他筹款购买。他的身上逐渐背负起了家庭生活的重担，变成全家活动的中心，努力寻求新的经济来源。由于父亲的关系，徐志明在由私塾改成的小学里教书，民国二十一年当了小学校长，可以从学生交的学杂费中获得一部分收入，还可从教育局津贴中得到较多款项，只是合起来仍不够家中生活所用，必须另谋他法。

---

① ② 丁世良、赵放：《中国地方志民俗资料汇编·华北卷》，189页。

徐志明是附近村庄唯一受过中等教育的人。家中破产后，他总是想通过乡村政治活动复兴自己家族在村庄中的地位，所以在升任小学校长后，与村中长者频繁联络，热心推动村中的公益事业，成为处理公务的核心角色。担任保长后，他更有机会与附近各村的村民发生联系。在保里办公时，除应得薪水外还可赚取些额外收入，以维持家庭生活的开销。

燕京大学试验区进入前八家村时与徐志明的接触，不仅使燕大试验区找到了一个进入乡村社会的最佳切入点，同时徐志明也通过接触西医无形中增加着自己在乡村社会中的文化资本。两者的默契互动昭示出近代社会与医疗变迁的复杂图景。

徐志明的从医生涯和城里科班出身的西医不同，不仅是出于兴趣，而且也会考虑乡间的需要程度和经济收益之间的平衡关系。他早年曾在燕京大学在前八家村设立的医药箱和清河镇西面真福院天主堂诊所中初步接触了西医的基本知识，中间一度跟中医袁子庠学习脉学。至于开草药药方，了解各种药品的性味，徐志明虽稍知一二，但并未深入研习。他后来行医时，即兼用脉学知识诊病，不过仅以此为辅，仍以西医为主。在学习了一段中医治疗方法以后，徐志明感到对中医兴趣不高，所以成绩不佳。他经常进城，看到城里西药房、医院以及卫生事务所设备良好、规模宏大，而中医则渐走下坡路，觉得还是学西医的前途更大，于是在民国三十年经朋友介绍，认识了住在北平城内西四牌楼的内科大夫杨百川。有段时间，徐志明每日随杨大夫学习，后改为每星期进城学习一次。从此，在前八家村，徐志明就开始以西医的身份与中医以及"四大门"巫医展开竞争。

乡人得病一般来说是看不起医生的，除非其收费能负担得起。中医出诊需雇轿去请，医生来到家中开出处方后一般都要酒饭招待，还要赠送"红包"，金额多少不等。如是在家悬牌应诊，俗称"医寓"，一般是只诊病、开处方，不供应药品。也就是说，看完病后仍需到药店取药而付一笔药费。如民国时期道县的何纯斋是专门在家候诊的，他门前悬一"何纯斋寓所"的牌子，凡是来求诊的，得到处方以后，自觉丢一"红包"在桌上。红包钱不拘多少，病人家境好的多封，家境差的少封。①

---

① 参见《道县卫生志》，合肥，黄山书社，1992。

前八家村村民请中医治病，多到清河镇或海淀镇去，间有亲属介绍，到北平请中医的也有一些，但中医请来后不但要预备一顿饭，还要出诊费、车马费，加上药费，所费不菲。所以中医在附近几个村子无法和巫医抗衡，很难留在乡间。前八家村的1号住户袁子庠中医，就是在村内应诊不久，因不容易挣钱，只好到北平去行医。市镇中医很少有下乡的，在乡间的中医都是医术较差的，或是没有领到卫生局执照，在乡间治病靠亲朋介绍病人，慢慢传出名去。这样就要少收费用或不收费用，每遇到过节，送些礼物。所以，在乡间看医生是要有相当的经济实力的，因医术有差异，故收费有高低，如果要在乡村当纯粹的医生肯定不敷生活的费用。西医正是因为收费过高，即使治疗效果明显，也同样受到乡人的拒斥。比如北京郊区清河镇西医孙富华与王淑敏因为索取两石米的高额手术费与药费，乡人付不起，所以人们议论说："宁可人死，也不敢请西医。"又说："清河西医口臭。"① 这是对西医随便要价的批评。由于无人上门看病，孙王两位西医只好经营起副业。

乡民看病时往往会在几种就医方式之间来回斟酌选择，首先要考虑的当然是医药费的承受力，其次还要注意路途成本的承担状况。即使是同样的求仙方，也会因药费的贵贱而分流。北京郊区蓝旗营求仙方就有两种：一是"求签"，一是"求炉方"。求签的人第一步得交三分钱买香火，求得签上的药方去买药，吃了就能见效。求签之后还得花钱买药，许多人就觉得是浪费，不够经济，于是转而去求炉方。求炉方的方法和求签相似，只是所得不是签上的药方，而是直接得到药品，这种药品多半是炉灰之类的东西。这样只花三分钱就可以把病给治了。

由于中国农村居住分散的特点，乡民一般讲究的是就近择医，如果路途远但医费相对便宜也是一种选择。否则即使路途较近，也会病员寥寥。离蓝旗营较近的海淀西郊医院是由市政府办理的，附属于社会局，在1940年以前挂号费只有两分钱，去看病的人很不少。1940年以后药价飞涨，挂号费增加到一角，这一增加就减少了许多病人，许多西医的信奉者都转而归顺了仙方、偏方和中医。②

① 马树茂：《一个乡村的医生》，51页，燕京大学法学院社会学系学士毕业论文，民国三十八年六月。

② 参见刘庆衍：《蓝旗营卫生状况及其改进方案》，51页，燕京大学文学院教育学系学士毕业论文，民国二十九年五月。

再造「病人」

在如此复杂的环境和激烈的较量中，徐志明参与竞争的最重要武器是收费低廉。徐志明给本村人治病，病轻则有时白送一些药片，也不索取种牛痘小孩的费用。外村人知道徐志明治病不收手术费，也不会像清河镇医生那样收取昂贵的医药费，所以纷纷前来应诊，以至于门诊病人日多。

徐志明治疗所用的药品也到指定药铺如杨百川开设的药铺购买。为适应乡民的经济情况，所购药品价格都较低廉。为避免药价波动，每次所购药品数量不多，用完再买。买药的周期是每隔一日进城一次。①

在京郊农村，治疗收费的高低与否，往往直接决定了一个普通乡民对治疗方式的选择。所以，西医要和巫医竞争，首先在费用上应基本与其持平，不能过于昂贵。普通乡民到坛口上求香，只要一两角钱香资就够了，有时甚至不付香资也能获取香灰。若是请医生至少要花费四角，药品除外。乡民请香头大多是为此经济上的原因，连香头自己也认为这是其参与竞争的一大优势。这种情形在警事档案中也有所反映。一份审讯书中的对话就证明顶香看病在多数情况下并非为了赚钱。这份审讯一个名叫王玉才的香头所记录的对话如下：

问：你因为什么顶香治病你将原因说！

答：我曾在南锣鼓巷信诚斋绱鞋，于前年（1945年）十二月间我梦见一老者叫我顶香治病，不然他叫我生病。我无法，于去年正月间我移在永外苏家坡二号我姨兄孙兆祥家居住。我顶香治病不收治病者有何馈赠。至于卖香钱，我都不管。

问：你顶香治病实在你不向人民勒索吗？（你顶香治病难道不是在向人民勒索吗？）

答：我实在对于治病及其他并不收受分文，我亦无招摇是非情事。②

另一份其表兄的证词，也证明王氏顶香看病并不索要钱财：

问：你这姨表弟他对于给人治病问事向人民要多少钱？

---

① 参见刘庆衍：《蓝旗营卫生状况及其改进方案》，32页，燕京大学文学院教育学系学士毕业论文，民国二十九年五月。

② 《抗战胜利后北平市查禁不良习俗倡导善良习俗史料一组》，载《北京档案史料》，4期，38页，2002。

答：我姨表弟与人治病是顶神治病，并不要钱，连香都不卖。①

住在小泥湾的一个张香头也说过："若是请大夫吃药得要多少钱呀？老神仙是为救人救世，普度群生。"② 西医在进入乡村时也多少考虑到了这一点。当时进行的定县试验，力求创造出中国式的保健体系，其目的就是为了在经济承受力上能与其他医疗系统展开竞争。当时的报告中说："农民经济既然如此困难，一切卫生设施当然不得超过农民担负能力，因此定县卫生工作试验，遂以调查农民每年负担医药费用为起点。"③ 定县所定农村卫生行政费的标准是："在今日华北情形下，至多只能以获得每家担负大洋五角为准。"④ 当然南方有的地区平均每人负担的医药费用比定县还要略低一些。⑤ 由定县按最低标准议定的医药费用可知，其一年的医疗花费相当于一般香头几次看病的收费标准。但面对香头免收治疗费的挑战，有的地区的西医需施行完全免费的措施才能在争夺病人方面与巫医香头抗衡。

"效力"的较量

传统中国的医生角色在相当长一段时间内与卜筮星相等职业并没有严格的界限区别。在民间社会中，医生与巫者虽在医治理念和技术上有所不同，但都是针对身体出现异常状况所可能采取的治疗选择之一。两宋以后儒家伦理虽然广泛渗透进了医学界，"儒医"作为一种专门的称呼亦逐渐为一般人，特别是一些精英人士所认可，但在广大农村地区，医生的专门化程度还是相当低的。民国以后，政府规定中医经过考试才能开业，而且要学习解剖学和传染病学等西医科目。卫生署规定中医称"医士"，西医称"医师"。这种划分显然有歧视中医的意思。⑥ 昆明中医考试的题目几乎都是以西医科

① 《抗战胜利后北平市查禁不良习俗倡导善良习俗史料一组》，载《北京档案史料》，4 期，38 页，2002。

② 李慰祖：《四大门》，50 页，燕京大学法学院社会学系学士毕业论文，1941。

③ 陈志潜：《定县社会改造事业中之保健制度》，9 页。

④ 同上书，5～7 页。

⑤ 参见《全国经济委员会卫生实验处工作报告》，34 页，卫生实验处编印，民国二十四年十月。

⑥ 参见《北平特别市卫生局管理医士（中医）暂行规则》，北京档案馆 J181 全宗 21 目录 29313 卷。

学的面目出现，如有病理学、药理学、方剂学、诊断学、内科学、外科学、儿科学、妇科学、喉科学、眼科学、花柳科学、伤科学、按摩科学及针灸科学，等等。① 毋庸置疑，政府对治疗系统的专门化区分，曾经对中国城市传统医学体系的改造产生了相当重要的支配性影响。由于这种政策的推行具有强制性特征，它有可能改变普通民众在需要治疗时的选择取向和动机。但在广大的农村地区，这种来自上层的控制行为到底在多大程度上能够左右乡民的选择意向，是有很大疑问的。

治疗效力的大小在普通乡民的选择中，往往是占第一位的。"仙爷"的影响力大，表现在很多人往往把一些事情发生的缘起与其支配力相联系，产生许多联想。前八家村 3 号住户欧德山，儿媳欧沙氏在民国三十八年三月二十一日下午自杀，村人对死亡原因议论纷纷，有人称得罪了仙爷。因为欧姓门前有一棵大树，树中住着一条"神蛇"，就是"常爷"。欧德山曾经看见这位"常爷"的身段能够自由伸缩，有时很长，有时很短。一次，他将蛇从树中挑出，扔到远处去，结果，蛇又回来了。另一次，他将蛇系上绳索，以利于辨别，然后带到远处去，在带走之人回来之前，家人却发现这位"常爷"早已盘在了树上。

后来，欧德山又将蛇挑走，这次干脆把大树砍断烧毁，蛇倒是终于彻底不见了，可不久欧德山就得了病，他儿媳也自杀身亡，人们随即推断为是得罪了"神蛇"的缘故。在欧沙氏死后三天，欧德山也因病而死。一次，李永和太太说："前几天欧家死了两口，起初是欧家儿媳，在死前两天晚上，到清华大学找她男人去，走到河边上，忽然掉到河里去，过了两天，就用杀猪刀自杀了，她公公也跟着死了。你说这是怎么回事？准是得罪了仙爷。"②

因此，中西医要与"四大门"展开竞争，首先就要在效力上做文章。这方面西医并非无所作为，但对村民具有影响力往往是在"香头"无法施展效力的情况下发生的。如民国三十四年至三十五年，本地发生急性症，有数人用西药治疗，发生效力，当时许多人对西医西药的治疗效果感到惊讶，到处传播，无形中做了口头宣传。同年又出现了脑膜炎症，中医仍无法治疗，最后由徐志明治好后，附近中医有时得病不能医治，也请徐志明去治。有时中医甚至给徐

---

① 参见车溢湘：《昆明市健康及卫生之调查》，29 页。
② 参见马树茂：《一个乡村的医生》，45～47 页。

志明介绍病人，因为知道他可能在某项治疗方法上有专长。

另有一位中医，是徐志明的亲戚，名叫关月樵，住在前八家村北面的北窝村。关月樵的女儿三岁染上重病，关姓自己不能治，将徐志明请去。徐志明到关姓家，看见有两位中医在小孩身旁坐着，小孩已经气息奄奄，两位中医皆束手无策。徐志明抱定死马当活马医的决心，先打强心针，后用补药针，守夜至天明，孩子的病势果然好转。两位中医非常佩服徐志明的医术。此后，关姓让他的孩子跟徐志明学西医，同时给他介绍病人。由于关家是富户，所以又借给徐志明一大批款项，使他得以添置设备，购买药品。①

在京郊乡村，香头得到普遍的信仰，并非完全依靠其神秘的降神活动所发生的效力，而是在治疗过程中糅合进了中医的治疗因素。也就是说在经验范畴，香头的治疗有时很难和中医的经验区别开来。如果站在乡民的立场上看，这也是其与中医身份可以互换的原因。"四大门"香头下神多用中药可为明证。这可能在别的地区也是较普通的现象，另有昆明的例子可为旁证。

据当时的调查，昆明有一王姓医生自称受神灵启示，能医奇难杂症，每次诊病均命患者携旧单至，诊毕，常从旧单的各味药中选择数种，另用纸书写，在神位前照视，说是禀与先师，保佑患者借该药的力量早日痊愈。有一次看病，王医生就把病者提供的药单药性解说一番，然后说此药方虽佳，只可惜错放黄芩一味，若将之换成甘草，服后必可痊愈。开方后照例禀与神位，神位是块木牌，上刻"至圣先师之神位"六字，旁边放着一盏小油灯。可见，这种治疗活动实行的完全是一种中医的程序，只不过借用了行巫的方式。问到病人为什么找王大夫，回答说："我的小娃娃，在前年患了咳症，花了许多钱，在那所医院里看了三个月还不好，说是什么百日咳，后来到王大夫那里一看，吃了两帖药就好了。"② 这说明在这位病人的脑中，并没有严格意义上的中西医和巫医之分，而是以效果作为实际的判断标准。

"效力"是形成"地方感觉"的一块基石，但另一方面，"效力"的产生也必须依靠乡民可以接受的社会形式表现出来，才能拥有相当的竞争力。西医进入中国之初，由于采取的外科手术方式尽管有可能治愈中医无法治愈的疾病，却无法让中国人接受其解剖原则指

---

① 参见马树茂：《一个乡村的医生》，31 页。
② 车溢湘：《昆明市健康及卫生之调查》，45～46 页。

导下的治疗原则，以至于引起种种误解，一度酿成了相当频繁的教案。① 西医的一些理念也往往和中国的伦理行为相冲突。民国年间在昆明的调查曾显示，当问及相信中医的理由时，有的人回答："西医讨厌，什么地方都要看。"另外一个回答是："西医老说，病是会传染的。如果是个好好的人，哪会碰到那么倒霉的灾星。倘若病是真的会传染的话，家里有人病，谁去服侍他。"② 这反映了民众的空间概念无法与西医中封闭的医院管理概念相互协调。

所以，西医系统的进入往往需要借助"地方感觉"的形式，甚至采取类似"借胎生子"的方式，才能在"效力"上和地方祭祀系统相抗衡。以下就是在京郊发生的一个有趣的例子。京郊平郊村延年寺中的药王神专司医治佑护病人的责任，据说具有起死回生的功能，所以村民患病时多来药王前请愿，以求早愈。但是，根据效力大小的选择原则，村民有病不会完全依靠许愿，大多数人采取的是一方面求医诊治、一方面许愿的兼顾方式。燕京大学社会学系就是利用了乡民的这种兼顾心理，同时利用药王殿的空间，完成了对乡村社会的渗透。

民国二十九年夏天，燕大社会学系在平郊村延年寺药王殿中设有一只救急药箱。这只药箱托付给了当地村民于念昭主持管理，每月添加五元的药品，其中多属于医治普通病症的药物。设立这只救急药箱的目的是服务于村民，村里凡是患病的人，都可免费来此求药。因此，每天来求药的民众颇为踊跃，平均每天有十人左右。关键在于药箱设立的位置和村民求药的动机颇可玩味，药箱设在药王殿内，无形中增加了吸引力，因为村民来此求药往往带着愉快的心情，他们总猜想着药王会特意在这些药品上加神力，对早早治愈疾病一定大有帮助。③ 我们由此可以看出，现代西医对传统空间的利用，和乡民对治疗效力的心理选择有趣地达成了某种妥协。

另外，"经验"与"灵验"的关系在各地的表现是不一样的，在我们的印象里，中医的年龄越大，经验就越丰富，似乎更容易得到乡民的信仰。所谓"医不三世，不服其药"，这在某些地区是可以得到印证的。如民国二十九年，昆明市 66 位中医中，年龄 45 岁至 75

---

① 参见秦和平：《清季四川民众敌视天主教的历史考察》，见丁日初主编：《近代中国》，第十辑，上海，上海社会科学院出版社，2000。

② 车溢湘：《昆明市健康及卫生之调查》，30～31 页。

③ 参见陈永龄：《平郊村的庙宇宗教》，99 页，燕京大学社会学系毕业论文，1946。

岁的有 50 人，年龄 25 岁至 45 岁的只有 16 人[1]，而 34 位西医中，年龄 20 岁至 45 岁的有 29 人，45 岁之上的仅有 5 人。[2] 1930 年，李景汉对定县 446 位传统医生的调查发现，他们中 40 岁以上的占 89%，50 岁以上的占 64.3%。[3] 与昆明的情况相似，这说明习医时间的长短对于民众的选择心理会有一定影响。在对昆明的调查中，当问及民众对中医信仰的原因时，有一个回答是这样的："你看看中医他们学习多少年，自然有经验，西医只进三四年学校，出来便挂牌做医生了。我有一个甥子，从前是个顶顽皮的孩子，后来中学毕业了，便进了军医学校读了几年书，现在刚跑出来，又是医生了。"[4] 但在京郊地区，除治疗经验以外，乡人对前八家村或自己村中医生多不信服，常常请外村人治病，所以当地有句成语："妙峰山娘娘，照远不照近。"[5] 说明是否"灵验"有时比"经验"还显得重要，也为乡人信仰巫医留下了相当大的空间。

政府按西医模式对中医体制进行职业化的改造，对中医命运有相当明显的影响。职业化不仅在体制上容易使中医与西医进行攀比，比如模仿西医建立医院制度，而且直接在经济利益和传统伦理之间的关系方面也发生了微妙的转折。如前八家村袁子庠中医，曾于民国八年在海淀镇药铺时读药书、学治病，后拜海淀孙志卿大夫为师，学习中医，然后才来前八家村应诊。但自北平卫生局领得执照后，因感到不易挣钱，转移到海淀应诊，后又移到北平行医，中间还一度去过张家口，最后于民国二十四年返回村内居住。这其间一度到昌平与清河镇各药铺做主方大夫，此后，因土地增多，生活富裕，才返回家中居住。[6] 很明显，袁子庠的行医轨迹是随着经济利益的驱动而运转的，而这种转换很可能受到了政府对"医士"与"医师"进行分类，并由此确定其收入标准等做法的影响。

"社区医学"与乡村社会

除"效力"和"费用"之外，社会资本的重组对西医在乡村占有一席之地起了相当重要的作用。中西医如果真正想要和巫医竞

---

[1]　参见车溢湘：《昆明市健康及卫生之调查》，27 页。
[2]　参见上书，24 页。
[3]　参见李景汉：《定县社会概况调查》，295 页。
[4]　车溢湘：《昆明市健康及卫生之调查》，30 页。
[5]　李慰祖：《四大门》，50 页。
[6]　参见马树茂：《一个乡村的医生》，21 页。

争，在民间社会中就不可能仅仅单纯扮演一个纯粹医生的角色，而需要当地多种条件的合力支持，因为巫医中的"香头"就是在社区中扮演着多功能的角色。针对于此，陈志潜在定县试验中提出一个"社区医学"（Community Medicine）的概念。此概念强调医学应基于所有人的需要和条件，而非基于那些单独的个人；基于治疗和预防方法的结合，而非单独依赖治疗技术。① 陈志潜由此批评现代西医的职业化倾向只把注意力集中在缓解病痛上，而没有注意不同社会和文化背景下应采取不同的治疗对策，因而使西医成为滋生贪图钱财心理的机械式技术。

最重要的一点是，"社区医学"十分关注西医技术如何与地方社区和权力结构建立起合理而有效的互动关系，特别是如何有效地利用当地的社会资源如新旧士绅阶层的力量作为支撑和推广西医技术的背景。在这种互动关系中，陈志潜特别注意为传统的社会控制机制预留生存空间，这与北京城里从洛克菲勒基金会支持的协和医学院模式引申出来的城区"卫生试验区"概念就有了根本性的差异。"卫生试验区"设立的目的是彻底摧毁地方社区系统取而代之，而"社区医学"的理念则是力图与地方资源包括民众的"地方感觉"相协调，做到在一个空间中和平共处。② 正如景军所论："简化西医行医手段，通过依靠现存的社会组织和给这些组织注入新的机制来提高公共卫生制度的有效性的决定，是将西医应用于乡土中国的重要步骤。"③

徐志明在前八家村的特殊身份与从医经历之间的微妙关系，证明了这一论断的合理性。徐志明的父亲徐维屏是位有新思想的乡绅，曾将前八家村延寿寺内的私塾改为新学。当时徐志明在北平上中学，应父亲之召返回家乡，一面料理家务，一面帮助管理学校。在父亲去世后，徐志明继续出任小学校长。因为他是附近村庄中唯一受过中等教育者，所以在担任校长后积极与村中长者联络，热心推动村

---

① 参见景军：《定县试验——社区医学与华北农村，1927—1937》，见《陈志潜教授学术思想研讨会论文汇编》，19 页。

② 参见杨念群：《民国初年北京的生死控制与空间转换》，见杨念群主编：《空间·记忆·社会转型——"新社会史"研究论文精选集》，131～207 页，上海，上海人民出版社，2001。北京城区所实施的"卫生示范区"计划受到建基于大城市状况下的协和医院模式的直接影响，与陈志潜所倡导的比较适合乡村社会的"社区医学"理念有很大不同。

③ 景军：《定县试验——社区医学与华北农村，1927—1937》，见《陈志潜教授学术思想研讨会论文汇编》，16 页。

中公益事业，在此位置上也容易和附近各村的民众发生联系，后来又被选为所辖附近各村第十五保的副保长。① 这种职务显然是国民政府推行地方自治时的新型基层控制力量，但在推进国家的近代化方面却起着举足轻重的作用。按杜赞奇的看法，他们虽然地位不高，却能垄断国家与乡村之间的联系。②

所以，民国二十一年，当燕京大学在清河镇举办乡村试验区，实施医疗下乡计划时，自然与代表现代士绅阶层的徐志明建立了融洽的关系。更为有趣的是，前八家村周围地区在 20 世纪三四十年代俨然已成为北京知识精英从事现代乡村运动的试验场。在燕大试验区成立仅仅两年后，清华大学社会学系也开始设立试验区，与清河燕大试验区的范围相衔接。清华大学试验区设在村内 9 号梁家院内，不但接续以前燕大在村中的卫生工作，而且在试验区内附设医药箱，有一位常文英女士专门负责义务助产。徐志明这时开始介入医药箱的工作，逐渐对卫生事务发生兴趣，最初是到北平各书局购买医药书籍自学阅读，后又从中西医名师受教，逐渐成为本地有名的医生。由于徐志明医术有限，只能善用几十种药品，打针药品有强心剂、葡萄糖与花柳药针等，在药品方面常用凡士林膏、咳嗽片以及治疗胃痛、退热的药片。徐志明至此已在村中身兼政治—教育—医疗三重身份，这种身份较易调动和整合乡村资源，特别是可运用其在政治和教育方面的地位，来推行西医的理念与实践。③

就徐志明本身的生活状态而言，这三重身份就像支撑一座建筑的三根支柱，缺了哪根柱子，房子的骨架都会显得不稳。一旦缺了哪根柱子，徐志明也会竭尽全力去修复。民国三十六年，徐志明任职的小学第二学期开学时，教育局派来一位郭慎华校长，徐志明只得辞职。接着的后果是收入减少，家庭开支只能靠诊疗生活维持。徐志明开始谋划以成立另一所小学的方式找回这根柱子，目标是离前八家村东约三里路的六道口村。因十九保办公处设在六道口村，徐志明以保长的身份与保里联络，由保里补助部分经费，学生拿一部分费用，最终成立了六道口小学，徐志明任校长。至民国三十七

---

① 参见刘秀宏：《前八家村之徐姓家族》，燕京大学社会学系毕业论文，民国三十六年十二月。

② 参见杜赞奇：《文化、权力与国家——1900—1942 年的华北农村》，57 页，南京，江苏人民出版社，1994。

③ 参见马树茂：《一个乡村的医生》，19 页。

年初一，六道口小学已有学生一百二十余人，他在教育上的这根支柱算是被修复了。

特别有意思的是，徐志明往往会借助其在乡间的权力资本，在时事急骤变迁的恶劣环境下，仍能自如地不断获取各种医疗资源以提高自己的医术。民国二十六年，七七事变后，清华大学南迁，试验区停止运作。徐志明已有三年多的卫生工作经验，却因试验区的停止而失去了一部分薪水。没想到新的机会又随之而来，由于事变的影响，燕大试验区也被迫停办，燕大社会学系为了给系中学生创造实习机会，由赵承信先生主持，在民国二十八年重新在前八家村成立乡村实验室，并附有医药箱工作，村民有病可以免费诊治。徐志明考虑到这是一个增加收入的好出路，遂与燕大协商，表示愿意负责医药箱工作。由于有了清华大学医药箱的工作经验，徐志明这次主持医药箱可谓得心应手。他与燕大校医处联络，只要村民得了重病，就介绍给校医治疗，他自己也借机提高医术。这是他与燕大第二次发生联系。

七七事变后不久，日本人占领了北平城，在前八家村西面的西柳村成立了新民会试验区，附设诊疗所，附近村民来此治病只收挂号费用。为了方便，徐志明也时常到离村仅二里地的西柳村诊疗所寻求指导。

位于清河镇西面的真福院天主教堂，在民国二十四年添设西药施诊工作，除信教人士及贫苦村民遇有疾病前来应诊不收费用之外，其他村民只收少许挂号费用。徐志明也常来此与施诊人员闲谈，获取医学知识。

徐志明就是这样在身兼数种角色的情况下，依靠自己在乡村社会的权力支配关系，逐渐把西医导入了乡村本土化运作的轨道，同时自己在获得新的经济来源的情况下，不断地使西医技术能够变通地适应乡村社会的人情网络规则，以获取乡民的信任。除了药价和诊费低廉之外，徐志明门诊时，家人会主动陪侍病人说些家常话。有认识的村民，徐志明母亲总要热情地送出门说："回家问好！"调查者有一次就发现徐志明给一个小孩治伤，在胳膊上换上一块新的药棉，上面涂上硫黄膏，用药布裹上，小孩姐姐只说了声"再见"，并没有给钱就带小孩离去，临走时徐志明的母亲李氏还热情地回了声："到家问好。"

西医进入中国后所奉行的一些规则，如相对封闭的医院管理空间及严格规定的门诊时间，在中国城市中虽较能推行，但在乡村却完全违背普通乡民的生活节奏和对空间的感觉；而徐志明对西医的本土改造比较贴近中医的方式，如门诊设置的时间不固定，以及范围广大而次数频繁的出诊。因为乡民普遍缺乏准确的时间观念，原来徐志明根本没有确定准确的出诊和门诊时间。后来规定上午门诊，下午出诊，但上午应诊时间仍不确定，病人随来随治。下午出诊一般在两点钟，出诊时把药品用具装在一只小药箱内，系在自行车上，骑车到病人就诊或复诊的村庄去。每次出诊约走四五个村子，回家时常常天色已晚，所以出诊时先用过点心，晚间回来时再吃晚饭。夏季里病人最多，最忙时门诊人数超过二十人，因屋小难容，病人多在院中或房外等候，出诊人数平均也有十人以上。每天出诊所到的村庄最初只是在前八家村周围二三里的区域，后来扩展到十里，甚至十七里以内的村子。徐志明的出诊范围达四十余个村庄，最远曾到过前八家村北面三十五里的沙河。[①]

在与村民或病者的交谈中，徐志明不会放过任何宣传西医的机会，时常发出香头不能治病的种种言论，并举出"香头"诊病不灵的事实。西医徐志明同时还兼具保长和小学校长的职位，这两种职位在乡村中都很具文化资本的魔力，所以往往比单纯的西医仅仅从治病效果上的劝诫要更具说服力。徐志明很清楚，自己在当地的医术并不属于高明之列，仅靠效力高低的较量显然并不容易在争夺病人来源方面占据上风，还必须充分利用自己的特殊身份加强村民对西医的信任。

中西医逐渐在与巫医的竞争中处于有利的位置，我觉得有两点值得注意。一是他们逐步建立起了一种"身体化"的评价系统。凯博文说，中国乡民容易把精神疾病用身体化的形式加以表述，这是中国文化含蓄表现的结果。而我恰恰认为，乡民清楚在什么时候用什么样的方式表达自己的感觉，当然前提是治疗过程必须有效。

至于用什么语言表示，其实是可以随场合而变化的，比如他们很清楚把身体疾病与精神疾病分别加以对待，身体疾病靠人，精神疾病靠神，现在许多农村乡民看病仍持有如此的分类框架。理由是，乡民原来认为"香主"可解决一切问题，而西医进来后，外科手术的效

① 参见马树茂：《一个乡村的医生》，35 页。

果显然是巫医香头无法企及的。于是，乡民自然用身体化的语言表达感受，而这恰恰是现代科学规训的结果。但是，这并不表明乡间的地方感培育的治疗心理已完全消失，或乡民已完全放弃了选择仙家治病的传统，他们只不过是各得其所而已。

第六章　追剿"巫医"

1931—1933 年，李景汉在定县的调查已进行了几年，这位经常穿着件长衫骑着毛驴挨村转悠的读书人，除了关心定县的人口分布与土地状况外，也渐渐对村里的老百姓总喜欢请大仙治病发生了兴趣。这天正赶上一户人家等着降神治病。定县大仙降神多在夜间，请仙的人必须把预备好的屋子遮得严严实实，不许点灯，还要在炕桌上供些熟鸡蛋和烧酒。等香头来了后，先要烧香请仙，香头多是女性，她坐在炕沿的桌旁，给大仙留着炕里的正座。

黑暗中的气氛显得有些压抑，只听忽然一声大叫，说是大仙来了，家人忙着叩头，请大仙饮酒、吃鸡蛋，黑暗中隐约能听见吃喝的声音。看似乎吃得差不多了，妇人赶紧问大仙说："这人得的是什么病？"于是一阵似说似唱的声音飘荡在屋里，那声音极细弱，好像女子："这个人得的是××病。"这样一问一答持续好久，得病的原因、治疗方法和几种简单的药品，都说清楚了。有时大仙还用一双毛烘烘的小手替病人按摩。[①]

这只不过是 20 世纪 30 年代定县一个普通农民家里求仙治病的情形。那么，这个不肯在光亮中现身的"大仙"到底是何方神圣，长的什么样子呢？

"巫医"与民间宗教秩序

从"俗凡"到"神圣"

这位在黑暗中不肯现身的"大仙"，很可能是只乡民信奉的"狐

---

① 参见李景汉：《定县社会概况调查》，398 页。

狸"。除了"狐狸"之外，它还可能是"黄鼠狼"、"刺猬"或者"长虫"。乡间称它们是"四大门"。"四大门"又称"四大家"，是北京近郊乡民中很崇奉的四种动物。《顺义县志》中就称民间"黄鼠、刺猬、长虫（蛇）、狐仙、白兔，随处皆供奉之"①。

"狐仙"信仰更是遍及华北地区，保定府"唯对狐仙信仰甚深，家家供奉，并敬书'天下财源主，七十二口仙'类似联语之纸条粘贴之。遇有小疾病，即云闹老仙"②。据说，老北京的一些居民家中都供奉着"狐仙"，除享受主人的烟火食物外，它们都由城东门的"狐官"管辖。③

"四大门"信仰似乎不仅限于北京或华北地区，因为"河北只通称胡三太爷、黄二太爷，在东北旧小庙里供养着神位，更有胡万成、成一、成斗、黄玉禧、成明、柳向恩等名字，分别得很仔细"④。

在乡民的眼中，"四大门"又可分为"俗凡"与"神圣"两种。凡是属于俗凡类的"四大门"，与其他动物没有什么区别，而属于神圣类别的"四大门"就会成为人们崇拜的对象。有趣的是，京郊乡民将这四种动物都加上了人的姓氏，有点像模拟"宗族"的意思。如称狐为"胡门"，称黄鼠狼为"黄门"，称刺猬为"白门"，称长虫为"柳门"或者"常门"，总称为"胡黄白柳"四大门。乡民在日常生活中往往会根据它们的体态和表情，区分出某一种动物到底是"俗凡"还是"神圣"。

乡民的感觉是比较细腻的，如果在进村或出村的路上恰巧碰到一只胡门（胡、狐谐音）的狐狸，就会自然按照它们的表现分类。乡民会说，俗凡的狐狸遇到人，便会赶紧躲开，跑起路来是乱窜乱跳的，神圣的狐狸两眼放光，走起路来安然稳步，见人并不逃避。

如果遇到黄门（黄鼠狼）中属于俗凡的黄鼠狼，乡民会教你辨认说它很怕见人，白天往往隐藏不出。神圣的黄鼠狼看上去眼睛发红，走起路来神态安然，步履平稳，在路上遇见人便站住，将前爪拱起。

白门（刺猬）可以靠毛色的变化加以识别。一般俗凡的刺猬毛

---

① 丁世良、赵放：《中国地方志民俗资料汇编·华北卷》，22 页，北京，书目文献出版社，1989。

② 同上书，315 页。

③ 参见《中国文化象征词典》，122～123 页，长沙，湖南文艺出版社，1990。

④ 周作人：《知堂集外文·〈亦报〉随笔》，483 页，长沙，岳麓书社，1988。

色一直是灰白的，其他特征很少。神圣的刺猬两眼发红，腹下长着一寸余长的白毛，刺的尖端有豆状的颗粒，毛色时常改变，看上去本来是白色的，忽然会变成灰色，一会又变成黑色，走起路来也是稳重安详。

柳门（长虫，又称常门，长、常谐音）：一般的蛇类不能变化，而神圣的长虫变幻莫测，能大能小，看上去不过三五寸长、筷子粗细，一晃之间便能长到两三丈，有缸口粗细。头上有"冠子"（凸起物）的往往是神圣的。身上发出金黄色光泽的长虫更是神圣的表现。此外，神圣的长虫静止的时候总是盘做一团，将头昂起，叫作"打坐"。

"四大门"要想从俗凡跃级到神圣的位置，需要经过一番修炼的功夫。修炼到相当程度，便可以"聚则成形""散则成气"。据当时研究者采择乡民观念后经过加工的描述，其"精气"即魂经过修炼之后，便可以脱离躯壳进入人体，进入的途径是从七孔和阴部。进入人体后，这个人就会出现反常的举动，如哭闹、胡言乱语及跑跳之类的现象。经过耗损精力，"四大门"就可对其加以控制，民间称之为"拿法"。①

"四大门"的精气进入人体中，就如同气的运行一样，所过之处往往会使体态发生变化。如果妇女两腋之下出现凸起的块状物，显得非常绵软，那就是精气所在，若是将此处弄破，精气就会立刻消失，该"门"的修炼也就会成为泡影。

当然，"四大门"纯粹用"拿法"的方式还不能名列仙班，成其正果，因为还没有积累起功德，所以又有"撒灾"的说法。所谓"灾"指的是一些流行病，将"灾"（流行病）撒出去之后，"四大门"再依靠香头的力量来治病，将病治好便算是积了功德了。但"撒灾"有两个条件：第一，每个家庭中至多有一个人得病；第

---

①　参见周作人：《知堂集外文·（亦报）随笔》，483 页。关于"四大门"与萨满教的关系，目前存在着争论。李慰祖通过对与"四大门"相关的神话和仪式的描述及分析，确认了"四大门"信仰属于萨满教属性的体系。而一般民俗学界，在涉及"四大门"或类似的民间信仰时，则往往采取了"自然崇拜"中"动物崇拜"的解释，或将其视为原始宗教及原始时代之信仰的"遗留"。但有的学者认为，"四大门"与萨满教在某些仪式与信仰方面有相似之处，在满族及达斡尔族等少数民族的萨满教文化里，可能渗进了类似"四大门"信仰的一些因素。但"四大门"以及相关的民间信仰形态却有自身的流派传承和渊源关系，具有萨满教难以解释的独特性。如果把"四大门"信仰理解为是在汉人地域社会之民众生活里的"民俗宗教"的形态之一，似乎更为恰当。参见周星：《四大门：北方民众生活里的几种灵异动物》，北京大学社会学人类学研究所工作论文，2000。

二，病者未病之前，已经出现了生病的迹象，"撒灾"仅仅是助其生病而已，所以治病可以作为造成功德的方法。①

"瞧香"与"顶香"

"香头"在"四大门"的授意下给人看病，可分为两种情况。一种是"瞧香"，就是将香点燃后，用眼直看高香火焰，在受到仙家灵机指示的情况下，可以说出病情，但是仙家并不附在体上，香头的头脑仍可以保持清醒状态。另一种是"顶香"，在"香头"将香引着后，仙家下神附在香头的身体上"借位说话"，当时"香头"心中感觉糊涂。前一种称为"明白差"，后一种称为"糊涂差"。

俞樾曾描写过天津"香头""顶香"的情形。其中说："巫至，炷香于炉，口不知何语，遂称神降其身，是谓顶神。所顶之神，有曰白老太太者，猬也；有曰黄少奶奶者，鼠狼也；有曰胡姑娘者，狐也；又有蛇、鼠二物。津人合而称之为五家之神。"②

《清稗类钞·巫顶神》中则强调女性往往容易被降神："所立名称，大抵妇女为多，故妇人易被蛊惑。"③

在北京地区，城郊与乡间的"四大门"崇拜表现形式微有差异。城郊的形式较为多样，一般会在较热闹的地方开坛或直接设在庙里，或者在家设坛。例如民国年间有一次北城某处开坛，吸引要叩问病情的信士纷纷前来。顶香人焚香叩拜后，端坐龛旁，然后由到坛的人焚香上供。有病愈前来还愿的，便由顶香人勉励嘉奖几句，再指示一些养病的方法，意思是做给旁人看，求神是要还愿的。

有病前来求治，如是内症，当时顶香人就给几包炉药（香灰），简单说几句病症原因，标准句式不外是什么"上火下寒，停食着凉"，或"某日冲撞某神，不虔心拜求，便能成为重病"，说完并大声喝问："是这样不是？你仔细想想？"有的大仙特别嘉许，也会另赐几粒丸药，得到的病家会面露感激表情，顶香人则会面显得意之色。丸药的赐给方式，有的从香案上取付，有的由顶香人祝祷，从香火中抓取，有的从所供佛像袖中蹦出。④

① 参见李慰祖：《四大门》，134～135 页，燕京大学法学院社会学系学士毕业论文，民国三十年五月三十一日。
② 俞樾：《右台仙馆笔记》，336 页，上海，上海古籍出版社，1986。
③ 徐珂：《清稗类钞》，第十册，4560 页，北京，中华书局，1986。
④ 参见金受申：《北京通》，613 页，北京，大众文艺出版社，1999。

病人如果得的是外症，如生疮或是筋骨病，便会被安排留在最后医治。施治方法有二：一是用熬热的香油，顶香人用手蘸油涂抹患处；二是把烧酒点着，用手抓火带酒涂揉患处，也有在酒内加花椒、茴香、盐粒的，有时竟能减轻病情，起到活血舒筋的作用。还有的顶香巫人，家中并不设坛，只称顶某仙爷、仙姑，到人家中治病，名为"分坛"，又称"仙差"，又称"奉命行道"。

有的香坛并无巫人，只有庙祝，叩问人直接求神，问事只求默佑，问病只求炉药。如德胜门外的大仙爷，平日问事问病的人就已不少，朔望烧平安香还愿心的也是络绎不绝。大规模的香坛如安定门外的马神庙三八开坛，有签有药，除问病问事还愿的人以外，还有不少皈依的信士，手执念珠，按日前往虔拜。[1]

周作人认为"四大门"的看病方法源于满人对萨满教的吸收，祭堂子成为满人官定的仪式，《清会典》中很威严的所谓赞祀女官，实际则是跳神的女巫，俗称为撒麻太太。到了汉人中间叫作瞧香的，是道婆的作风，只是"顶"神说话，不那么跳了。[2] 可见在汉人中间，"瞧香"主要是一种民间行为。

从"四大门"与香头的个人关系而言，香头基本上是各"门"的替身和代言人，"四大门"的各类灵异动物很少现身。如城郊内顶蛇仙的巫人就往往虚设龛位，并不见蛇仙的本形。有时蛇仙也会在龛中现出法身。据当时人记载，西城羽教寺所供潭柘寺的二青爷，系用梗木神龛，前罩玻璃，龛内设小床，床上铺有黄缎被褥，二青爷就隐身其中，有时偶尔会从被中露出头来，四处观望。龛前香案上除陈列供品外，还罗列许多水瓶，求仙水的人可以自己带着空瓶子，取走若干。水瓶中的水，由助善人随时续添。

据说二青爷已有几千年的道行，按道理说应不食人间烟火，但夜间仍需由助善人供奉鸡卵。普通巫人所供奉的蛇仙，也以"大青爷"相称，顶奉的人，可以附体后降下灵语。有一个巫人平常顶的是蛇仙，据他说，凡有人问事问病，就会不自主地答出，但声音并不改变，只需随意答出，就是"仙语"，并需由旁人立即记录，过后便不能重述。巫人当时答出药方，有的因为素习几个汤头歌诀，可以开出皮松肉紧的药方来，有的根本不识字，也能随口说出药方来，就使人觉得莫名其妙。老北京人金受申曾回忆说他对门住着一位郭

---

① 参见金受申：《北京通》，613 页，北京，大众文艺出版社，1999。
② 参见周作人：《知堂集外文·〈亦报〉随笔》，483 页。

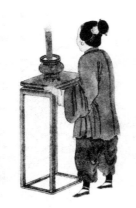

可耳

此中圈颤香之圈也病人服药无效请颤香视

此项皆係妇女至家进假托神鬼言语以促人

听烧香炉中看之式用药或祈愿则瘉效否两

这张北京民间风俗画描绘出一个妇女准备"瞧香"看病的情形。(选自《北京民间风俗百图》，70页)

这幅图反映了流行于京津地区的"顶香看病"职业的某种情形。(选自侯杰等编著:《醒俗画报精选》,86 页,天津,天津人民出版社,2005)

老太太，就是如此作法的，有人请她看病时，必须由她和问病人虔诚跪祷，如仙不下降，就回绝病人不予施治。①

"四大门"发挥法力的能量还是有区别的，比如黄白两门中，黄门并无大的法力。据说黄门在乡间，能力只是偷吃偷喝，凡有人家婚丧红白事，厨房灶上，必有预防黄门作闹的方法，如切肉的，必须用刀在菜墩旁边时时凭空虚砍，掌勺的人，必须用铁勺在锅边时时叮当虚敲，原因便是害怕黄鼠狼能隐形前来偷吃食物。

乡间认为白门刺猬就是财神爷，但又不供祀实物，只是对虚设的财神洞叩拜而已。乡间和城郊不同，只在篱内篱外干净的地方建一小房，高及二尺，面宽约三尺，进深约二尺，前有小门，叫"财神洞"。每天晨昏三叩首，早晚一炉香，朔望摆上些简单的供品，如白酒、鸡蛋、花生之类。

北京曾有谚语，凡是认为某人吝啬不肯破钞的，便说"不是财神爷，是草刺猬"，或简单说"某人是草刺猬"，可见刺猬是财神的象征。对于"四大门"的行事特征，金受申曾总结说，除长门时现法身、黄门幺魔小道、白门不登大雅之堂外，都是不言不语，没有大吹大擂的，这也许是北京之所以为北京罢了。②

"坛仙"的空间安排

20 世纪北京二三十年代郊区农民的家中都摆着佛龛，而"四大门"的住所则会被安排在院子中的"财神洞"（或称财神楼）里。这样的"财神洞"往往造价昂贵，甚至所费银钱要高于人住的瓦房。据当时的调查，乡民对在屋内所供奉佛龛的重视程度，与院子中所盖的财神楼相比，大不相同。调查者看到的佛龛多半是尘垢遍布、蛛网纵横，有的农家将佛龛似乎仅仅当作一个陈列日用物品的架子，将许多小孩玩具、手工作品、私人相片等等都摆在上面，看上去好像是一个杂货摊。佛龛前面的桌子上更是放杂物的地方，小孩爬到桌上，也不会引起长辈的斥骂。③

乡民对财神楼的态度却完全不一样。平常人若是走近财神楼，便会引起他们的怀疑，会受到监视，因为乡民认为接触财神楼很容

① ②　参见金受申：《北京通》，616～617 页。
③　参见李慰祖：《四大门》，134 页。

易冲撞财神爷，对农家不利。当年的调查人李慰祖当时与一个叫黄则岑的农民已相当熟识，但是每逢李慰祖走近黄氏房子西边的财神楼的时候，总会受到有意无意的监视。同样，黄氏在他家财神楼旁栽葱的时节，李慰祖一边同他说话一边观察他家财神楼的构造时，他便立刻请李慰祖到他家中去坐。那意思好像是说其实并不真的是想请你到屋中去坐，而是希望你离财神远一点。京郊农民对财神楼是否坚固也非常在意，在每年春季修理房屋的时候，凡是用泥土修的财神楼都要用泥抹一次，以防雨水将它渗透。①

不安分的"坛仙"？

从空间安排的角度而言，除财神楼外，乡民家中所设"香坛"中的塑像可以分成三类，即"佛"、"神"和"仙"。"佛"在乡民眼中并无精英头脑中那样的严格分类，其形象包容很广。按照海淀碓房居6号刘香头的意见，"佛像"应该包括佛教、道教中所有"神""佛""菩萨"等等，因为她认为自己所提供的几位佛的佛法广大，能够普度众生，与普通香头所供的"神""仙"完全不同。刘香头的"香坛"中，供着三个大佛龛。正中一个是"玉皇大帝"，身穿鹅黄色龙袍，头戴"平天冠"，手持牙笏，三绺黑须。右边龛中供的是"观世音菩萨"，手执甘露净瓶，旁有"善财童子"和"龙女"。左边龛中供的是"药王爷"，九梁道巾，鹅黄鹤氅，三绺黑须，手执拂尘。

像刘香头这样对塑像的空间安排在乡民中并不普遍。如在成府曹香头的香坛中，"佛"的塑像不供在正中而供在两旁，因为正中所供的"四大门"就地位来讲当然不能与"佛"相提并论，但是四大门是该坛"主坛"之神，也就是该坛的开创者，所以要供在正中。"佛"在该坛的位置只属于客座的关系，他们往往在设坛之后方才驾临，并且不是常住该坛，来去无常，所以只得屈身在下席。来求香的人都向"香坛"上首叩头，因为"佛"平日很少下坛，还有的佛从不下坛，所以不供在上首。

曹香头的坛中左壁供有两个龛，上首是"三清""玉清"，都是着道家的装束，下首供的是一个木质的"弥勒佛"。曹香头告诉来人说："这位老神仙请不下来。"在坛右壁龛中供着一张"济公"的相

片，有四寸大小的一张半身相片，头戴无檐儿毡帽，瞪目露齿，做微笑样子。①

曹香头显然没有按精英知识的要求对佛身份的尊崇分类加以特殊安排，而是混杂安置了诸多的偶像。其对"佛"及神像的安置不是按照宗教学意义来加以分类，而是按照"佛"的灵验程度即是否能请下来进行安排，然后根据"佛"的灵验与自身具体生活的关联程度来解释和选择崇拜的对象。从这个意义上说，乡民对"香坛"设置的空间安排，很难说是一种"帝国的隐喻"或政治秩序观念的某种表达，而是一种地方感觉结构塑造的结果。

在对神的尊崇态度上，更可以看出乡民的感觉对选择崇拜哪类"神"的影响。按照乡民的观念，"神"的地位一般比"佛"的地位低，但是在"坛口"上，"神"的神通比"佛"的力量大得多。"神"不但有伟大超自然的法力，而且有力量来命令"四大门"，因为"四大门"是"神"的当差的。但在空间安排上，"神"的位置却未必比"四大门"要高。如在曹香头的"坛口"上，"天仙圣母"（又称碧霞元君）的龛是在"四大门"的下首，因为这位娘娘不是该坛的主神，尽管她在北宋就受到了册封。②

"四大门"作为民间信仰的一种形式，在华北地区拥有许多信众，但我们如果深入其组织和信仰中，就会发现，其表现内涵与比较程式化的宗教形式如道教和佛教有相当大的区别。它没有形成精英和系统知识意义上的"宇宙观"，普通乡民基本上是靠生活需求所培养和指示出的一种直观感觉来选择崇拜对象，其对崇拜对象的分类也属于一种相当感觉化的分类。比如，平郊村乡民就有意将偶像的职责按照其在生活中有可能发挥的作用进行职能分类，使其各有所司。在家中供娘娘的，在婴儿降生洗三的那天，必须要烧香摆供，祈祷娘娘佑福婴儿长生康健。供奉张仙的，大多是因为家中无子，而民间俗传张仙是"打出天狗去，引进贵子来"。供奉菩萨的，只是为求保佑家中平安快乐，无灾无病，此外没有特殊的要求。③

---

① 参见李慰祖：《四大门》，75 页。
② 参见赵世瑜：《国家正祀与民间信仰的互动——以明清京师的"顶与东岳庙"为个案》，见杨念群主编：《空间·记忆·社会转型——"新社会史"研究论文精选集》。
③ 参见陈永龄：《平郊村的庙宇宗教》，8～9 页，燕京大学社会学系毕业论文，民国三十年五月。

"王奶奶"的故事

京郊各坛口供奉较多的"神"是王奶奶。据当时的调查，王奶奶共有三位。西直门外大柳树村关香头下"王奶奶"神的时候，这位王奶奶对自己的出身有段自述：

> 王奶奶不是一个，有东山丫髻山"王奶奶"，有西山天台山"王奶奶"。我是东山王奶奶，原本是京东香河县后屯村的人，娘家姓汪。西山"王奶奶"跟我是同村的人，娘家姓李，我们并不是一个人。天津称"王奶奶"做"王三奶奶"，现住妙峰山，那又是另外一个人，她并没有弟子，也并不降神瞧香。
>
> 我本来是七世为人身，在第八世成了道。在成道的那一世的人身，夫家姓王，娘家姓汪，我们"当家的"（即其丈夫）磨豆腐卖，我们吃豆腐渣，在夏天去野地里挖剌菜（一种野菜，叶如柳叶状，一根茎上结一朵花，作浅玫瑰色），放在大缸里酸起来，就着豆腐渣吃，很是苦楚，现在的"窝窝头"那真是"玉宴"了。
>
> 后来我们当家的死了，剩下我和一个傻儿子，更是困苦！有一年丫髻山盖铁瓦殿，我给山上背铁瓦，每一块"背钱"（即工资）才"四儿钱"（即四个制钱），背一天，够个吃饱的就是了。赶到铁瓦殿盖好，我进去看看，哪知道我成道的时辰到了，就"坐化"（由肉体坐在殿中成了正果）在殿里，即是丫髻山铁瓦殿中坐化的肉体"王奶奶"。[1]

王奶奶坐化之前只是出身贫寒的一介平民，后来也不曾受到官府的册封，也就是说在官方钦定的"神谱"中没有其身份和位置。这和另外一位"娘娘"——碧霞元君所受到的待遇很不一样，但她在普通乡民中拥有普遍的信仰。"王奶奶"的平民化特征还表现在下神时要抽"关东烟"。

在槐树街李香头的坛口上，专门为"王奶奶"预备了一只烟袋，那烟袋是菠菜绿的翡翠烟嘴，虎皮乌的烟杆，白铜烟锅，青缎烟荷包，供在龛的旁边，专等"王奶奶"下神时吸用。"王奶奶"下神吸烟，往往烟不离口，并且要喝小叶茶（较好的香片茶），喝完一碗，接着又喝，有时喝得很多，有时还要饮酒，但是不用茶品佐酒。

---

[1]　李慰祖：《四大门》，76 页。

再造「病人」

王奶奶抽烟喝酒的行为其实更易使乡民接近"神"所营造的氛围，使"下神"成为日常生活感觉的一个组成部分，而不是遥不可及的偶像崇拜。京郊另外一位神是通县南门外二十八里的李二寺中的主神，名字就叫"李二"。他本是一个挑水夫，后来成了道，后人为他修了一座庙，他的塑像仍然是挑水夫的打扮。

京郊流行的有关王奶奶来历的另一个版本的传说却颇有不同。平郊村的村民认为王奶奶是光绪初年京东三河县一带的人，生前十分贫苦，靠给人做佣工度日，至于做的什么工，却无人能知详情。王奶奶心地善良，时常扶弱济贫，后来成为香头，顶四大仙门为人治病，常常是每治必愈，无不灵验，从此声名大噪。后来赴妙峰山进香，遇到灵异事情，不久即在妙峰山坐化，成为肉胎仙人，各处竞相塑像供奉。

据乡民看来，王奶奶的法力似乎较四大仙门稍高一筹，因为她是以人的肉身修炼成仙，而四大门则是以动物的形式修炼成仙，所以王奶奶的威力应较四大门为高。[①] 这段有关王奶奶来历的叙述和西直门一带传说有所出入的地方在于，西直门一带传说认为王奶奶本是役使四大门的神人，而此段传说却认定王奶奶曾有一段时间顶四大门看病，是受四大门的驱使，然后才遇到机会坐化，反过来其法力才超过四大门的。

当然，这些"神"受到崇信的原因是他们可以直接驱动"四大门"，几乎是立竿见影地解决现实中的若干棘手问题，而不像一些官封的"神"如碧霞元君一般在朝顶庙会前后才显灵，在时间上无法满足乡民的即时性需要。

乡民眼中的"神谱"

在农村，乡民头脑中自有一套别于精英概念的"神谱"。乡民们认为，具有成神资格的必须是人，人由于修善果，或是修炼成道，便转成了"神"。"四大门"修善果，或是转炼成道，便成了仙。表面上看，"神"与"仙"的价值不可同日而语，"四大门"永远没有希望修炼成"神"。一个人生下来，自然就有五百年的道行，所以"四大门"要修炼五百年后才能脱去畜性，成为一个凡人，而且神仙过一年等于世间的十年，"四大门"如要蜕变为人形是很不容易的。

---

① 参见陈永龄：《平郊村的庙宇宗教》，16～18 页。

"四大门"虽与"神谱"无缘，但在画像上却是以人的面目出现，而且也有性别之分。男性的"仙"是被尊称作"老爷子"的，每一个香坛中的各位"老爷子"（普通是两位到五位），画像时都要合画在一张纸上，虽然合画在一起，但他们并不一定同属于"四大门"中的某一门。

在成府曹香头"坛口"上有"白门"五位"老爷子"的画像。这张画像分两部分，下半部分是第一层殿，上首坐定"大老爷子"，穿清代朝服，朝帽朝靴，颜面呈赭色，面部有皱纹白须，下首坐定"二老爷子"，容貌服装与"大老爷子"相同。上半部分是"第二层殿"，"三老爷子"坐定正中，三绺白须，左肩后坐定"四老爷子"，八字黑须，右肩后坐定"五老爷子"，年纪很轻，没有胡须。

在成府刚秉庙李香头坛口上，五位"白门"老爷子没有多少区别，来历却大不相同。据李香头说，这张画像上的五位"老爷子"全不是同门。"大老爷子"是"胡门"（狐狸），"二老爷子"是柳门（长虫），又称"常门"，"三老爷子"是"白门"，"四老爷子"是"黄门"（黄鼠狼），"五老爷子"是"灰门"（鼠）。[1]

乡民信仰绘在纸上的"四大门"是有其现实缘由和自己的标准的，他们会主动把纸绘"四大门"与一般的财神纸码区别开来。平郊村一位侯姓妇女就认为纸绘的财神像毫无用处，仅仅靠一张纸，怎么可能对人发生作用。可是，"四大门"作为财神爷却因灵验而得到信仰。同村之中豆腐坊掌柜黄则岑和其妻子就表示极不相信纸上所绘的神仙，但是对于"四大门"财神爷是绝对地尊崇。

"四大门"坛仙在民间受到尊崇，原因不在于它在"神谱"中具有多么高的位置，或是否得到了很高的修行身份，而是取决于它在乡民的实际生活中起作用的程度，或者说是在多大程度上影响了乡民的日常生活状态。

"四大门"坛仙的许多神异功能往往直接满足了这种需要。坛仙职务的分工十分细密，比如老公坟王香头坛口上的仙家是三位"胡门"的老爷子：大老爷子负责治病，指示农家修财神楼；二老爷子守坛配药；三老爷子轻易不下坛，主算卦问事的责任。在仓营村开香头的坛口上，仙家有更细密的分工。该坛共有一百一十八位老神仙，必要时还可以从别的"坛口"上请其他的仙家。这一百多位仙

① 参见李慰祖：《四大门》，81 页。

家各自分任一小部分职务。在治病方面又分出内外两科，例如治疮瘆的是一位仙家，治眼睛的又是另一位仙家。此外，对于安楼（修财神楼）、指示疑难、求寿等等均有专仙负责。[①]

"催香火"与"地方感"

关于"四大门"与其他偶像崇拜的关系，按一般意义上的宗教社会学的划分，"四大门"应该属于经验性的早期不健全和粗糙的宗教形式，它们由随意的经验所组成[②]，缺少精英宗教的庄重仪式和身份。因此，人们想象当一些制度性宗教如佛、道等日臻成熟以后，这样的经验性宗教自然要屈从于后者的支配。

然而事实可能恰恰相反。在一般乡民的眼中，比较正规的庙宇中那些泥胎塑像之所以有显灵的能力，并不是由于它们自身的神性所致，而是由于作为低一级仙家的"四大门"把自己的力量加之于上，借着泥胎的招牌来显示神通，或借着庙神的名义"催赶香火"。按照乡民的经验，平常在一个社区中，同时有几座"关帝庙"，其中只有一座香火兴盛，其余的都无声无息，据此便可判断，兴盛的庙宇是四大门借着"关帝"的名义来催香火。

在调查中，一位乡民曾经说过，普天之下的"关帝"只有一个，怎么可能分身住在各个庙里面呢？所以求庙中"关帝"泥像当然是无效的，即使"关帝"常住在一个庙内，也绝不会给人治病。当年曹操以金银相赠，"关帝"还不接受，一般百姓只是草木之人，更不会引起"关帝"的注意了，何况到庙中去的善男信女们多半是问病求财、投机企业、求神保护。"关帝"以其正直不阿的品格若能对此类问题发生兴趣，岂不是笑话？"关帝"如此，其他天神也是一样。[③]

以往人们普遍引用的阿瑟·沃尔夫（Arthur P. Wolf）的理论认为，对于中国民间社会而言，神、鬼、祖先三种超自然形象是分别按照官方、陌生人和亲属这三种人群的基本社会分类模式进行塑造的。[④] 但就普通乡民与"四大门"的关系而言，佛、神、仙的关系更主要的是按照其对社区日常生活干预和支配的能力来划分其重要

---

① 参见李慰祖：《四大门》，34 页。

② 参见涂尔干：《宗教生活的基本形式》，芮学明等译，台北，桂冠图书公司，1992。

③ 参见李慰祖：《四大门》，44 页。

④ 参见阿瑟·沃尔夫：《神、鬼和祖先》，张珣译，载《思与言》，35 卷，3 期，1997。

性，这又取决于乡民的地方感觉的判断。

比如在乡人的眼里，祖先的地位是最不重要的。在平郊村，"供祖"的现象就极不普遍，据当时的调查，只有于家和杨家两家举行过祭祖仪式，而且这两个祭祖的人家，一个是村中的书香门第，另一个是村中的首富，其他农家都没有发生过祭祖的举动。① 据韩光远对平郊村一家姓赵的农户进行的调查发现，赵家对于祖先观念并不重视，自他们搬到平郊村来以后的一百四十年间，从未设置过祖先牌位或图表，平常年节也不给祖先烧香或叩头。②

据一种分析，祭祖发生在书香门第之家，原因是祖先崇拜更接近儒家思想，而普通乡民更关心日常生活中雨雪风旱等自然条件对他们的切身影响。祖先的作用是保护家庭平安，而从事工商业的人却更关注财源是否茂盛这种实际问题，在这些方面，四大门比祖先乃至神佛崇拜发生的效力更加直接。人们通常认为很重要的佛像应具有的普遍意义的神力其实在社区中并不起作用，而仅仅是在表面意义上与其他社区达成信仰共享的一种符号而已，只有经过"四大门"催香火之后才能发生效力。在乡民的眼中，"四大门"既充满邪气，又多有应验，对此他们心中常常产生又敬又恨的情绪。

据韩光远的调查，在平郊村赵家的信仰里，财神爷有两种：一种是真正的财神，如关公、比干、文仲等；一种是作祟的财神，就是所谓"四大门"。一次赵家人对韩光远说："'四大门'是神里头的小人，喜怒无常，不能得罪，得罪了他们的就是好人也得遭殃，不得罪他的，坏人也能发财，咱们最好别惹他们，免得倒霉。"③ 这与"善有善报，恶有恶报"的传统世俗观念似有相当距离。

在其他地区，也存在类似"四大门"式的仙家，而且虽被视为"邪神"，却仍被认为是日常生活中必不可少的角色。如山西徐沟县农村中几乎家家都祭祀狐仙。祭祀多半在一间空房里进行，或是在一个僻静的地方。普通人家都是买一张神影贴在墙上来祭祀，也有用黄表叠一个纸牌位，上面写上"供奉大仙之牌位"，贴起来祭拜的。特别重要的是，对狐仙的祭祀也是不让人看见的，一般都是在私下里进行，"因为狐仙不是一种正当的神，而是涉于邪怪的神，即

———————————

① 参见陈永龄：《平郊村的庙宇宗教》，11 页。
② 参见韩光远：《平郊村一个农家个案研究》，燕京大学社会学系毕业论文，46 页。
③ 同上书，48 页。

所谓之淫祀"①。

乡民有关"关帝"的谈话更是颠覆了我们原先持有的观点。一些研究者如杜赞奇曾经认为，"关帝"正是从一个小型社区的功能神，通过不断加封成为具有普遍威慑力的"神"，而且官方通过阐释"关帝"的内涵把儒家忠孝的思想灌注进民间生活。② 而在京郊农村，正是"四大门"的神力灌注进了"关帝"偶像之中，才诱发了其显灵的功能，"四大门"一走，关帝反而无法显示灵异的威力。相反，"关帝"后来被赋予的儒家特性由于对乡民来说并不实用，反而成为其显灵的障碍，甚至显得有些迂腐。

被调查的乡民还提到平西八里庄有一座塔，忽然发生灵验，城内人前往求药的络绎不绝，但是过了一年光景，塔的灵验便烟消云散，原来"四大门"已经离开了，所以北平留有一句老话叫："八里庄的塔，先灵后不灵。"

按乡民自己的理解，"香头"无法长期控制社会生活的一个原因是，香头本身并无法力，法力是仙家借着香头的身体来施展的。仙家行道为的是催香火，自己得道，得道后便要离开香头而去，香头便不灵了。所以在乡民中有一种说法，认为初开香坛的香头最灵，因为在最开始时，仙家为的是使香坛兴旺，多受香火，所以格外卖劲地施展法力，造就坛口上的信誉，过了三五年，仙家受足香火，到了自己隐遁潜修的时节，就会离开"坛口"，该坛就不会显灵了。

北京一些地区就有所谓"催香火的庙"，庙的灵验时间长度一般也就是三年左右。如民国三年至六年，二闸西三块板地方，忽然出现了"大仙施圣水"的说法，吸引了大批人前往祷求。此地在通惠河南岸，起初只是一座小龙王庙，香火催起来以后，便背河面池，造起大龙王堂来。香火繁盛致使小贩云集，便门二闸间以至东直朝阳便门间的河船，做了几年繁盛的买卖。③ 还有一种说法是说妇女当"香头"在前三年比较灵验，三年过后灵性衰减的原因是香头刚当香差时，不敢存有贪私的邪念，处处以服务大仙为宗旨，所以香火日见兴旺，然而长此以往，香头禁不起诱惑，渐生贪念，时时算计收到多少香钱，反而忽略了当香差的真正意义，所以大仙不再扶

---

① 李有义：《山西徐沟县农村社会组织》，燕京大学社会学系毕业论文，156 页。

② Prasenjit Duara，*Superscribing Symbols*：*The Myth of Guandi*，*Chinese God of War*，*The Journal of Asian Studies 47*，NO. 4，November，1988.

③ 参见金受申：《北京通》，613～614 页。

助这些香头。[1]

不过，据当时的调查分析，从来没有一个香头对人表示过其坛口上的仙家要走或已经走了，自己无法再当"香头"了。海淀碓房居刘香头对人说她已经当了三十九年的"香差"，海淀张香头当了三十二年的"香差"。据李慰祖的分析，有两点原因：

第一，有的香头声明她顶的不是"四大门"，而是天神。例如碓房居刘香头说她顶的是"玉皇大帝""观世音菩萨""药王爷"，这种天神的法力是永久不灭的，所以香坛可以长久下去。

第二，在一个坛上"立坛"（即创设本坛的）仙家可以离开，但是"串坛口"的（客座的仙家）和后来的仙家可以完成新旧交替的过程，维持香火不断。但"客串"的仙家显然不如一个新"开炉"的坛口香火兴旺。也就是说，"香火"是否兴旺仍取决于仙家施法的效力。这一点决定了乡人信奉的对象不是不可以改变的[2]，同时也决定着某个香头在社区事务中是否具有持久的影响力。

由此可知，官方认同甚至刻意加以利用的符号如"关公""佛像"等等有可能为普通的乡民所利用，从而逆向性地成为民间塑造"地方感觉结构"的资源。前述各例中，京郊各家的神像及一些公共庙宇中的偶像显灵与否都受到"四大门"的驱动和操纵，否则无法发挥显灵的功用。

也就是说，一般意义上的神祇，如在其他地方也应发挥神力的佛道诸神，在京郊区域内也会受地方感觉的支配。按照杨庆堃对"制度性宗教"和"分散性宗教"的划分标准，作为"分散性宗教"的"四大门"信仰恰恰利用了制度性宗教当作自己的门面，如前述香头坛口上曾同时悬有"三清"（道家）、"弥勒佛"（佛家）之像，这也是普通乡民的选择。因此，不能低估具有地方特色的民间信仰在塑造地方意识和感觉方面所起的独立作用，而仅仅把它们理解为官方宗教的表达方式。

灵验决定一切

平郊村延年寺的庙神是按以下顺序进行排列的：

---

① 参见陈永龄：《平郊村的庙宇宗教》，27 页。
② 参见李慰祖：《四大门》，118 页。

观音

┈┈┈┈

子孙娘娘　天仙娘娘　眼光

真武帝

文殊　关公　玄坛　普贤

弥勒佛

药王

灵官　二郎神　韦陀　十八罗汉　四大金刚　李天王　山神

天罡　周公　鸡公　善才　痘哥　五方神　痘神　龙女　桃花娘　河魁

按图所示，弥勒佛是大乘之佛，理应位于最高的位置，但因其与村民日常生活不发生密切关系，所以在村民的眼里地位仅列第五。文殊、普贤本应与观音同列，然而村民虽表面上同拜三位神人，实际上仅奉祀观音一神而已，所以在庙中文殊、普贤降到了与关公、赵玄坛同列的地步。此外，村民重视各殿正神地位阶层的分化，而忽略旁边侍立诸神也存在地位阶层的分化。调查者曾议论说："所以地位愈下之神其分化亦愈小，甚而至于其功能与历史亦被湮没无闻，盖此等神已失去其应付村民生活中需求的功能了。"①

"四大门"喧宾夺主

"四大门"的威慑力无疑经常弥漫渗透在乡民的四周，对他们的日常生活发生着特殊而又持续的影响。平常祭财神的日期一般都选在每月初一和十五两日，也有的乡民为区别于普通民众公共的拜神日期，往往会选择每月初二、十六两日祭祀。祭祀时在财神楼前设酒三杯，用火点燃后，焚香一股，然后叩头，再焚黄表钱粮等物。

"四大门"在日常生活中的地位远不止如此。在定期举行的庙神崇拜中，"四大门"也经常会抢夺走其他诸神的风头，而独享民众对它的膜拜。甚至那些完全信赖神佛的人，或是那些有半靠神佛半靠人力想法的人，从实际意义上来说大多都崇拜"四大门"。崇拜庙神变成了一种表面化的仪式，内容却是由"四大门"来确定的。

比如离平郊村不远的东杨村七圣神祠，里面的正神是"关帝"，左右并列着山神、土地和龙王、财神，前面还有青苗神、药王、王奶奶、关平及周仓等。这座神祠因为没有庙产，平时都是关闭着的，仅仅在初一和十五开门。可本村村民来此庙崇拜，却大多崇拜王奶奶，而很少有拜关帝的，平常称呼此庙为"王奶奶庙"，而不是"七圣神祠"或"关帝庙"。由此可见，王奶奶在庙中扮演着的是喧宾夺主的角色。

平郊村每逢初一和十五，都有一些乡民前来拜祭王奶奶。如张顺的母亲肯定会给王奶奶烧香叩头，这是她许下的愿心。因为有一次华北发生大水灾，官方命令每村必须出壮丁劳力修堤抢险，经抽签手续决定张顺前往，但张母只有这么一个儿子，救灾之事非常危险，所以极不放心，很想借故逃脱差役，可是官差不能拒绝，最后

---

① 陈永龄：《平郊村的庙宇宗教》，105 页。

只得忍痛放行。

张顺离开后，张母就到王奶奶庙跪了两支香，许愿如果王奶奶能保佑张顺平安返家，日后每逢初一和十五必前来烧香拜庙。后来张顺果然安全返回，据他说自己是在晚间赶回家的，半途迷路，正在彷徨之时，忽然前面出现一位穿着蓝布衫的老太太，自己便跟着她走，终于走到了自己的家门前，可瞬间老太太已无影无踪。[1]

平郊村甚至有每日给王奶奶烧香叩头者，村里人都知道有一位姓詹的妇女每天必来此庙二次，给王奶奶烧香叩头，风雨无阻，数年来如一日。之所以这样做是因为曾有"四大门"在她身上"拿法"，逼她做香头，搞得她寝食不安，所以最终许下心愿，每日早晚来王奶奶庙烧两次香，表示自己的虔诚。每天这样做是因为她自己似乎觉得有一种力量，每天都推动自己前去烧香祭拜，回来才觉得平安，因而形成了一种习惯，并不以此为苦，如果因故有所间断，反而觉得心里烦躁。[2]

离平郊村约一里地的六眼口村有一座增福庵，它的空间结构是正殿一间，内分三层台阶。主神也是关公，前有弥勒佛，旁边依次排列着龙王爷、马王爷、关平、周仓、判官和小鬼，偏台两旁坐着财神、阎君、青苗神及土地；第二层台阶上供有天仙、眼光、子孙三位娘娘；最高一层则是观音、文殊、普贤三位菩萨，旁边站着三位罗汉。与此殿西面相连，有一间小屋，里面供着王奶奶。来庵里烧香祭拜的人多集中在初一和十五两天，而王奶奶殿虽偏居一隅，却比正殿的香火更盛，因为当地乡民都相信王奶奶能治病，有病的村人大多愿意到此祭拜问病。

距平郊村约二里远的西杨村有一座永安观，从名字看应属于道家祭祀场所。第一层殿是关帝殿，供有关帝、周仓、关平、韦陀，两旁立着的是天官和土地；第二层殿是娘娘殿，供奉天仙、子孙和眼光三位娘娘，眼光娘娘手里抱着一对眼睛，子孙娘娘手抱一个婴儿；第三层殿是大佛殿，上面供着释迦牟尼佛、文殊和普贤二菩萨，以及吕祖、长春真君，两旁还供奉着当家道士的若干牌位。最值得注意的是，里面还有一个神龛，供奉着四大仙门的神位。在佛殿中供奉"四大门"神位，而没有另立空间分别祭祀，可以说是此殿的一个特色，可是这种安排却与普通乡民家中对神位的安排方法相当

---

① 参见陈永龄：《平郊村的庙宇宗教》，18 页。

② 参见上书，17 页。

一致。

在空间安排上，各种庙神被当作法定的信仰系统膜拜，这只是表面的现象，而"四大门"在神祇系统中处于低位，在神庙的空间安排上也偏居一隅，却得到大多数村民的崇拜。如果站在村民的立场上观察，他们认为有的事情"四大门"较庙神更加灵验，而且更有力量，因为庙神是不大管日常生活中的小事情的，可"四大门"却能与村民的生活中任何一小部分都发生密切的关系。

"狐仙街"

"四大门"往往是作为一种灵异动物出现而发挥作用的，由于它们常常能幻化为人形，而不仅仅是高居庙堂的神像，所以更与民众的日常感觉和生活行为密切相关。河北大夫庄就流传着一个"蓝家坟"的故事，说的是北京的郎家胡同，村民们过去常把它叫作"狐仙街"。相传北京有条"狐仙街"，街上开药铺行医的全都是"狐仙"，但都显出人的模样。大夫庄曾有一人去了北京的"狐仙街"，结果有人托他捎信给"蓝家坟"。这人非常疑惑，心里想那"蓝家坟"不就是村外那处大土疙瘩吗，捎信给谁呢？那人告诉他，到坟地后，围绕第一棵杨树转三圈拍三下，就自会有人来接。他上前一试，眼前忽然出现了一处庄院，有人出门迎接，并很客气地请捎信者进院歇息。以后他就常去"蓝家坟"串门。大夫庄里有一个女人，胸口长疮后十分痛苦，到处治不好，这个捎信人忽然想起他去"蓝家坟"的时候，曾看见那里的墙上有张画像，画的是一位姑娘心口上扎着针。女人便向他求情，他答应了下来，一次串门时趁"蓝家坟"的人不注意，拔掉了那根针。结果他治好了村里那女人的病，可"蓝家坟"的主人说，你把我家一桩婚事给毁了，以后你就不要再来了。从那以后，他再去"蓝家坟"就再也看不见那处庄院了。[1]

这则故事说明"四大门"的显灵行为其实就发生在民众的日常生活之中，而且民众与之发生关系的基础完全建立在实际效果是否灵验之上，与神仙的伦理和道德属性没有太大的关系。村民认为庙神总是善良的，他们只会帮助人兴盛幸福，却不对人作恶。但是"四大门"可以对人作善，同时也可以对人作恶，他们常常自动地找

---

[1]　参见周星：《四大门：北方民众生活里的几种灵异动物》。

寻人作恶。另外他们也常是喜怒无常的，忌讳极多，村民中的崇拜者对其畏惧的心似乎远胜过敬爱的心。所以，许多村民都认为能不与之发生关系最好，因为他们对人施加的影响，其善恶常是捉摸不定的。尽管如此，对"四大门"的崇拜仍是大多数乡民的第一选择，原因即在于他们有能力直接影响乡民的日常感觉和行为。

"顶香看病"与社会秩序

"香头"在解决社区实际问题和调停是非曲直方面也会发生作用。刚秉庙李香头坛口上曾遇到过一件事情：燕京牛乳厂有一个工人丢失了十数元钱，他的六个同伴随同工头到李香主"坛口"上明心表示清白，请老神仙指出谁是偷钱的人。老神仙下坛后，这六个人依次各烧一股香，其中五个人烧的香火焰都很旺，唯独其中一个人的香总也引不着，后来竟然冒出了黑烟，这个人马上面容变色，满头流汗。工头便向老神仙说："您也不用说了，我也明白了。"原来此人将钱偷到手后完全赌输，手中已毫无存留，结果工头只好替此人将钱归还原主。[①]

村庄里的神秘医术

"香头"自己承认不懂医术，并且毫无治病的能力。"香头"在不下神的时候，和普通人相比并无多少积极的力量。"香坛"的药品之所以能治病，是因为有仙家的力量起作用。老公坟王香头就曾说："咱们哪里懂医道呀！这全都是'大老爷子'的灵验！"王香头说她自己当的差是"糊涂差"，每逢下神的时候，凡事不由自己。当她下神打第一个呵欠的时候，心里明白，口中还能自由说话。打第二个呵欠的时候，心里明白，但是口中不能说话，当时手中虽然烧着香，也是身不由己。打第三个呵欠的时候，不但口中不能说话，而且心中糊涂了，以后给人治病如"按摩"、"行针"、"扎针"等等，完全不受自己意志的支配。比如给病人"按摩"时，手放的位置不对，就感到有一种力量把她的手推向病人的患处。[②]

在普通乡民中，对"炉药"与"香灰"的信任度也是颇不一样

---

① 参见李慰祖：《四大门》，102页。

② 参见上书，95页。

的，人们更相信炉药具有治病的能力，但是对于"炉药"有信心的人并不承认佛堂、家祠中的香灰，甚至自己买来的一股香烧成的灰都有同样的功能。虽然我们的观念中往往会预先想象，比仙家高一级的神庙中的香灰应有更大的治病效力。这说明，乡民可能在更贴近自己生活的空间中营造感觉氛围和心理认同，这种感觉不必一定要与官方或更高一级的神祇相接通。

至于"炉药"中的其他药品，在本质上乡民认为尽管是些"吃不好人也吃不坏人"，在生理上无甚作用的东西，但是经过仙家的意旨，也就发生了效力。刚秉庙的李香头说炉药之所以能治病，是因为老神仙夜间时常左右手各托一盘灵丹到坛上放在炉中。她又说炉药放在水碗中沉底，香灰放在水碗中则漂浮。

"香头"治病有以下几种形式：服药、敷药、"扎神针"、扎火针、按摩、画符、吞符、收油，等等。如"扎神针"的过程是这样的：有一位乡民请求蓝旗营汪香头治病，香头下神之后，说病者心中好像有一个东西横在那里一样，必须要"扎针"，便伸出右手的中指在燃着的香火上绕圈子，同时让病者坐在椅子上，香头用中指扎他的"人中"（鼻下、口上），再用中指在火上画几个圈子，然后用力扎他的腹部，此后再扎他的背部十几下、腿部几下，再抓起病人的手来，扎他的臀部，又用手指掐病者的十个指甲。汪香头的丈夫告诉调查者说，"扎神针"的时候，病者感觉到真像有针扎了进去一样。[1]

又如"画符"：平郊村一位姓张的女子，一次夏天在瓜棚下冲撞了"常爷"，不久周身肿痛，便请香头医治。香头用笔蘸墨在病者疼痛的地方画符写字、施行法术后，苦痛稍稍缓解，次日早晨又在她的身上画符写字，并没有服药，不久病体痊愈。

"吞符"：平郊村一个叫于念昭的人的三妹，一次得病，请香头到家中治病。此香头用一块白布，上画灵符，放在火上烧了，布并不变形，呈现出黑色，上面画的符呈现的是红色，压成了灰，用水冲服，病体痊愈。

另一种治病的形式叫"收油"。据于念昭的母亲介绍，其办法是将香油盛在勺中放在火上，等到香油沸腾了，"香头"用手蘸着热油涂在病者患处便可痊愈。[2]

---

① 参见李慰祖：《四大门》，96 页。

② 参见上书，97 页。

"香头"所用药品除"炉药"外，均属于比较常见的中草药或果品，例如王香头诊断病人的病情为四肢无力、头晕眼黑、不思饮食、夜不能眠、心里如同横着一块东西一样。他开的药方除有三小包炉药，分三次服下外，还包括干荷梗三节（各长约三寸）、松塔（松实硬壳）三个、鸭梨三斤、薄荷叶一撮、草根一个、素砂二分钱、豆蔻二分钱、槟榔片十一片、花椒粒十七粒、藕节七根、灯草、竹叶各少许。①

蓝旗营汪香头诊病时用药，除"炉药"三小包外，用茶叶和姜做引子，并且用四样"发表"（发散的药材）即韭菜、荞麦、白薯、海带共同煎服，连"根"（渣滓）一同服下，分三次服，回家后立刻服一次，晚上服一次，第二天早上服一次，如果觉得口渴时，可用"山里红"（红果）沏水做饮料。上面开列的药品有些并不属于药材，经过仙家的作用，再与各种药材进行搭配就可产生奇效。②

一个香头曾对调查者说，"炉药"在各个病人尝起来，滋味并不相同，即使是一个寻常的橘子，如果经过仙家的作用，便可尝出酸、甜、苦、辣、咸各种不同的味道来。比如刚秉庙李香头坛口上的炉药味道一向是非常苦的。据她同调查者说，"香头"在下神时所说的药品，正是仙家的意旨，"当香差的"在退神后完全不知，当"香头"说药品时，如果听不清楚可以发问，并可以用笔将药名抄录下来，如果事后发问，"香头"便会表示不知道，而且"香头"并不欢迎看病的人对于他的药品的本质加以详细的询问。③

可见，香头要依靠仙家的力量方能获得治疗的权威。同时，人们也确实不把"香头"看作真正意义上的医生，而是把"香头"治疗疾病看作其协调社区事务的一个组成部分而已。

克莱曼（A. Kleinman）教授通过对台湾疾病人群的考察，认为中国文化建构的氛围对病痛和患病角色的行为会产生极大影响。他认为中国病人在看病时，极易将焦虑情绪及情感型病症的精神障碍身体化（somatization）。也就是说，病人往往羞于表述病症的精神障碍方面，而往往用身体症状的描述取而代之，这与中国文化轻视精神疾病的文化传统有关。④

---

① 参见李慰祖：《四大门》，97 页。
② 参见上书，98 页。
③ 参见上书，100 页。
④ 参见 A. 克莱曼：《文化建构病痛、经验与行为：中国文化内的情感与症状》，载《思与言》，37 卷，1 期，241～272 页，1999。

这里边当然有文化因素制约的原因，但另一方面，这和在一个社区中乡民把精神疾病自觉归属于非医疗的神的治疗范畴也有关系。因为在他们看来，精神疾病是无从表述的，无法像西方的忏悔机制沿袭下来的传统那样准确地表述自己精神的非正常状态。而对精神问题的解决不是将其作为严格意义上的疾病，而是作为社会秩序的不稳定因素交由神灵处理。

"香头"与村庄生活

郭于华在陕西做调查时，当问及村里人有病怎么办，什么时候求神，什么时候看医生时，灵官庙的会长严肃地说："这脑子里要有个区别了。什么病人治，什么病神治，要有判断了。比如肚子里有瘤，就得上医院治，像前几天××胃穿孔，就得上医院开刀。但是有的病，比如身子发软、不能动、吃不下、做梦，又说不出什么原因，去医院查不出病，就得让神治。总之脑子里要有数了，'邪病'靠神，'正病'还得靠国家医院。"[1]

郭于华的调查昭示出病人对看病方式的选择不仅是一种文化塑造，而且也是一种有意识地进行功能区分的选择，比如关于"除祟"的说法。当一个家庭成员被四大门"拿法"或鬼魂附身时，病人会做出哭笑呓语等反常的举动，乡间称之为"祟惑"。"祟惑"对当事人的影响不仅表现为心理与生理上的紊乱，而且也会破坏家庭的稳定秩序和社区内人与人的关系。这就决定了香头的任务不仅是纾解患者的病痛，而且要平定众人骚扰不安的情绪。下面是两个除祟的例子。

第一个例子是于念昭的长兄之子振雄与念昭长嫂的娘家内侄刘鉴为幼时同学，振雄得病夭亡，被认为鬼魂附在了刘鉴身上，刘鉴全身发痛，在炕上翻滚，于家便请平郊村东南石板房某香头诊治。该香头到来后，便登炕用手给病者按摩，按摩的地方便不觉疼痛。最后按到头部，便问道："你走不走？"鬼魂附在刘鉴身体上说："我走。"香头又问："你是要吃的，要穿的，还是要钱？"鬼魂说："我要一千块钱。"香头说："给你钱，你不许再来，我把你带到山里去，你要是再来，我把你治死，你必得要起个誓！"鬼魂坚持不肯起誓，

---

① 郭于华：《民间社会与仪式国家：一种权力实践的解释——陕北骥村的仪式与社会变迁研究》，见郭于华主编：《仪式与社会变迁》，347 页，北京，中国社会科学出版社，2000。

只是说："我要是再来，我是小狗！"香头认为不满意，便向鬼魂说："你说若是再来，天打雷劈！"鬼魂坚持不肯起此重誓，香头逼之再三，鬼魂无奈只得起誓。刘鉴自此病体痊愈。过了三天，于家还香，送香头点心致谢，并带冥间钞票一千元，交给香头与振雄焚化。①

焦虑情绪的释放不完全是个人的问题，而且有可能成为处理日常事务，使之趋于合理化的一种表达方式。下面一个例子就反映了这种情况。刚秉庙的李香头说她的坛口的南面不远，有一个张姓女子，年已三十五岁，还没有出阁，她的"家神"总"拿法"她，因此她时常独自一人整夜坐在炕上，自言自语或哭或笑。她的"家神"时常同她说，因为她未曾出阁身体洁净，要让她"当香差"。她常向李香头哭诉说，未出阁的姑娘当香差太难堪。李香头坛上的老神仙便指示她，若是急速出阁便无事。恰巧有人央媒求婚，报男人年龄四十一岁，说话时李香头正在张家，"三姑姑"便下神说："你不用瞒着了，'小人儿'（新郎的俗称）今年四十三岁。"媒人请"三姑姑"查一下皇历，"三姑姑"说："查皇历做什么？他今年四十三岁，属狗的。""三姑姑"的话完全对，媒人不敢再隐瞒。但是张家用男方八字合婚结果是"下等婚"（即不吉利的婚配），便不愿做亲，于是谢绝了此媒人。当日晚上"家神"又"拿法"此女，次日女家急忙将媒人找回，表示应允婚事，最后嫁给男方作为续弦。② 张姓女子的焦虑解除过程实际上是一种婚姻关系的缔结的表象，这里面不排除有借精神状态的失常达到社会秩序（婚姻）重组的内在目的性运作。

香头对"收惊"方式的垄断也反映出同样的问题。一些家庭运用自己的方式"叫魂"，如挑着小孩衣服叫他的名字，在"香头"看来是无效的，因为"收惊"的力量需通过降神的程序才能获得。在这里克莱曼的描述应予以质疑，因为在民国初年的调查者中，乡民的自述可能并不回避对精神状态的描述，而不拘于对身体感受的描述。如于念生的太太就说常觉得自己魂出体外到各处游荡，遇到有饮食的地方就停下来享受，时常吃鲜果饮酒，完全与真实情景相同。这表明乡民能自觉区分"看病"与"看神"的区别，"看神"完全可以清晰描述自己非正常的精神状态。克莱曼收集到的证据，如母亲说儿子记忆力差，注意力不集中，在学校成绩不佳，导致多梦与胃溃疡出血，可能更多地受到了现代西方医学的暗示性影响，而不是

① ② 参见李慰祖：《四大门》，112 页。

一种文化现象的表现。

老公坟的王香头谈到一对夫妇生下一个儿子，父亲因他的儿子是个斜眼，又是属虎的，认为不祥，于是想让妻子把儿子抛弃，妻子不肯，他一怒之下离家不归。他的亲戚彭文彬是王香头的信奉者，便代向王香头的坛口上求香，王香头便说此人不久就要回来。果然，这位父亲不久就回来了，却仍不爱这个小孩。彭氏便将此人领到坛上，王香头降神把此人斥骂了一顿，令他不得如此。这位父亲终于有所悔悟，回家以后夫妻和美如初，而且也喜欢上了自己的孩子。[1]

这个例子说明，"香头"在社区道德伦理秩序中具有一定的支配力量，但是这种支配力量是相当弱化的，而且并非主动介入的结果。如前述帮助查找东西的刚秉庙李香头就说，老神仙最不愿意替人家找回失落的东西。所以，"四大门"信仰下的"香头"网络并非一种严密地主动支配乡间生活的权力系统，而是通过自己是否灵验的能力支配着乡民处理日常事务时的选择意向，随机性、即时性的色彩较强。

上述现象已经证明，京郊乡民的"地方感觉"在相当程度上与"四大门"信仰所发挥的作用有相当紧密的联系。与此同时，"四大门"信仰及其相关组织并非作为一种具有高度严密和绝对支配的权力网络而存在，其实际控制乡民情感的能力往往取决于其发挥效果的能力，而非一种"制度化"的过程。[2]

"香头"在社区主要有两项功能，即治疗疾病和协调社区纠纷。我们注意到，治疗疾病不是一种单独的行为，而是属于整体社区事务的一个组成部分。因为治疗技术的高低往往和"香主"的个人能力无关，而是取决于其"坛口"神力的大小。而各个坛口"老爷子"的神力较量左右着乡人对一些事务的判断，构成了地方感觉的氛围。

在城与在乡："巫医"的移动与控制

一个捕捉"游医"的地方案例

晚清道光年间，隶籍大兴县的乡间医生傅添楠行医度日，早年

---

① 参见李慰祖：《四大门》，120 页。

② 参见郑振满、陈春声：《民间信仰与社会空间·导言》，2 页，福州，福建人民出版社，2003。

随从东安门外玛噶拉庙内已故马喇嘛学习降神符咒，医治疯迷病症，多有痊愈，曾游历京郊各州县，行医治病。道光十年的冬天，傅添楠前往海子西红门村行医，与该处乡民李二、贾青云及附近茶棚庵僧常修先后认识。道光十一年十二月间，常修认识的一位叫郭大的村民患有"痰症"，医治未能痊愈，病情渐渐沉重，常修于是推荐傅添楠前往诊视。傅添楠见郭大病情垂危，不肯下药，郭大之弟郭七恳求傅氏死马当活马医，傅氏无奈应允。他用朱砂画成符张，并念咒语，将符烧化，调入水中给郭大饮服，仍未使之痊愈，郭大终于因病身死。

后来傅添楠又到茶棚庵内，恰巧遇到李二代常修化缘。聊天中傅添楠知道李二素吃长斋，怀疑他是会匪，所以假意拜他为师，遭到拒绝，又因为贾青云曾患眼病，请傅氏医治，见他家有两本《药王经》，怀疑是红阳教会众，告到了步军统领衙门。[①] 傅氏控告的另一位人物李帼梁曾用针灸治病，后想赚钱，所以谎称自己能够画符治病，遇到病人，他就用香头在黄纸上画上数行黑道，烧化放入水中，给病人饮服，收取诊费。傅添楠在该村行医，闻知此事后，又把李帼梁告到了衙门。[②]

傅添楠控告的另一个对象是昌平州酸枣岭村人张宝庆，又名张二。张二原先是以赶车谋生，道光九年因生活贫困，打算跪香治病，于是编造了"天罗神，地罗神，散碎杂鬼靠一边"的咒语，每当看病时，就在佛像前烧香，念诵咒语，默祝病好。有一天张二到该村吉兴寺，见塔上盘着一条白蛇，就想起一个主意，向人声称自己白龙附体，并私下买了冰片、朱砂，合成药末，说是由白龙嘘气结成，给人治病，村人均称之为张道童。

这年七月间，张二在该村吉兴寺削发为僧，仍在外跪香治病，该寺的住持林五和尚怕被连累，随即迁出。张二向村人募化钱文，修盖庙内房屋，恰逢傅添楠到该村行医，张二请其将出钱人姓名写成匾额悬挂，旋即被指控，经顺天府拿获，奏送到部。[③]

傅添楠的控告案有两点值得推敲，一是傅添楠的身份在官方案卷里是"医生"，而且他是以医生的身份多次控告地方上的异端治病

---

① 参见中国第一历史档案馆藏军机处上谕档，道光十二年二月三十日，直隶/红阳教/敬空会。

② 参见中国第一历史档案馆藏军机处上谕档，道光十二年二月初八日，直隶/红阳教。

③ 参见中国第一历史档案馆藏军机处上谕档，道光十二年二月十二日，直隶/红阳教。

行为，似乎是与他们有所区别。实际上，傅添楠本身行医也往往靠画符治病作为主要手段。也就是说，傅氏的医生角色和身份在社区里是十分模糊的，很难在纯粹意义上来定位。而这恰恰可能是中国基层社会民众所能接受的一种形式。我们也因此不能纯粹基于现代医疗的专业化眼光来评价其行为。

二是官府对医疗行为的界定也是模糊的，往往分不清医疗行动与民间信仰之间的区别和关系，而是采取了一种整体性的认知态度。比如张二一案，官方认为他谎称白龙附体，跪香治病"均难保无拜师传徒及另有为匪不法情事"[①]。官方围绕着某种行为是否威胁社会秩序的安全考虑问题，其观察焦点和注意力不会集中于区别医疗行为与民间信仰之间到底有什么不同，而是集中在是否与会党有直接或间接的关系这个方面。虽然事后证明傅氏的控告大多不能成立，但是我们从官方对整个案件的处理中，还是能够领悟出乡村医生与专门化医生（包括儒医）的确有所不同，他们在乡村社会中与民间信仰相互渗透的过程中，所能起到的作用很可能是更加具有主导性的。

上面的例子说明，即使在官方眼中已明确具有医生身份的傅添楠这类游医，在民间也往往采取看上去不怎么"专业化"的方法进行治疗，如画符治疗等。这些手法很难让持儒医标准的人接受，但这些散落在民间的、非专门化的医生可能恰恰是普通民众所依靠的主要治疗力量。正由于他们所使用的治疗手法以及所遵循的医疗准则和经验往往有别于正统儒医，所以被排除在一般研究者的视野之外，同时也被误认为不是乡间治疗的主流。

作为移民的"香头"

从前面的介绍可知，"四大门"在北京城郊的作用并不仅仅局限于治疗功能，香头还扮演着协调社区事务的角色。而这种角色的扮演与城郊乡村的社会组织结构和生活秩序的特征密切相关。但据档案史料观察，"四大门"在城区的活动和分布与城郊相比呈现出判然二分的特点。不仅活动密度和频率减少，活动时间也相对短暂。而且"四大门"香头多从郊区移入城区，很少是城区土生土长的人物。比如我所分析过的 86 份北京警察厅的侦讯档案中，抓获的香头几乎

---

① 中国第一历史档案馆藏军机处上谕档，道光十二年二月十二日，直隶/红阳教。

全都是由郊区移入市内的，而且居住的时间都比较短。其中尤以大兴人和宛平人居多。抓获的香头来自大兴县的有 15 人，来自宛平县的有 8 人。比如，大兴人尹王氏搬到城内盆儿胡同被抓获后招供说："早先我们在城外住着时，我顶着大仙爷给人瞧香治病，后来我们搬进城内来居住，老没给人瞧病。"①

香头移入城内的动机十分复杂，有些香头是受到某一仙家的指示和督促，从京郊入城。比如民国二十五年，居住在菊儿胡同的顺义城南平格庄人蔡泽田夫妇顶狐仙看病被警察抓获，他的供词就称，来北京的前两年，妻子朱氏染病后总不见痊愈，被狐仙附体，催促香火，坚持要朱氏给人看病，而且非常灵验。到民国二十五年，狐仙催促朱氏进城救济病人，所以于同年九月初九夫妇二人一起来城内顶香治病，到十一月二十四就被警察抓获。② 也就是说，他们进城顶香的实际时间只有两个多月。

另有一种情况是进城后诸事不顺而顶香，与负有"四大门"入城使命的上一案例有所不同。王翟氏住下头条甲 28 号，供称"自迁下头条诸事不顺，是我设坛顶玉皇香火求顺，代人治病，仅收香钞"③。也有个别外省人进城顶香的例子，四川人赵卞氏在前门外罗家井 7 号居住，顶的是"糊涂差"，据她自己口供："我并不知医学，治病时我即烧香，上天告我用何种药材，我转告病人，并无符咒情事。"④

入城顶香人还有一个普遍特点就是，一般她们顶香治病的时间很短即被查获。河北省新城县人方张氏在民国二十三年七月由新城原籍来京，住在西郊小马厂门牌 73 号，顶南山大仙爷给人看病扎针，烧香每股给铜元十枚，但八月即被查获。据她的说法："这红药面药丸是大仙爷赐下来的，我不知名称。"⑤ 这么短的顶香经历确实和城郊香头一般顶三年以上，甚至二三十年的经历不可同日而语。

---

① 《外右四区警察署关于尹王氏等与张有合等瞧香医治病症一案的呈》，北京市档案馆藏 J181 全宗 19 目录 22151 卷。

② 参见《内五区呈送蔡泽田夫妇顶香治病卷》，北京市档案馆藏 J181 全宗 21 目录 47093 卷。

③ 《外三区警察署关于抄获格邹氏、王翟氏等顶香治病一案的呈》，北京市档案馆藏 J181 全宗 21 目录 12452 卷。

④ 《外一区警察署关于赵卞氏瞧香看病一案请讯办的呈》，北京市档案馆藏 J181 全宗 21 目录 6076 卷。

⑤ 《西郊警署关于方张氏以顶香治病敛财一案的呈》，北京市档案馆藏 J181 全宗 21 目录 28998 卷。

由于京师五方杂处，除固定居民外，其他人口均有较强的流动性，所以"四大门"的香头或借"四大门"之名行医的人群，其区域分布、行医动机、顶香治疗方式均比城郊显得多样和复杂。比如有的香头可能一人同时顶几个大仙诊病。有一个叫陈陈氏的香头供称："我于前年间因病经顶香人医治后，我即由此顶东山大仙爷及几位仙姑，与人看病服用香灰，并不服药，且用手指施以神针，看好病人无数，只收香资，并不额外索要钱财。"①

一般而言，香头多由女性承担，这种"性别角色"在京郊被普通乡民习以为常地加以认可。因为香头不但从事治疗，还负责社区事务的调解，所以从事此职业的性别特征是不能模糊的。有的学者认为，在唐代以前，女性就已介入了健康照顾的领域，她们的角色既不限于用药，也未必具有医者的名分。她们或以巫祝符咒祷解，或靠物理治疗，或赖本草药方，除治疗产育相关病变之外，亦为人解除疮伤、消渴和中毒之苦。②

但我在档案中却发现好几例男性香头治病被抓获的例子。如内六区警察署曾破获一个案子，案犯张文江供认因拉车不挣钱造成"三口无吃"，于是从民国二十年三月初一开始做香头。他说："我梦见一老头叫我给他顶香，他自称是胡三老爷子，他有十二个女童。我就每日给人看病，但他不准我要钱生财。我曾给人圆光问问事，均是胡三老爷子叫我办的。我子女每日仅能不挨饿。"③可见，张文江既不是真正的香头，也不懂医术，而是借香头为名骗钱生活。

还有一种情况是夫妇二人同时进城当神差。如房金善和房徐氏都是大兴县人，房金善当玉皇神差，房徐氏会过阴，当幽冥差使。遇到疯邪各样病人前来，"我即烧香自将手指烧烤，与人画符治病，所得香资，不拘多寡。我身穿黄色棉袄，是经人助善所给我，左胁现扎三针，是我在天津与人治病受阴魔之害。现我将它捉住，故钉在我胁上，现不能起落，恐有性命危险"④。档案中说，这对夫妇从

① 《内一区呈送陈陈氏顶香治病卷》，北京市档案馆藏 J181 全宗 21 目录 47094 卷。

② 参见李贞德：《唐代的性别与医疗》，唐宋妇女史研究与历史学国际学术研讨会论文，2001 年 6 月。

③ 《内六区警察署关于抄获张文江顶香惑众一案的呈》，北京市档案馆藏 J181 全宗 21 目录 12451 卷。

④ 《东郊区警察署关于查获房金善等顶香治病一案的呈》，北京市档案馆藏 J181 全宗 21 目录 12450 卷。

天津入京后不久就被侦知捕获。所谓"幽冥差"在各地均有记载，西南联大在昆明所做调查证明西南城市中也存在借"幽冥差"治病的例子。①

在北京城区还出现过一家之内分别顶仙家和龙王而又各不相扰的例子。吕德泉曾患病，在东便门外二闸龙王庙求圣水治愈后，即在龙王庙助善。龙王托梦给他，令他催香火顶香给人治病。他治病的方法与"四大门"的香头相同，即"用香灰茶叶令人用凉水煎熬喝下"。档案中的描述是："伊给人治病系先烧香，龙王给伊警动身体，或散或紧，龙王有何言语，伊并不知。"②

可是警察在吕德泉家检查时，发现院内东南角地方砌着一个砖洞，内有红布横匾一小块，上有"诚仙德道"四个金字。经查财神楼是吕德泉叔叔吕纯良供奉的，而吕纯良只听说他的侄子四五年前常有摔跟头的毛病，并称在前门楼、安定门楼当差，并不知他如何瞧香看病。

据吕振元的供词："财神洞是我父亲盖的，为的是在外头做事求顺遂，并没别的意思。"③ 吕纯良的供词则承认："我们小院内有一座小庙，我们早先供着财神，后来塌啦，我又砌上啦。我把财神像撤下去，换上的是红呢小横匾，每天归我们烧香。"④ 吕德泉的父亲也说他儿子四五年前常摔跟头，"竟摔死过去，缓醒过来，他就说是在前门楼子上、安定门楼子上当差，直闹了一个多月才好的"⑤。

从治病动机上看，顶龙王差使与纯粹的"四大门"顶香略有不同，即毫不隐讳赚钱的心理。吕德泉所跟随的王姓老妇在教他学习顶香看病时，明说是为了赚钱。吕德泉供词中说："他（她）曾叫我用水给他摇香灰成球，他说给人治病当药，并向我说我如跟他学，将来给人治病，那病人万不能白叫给治，一定可以得钱。"⑥ 可见叔侄二人所信不同，侄子顶香顶的是龙王，叔叔则选择了财神，但两人却可以相安无事地同处一个空间之中。

"巫医"还是"中医"？

城内还出现过"四大门"与"医士"（即中医）和平共处的情

---

① 昆明在 20 世纪三四十年代也有从事此项职业的人，以女性为主，故名叫师娘，据说"此种师娘，能入阴间请已死者借其口而言"。参见车溢湘：《昆明市健康及卫生之调查》，51～53 页。

②③④⑤⑥ 《外左二区警察署关于侦获顶香治病人犯吕德泉一人一案的呈》，北京市档案馆藏 J181 全宗 19 目录 22154 卷。

况。内三区西颂年胡同 25 号住着一个名叫刘瑞清的医士，据邻近住户反映，该医士家中供奉仙家黄二老爷，但并不给他人看香，亦不奉仙家给人诊病。该管第十三段会同户籍警士赵连方往刘瑞清院内彻查，发现他家院内西墙下有一座财神洞，里面供奉着黄纸牌位，上书黄二老爷之位，每日早晚由其家人焚香祈祷。院中的南房是诊病室，内有脉案及诊断处方单等物，按警察的话说："确与医士诊所无异。"① 于是发还了曾经扣留的医士执照。刘瑞清是否信奉"四大门"不能完全确定，但其家人信奉仙爷却是确定无疑的，至少刘医士没有从中制止，而是让中医诊所和仙爷居所共处在同一个空间中。这一现象本身就验证了中医角色的模糊性。

还有一些案例是某些人假借顶香看病为名行医，说明即使懂医道的人有时也不得不凭借"顶香"的神秘力量为自己诊病的水平提供佐证，以呼应民众的社会心理。如外四区警署发现盆儿胡同 6 号住户王洪林家每天有很多人出入，于是对他家进行了突击检查，把王洪林及看病人王世全等五口人带署审查。

按照王洪林的供词，"伊给人医治病症，并未经过考试正式立案。至治病方法，全恃顶香求神为助，立方自行购药，并不勒索钱财。所有前来看病者凭其自愿，酌给挂号香资铜元二三十枚不等。……伊所配之药四种，系经公安局发有执照，准予售卖"②。

在这个案例中，一个核心问题是王洪林是否真能降神治病。王洪林自己的叙述颇显出相互矛盾之处。一般来说，"四大门"香头降神，不管是"明白差"还是"糊涂差"，香头自身都不具备医术和治病的能力，更无法识别药性的作用，而王洪林一会儿说治疗"全恃顶香求神为助"，一会儿又说自己所配四种药完全符合公安局药品检验标准，明显给自己的顶香行为留了退路。这说明王洪林知晓医道，却并未被"拿法"顶神，只不过想借助顶香之名行医而已，况且男性顶香也不符合"四大门"的规矩。不过这个案例恰巧说明在相当长的一段时间内，作为"巫医"的"四大门"香头和传统中医之间确有一种相互倚重和相互包容的关系，并非完全处于相互排斥的状态。

---

① 《内三区警察署侦获刘瑞清看香事》，北京市档案馆藏 J5 全宗 1 目录 63 卷。

② 《外四区警署关于王洪林假借神术行医请讯办的呈》，北京市档案馆藏 J181 全宗 21 目录 28992 卷。

"地方感"为什么消失了？

以"卫生"的名义

费孝通曾经指出，由于中国幅员辽阔，其社会结构在进行上下沟通的过程中不可能只在自上而下的单轨上运行，"一个健全的、能持久的政治必须是上通下达、来往自如的双轨形式"①。换句话说，中国传统政治结构是有着中央集权和地方自治两层。中央所做的事是极有限的，地方上的公益不受中央的干涉，由费孝通称为"无形组织"（informal organization）的自治团体管理。② 这大致可以说是前现代基层乡村的状况。城市空间也存在类似的情况。斯普伦克尔认为，城市人的生活受着两类组织的管理，这两类组织之间有某种交叉。一方面是地方性、排他性的团体、会社（大部分人都生活于其中）制定自己的规章手续，借助惯例加以推行；另一方面是官方的国家行政机关，靠法令、家庭与官僚政府来进行治理。官僚政府平常总有点拒人于千里之外，除非有什么申诉或骚乱时，才会行动起来。③ 这种平衡的格局在 19 世纪以后遭到了破坏，首先是新式警察的建立改变了警事系统和自治空间各安其位的现状，开始更多地干预民众的日常生活。④ 其次是非治安系统控制的加强，所谓"非治安系统"是指非传统意义上的控制机制引进并发生主导作用。

更具体地说，卫生概念和系统的引入成为城市"非治安系统"最重要的内容之一。"卫生"应成为城市管理内容的观点起源于 18世纪的欧洲。按照罗芙芸（Ruth Rogaski）的看法，卫生管理的主要推动力是从空气、阳光和秩序的需要考虑如何利用城市空间。最初对秩序的迫切需求是由于要划定界限——下水道把清除污物的功能与道路的运输功能分离开来。将死亡限制在屠宰场和坟墓的功能，

① 费孝通：《乡土重建》，见《费孝通文集》，4 卷，336 页，北京，群言出版社，1999。

② 参见上书，340～347 页。

③ 参见西比勒·范·德·斯普伦克尔：《城市的社会管理》，见施坚雅主编：《中华帝国晚期的城市》，叶光庭等译，755 页，北京，中华书局，2000。

④ Alison Dray Novey, *Spatial Order and Police in Imperial Beijing*, *The Journal of Asian Studies*, 1993（52），No. 4：885-922.

使这些地方远离城市精英们的视野和嗅觉。由政府划定的市政管界把可能传播疾病的躯体与健康的躯体分开，设定了民族聚居区和种族隔离的"城市避孕套"①。

"卫生"观念的引入改变了中国人对疾病与环境关系的看法。原来中医理论认为疾病的发生只与不正常的天气、无节制的饮食以及恶鬼的存在相关，而到了 20 世纪初期，"是否卫生"已成为评价城市文明程度的标准，疾病的发生与城市环境建立起了直接相关的联系。与此相应的是，"卫生"事务作为整个城市空间治理的一部分措施开始纳入警察监控的职责中来，扮演着与地方自治组织争夺城市控制权的角色。20 世纪以前的城市管理者在保证民众健康方面采取的是有限干预的态度，其职责主要是确保正常的粮食供应，劝告人们遵行中医预防疾病的合理箴言。国家没有权力或相应的组织去直接干预民众的健康事务，也不想这样做。②

进入 20 世纪以后，城市管理者以"卫生"的名义对居民日常生活的干预逐渐变得合法化。就以北京为例，这一合法化过程经历了两个阶段：第一阶段是"卫生"事务附属于警察系统成为维持地方秩序概念的一种延伸，还不具备独立作用的条件；第二阶段是覆盖内外城区的六个"卫生示范区"的建立，重新分割了北京的城市空间，特别是把卫生职能与警察职能予以区分，设置了专门地段机构，这样就改变和拓展了城市空间的内涵，把"卫生"监控的职责引入了日常生活领域，同时也改变了邻里之间对"什么是安全"的传统看法。③

民国初年，"卫生"观念的引进也影响到了北京警察对传统医学和"四大门"等巫医人群处理方法的变化。我们先来看一段民国四年京师警察厅的告示，其中说道："医术多门，皆能救济，星家推步，各具师承，小道可观，借作谋生之路，本为例所不禁。乃近因发生案件，竟有一般作利之徒，不顾生命关系，或以符咒顶香，假充神道，或以偏方配药许奏奇功，迹其居心，无非以骗诈得财为主义，而病家情因迫切，往往坠其术中，小则枉费资财，大则暗伤生

① 罗芙芸：《卫生与城市现代性：1900—1928 年的天津》，见《城市史研究》，15～16 辑，151 页，天津，天津社会科学院出版社，1998。

② 参见上书，159 页。

③ 参见杨念群主编：《空间·记忆·社会转型——"新社会史"研究论文精选集》，131～207 页。

命。"① 告示最后提示民众说："如有冒感疾病，务须寻觅良医诊治，勿再被人诱惑，乱投药品，致使生命濒于危险。倘或有人以诈术惑人，意存骗财者，证据如系确实，尽可扭送该管区署，从严究办，不必隐忍。"②

细读这份告示，其内容仍承认"医术多门"，实际上仍包容了星相佛道诸种及"四大门"等并非纯粹中医理念所能解释的治疗方法，甚至顶香看病只要没有诈财或更加广义的妨害公共秩序和安全的嫌疑，似乎也不在禁止之列。这说明在民国四年，警察厅还没有完全依据现代专门化的医疗分类概念处理公务，对医疗观念的认识仍具有通融新旧的兼容性和整合性。这一点倒是和京郊存在的乡民"地方感觉"有相通的地方。这个阶段城内警署的判词中经常出现此类话语："似此假神骗财，不惟引入迷信，尤恐戕害生命。"③ 关注点还在对骗财行为的预防上，还是一种维护治安秩序的视角。

现代习俗改良的背后

抗战以后，国民政府内务部曾相继颁行了查禁不良习俗办法及倡导民间善良习俗实施办法，令各省市遵行。北平市政府也颁布了相应的细则条例，制定了《不良习俗调查表》和《现有不良习俗实施严禁期限表》。细则中规定，调查表不但要填注所谓"不良习俗主体"的姓名、性别、年岁、住址、职业、教育程度，还要注明种类（例如缠足或迷信之类）、心理影响（如不良习俗者之情绪如何，有无执迷不悟情形）、生活关系（例如以卜筮星相为业之类）。④

"顶香看病"在这场比较常规化的道德教化运动中自然也成了重点纠察的对象，在所制定的严禁期限表中，"顶香看病"与信仰邪道、圆光看香、指佛持咒、借机敛财或假冒僧侣包办佛事、吹唱杂曲，以及一贯道、摸摸道秘密聚众结社和妇女缠足等自 1947 年 11 月 4 日起被强制解散，并察酌情形没收其药方、药剂或符咒书籍。⑤

这次习俗改良运动的一个重要特点是，其强制措施都是在 1929

---

① ② 《京师警察厅关于市民勿被符咒治病诈术欺骗的示》，北京市档案馆藏 J181 全宗 18 目录 5162 卷。

③ 《外右二区关于赵贺氏顶香看病被判罚的报告》，北京市档案馆藏 J181 全宗 18 目录 5416 卷。

④ 参见《抗战胜利后北平市查禁不良习俗倡导善良习俗史料一组》，载《北京档案史料》，2002（4），29 页。

⑤ 参见上文，49 页。

年推行的城市保甲自治的框架内进行的。1929 年 1 月，全市城郊被划分为十五个自治区，许多政府组织的活动都在这一新的城市空间安排下进行。民政局制定的不良习俗调查表格就是由其派员督同各区保甲长详细察访，分别填注，最后还要制成统计图表。比如第十五区公所呈报的八保十五甲所填《不良习俗调查表》中就填报了一位 51 岁的王杜氏，在"不良习俗之种类"一栏中填的是"信奉邪道顶香看病"，在"心理影响"一栏中填报的是"愚惑乡民"。而在第四保十九甲所填报的对一名叫王玉才的男子的调查表中，内容就更加详细，在"不良习俗之种类"一栏中填的是"信奉邪道顶香看病"，"心理影响"一栏指其"引诱良家妇女，每于夜间聚集多人，影响地方治安①。

可见，对"顶香看病"的察访仍最终落在了对地方治安状况的关注上，只不过这种关注形式更加细密地落实到了以自治区划为主体的城市细胞的监控程序之中，而显得更有效率。在这次行动中，就因为第四保的"保正副保长事前不向民众劝导，更不举发，殊为失职"，因此各被记过一次。甲长韩永珍因参加秘密道，"不能领导民众，应撤职另行改选具报"②。

不过，直到 1948 年 1 月，第十五区内仍有顶香看病的情形发生。1 月 18 日，第八保保长王文佐报称胡兆增"勾引十四区大柳树李佛缘（自称系济颠僧活佛下界）在该村聚众烧香，借词索款，并称若干日后即有大乱，尔等草民即应归顺我佛，以登仙界"③，并报警局处理。可是到了 4 月 28 日，王文佐继续呈报说，李佛缘等不但不知敛迹，还借端调戏妇女，"且时有外县人以看病为名来往其家。值此戡乱时期，倘有匪人乘隙潜入，于地方治安实有攸关"④。所以，还是通过位于市郊的第三警察分局将李佛缘驱逐出境，才算了结此事。

尽管如此，我们从另一份档案处理案件的前后措辞变化中仍可以观察到，现代"公共卫生秩序"的概念已经逐渐渗透进警察处理"四大门"等事务的程序之中。民国四年，对李朱氏顶香一案判词的

---

① 《抗战胜利后北平市查禁不良习俗倡导善良习俗史料一组》，载《北京档案史料》，2002（4），40 页。

② 同上文，39 页。

③ 同上文，50 页。

④ 同上文，53 页。

改动就很有意思。原有的判词是："李朱氏左道惑人，殊属有碍治安，合依违警律第三十八条二款拘留十日。"① 这显然还是按传统的治安标准予以处罚，字面上无甚新意。但档案中显示，判词经涂抹后改为："李朱氏左道惑人，殊于公共卫生有碍。"② 虽然只是几字之差，却已使李朱氏的顶香行为变了性质，即警局原来考虑打击的重点是妨碍传统治安秩序的行为，而改动后的措辞则更强调对所谓"卫生秩序"的破坏。这显示出警局处理"四大门"等传统治疗技术的微妙心理变化。

20 世纪 20 年代以后的许多判词就更是直接从"卫生"的角度入手判定案件的性质。如外左三区判决胡永泰一案称："查胡永泰竟敢以信邪秘密与人治病，实与风俗卫生两有妨害。"③ 民国二十五年，公安局对张葛氏案件的判词是："虽供并无顶香与人治病敛财之事，惟无医学知识与人治病，亦属不合。"④ 所谓"不合"当指公共卫生标准。其判词意谓即使查出无顶香之事，也需按医学标准讯办。

警局判词的改动只反映了空间控制变化的一个方面。北京城区内的"卫生示范区"成立以后，"四大门"香头的活动范围受到了很大限制，卫生区通过邻人举报、媒体曝光、巡警督察等方式日益压缩香头的治疗区域。如一部分沉浸于"卫生"观念的市民的介入，使侦讯"四大门"的行为带上了公共参与的色彩。卫生局档案中存有一封市民林石鸣和张瑞杰的来信，其中把有顶香看病嫌疑的几家住户的分布情况了解得非常仔细。信中说："平市对于一切卫生事件，均百分努力，惟近来一事贵局不甚介意……窃平市有名医不下数百，均无使病人吃香灰符纸而愈者，进来有人异想天开，立以佛堂，顶香看病，送病人香灰符纸为药品。如北城妙豆胡同安灵里二号何宅，南城宣外果子巷羊肉胡同二十九号阎香甫，樱桃斜街李宅，兵马司谢宅。"⑤ 这段描述已从专门化的角度把"四大门"诊病与标准的医学行为做出了区分。这显然有别于城郊乡民对香头身份的模糊感觉。

---

① ② 《内左一区警察署关于李朱氏的呈》，北京市档案馆藏 J181 全宗 19 目录 10324 卷。

③ 《外左三区警察署关于送胡永泰与人瞧香治病的呈》，北京市档案馆藏 J181 全宗 19 目录 26230 卷。

④ 《内四区送遵将匿名函报瞧香治病张葛氏一口》，北京市档案馆藏 J181 全宗 21 目录 47093 卷。

⑤ 《卫生局函送贺氏顶香治病请惩办》，北京市档案馆藏 J181 全宗 21 目录 47095 卷。

巡警·媒体·疾病分类

城区内的各种媒体也通过相关报道为巡警对"四大门"的侦讯提供信息，这直接使香头的活动受到很大的压力，使她们的行动必须在日益诡秘的情况下才能进行。著名的吕德泉一案就是由《京兆新报》曝光后被警察侦获的。当巡警查到香串胡同吕德泉有顶香行为时，知道其"惟甚守秘密，须熟人介绍始肯给人医治，查办颇费手续，当觅一金姓老妇托词求药治病两次未允"①。吕德泉的叔伯兄弟吕振元也曾经提醒吕德泉，"劝他不必信这些个，我说瞧香治病地面上不准，不叫他顶香"②。

另有例子证明香头在城内顶香显然比城外有更多的心理压力，如胡永泰的口供说："我恐地面干涉，是我备有高香，来治病的人烧我的高香，给我香钱，我并不贪别的钱财。"③ 档案中曾透露拿获吕德泉经历的十分复杂的过程。由于无法接近吕德泉，警察查到与吕德泉同院住着的茶食胡同无盛斋蒸锅铺铺掌刘顺先与崇文门大街永盛牛肉馆铺掌王德福相识，于是委托王德福找到刘顺先，告诉他有张姓小孩在城外玩耍，向枯树撒尿时昏迷不醒，导致双目失明，想找他医治。吕德泉答应后，定于民国七年七月二十七日午后备车接请。警察一面在太乙胡同门牌 7 号福昌涌纸局内借用房屋，并令在该局居住的张子和代为接待，同时命令第二分驻所的伙夫锡珍扮作患眼病的小孩在局中等候，然后命令王德福备车接吕德泉。等车行至榄杆市大街，张子和上前阻止，告诉说小孩已经进城，在福昌涌纸局等候医治，于是将吕德泉带至纸局内。吕德泉即令买香，"俟其焚香作态叨念请神之际，即令巡警张德山进该局将其拿获"④。整个侦破过程看起来相当复杂，经过了一番精心设计。这与京郊地区"四大门"活动的公开化和透明化程度相比显然不可同日而语。

警察在处理顶香行为时由于受到"卫生"观念的影响，常常把顶香过程中的降神行为按精神疾病进行归类，这与原先从治安和维护秩序的角度所做的判定又有区别，甚至会影响到当事人对自己行为的自我判断。处理张赵氏顶香案时就出现了这种情况。据当事人佟李氏供称："这张赵氏于去年九月间租住我院中北房一间，至本年

---

① ② 《外左二区警察署关于侦获顶香治病人犯吕德泉一人一案的呈》。
③ 北京市档案馆藏 J181 全宗 19 目录 26230 卷。
④ 《外左二区警察署关于侦获顶香治病人犯吕德泉一人一案的呈》。

二月间，我院中无分昼夜，时常有人抛掷砖头，遍寻并无人迹，疑系大仙。我遂写一牌位供在堂屋，迨后张赵氏她即顶香在我屋中给人看病，并报药名，令旁人给写。"① 据张赵氏供称："有一次我看见一个大白脸将我吓死，我遂买得香炉蜡扦供在佟李氏所供牌位之处，至本年正二月间我屡次犯病，迨后每迷糊不醒之际，我听院邻说曾与人看病，我毫无知觉。"②

请注意张赵氏对自己顶香行为的表述，与城郊香头的表述完全不同。城郊香头的职责就是给人治病，她们从来不会认为自己的行为是一种病态。而作为城里的香头，也可能张赵氏会受到"卫生"观念的影响，反过来认为自己的行为属于病态范畴。因为在此之前，她丈夫对妻子附体治病的行为颇不理解，请中医诊治的结果是"气冲肝症"。而警局对张赵氏的判词是："经医官验明实有间断期精神病，免予置议。"具有反讽意味的是，有些顶香人只有被贴上现代医学分类下的"精神病"标签，才可能被免予追究。

总之，在现代警察系统和卫生体系的双重监控下，"四大门"在北京城区的势力受到很大削弱。这表现在香头在城区失去了像城郊那样的地方感觉的氛围，既无法作为城里社区事务的协调人，从而起到类似解决城郊乡民疑难问题那样的作用，又无法与监控严密的现代卫生制度相抗衡，分享其城区的文化资源，因而与城郊的情况形成了巨大的反差。

---

① ② 《外四区警察署关于佟李氏控张赵氏顶香治病一案的呈》，北京市档案馆藏 J181 全宗 21 目录 12453 卷。

第七章　中医自救面面观

一位老中医在回忆自己童年的家居环境时，笔触有时会变得异常的细腻。那是在苏北一个铺着麻条石的老镇子上，一条又宽又直的青砖巷子的尽头坐落着一家诊所，前后两进的青瓦房，前面三间带厢屋用来做诊室，后面三间住着家里人，前后之间有一扇圆门，跨过圆门，就走到诊所里去了。诊所里总有很多人，说话声、病人的咳喘声或呻吟声，不时地飘到后面的家里来，从声音就能够辨别出诊所有多少病人，哪些是重病人。

在这少年的印象中，"家"和"诊所"是融为一体的，根本无法分割。你听听他的描述口气："诊所里，那四只高高顶到山墙横梁的中药橱，是我们家的；那张长一丈二尺的药案，是我们家的；那张红木做成的诊案，是我们家的；还有那些青花药瓶、黑铁碾草、紫铜药臼，也都是我们家的。所有这些，都经过我祖父几十年的手泽。"①

诊所虽然天天断不了求医的病人，里面的气氛却始终清清静静，甚至还多了一点家居生活的温暖感。那场景被回忆着倒叙出来，更像是在描摹一幅静谧安详的水墨画。

画中的祖父白天坐诊、开药方、配药，晚上歇下来，烫一壶酒，就两样小菜，慢慢地喝。喝完酒，坐到窗前，翻几页医书，有时候用朱笔在书的天地头上写几行字，大约是白天诊病遇到了疑问，读书时心有所动吧。窗外一架瓜蒌，有几根藤蔓顺着窗棂爬上去，月亮出来了，二更天，祖父熄了灯就寝，月光就把瓜蒌翠羽一样的叶，安安静静地映照在窗纸上。②

---

① 《我们家的诊所》，见费振钟：《悬壶外谈》，209～210 页，杭州，浙江摄影出版社，1998。

② 参见上书，210 页。

渗透着家庭感觉的空间

有点像点线纵横的棋盘，分散在城乡广大区域的传统中医，多是以定点与流动的轨迹勾画出一种延伸四散的医疗网络，形成"静态"与"动态"相互呼应的格局。坐堂当寓公的名医与开铺处方的堂医以静候动，要的是排场和名气；摆摊亮相与半农半医，以至于习武行医的民间郎中，则是以频繁的游动博取信任和机会。"点"与"线"的互相映衬铺展出了中医治疗的"面"。但"点"与"线"的铺陈过程仍离不开家庭与邻里氛围作为运行的底色。

如果漫步在民国前的城镇和集镇上，就会发现街道里弄上飘着各色的招牌幌子，上书"祖传××国医""世代国医""专治××病国医"，或书"华佗再世""善治奇症怪疾"等等头衔的"××医寓"。[①] 那些医技高超的老中医尤其喜欢坐在家中悬牌应诊，多称"医寓"。他也许是世代相传的医生，擅长专科，也许是怀才不遇的落第文人，以"儒医"自诩。凡是来求诊的病家，在处方以后，会自觉丢一个"红包"在桌上，俗称"包封"。包封中的钱不拘多少，病人家境好的多封，家境差的少封。真正坐寓的名医一般只开方不供药。

那种开药铺行医的，一般业主本身就是医生，他们自己集资或合伙开设药铺，自己看病处方，配售自己炮制的中药，也算是一种家居式行医。一些药店会雇请坐堂医生，店门前悬挂着他的姓名，药店设有诊室，供应笔、墨、纸、砚和茶水。病人看病顺便买药，可以增加药店的收入。每逢过节，药店会给医生赠送礼物。坐堂看病的中医，多是药店店主的至亲好友。这些坐堂医生大多离药店很近，有时就在同一条街道上，或者是住的距离仅隔几栋房子，药铺的生意变成了中医家居行医的一种自然延伸。[②] 也有医生主动和店铺经营主联系，逢赶集日期到该处应诊的，一般轮流在两三个集镇的药店坐堂行医。[③] 在一些小镇或乡间也会零星散布着兼有诊治和售药色彩的中医诊所。这些诊所更是与医生的家居环境连为一体。

中医的带徒式教育也与"家"密不可分。有医家以子弟为徒者，称为家传或祖传；有学徒拜名师为师者，称师传；有出师后又从师

---

① 参见《上饶地区卫生志》，208 页，合肥，黄山书社，1994。
② 参见《光山县卫生志》，1986。
③ 参见《温江县卫生志》，231 页，1998。

再学者，谓之参师。其实都与乡土社会中广义上的家庭与亲属网络相联系。江西铜鼓县的中药业就曾分为两帮：以樟树人为主的"樟帮"和本地人经营的"土帮"。樟帮带徒不带外人，仅带清江（今江西樟树市）及邻近数县之亲朋，所有学徒与老板之间大多沾亲带故。①

家传由自家医术而沿袭自不必说，学徒在从学之前，需通过至亲好友介绍，经师傅谈话相人，才应允为徒。这程序也逃不过乡土亲情关系的筛选。如湖北应城名医李泽清就是托笪家纸马铺老板的介绍，前往名医陈文卿店铺投师的。②

徒弟如被师傅相中，师徒双方或口头协议，或立字据合约，建立正式师徒关系，然后学徒置备"三牲"祭品，在师傅家膜拜"药王祖师"。拜师时房子里会回荡着徒随师念的口诀声："一拜开元李老君，二拜神农主分明，三拜黄帝轩辕氏，四拜大乙雷公□，五拜华佗知生死，六拜先师岐伯成，七拜长生张仲景，八拜东垣李公人，九拜王叔和脉诀，十拜扁鹊作难经，十一拜河间寒水清，十二拜丹溪救良民，十三拜民医孙思邈，前传后度先师名。"③

学徒期间，除由师傅供给膳食外，每年还付给学徒三吊左右的零花钱（一吊为一百个铜板）。学徒的劳务十分繁重，除洗药、切药、收晒药品外，还需做大量家务劳动，如上下店门，挑水、扫地、磨刀、帮厨、替师傅打洗脸（脚）水、铲火炉等，晚上还得打"纸媒"（用草纸或表芯纸搓成细长纸卷，备吸烟点火用），去冬麦芯（用牙齿或工具抽去冬麦内芯），每晚一撮箕左右。徒弟需每日早晚装香一支或三支敬神，故师傅常会告诫学徒："清晨早起要思量，爽快穿衣急下床，磨锅洗灶宜洁净，洗面装香敬药王。"④

中医授徒一般不讲门第出身，却很看重介绍人及学徒本身的品行和教育状态，不少学徒均是农家子弟。据回忆录中记载，名医李泽清投师陈文卿时，穿的是一件土布做的双排扣的汗褂，腰间系着一根麻布腰带，还背着粪筲子，只是进陈家门时，将粪筲子放在巷子口，将麻布腰带系在褂子内。回忆中称，陈文卿好像对

① 参见《铜鼓县卫生志》，111 页，1993。
② 参见王槐松：《李泽清先生悬壶逸事》，见应城市卫生局编：《应城文史资料·卫生史料专辑》。
③ 《蓝山县卫生志》，210 页，1989。
④ 《铜鼓县卫生志》，111 页。

李泽清的穿戴举止并不在意，而是随手拿出清人汪昂著的《本草备要》让李泽清回家圈点。过去的古文药书和古文一样是不加新式标点的，对古文药书的文句能否正确圈点，实际上反映了一个人古文阅读理解能力的高低。李泽清凭着自己十年私塾的功底，将《本草备要》作了圈点，陈文卿看了圈点后，说了句"孺子可教，孺子可入医道"，拜师考核就算过关了。

学徒生活开始后，对中医经典医书的研习与对中药药性的掌握往往交替进行着。李泽清所读医书包括《内经》、《伤寒论》、《金匮要略》、《医宗金鉴》、《本草备要》、《医方集解》、《温病条辨》、《温热经纬》和《外感温热篇》，等等。① 李泽清选择的是一种半农半医的学徒生活，农闲时借拾粪的时间，经常与陈家店铺发药先生交往，熟知陈家药铺的近四百种药。在识药过程中，陈文卿还将他亲自保管的砒霜给李泽清观察，并详细讲解药性、药理。李泽清从此知道，将少量的砒霜置于剥开的枣内，然后放入火中烧焦，烧后研成粉末，这样制成的药叫枣信丹，对治疗牙痛十分有效。

试诊的实践则是在对药性和药典精熟之后。所谓试诊就是陈文卿看病后，接着就叫李泽清号脉，并讲解脉象，然后由陈文卿口授，李泽清开出处方。有时则是先由李泽清开出处方，再由陈文卿做些增删。陈文卿做增删时，都耐心讲出道理。② 有的中医试诊时则要求对每位就诊者要先引经文印证，然后立方遣药，做到药与博相济。③

当然，医家的水准往往参差不齐，如当时有人用地道的北京话评道："现在的医家，只要念过一部汤头歌儿、半本儿药性赋，就称国手。不过是腰痛加杜仲，腿疼加中膝，头疼加白芷，疾盛瓜蒌皮。假如这个病人，浑身作烧，骨节酸痛，舌苔又黄，眼睛发怒，拿笔就开羌活、葛根、牛蒡子；要是皮肤枯瘦，干嗽无痰，盗汗自汗，胃口不开，一定是青蒿、鳖甲、地骨皮。结果是一个病人请十位先生，脉案准是十样儿，往往真能大差离格儿。"④

---

① ② 参见王槐松：《李泽清先生悬壶逸事》，171～172 页。又参见梁其姿：《明清中国的医药入门与普及化》，见《法国汉学》，第八辑，155～179 页，北京，中华书局，2004。另有中医还需诵读近代医书如《医学衷中参西录》。有的地区如常德的中医授徒则通俗与深奥经典兼顾，如研习书目有《医学三字经》、《药性歌括四百味》和《汤头歌诀》等。

③ 参见彭景星口述，彭慕斌整理：《我的从医生涯》，见《应城文史资料》，179 页。

④ 李涛：《北平医药风俗今昔谈》，见《中华医史学会五周年纪念特刊》，125 页，民国三十年十二月。

"聪明的流氓"

中医授徒和行医往往是在亲戚朋友邻里的脉络里寻求其联络的痕迹。开店、坐堂和挂牌的活动把诊病和抓药按空间的分布构成了一张较为固定的网络，另有摆摊行医和"游动行医"（又称"走方行医"）则如固定网络中流动的走线，穿插镶嵌在中国广大的乡土秩序中。

在乡村之中到处流动的那些肩挎药袋走诊的中医，往往会自备数量较少的药品，用青布缝成药袋，诊后就袋抓药。患者家有现金立付，无现金者，也可赊欠，待秋后再收取药账，名为"收货"。这样的欠账，时间长的可达一年，时间短的也有数月。当时的药物又无统一价格，自然难免有抬高药价的情况。家庭生活困难、资金拮据的中医一旦行医颇感困难，就只得向某些中医店订立"押方合同"以维持生活。像河南乡间的"押方合同"，会悄悄在处方中把第一味或最后一味药开成贵重药品，药铺则以相应的廉价药品取代，开处方的医生便借此定期在端午节、中秋节、春节与药铺结算，从中分取优劣药品的差价，所谓"开真方，卖假药"①。

"游医"用的医药名称，大多与医书上所载有所区别，诊病方法也与中医所传不同。

"游医"看病有时会用手轻压患者的指甲，观察回血速度的急缓，称为指诊；有时又会用自制的针刺破病人某个穴位，从血液的色泽、浓度、数量辨别疾病，名为刺诊；有时还会让患者伸出舌头，观察舌苔、舌质颜色的变化，名为舌诊；或者令患者端坐凳上，双手抱头，俯伏桌边或椅背上，医生用食指、拇指轻压患者脊柱两侧，缓缓由上向下推动，称为脊诊。②

摆摊行医多为医药兼营，在闹市区摆摊看病售药。有的摆摊医是由老字号药铺分化出来。如湖北黄陂的老字号"黄万春"、"胡天和"、"李万春"和"李聚元"中，老字号"黄万春"从 1786 年起在黄陂县城设立诊所药店，就分化出一些摆摊行医的网络。民国时期，县城六门、四码头都有黄万春店铺或膏药摊。

这些膏药摊售药均出自自家的秘方，如黄氏传人黄晋勋就曾制备拔毒膏、紫金膏、生肌膏、提脓膏、疮膏、铜绿膏、如圣膏、神

---

① 《光山县卫生志》，150 页。
② 参见《上饶地区卫生志》，209 页。

品膏等十五种。黄万春的后裔黄润生就在黄陂县城大西门口摆摊行医售药，各种膏药疗效奇应。此外，经常有外地走方医路过县城、集镇，摆摊售药，医伤治病。①

在一些偏远地区，摆摊行医多以草医的面目出现，往往就地取材制药授人。四川江油的草医就有高摊、矮摊之分。所谓高摊，是以搭棚为摆摊标志，有固定地域设点，属草医中较上层的部分；矮摊者，以地为摊，游弋不定为其次。

如果按照用药习俗划分，草医又分为"根根""粒粒""沱沱""搓磨"数种。"根根"分宰宰根（以梗子药为主）、草草根（以草草药为主），"粒粒"是以自制或近代中药中的膏、丹、丸、散为主，"沱沱"多系使用面面（即粉末）药，用松香、麻油、胶质类药、蜜糖等混合，炼成沱沱状，故而得名。这些药物用来治外伤诸症，服用时往往要喝一点自制的药酒。在治疗过程中，一些江油"草医"习惯采用虎、豹、熊、猴的骨头，然后再把蛇胆、熊油、熊掌、鹰爪、山甲之类制磨成粉，再用自制的药酒调服或外用，所以叫作"搓磨"类药物。

从行为方式上看，"草医"常分文式、武式。"武式"以捶皮打棒、练武弄拳来"扯棚口"，招揽生意，属于"习武行医"，多以治疗跌打损伤、金创骨折为主，通常以推、拿、按、捏等手法，通过卖艺献技来推销药物。"文式"专长于内、妇、儿科，也讲究所谓四诊八纲，通过诊脉象、看舌象来诊断病情，用草药为主，有时兼用部分中药治病。两者的共同特点是走乡串户、逢集赶场，摆摊诊病卖药。②

草医的授徒与传承方法也与"坐堂"医生颇为不同。草医在带徒礼仪上虽仿效中医行跪拜之礼、艺成谢师等程序，但在具体传授医术时，则讲究所谓"过苗"，即随师采挖药材，认识草药，还要讲究辨证配方。教材使用的是《天宝本草》，再辅助配合临床经验，通过自采、自挖、自制，使整个诊疗过程显得简便有效和廉价。如果遇到病家有能辨识自采之药的，可省其药资。

走方游医和摆摊行医比起来则显得更加行踪不定，他们长年走村串户，以出诊为主。行医特色或以中草药秘验单方为主，或以末

① 参见陈惠生：《黄陂县建国初期的诊所药店》，载《武汉文史资料》，总第 71 辑，1998（1），《黄陂文史》，第 5 辑，173~174 页。
② 参见《江油市卫生志》，208~209 页，1997。

药（散剂）、膏药为主，或以推拿、按摩、气功、挑痔、割治等一技之长为主。他们常年游走他乡，送医送药上门。

英国伦敦会传教士麦高温在中国到处游历时，曾经非常感性地描写过走方郎中的相貌和为人处世的性格，说他们往往身穿一件长及脚踝依稀可见其原本色为白色的长袍，手举一面花哨地写满了因治愈疾病而获得各种美名的白色旗子，面部棱角分明。他的脸上隐隐约约显露着一些幽默，这些幽默却是从生活中一些荒诞的事上不断闪现出来的。他的眼睛明亮而富于洞察力，总是在搜索着每一个可能的病人，凭着自己特殊的直觉，他一眼就能看出谁是有病的人。漫长而丰富的阅历使他能够辨别人的性格，并知道如何才能成功地找到主顾。他是一个对中国人生活中所有最阴暗的东西都了如指掌的人，还是一个极富幽默感而没有完全与他所处的人群及环境同流合污的人。麦高温称这些人是"聪明的流氓"。

"聪明的流氓"的特殊本领无法在条件优越的城市里发挥作用，而只能在众多乡村集贸市场上得到充分展示。城里人的聪明敏锐会妨碍他们对病人察言观色式的阅历的发挥。

这些游方医往往会选一个人多显眼的地方，展示那些能在农民及乡巴佬身上创造奇迹的存药，围观的人们会带着好奇的眼神盯着这些千奇百怪的药品。

在这个英国人的眼中，游方医所背负的行囊里，常常有几束干树根和失去津液的青草、黑色的难看的蛇肉，还有一些看起来毫不卫生的腐烂牙齿。不过似乎不用为他担心，因为这个人并没有把发财的希望寄托在这些看似廉价肮脏的汤药和成药上，而是要依靠自己的表演和心理战赢得庄稼人的认可。①

摆摊和游医的身份都不是纯粹意义上的"医生"，但是当他们大量游动于乡村时，主要以草药疗病为主要行为模式的动态特征，却与"坐堂""医寓"的静态模式相配合而构成了一幅立体图景。其基本特征是，以"坐堂""医寓"的固态空间搭建起乡村医疗网络的基本框架，同时，以"草医"、"摊医"和游方郎中的个体游走的动态形式，填补坐堂诊病的静态空间所遗留出的缝隙。

---

① 参见［英］麦高温：《中国人生活的明与暗》，朱涛、倪静译，197～199 页，北京，时事出版社，1998。

数字中显示的传统医疗网络

我们可以用数字搭建出一幅同样的立体网络图景。根据湖南沅陵县 1949 年的数字统计，全县中医、草医的医药人员共有 316 人（其中中医 221 人，草医 57 人，中药人员 38 人），在这些人员中真正坐堂应诊的只有 74 人，自开诊所者 34 人，而走访行医的人数达到 98 人，几乎占总人数的一半。从空间分布的情况观察，全县除县城外共分为八个区，这八个区均属于农村区域。居住在县城内的医生人数只有 64 人，而分布于这八个区的中医药人员总数则达到了 252 人。分布的态势也较为平均，除军大坪区有 6 人外，其他几个区的人数均在 20～40 人之间。在这些人员中，采取半农半医方式的人员达到了 85 人，比例还是相当高的。[①] 在与之相邻的一些地区如湖北松滋县，1949 年中医有 331 人，中药人员 120 人，草医 82 人，人数比例相近。[②]

当然，如果具体到某个县，中医分布的态势还要更细致地加以区分。四川新都县 1949 年全县共有 604 名医生，其中西医 43 人。这些医生分别以各种形式从事诊疗活动，其中开铺行医的 66 人，坐堂开方的 343 人，摆摊看病的 51 人，在家设医的 78 人，挎包赶场的 68 人，走乡串户的 63 人，以其他方式行医的 15 人。这个数字里面可能会出现交叉，比如一些人可能兼有摆摊看病和挎包赶场的双重身份。在新都县的 25 个乡镇中，开业方式在空间上的分布状态也不均匀，往往与这个地区某个行医类别的分布密度直接相关。

比如在新都镇的 42 名中医中，职业医、世医和儒医加起来总数是 29 人，而草药医和游医加起来有 13 人，几乎是前者的一半。所以在开业方式中，采取摆摊看病与走乡串户形式的医病者达到了 14 人，与前面的医生分类数字基本能呼应。有时虽然职业医和儒医、世医的比例较高，但有些中医反而和草医相仿，采取走乡串户的形式。新繁镇的 60 名中医中，职业医和世医、儒医的人数高达 49 人，草医和游医只有 11 人，而开业方式中采取摆摊看病（11 人）、挎包赶场（3 人）及走乡串户（24 人）者，总数达到了 38 人，要高于开铺行医与坐堂开方者（26 人）的数字。

---

① 参见《沅陵县卫生志》，74 页，1989。
② 参见《松滋县卫生志》(1911—1985)，1985。

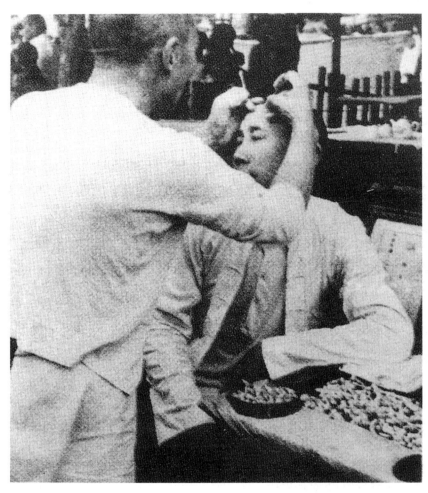

地摊上的"走方医"在用针灸治病。（选自齐放编：《消逝的职业》，128页，天津，百花文艺出版社，1999）

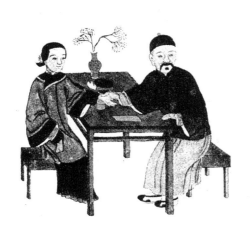

门首看病者给钱数百作为门脉

钱叁串四百文四吊八百文不等如来到

之乃是在太医院应差者如有人请看焉

此中医道之圉也京中医士有太医御医

传统中医的把脉图景。(选自《北京民间风俗百图》,8页)

除了草医和游医在这几种开业方式中采取了交叉的活动策略这个因素外，也不排除一些职业医会采取出门诊病的方式。而在世医最多（26 人）、职业医次多（22 人）的三河乡，开铺行医与坐堂开方再加上在家设医的人数（36 人），就远远大于摆摊看病与走乡串户（6 人）的人数。新民乡职业医与世医及儒医的总数是 22 人，草医及游医只有 2 人，因此选择开铺行医、坐堂开方及在家设医的人数就高达 35 人，选择走乡串户者只有 4 人。[①] 由此可见，中医医疗资源的分布与其类别分布及行医方式的互动状态有密切关系。

1929 年：中医成为"社会医学"的救治对象

1912 年 9 月 20 日，秋季的北京是个晴天。民国肇兴，前清的遗老们虽然多已过上了罢官家居的生活，却也不觉得寂寞，因为各种民间的社交应酬如宴集、赏戏之类的活动仍然像往日一般频繁地进行着。作为其中的一员，前清的翰林院侍讲郓毓鼎则选择了行医鬻字的雅淡生活。

这天在午后还有些灼人的阳光下，郓毓鼎来到了西灯市口，这里的医学研究会的全体会员正静静等着他的到来。三点钟，郓毓鼎开始登台演说，演讲的题目是"中国古圣贤之医学，实能兼西学之长"。郓毓鼎神情自信地表示，中国医学不但六经气化之说精细分明，确有依据，而且生理解剖、实验化学，医经中都有详细的功用说明。当郓氏用略带苏南味道的京话——引经据典地娓娓道来时，心里不禁有些得意起来，不由得想起了头晚的情景。他近来睡前必读上两三页《金匮》，然后用日本的丹波氏辑注本做笺释，每次都密密麻麻地用红笔写满了纸页，读起医经来真觉得"字字从心头穿过"。想到此，郓毓鼎忽觉心头一振，一段激昂的话脱口而出：

> 吾辈如能以西人研究科学、心理学、算学之心思眼光，研究《内》、《难》、长沙《千金书》，必能契古圣之心源，发前人所未发，中国医学将有大放光明之一日。否则，我不自求，泰西明达者流渐知《内》、《难》诸书之可贵，以深锐之心代发起

① 参见《新都县卫生志》，30～31 页，1983。

藏，而华人反师西人以求中医之微言大义，岂不大可耻乎？①

据郓氏自己说，这段慷慨陈词博得了听众如雷般的掌声，使他自己不觉有些感叹。也就是在头天（9月19日），当郓毓鼎在特为恢复祀孔子之典礼而设的"孔社"发表演讲，号召维持圣道，阐明正学时，到会虽有六十余人，却在议论如何进行活动时不得要领，匆匆而散，那萧瑟惨淡的光景仿佛还在眼前，怎么也没法和今天这满堂彩的情形相比。真是一天光景的差别恍如隔世一般，看来中医复兴也许指日可待了。

也就是时隔不到一年，郓毓鼎发现自己的乐观感觉越来越如浮萍般找不到根基了。他曾自信地认为，诊病时只要从传统医书"经文所见征象，以理想实之，自信无殊实验"②，想以此作为破解西医"重实验，不能纯仗理想"② 的妙招。可到了1913年的夏天，他已深感中医地位岌岌可危，开始声泪俱下地控诉起政府庇护西医的罪恶了。郓氏日记的文笔向以舒缓优美见长，然而6月12日这天的日记却明显失去了往日雍容自得的笔调，居然写出了如此痛心疾首的话来："教育、内务两部，务扬西医而抑中医，甘心为白人之孝子顺孙。一班恶魔降生世界，造劫杀人，天心毋乃太忍乎？"就在那个晚上，刚写完这段话的郓毓鼎突然"热泪满眶"③。

庆幸的是，1917年郓毓鼎就谢世而去。如果说郓毓鼎在民国建立之初还仅仅是为中医的命运担忧得"热泪满眶"，那么假设他能活到十五年后，他的泪水也许真会化作倾盆之雨了，因为中西医之间的激烈争吵终于演化为一场撼动全国的政治大地震。

什么是中医"存"与"废"的关键？

家庭诊所的一体化构造，师徒单线的私密性授传，经验主义方式的诊疗模式和草根般的药物配制程序，在中国社会中已经存活了几千年，处处都仿佛阻碍着西医向中国乡村社会渗透进发的步伐。

时光在静静地流逝，散布在乡村的中医们仍像棋盘上的棋子般在日夜忙碌着，可对"中医"的痛恨仿佛早已郁积在了城市的大街小巷里。西医长久压抑着情绪却酝酿不言的唯一理由，好像只是为

① 史晓风整理：《郓毓鼎澄斋日记》，597 页，杭州，浙江古籍出版社，2004。

② 同上书，613 页。

③ 同上书，653 页。

了要找到一个喷火口，然后借助某人的口舌爆发出来。这张嘴找到了，火山口也终于喷发了。1929年，西医余岩提出的"废止中医案"把中西医从思想到行动的交锋直接推向了前台，变成了一场有关中医生死的政治决斗。这次"废止中医案"事件虽然发生在南京这样的大城市，表面上也聚焦在对中西医理的分歧争议等抽象讨论上，但最终改变了中医在整个传统医疗体系中的位置。中医的存废之争最终变成了中国政治家们应对近代危机的一个突破口。

"废止中医案"及其随后引发的"中医自救运动"，表面上聚焦于一些中西医理异同的主题，如"中医"是科学还是"玄学"，中医药名是否应统一于西医标准等。① 但重要的是，中医的存废及其命运已经与更广义上的"社会革命"主题建立了相互呼应的关系。

中国近代"社会革命"的主题很少一部分源自自由主义对个人选择优先性的言说，表面上似乎为中医的生存提供了一种现代支撑，但很快被融入富强与救国的总体目标下隐而不彰。②

中国在19世纪以后受到外来思想文化、经济、政治、外交和军事力量的全面冲击，加剧了原有的社会、经济、政治发展中的矛盾。各个领域都发生新的问题，旧的问题也以新的形式出现。中国传统制度和方法均不能应付和解决这些问题。尤为重要的是，社会的精英分子与政治行动家对这种"全面危机"发生的估计和理解，往往会导致某种行动的不同效果。

有些人认为中国面临一个全面的危机，各个领域中的个别危机构成一个整体，这个全面的危机必须全面解决、尽快解决，解决的方法是"社会革命"。"社会革命"必然是全面的，革命的力量必须侵入进驻控制社会的各个领域。在克服全面危机的同时，也解决各个领域中的危机，而解决各个领域的危机，又是克服全面危机的方法。③

在这样的前提下，对"中医"的贬斥与改造也自然成为解决中国面临的全面危机总体行动中的一个有机组成部分。对中医行动方式的指责也与其他一些传统习俗领域的指责相互配套起来，试图通

① 参见赵洪钧：《近代中西医论争史》。

② 参见［美］史华兹：《寻求富强——严复与西方》，南京，江苏人民出版社，1989。

③ 参见邹谠：《二十世纪中国政治——从宏观历史与微观行动角度看》，234页，香港，牛津大学出版社，1994。

再造『病人』

过一个个的个案解决以达到总体社会变革的效果。

那么，现代医学与"社会问题"之间应如何建立起某种新型关系呢？有人开出了一个齐全的"药方"：

> 谁谓定不能胜天乎？传染病方面之防疫学，人种改善方面之遗传学及优生学，犯罪问题，则有法医学、刑事精神学，教育方面之教育病理学，其他如保险医学、民族卫生学，其应用之范围，固不仅以个人为目标，应知医者今后对于社会之职责，日益重大。前之所谓医者与听诊器、药笼，为不可须臾相离之狭义思想，而今应进于实际社会生活，使医学为社会化，医者为平民化，而后始能与人群有直接关系。

比较有趣的是，开这张"药方"的人把医学的治疗与疗救其他社会病症相匹配，而冠之以"社会医学"之名。他简直就是把医学当作改造社会问题的灵药。在他的印象里，像犯罪、卖淫、迷信、贫困等等社会病态之所以存在，恰恰是没有充分倡导"社会医学"的缘故，"若能应用医学，以救济社会之病态、人生之焦躁，生活上不能满意之事件，不能解决，而法律亦可因之解善。社会卫生学，为改良社会问题急务之先。……故医家应负此种新责任之自觉。运用其独特学术之见地、科学眼光，改正社会一切问题，此乃现代医家应有之任务者也"①。

医学居然能改正社会一切问题，不由让人想起了"上医治国"这句形容名中医的老话，可惜这里所说的恰恰是与"中医"相对立的现代"西医"的特征。

因为，如果按上述标准衡量，"中医"不但不能成为救治社会病症的"社会医学"，反而应该成为现代"社会医学"的救治对象，甚至可与星相巫祝之流的"迷信"事务并列。按余岩的说法就是："而旧医乃日持其巫祝谶纬之道，以惑民众；政府方以清洁消毒，训导社会，使人知微虫细菌，为疾病之源。而旧医乃日持其冬伤于寒，春必病温，夏伤于暑，秋为痎疟等说，以教病家，提倡地天通，阻遏科学化。"②

---

① 桂华岳：《社会问题与现代医学之任务》，载《医界春秋》，58期，第五年第十号，3页，民国二十年四月十五日。

② 《中央卫生委员会议议决"废止中医案"原文》，载《医界春秋》，34期，民国十八年四月十日。

"中医"没有资格成为现代社会医学的最重要理由是，"中医"总是呈分散状态面向每个病人个体，而现代的"社会医学"应以群体体魄的改造为基本职能，最终指向保国与保种以及民族国家建设的终极目标。在"废止中医案"的第一句陈述中，余岩明确使用了二分对立法界定"中医"与"西医"的区别。虽然没有明示，但他所说的"个体医学"，其对象在于个人，其目的在于治病，而治病之必要条件在于认识病体，确指"中医"的行为习惯无疑。他把"治疗医学"向"预防医学"，"个体医学"向"社会医学"，"个人对象"进而向"群众对象"的转变，恰恰看作"西医"有别于"中医"的核心特点。这种表述暗含着极为强烈的褒贬意味，仿佛以个体为对象的"中医"与以群体为对象的"西医"之间的差异，不仅关涉着"迷信"与"科学"的二元对立，而且也是"亡国"与"救国"政治分界线的标志所在。

西医拥有"政治正确性"

更具体而言，在余岩等"新医"们看来，"新医"与"旧医"的核心区别在于是否拥有完备的"卫生行政"能力，以推行群体预防和治疗步骤。而中医无法在调查死因、勘定病类与预防疠疫上有所作为，特别是在防疫这项大规模的群体行动中无所作为，从而根本达不到"强种优生"的近代政治目的。不用说，这确实狠狠击中了"中医"的软肋。在另一篇文章中，余岩的表述更直指旧医"近代政治"理念的缺乏。他指责中医"以六气为致病之源，而不信微生物之传染，疫疠之行，委之天行，则卫生防疫之法，遂无下手之处，混虚损于痨瘵，合种种热性病于伤寒温热，而不能识别疾病之个性，则调查统计之术，于是乎穷"。以上这段话的核心是指中医制度缺乏卫生行政的设计。下面这段话则简直大有上纲上线的意味了："更何论乎强种，更何论乎优生，是其对于民族民生之根本大计，完全不能为政治所利用。"[①] 是否能为现代政治所用变成了中医能否继续生存的标准。

中国近代社会的一个突出特点是，以强力政治的干预推行和达到"社会革命"的目的。邹谠即认为传统中国的政治文化形态使得20世纪的中国人对政治在文化、社会生活中所占有的重要地位感到

① 余云岫：《请明令废止旧学校案原文》，载《医界春秋》，34 期，11 页，民国十八年四月十日。

习以为常，这和英、美的情况有很大不同。19世纪时，英、美的政治在社会中发挥的力量很小，而社会自发的力量则对整个国家、社会、政治产生了巨大的影响。[1]

中国的现代政治出于"社会革命"的需要，不但大量吞噬传统乡土社会中相对自主的社会自发力量，而且以惊人的速度规训出了中国人的新型政治意识。在这个意义上，把中医的个体化游动形式通过"卫生行政"的途径整合进现代医疗系统，就成为中国近代"社会革命"行动的一个重要组成部分，同时也日益成为以政治手段处理全面危机的一种有效方法。中医最后是否具有合法性的标准，也越来越取决于其对这种被现代政治包装过的新医规训的认同程度。

余岩的"废止中医案"所规定的废止办法中，就规定有一条"凡登记之旧医，必须受训练处之补充教育，授以卫生行政上必要之智识，训练终结后，给以证书"。还有一条规定是，旧医满五十岁以上，在国内营业至二十年以上者，可以不受补充教育，但不准诊治法定传染病及发给死亡诊断书等。[2] 实际上，是想通过把中医排斥在卫生行政的总体训练规划之外，以达到在数年内消灭中医的目的。

最后抵抗的逻辑

以守为攻

面对"西医"的步步进逼，"中医"的抗辩声也是不绝于耳。[3] 然而仔细阅读这些抗辩文献时，容易留下这样的印象：不仅中医的抵抗逻辑和表述基本上是沿着西医挑战的主题而设计，而且其寻求与"西医"平等的努力也大多最终跌入了"西医"设好的陷阱。

如前所论，"废止中医案"的核心理念是，现代医疗行政的出现是"新医""旧医"的最重要分野，而且"新医"的优势就在于可以通过预防的手段使大多数中国人能防患于未然，从而促成群体健康，这大大有别于"旧医"只能面对"个体"实施治疗时的狭隘和局限。

---

① 参见邹谠：《二十世纪中国政治——从宏观历史与微观行动角度看》，50页。
② 参见余云岫：《请明令废止旧学校案原文》，10页。
③ 据赵洪钧的统计，辛亥革命后到1949年以前，中医界至少出现了十次全国性的抗争运动，参见《近代中西医论争史》，96～97页。

这里面隐含着的前提是，"中医"在大规模传染病突然来临时，因其只具备个体救治的有限能力，从而难以抑制人口的大量死亡，从长远来看，有损于国人优种进化的趋势。

褚民谊对此弱点就说得很直接："今假令旧医从兹得势，新医从此消灭，科学无事乎研求，病菌任其蔓延，而死亡日众，人口日减，纯任其自然，则若干年后，无需外人之任何侵略，吾族必日即于澌灭矣。"[1] 又如汪企张也说，新医之盛"与其谓为图国家之安全，毋宁谓为谋人群之幸福，各宜蠲其利己为我之心，被发缨冠，互助合作，如此则国家地位学术阶级自然超越。……一雪国际公庭耻辱，几科学救国，因此成功"[2]。

"中医"以守为攻的策略是针对民族救亡与医学之关系这个隐含的前提切入进行反驳。上海国医学院针对"废止中医案"所发布的宣言首先承认中医向不知细菌，向不知消毒预防，随之又马上反问，消毒预防办法只是近三十年才为人广泛知晓，如果细菌果能害人，那么华人早已绝灭了。"然以本国十八省之面积，计人口之密，为全世界冠，可知细菌之毒，初不因旧医而蔓延。"那意思是尽管中医没有"群体"的现代防疫手段，中国人口仍能维持如此绵延不绝的态势，可见中医至少不因有无细菌而影响其诊病的声誉。

写到这里，宣言笔锋一转，反而指责起"西医"因无法杀灭全部的病菌，使人体抗感染力下降。因为"西医所用防疫诸药，多以菌体菌毒注入人体，以引起其抗毒力"，这样做的结果"不过减少病菌之传染机会，决不能将病菌杀灭无余也"[3]。一旦猝染菌毒，势必为病愈深。西人愈讲消毒，而抵抗传染病之力愈弱。

有一种更为激烈的言论甚至直指"西医"为"刽子手"。因为"西医"采取的是"扶强抑弱"的策略，中医讥其挂了个好听的"进化论"式的招牌叫"汰弱留强"，这样做的结果必然是使强者存留，弱者必死。"是故西医者，医生而兼刽子手者也。"[4] 不像中医自古就有"孝顺郎中"的美名，是一种纯粹的医生。

① 《附褚民谊对新旧医药纷争之意见》，载《医界春秋》，34 期，33 页。

② 《附汪企张与卫生部薛部长书》，载《医界春秋》，32 期，30 页，民国十八年二月十日。

③ 《上海国医学院为中央卫生会议废止中医案宣言》，载《医界春秋》，34 期，16 页，民国十八年四月十日。

④ 《医界春秋》（二周年纪念特刊），顾惕生序，民国十七年七月十日。

屈服

"废止中医案"出台之初,"中医"第一阶段发动反击的策略是反复强调西医防疫和卫生行政需大量耗费社会动员的制度资本,虚耗国家财力的弱点,以此突出"中医"虽无"群体"防治之功,却有救济弱者之实的传统。如下面一段话就对所谓"医学行政"语含讥讽:

> 所谓卫生者,犹若清道局之清洁街道而已。所谓防疫者,先造出恶空气,张大其辞,予人民以恐怖,日惶惶碌碌于注射。为外货推销员固可,若谓能防疫,欺人自欺之惯技耳。发明防疫血清之国,至今日,已觉注射防疫血清为不可恃。吾国反恃为救命符,无非为政者感情用事,将国家巨大库款,掷诸虚牝,于实体上何所获益。①

不过,在经过初期激烈的短兵相接的交锋之后,一些中医理论家马上意识到,如果为了强调自保而一味地攻击西医的防疫与卫生行政弊端,不但不利于确认中医在现代医疗系统中的位置,反而有可能壮大西医排挤中医的势力,而使自己难有立锥之地。所以,"中医"很快调整反攻策略,力求在国家行政的整体设计中预留出与西医平等相处的位置。中医们意识到:"如卫生之行政权,法律之优先权,财政之调使权,业务之自由权,凡此中医之不能享受者,西医皆得而享之。立场虽同,地位则异,天光水月,霄壤悬殊。名虽中医存世,实则已夺其魄矣。"若要克服这种被动状态,就必须"先在地位上争得平等权利义务,处处与西医并驾而齐驱,庶学术得以宏大,利权不致外溢"②。

要在地位上争平等,必须自觉地将自己纳入西医所规范的行政体系之内谋得一席之地,但其代价是中医必须放弃自己习以为常的行为习惯,而参与到国家政治意识控制下的医疗制度中担当群体负责的角色。然而,这种"自觉意识"的形成却是以内心世界的摇摆不定为前奏的。中医们既意识到"中医西医,明确两种不相同之学

---

① 翔山布衣:《读行政院汪院长致立法院孙院长函之感想》,载《医界春秋》,108期,第九年第十二号,民国二十四年十二月十五日。

② 丁少侯:《改进中医药之建议》,载《国医公报》,4卷,1期,3页,民国二十五年十一月。

术，其不能强不同以为同，固事势所必然，无足异也"，同时又抱怨西医"既曰国医尚未整理，又不愿国医有实施整理之法令"①。

这种内心冲突一度弥漫于整个中医学界，更有言论为中医的存留寻找比西医存在更为合理的政治理由，认为中医不但是"极端之极端的民生主义"，而且还具有"极端之民族主义特质。中国民生之繁衍在世界上无与伦比，就是中医唯一之伟绩。而东邻日本民间创设东洋医道会，开始舍西医研中医，此又不能不谓我中医之精神，实隐含有东方民族主义之空间也"，且"无背于先总理之三民主义"②。争议的核心症结是，面对"个体"而又行事分散的中医是否应该改变自己的传统风格，而屈从于建立在"群体"监控意义上的西医系统。

最终显然是时势比人强，中医内心的紧张与犹疑无法迅速消解西医在制度扩张上的强权压力。到了这个阶段，中医的抗辩已经难逃如下的悖论式命运，即表面形式上是在与西医谋求制度上的平等，而现代制度的内涵恰恰又是以西医的行政化形式配合以国家意识形态加以垄断的，这意味着中医一旦在这个系统中谋取了自己的位置后，反而会遭遇更为严重的不平等待遇。现在看来很清楚的事，当时大多数中医显然没有意识到其严重性，他们的认识仅仅限于中医一旦参与卫生行政，就可使"利权不致外溢"这样的思考层面上，而丝毫没有感觉到中医传统有可能全盘置于西医控制之下的后果。

在这一思路的支配下，中医的抗辩逻辑基本上建立在如何在国家行政框架下争取与西医具有平等地位这个目标上，而国家在医疗行政上的现代设计蓝图又完全出自西医的手笔。因此，中医谋求平等的努力结果不过是在西医监控的部门中谋取生存之道而已。从根本意义上说，中医从此不想成为"社会医学"的救治对象，而想成为"社会医学"的有机组成部分。于是中医界一直到处弥漫着中医对卫生行政不顾及"国医"作用的抱怨："卫生当局，于通过卫生条例之初，曾声明他日当另订国医条例，足见现行之卫生条例，为纯粹之西医条例，现行卫生行政系统，为畸形发展不完全之卫生行政

---

① 陈逊斋：《为订立国医条例上立法院意见书》，载《国医公报》，9期，民国二十二年九月。

② 《本社驳斥中央卫生委员会取缔国医议决案之通电》，载《医界春秋》，33期，民国十八年三月十日。

系统。"①

　　在如此抱怨之后，"国医们"纷纷呼吁在构思国医条例时，政府应该考虑通过制定规则确立"国医"在卫生行政中的位置。在全国医药团体请援团报告中的重要理由是，西医不过是大都会中少数资产阶级的疗治者，卫生部不应只为少数人谋幸福计。在另一份与此相呼应的文献中，则特别强调中医在乡土社会数量巨大，只有"中医"参与医药行政，才能使"社会医学"不局限于城市，而在乡村真正奏效。以下两句话使中医参与卫生行政好像显得颇有说服力："吾人以为欲谋民族健康繁衍，唯有政府毅然改变卫生行政方针，不偏重建设都市之卫生设施，而同时注意普及全国农村治理医药，不偏重奖励推销舶来品之西医，而同时负责整理民众信仰之中医，方为得体。"② 卫生部对中医要求参加卫生行政的回答是，"本部已早有此议"，"待有相当人材即当延聘"③。

插曲：对"公医制"的微弱质询

何谓"公医制"？

　　"医学"在中国拥有现代意义上的制度安排，实际上可以看作现代民族国家渗透进基层社会的一个重要环节。而"公医制度"作为一种政治话语，不仅在医学界被反复以意识形态的规训方式普及开来，而且又以制度设计的空间形式弥散进基层社会，成为一种支配性力量。

　　关于"公医制度"为什么会变成一种现代政治行为，俞松筠有个概要的解释。他认为，所谓"卫生"这个词在近代以来不仅是个人的事，而且是大众的事，政府代表大众的意志，要为大众谋福利，或者要借大众的力量，使大众免于贫弱危乱，当然要以公共卫生为政治上的一个重要课题了，于是公共卫生的观念就很容易与政府权力发生关系，公共卫生的推行也非依托政府权力不易收到最大效果。

---

　　① 陈逊斋：《为订立国医条例上立法院意见书》，载《国医公报》，9 期，民国二十二年九月。

　　② 《关于五全大会"政府对中西医应平等待遇以宏学术而利民生案"之感想与希望》，载《医界春秋》，107 期，第九年第十一号，民国二十四年十一月十五日。

　　③ 《全国医药团体请愿团之报告》，载《医界春秋》，34 期，民国十八年四月十日。

"公医制度"的核心还在于医疗资源在空间上的合理分配和共享。在私有财产制度不能全部推翻，社会经济上的不平等现象不能立即铲除的时期，在行政立场上，对于卫生权利的分配，欲求其普遍公允，只有利用国家的力量，在此范围内特别制定措施。"公医制度"就是此等措施中之最重要者。

"公医制度"的定义由此被归结为，国家根据保障并增进全民健康的责任经营医药事业，或将全部医药事业作为公有，借以有系统有组织地普遍施行医疗、保健、预防等工作。[①]

"公有"的含义被诠释为，所有医院、诊所、疗养院、卫生所等医疗机关均应由政府设置，以负担其经费，或由政府发动社会力量，在政府严格的监督下设置。设置这些机构必须依据一定计划，务必依人口需要平均分配，普及任何区域，使医药机会不偏集于通都大邑，而能遍布至穷乡僻壤。

"公医制"还有一个重要特点是，在实施技术上打破预防与治疗的传统界限，既不偏重治疗或预防，也不将此二者分成两件事，而是视作"一个"过程。[②]

可见，在现代中国的医疗空间里，"公医制"将日益成为主导和支配型的运作模式。可是关键的问题在于，在这个几乎无孔不入弥散于全国的庞大医疗"利维坦"的压迫下，根本没有了"中医"的任何位置。因为"中医"在空间分布上虽然远比西医要显得均匀平衡，尤其在乡村区域是基层民众治病的主要依赖对象，但因长期以来面向"个人"而非"群体"，即使其密布于广大农村中而并非密集于通都大邑，也终因无法整合进以西方医疗行政为主导取向的国家控制系统中而面临毁灭性的命运。更为严重的是，这还意味着"中医"没有取得政治合法性的认可，而游离于政治意识形态的规训视野之外。

医疗"省有制"风波

如果说，前述"公医制"的文字还带有抽象概括的感觉，那么，当湖南省在1934年公布全省公共卫生计划大纲时，"国医们"则实实在在地感受到了被遗弃和边缘化的切肤之痛。这份计划大纲声称以医药省有制度为目标，希望在十年之内，使保健预防及治疗的

[①②] 参见俞松筠编著：《卫生行政概要》，72页，南京，正中书局，民国三十六年四月。

各项措施能普及全省，并完全由政府主持，以防止私人借医药营利之弊，而全省人民无论贫富，人人得有享受之机会。所谓"省有制度"俨然成为"公医制"具体而微的一个缩影，而且在人员选择和培训方面可以更加清晰地辨别出"国家化"即"西医化"的总体思路。

大纲明确规定，暂以湘雅医学院为训练人才之机关，"现应将其教学目的及方法完全规定，以符合医学省有制度之目标"。湘雅的毕业生，即由省政府分派往各县城市及乡村工作，以防止医生集中于大城市而无人肯往小城市及乡村工作之弊。至少在湖南一省，这条规定试图完全使西医垄断城市和乡村的治疗区域，而后面所列八项医疗举措，也无一不是西医制度控制范围内的项目。这八项举措是：1. 普及种痘及防疫注射；2. 普及助产；3. 普及医药救济；4. 协助办理学校卫生；5. 妇婴卫生；6. 工厂卫生；7. 特种传染病之管理；8. 流行病之研究。这八项工作中，无一项能容纳中医参与其中。特别是最后涉及种痘目标时，特意提到"本省应期于五年之中将全省三千万人种遍"①，更是相当明确地暗示以西医为唯一的选择。

面对"西医"借助政府权力而形成的霸权行为，湖南"国医"在致南京中央党部和各国医团体的抗议电中，显然更加严谨地学会了从国家政策和民族主义政治话语中寻找生存理由的技巧。比如在一开始申辩的时候，就直接举出总理新中国成立方略为依据，说孙中山只是说过矿产、森林、铁路等为私人力量所不能办者，才应收为国有，其他规模的工商事业由民众出资经营，政府只是扮演协助的角色，并没有听说要全部纳入"公有制"。又抬出中央党部的规定，说明医师为自由职业，药业为交易职业，并非像最大企业那样可以用垄断的方式加以控制。至于说到中医多系土著，中药概属国产，而且价值低廉，"于市镇农村均为便利，社会心理，尤为乐从"，关键在于民众自行营业的风格"实合乎宪法营业自由之旨"。

在反驳湘雅西医垄断卫生行政的言辞中，对"民族主义"话语的运用也更加娴熟，如说："卫生工作，既皆属之湘雅人才，则所用药物，当然属之舶来品，而中医中药已经一网打尽，在人民骤增此无数失业，政府虽不足惜，独不思利权外溢，有危及国本者乎。"紧接着又算了一笔细账：据海关报告，西药输入中国年达一

---

① 《湘省府决定推行"公共卫生各步骤"》，载《医界春秋》，87 期，第八年第三号，民国二十三年二月十五日。

亿元以上，中国号称西医的人数不满两千人，平均计算，每一个西医年需西药五万元。如果以中国九亿平方公里，每四平方公里需要一个医生计算，至少需有医生两百万人，则每年所需西药达一千亿元，"积此无数金额，输出外国，以资强敌，设因此乘隙以谋我炎黄贵族，亡国灭种，在所弗计"①。

不过，在这场争论中，"中医"虽然日渐娴熟地运用政治意识形态话语为自己获得合法性地位而苦斗，却显然在医疗行政的实施技术上还没有完全向"群体"防治的"社会医学"取向妥协。如把种痘仍看作一种"个人"行为而不是大规模的"群体"政治行为，反而还津津乐道于比较中西医种痘技术之差异与优劣。他们认定："西医用牛苗，任点一颗至三颗，每年必需一次，方保无虞，中医则取清冷渊销铄二穴，点种十颗至十二颗，只需一二次终身永不复发。……又如防疫，西医重注射，常有发生他种危险，且其效力未必可恃，即可恃亦不过一月半月，况注射未能免疫。中医则先解除毒气，次培养元气，故能永不传染。"②

国医们似乎没有意识到，所谓"社会医学"理念的意义并不在于鉴别某一个案医疗下中西治疗效果的优劣，而在于如何更广泛地把民众日常生活有效地纳入民族国家进行社会动员的体制之内，以克服近代社会面临的各种社会危机。在这个前提下，中医个体医治能力即使再比西医有效，也无法在制度层面上与卫生行政规范下的政治行动所能达到的效果相抗衡。

个体防疫与诊疗经验

尴尬的自卫姿态

对于"西医"试图强调"中医"无卫生行政的制度化原则，以攻击"中医"只具分散性个体性特征的情况，"中医"初期的反驳策略是大谈"不以新旧为是非"。比如"中医"会说，现代发生的许多病症，在古人身上也早已出现过，现代医学假设似乎饮食精美、注意卫生者，寿命就长，繁殖力也强，而事实却是恰恰相反，饮食不

---

① ② 《长沙市国医公会等快邮代电》，载《医界春秋》，87 期，第八年第三号，民国二十三年二月十五日。

再造「病人」

精美、不注意卫生者，反而会寿而多子。①

这样的说法似乎总有点意气用事之嫌，不过在中医们的自我辩护中，确有相当一部分观点是从"个体防疫"角度阐述日常生活中无意形成的习俗颇合当代"卫生"防病祛病之旨。比如《国医公报》上的一位作者就对让"中医"研习西方细菌学的声浪表示不满，试图证明中国医学传统中"虽无细菌微生物之名词，却有传染致病之认识，虽无杀菌消毒之运动，却有卫生防疫之工作"。这种无意识的个体防疫行为一直散布在诸如民间的烧纸钱、佛家的放焰口、道家的中元节和每年定期的朝山进香等活动中。

非常有意思的是，这位作者讨论问题运用的都是现代医疗名词，想证明这些活动富含现代"细菌学"原理。比如硫黄经燃烧爆炸后，气味挥发在空气中，就是一种药物杀菌法。含有硫黄成分的爆竹如果在富含煤油气味的屋内爆炸，可以起到驱除煤气的作用。他还举了个国外的例子，说某年伦敦防疫，漫天喷洒药水，就像雨淋一般，行人需打伞遮蔽，如果用火药爆炸消毒，似能达到此胜于彼的效果。

更有意思的是，作者频繁地用"细菌学"原理的表述去验证中国民间与宗教仪式行为的防疫作用。甚至说放焰口、焚纸帛等活动，能够直接促进空气干燥，间接破坏细菌生活的环境，其效果等于西医的干燥灭菌法，而室内祭奠、焚化纸钱，也相当于是用火灭菌法。甚至烟雾弥漫的佛堂空间都有灭菌的作用："香烟缭绕，灯火长明，静寂幽畅之间，不但蚊蝇绝迹，而人之精神亦为之一爽。辟邪秽，通神明，盖即指此而言。灭菌之作用，可就蚊蝇之有无，一如臭药水于其已知，而测其未知之原则意会之。"②

从"个体防疫"向"群体防疫"的过渡

如果从行动的效果观察，与民间无意识的"防疫"行为相比，"中医"防疫的行动逻辑确有临时应对的个体化特性，而且其效果也只能从个体医案获得成功的角度进行评价。如广西容县一带在1906—1908 年和 1917—1918 年分别流行天花和霍乱，有位霍乱患者潘卢氏，中气将绝，危在顷刻，名医陈务斋急投附桂理中汤加砂仁、

① 参见许半龙：《几个西医学理上的弱点》，载《医界春秋》，98 期，第九年第二号，7 页，民国二十四年二月十五日。
② 李克蕙：《我国固有之防疫方法》，载《国医公报》，3 卷，10 期，17 页，民国二十五年八月。

法夏，煎后待冷冲麝香五厘徐服，一服气复，再服能言，继服十全大补汤十日而愈。

在疫病流行的民国初年，类似流行的故事在不断重演，说明投放中药进行紧急防疫的方法在一定范围内确实是有效的。民国九年（1920年）容县发生鼠疫，陈务斋救治患者70余人。民国十四年（1925年）五月，梧州霍乱流行，陈务斋先后救治患者50多人。民国十九年（1930年），梧州禁口痢流行，陈务斋亦治愈了多人。民国二十四年（1935年），广西省政府鉴于陈务斋防治时疫有功，活人甚众，奖给他"十全著绩"大匾额的横幅，并授予嘉禾勋章一枚。①陈务斋式的故事在当时似乎并不鲜见。20世纪40年代中期，四川三台县城乡霍乱流行，正在潼川行医的唐茂春曾花费十枚大洋配制中药散剂十斤，嘱亲属带回家中，按量分成小包捐赠患者。②

"中医"防疫区别于西医之处仍在于其临时应对的仓促和个人经验的支配性作用。民国三十一年（1942年）福建惠安流行霍乱和鼠疫，达到了死者枕藉的程度。名医涂去病与城中同人及有识之士共倡义诊，于西城楼建施药处，他带头义诊。当时时疫来势凶猛，变在顷刻，中医防疫往往疲于应付，常常药未及熬成而病人却已丧命。涂去病献出解毒活血汤、加味甘露消毒饮、地浆等家传药方。每日煎好大锅汤药，搅好地浆，任人随时取用。又将解毒活血汤编成歌诀，由晋江中医公会印发传播，以方便病家。

按中医的看法，涂去病以抓主症、药精而量大、擅攻下法为其独特诊疗风格。一剂之中，投放大黄二两、麻黄八钱、附子一两是寻常事。又如大承气汤为峻泻方剂，他曾让一患者连服五十余剂而病愈。③

如此急重的投药手法在防疫时是极冒风险的，有时全凭中医一己之经验于瞬间做出斟酌判断。荆门名医覃玉亭以治疗天花病著称于当地，曾道出治疗天花中用药的险恶和直觉判断的重要性。他曾抒其心得说："天花患者多小儿，稚阴稚阳，施治宜兼顾益气，养阴固阳，防止虚脱亡阳，不宜过用苦寒解毒之药。如以黄连解毒汤直折之常死，而用补中益气汤，重用黄芪，助其度过脓毒危险期，可

① 参见钟均祥主编：《梧州市卫生志（1862—1989）》，1991。
② 参见《三台县人民医院志》，1985。
③ 参见《泉州市卫生志》，390页，福州，福建人民出版社，2000。

获良效。"① 另一位名医也主张用药走刚猛路线，常说："医乃仁术，一定要心细，但认准病后，要有大勇。用药如用兵，非大智大勇不成。"②

中医治疗时疫时用药的主观性，还可以从"中医"与"药店"用药手法的差异中窥其一二。1945 年，四川荣县向家岭一带麻疹流行，患儿病死甚多。四川富顺县名医刘圣崇的亲戚黄思进的四个孩子病死两个，专程赶到富顺请他去诊治。他仔细诊断，认定并非热性麻疹，实属假热真寒，开出处方"逐寒挡惊汤"。黄思进持药方去抓药，药铺老板惊讶发问："哪见过用姜桂附治麻疹的哟!"黄思进坚持把药抓回去，服后病情好转。③

一些地方文献如各地卫生志中的大量记载证明，只要是中医以个体应对防疫，其个人经验往往对整个防疫的效果起着决定性的作用，但个人经验似乎永远具有某种不确定性。民国七年（1918 年），湖北松滋县的纸厂河地区瘟疫流行，俗称"窝螺病"，很多医生因不辨其证，用辛温解毒及收涩止痢的药物治疗，结果使不少病人因误治而丧命。当地有位名医叫罗兴华，人送外号罗半仙，采用中医辨证论治的办法，选用荆防败毒散加黄芩、黄连、芍药、莱菔子等味，效果显著。罗半仙常因求医者接踵而至配药不暇，于是按病分类，先行配制成剂，然后用团窝（一种竹制容器）盛上。药房按方发剂，方便病家，挽救了不少危重患者的生命。④

中医的防疫行为往往要受到当地习俗约定的支配。江西铜鼓一带的郎中到患有痢疾、天花等传染病家出诊，讲究坐凳、端茶、接扇的方式。如坐凳不坐凳桦；接茶时不可接触碗底，只能用手从碗侧握住茶碗，喝剩下的残茶应泼向墙壁；接扇后要先左右扇三下，谓之"避邪风"；临走时不称多谢、烦扰、谢谢等语，谓之"可保自身无虞"⑤。

还有一些诊所在施药过程中另配以其他方剂，但从不公开处方。如天门县远在 1775 年就开设了"来保安诊所"，以治疗疟疾闻名，对疟疾患者投以常山、大白、乌梅、大枣等药，每剂药方还另加末药一包（末药的配方是：以柴胡、黄芩、川芎、当归文火炒焦，草

① 《荆门卫生志》，169 页，北京，中国文史出版社，1990。
②③ 《富顺县卫生志》，242 页，1988。
④ 参见《松滋县卫生志》（1911—1985），1985。
⑤ 《铜鼓县卫生志》，112 页。

果燃烧成炭，混合后研成粉末），据说服后即疟止，疗效十分灵验。每逢夏秋季节，疟疾流行之时，求医购药者接踵而至，每天售药数以百帖。可对于末药，从不公开处方，直到1958年参加联合诊所时为止。就这样，来保安的疟疾药秘传了六世，历时一百八十余年。[1]而这种秘传办法则恰恰是持"社会医学"观点的西医们所诟病的。

在20世纪初期，国家确实有在城乡实施西医防疫技术一体化的构想，并在一些主要的大城市依靠当地的西医卫生组织网络如各种卫生事务所基本实现了这一目标。但在广大乡村，由于经费有限和观念转换的不均衡等原因，在西医网络不可能普及底层的情况下，各地的基层防疫行为仍呈现出了过渡期的一些特征，那就是在群体防疫已成为支配性理念的情况下，仍需在基层依靠传统的个体防疫办法。

湖南保靖县在民国二十年（1931年）以前，每遇疫病流行，主要仍依靠中医采取传统预防办法。民国九年（1920年）夏季，保靖县城及离城三十华里的昂洞乡霍乱流行，"死亡奇重，数以百计"。由地方士绅发起延请当地中医研定药方，巨商富户捐资购药，用中药方剂雷击散内服，用中医针灸雷火针灸脐上下等穴位以实施治疗。家家户户都用柏树叶子熏烟避秽，终日不断，还雇请了一些稍知医药的人，手持小旗，沿街行走，遇病者即施诊。半月后，疫症才渐渐平息下来。

这还是县城的情况，县城外的昂洞乡在几天之内全寨就病死了四十多个人。乡长出面组织全寨每户出米一升、鸡蛋两个，请道士扎了一个纸龙灯，选了几个壮劳力抬着。道士身披红黑相间的道服，手里拿着香纸烛火，敲着锣打着鼓，带领全寨人边走边念咒语。到了昂洞沟的消水洞口，杀猪宰羊，焚香化纸，最后烧掉纸扎的龙灯，才算是送走了瘟神。可后来发现瘟神并没有被送走，于是赶忙到县城专请老中医彭凤斋携药前往，以雷击散和万应丸施治，才使疫症逐渐缓解。

直到20世纪30年代，中医的个体防疫传统办法开始被整合进现代医疗体系的规划之中。民国二十一年（1932年）保靖重起霍乱，县政紧急会议制订防疫方案，成立临时防疫委员会及救济所，聘任陈念净、陈禹平、彭子容、曾仙芝、胡秉章等五名中医为临时防疫

---

① 参见《天门县卫生志》，78页，1984。

委员会医师，随即开展工作，针对流行时疫，由慈善会捐资，分别向县城同仁福、杏林堂、仁和堂、仙芝堂等四家中药铺订制了万应丸、雷击散、观音救急丹、赤白痢疾丸等一批中药剂，遇病者及时施诊，免费给药。可见，这个时期的防疫仍主要依赖中医的治疗技术。而到了民国二十七年（1938 年）保靖再次爆发时疫时，县政当局却派人赴沅陵购买可供两千人注射用的霍乱伤寒疫苗，以县城西门外县商会为注射疫针地点，布告城厢商家民户前去接受预防注射，同时先后两次拍电报给永顺专员公署，请驻当地的巡回卫生队速来施诊。① 这次防疫行为与前一次的区别在于，县政府开始考虑主要依靠西医的防疫系统作为应急的主要力量，以取代中医的传统防疫手段。

为争取群体防疫身份而苦斗

培育"群体"认同观念

"中医"在防疫活动中并非总是无所作为，关键在于以"预防"为支撑理念的现代防疫系统要求一种整齐划一的群体规范来约束医生们的行动，而且还通过对疫情扩散规模的监控，提前实施诊治。这与中医长期单凭个体经验的直觉零星地对抗传染病的大规模流行显然是背道而驰的。这种相异对抗的局面在国家卫生行政的日益压迫下显然无法维持许久。"中医"自身也意识到，如果不改变自己的行医方式，在诊疗治病的过程中逐步适应现代卫生行政的控制节奏，恐怕也很难在现代国家中立足，于是开始不断通过各种渠道制造舆论，要求参与国家卫生行政计划，以谋取和西医平等的地位。国民党第五次全国代表大会上有一份提案，名为"政府对中西医应平等待遇以宏学术而利民生案"。这份提案所申述理由中的第一句话就是："岐黄行中国上下数千年，治效昭著，自西医东渐，政府锐意维新，举凡卫生行政一卑西医，而国医不与焉，似不免失之偏颇。"②

"国医馆"的专门刊物《国医公报》讨论国医药学术标准大纲，在《治疗学系统表》及《病症分科系统表》之外特意增设了《卫生

---

① 参见《保靖县医药卫生志》，63 页，1983。
② 《医界春秋》，106 期，第九年第十号，1 页，民国二十四年十月十五日。

学》，说明"本科可将我国固有卫生学之精义，尽量发挥，至近世卫生学及防疫法，亦附于此"。在随后的评论中，有一番讨论，一种议论仍从中国传统卫生学的角度出发予以点评，基本的思考路向是想以西方卫生行政补益中医之不足："我国旧有卫生学，多属大乘卫生法，悉从修身节欲，调摄顺时下工夫。小乘卫生，不甚讲求，故非明哲之士，不易行之，仿近世卫生学及防疫法，足补下层工夫。"①

另外一篇讨论文章则有了相当大的不同。这段评论明确点出了"卫生学"所包含的"个人"与"公众"两个层面，实际上从学科意义上判明了中西医对"卫生"理解的差异性："惟中国卫生法多属个人方面，缺于公众方面。外国之防疫即公众卫生，亦不止防疫一端，检查饮水与食料、清洁街道、疏泄河流、清除蚊蝇、工厂之勿近人居、深夜之不宜歌乐等事，俱当应有尽有。原所采近世卫生学，当必包括甚多，当分个人公众两面，方为完备。"所以，在"卫生学"下又分出"公共"与"个人"两部分。②

中医自己也似乎意识到了，不仅要主动在行政条规上争得与西医的平等位置，而且也要在具体防疫行动上有所表现。比如江苏武进的国医学会就把参加种痘视为重要的社会活动，并在会务总结中特意申明："本会认为施种牛痘亦可谓公共卫生之一种，又以城市牛痘早已普遍，遂注重乡村方面之施种。"还特地委派学会理事周病骥先行接洽地点，决定在七区蒋湾乡公所，请同为学会理事的钱宝华女医师逢三六九期，下乡担任施种工作。施种的范围仅及附近十里以内，进行了十数期，有五百多人接受了种痘，而大多数理事因忙于诊务未能下乡，仅在国医会施诊所进行了施种。③ 武进中医们的种痘行为虽属个别现象，施种的范围也很有限，但这个例子毕竟说明了中医开始自觉地意识到把自身的医疗行为纳入国家防疫卫生系统中的必要性。

民国三十七年（1948年），武进县参议会还专门代电南京卫生部，呼吁应在国家卫生行政机构内更多地容纳中医的参与，申述的

---

① 梁春煦：《中央国医馆整理医药学术标准大纲潜评》，载《国医公报》，4 期，90 页，民国二十二年三月。

② 参见黎伯概：《中央国医馆整理国医药学术标准大纲草案批评书》，载《国医公报》，5 期，79 页，民国二十二年五月。

③ 参见《国医公报》，3 卷，2 期，78 页，民国二十四年十二月。

理由是："以全国中医师人数之多，穷乡僻壤足迹殆遍，目今地方卫生行政事宜，正胥开始建设，如得中医师参加，确可收实彻与普及之效，是以今后不论中央与地方卫生机构，皆应以中西医师并予任用，俾卫生行政得顺利推行。"武进参议会随后提出建议："对于地方卫生行政事宜，遴委著名中医师为卫生行政人员，负责协办各地卫生事务。"①

官府的暧昧态度

国民政府对"中医"参与现代医疗行政的态度则一直比较暧昧。1933 年中央国医馆拟订出《国医条例》后，经内政部卫生署会同教育部审议完毕，呈行政院审议。6 月 27 日，行政院召开第 112 次会议议决后却称，国医馆系学术团体，并非行政机关，似无拟订条例之必要。将原提案及行政院意见交立法院审议，经过数次波折后，才由立法院通过。国民政府的态度，显然是不想让"中医"拥有一个可以作为法律条文依据以参与卫生行政的理由，所以在九条总原则内，特意加入了"防疫"一条规则："国医诊查剧烈传染病人或中毒者，除设法消毒或救济外，应即时据实报告当地行政官署。"②

《国医条例》草案经修改后，民国二十五年（1936 年）一月二十二日由国民政府以《中医条例》的名义明令公布。细读两条例，会发现在条文的申述上存在着重要的差异。如关于"资格"审查一节，《国医条例》中规定："凡年在二十五岁以上之中国公民，不分性别，只要具有参与中央或地方政府考试资格并领有证书者，或在中医学校肄业并领有证书者，得向中央国医馆申请审查，发给登记证书。"而《中医条例》则规定，具有上述资格者，需经内政部审查合格，给予证书后，得执行中医业务。这条规定显然是认为中央国医馆作为一种民间团体，没有颁发中医业务证书的资格。③

又如《国医条例》草案第二十一条规定："国医关于公务上有遵守该管法院公安局所或行政官署指挥之义务。"而《中医条例》第六

---

①　《武进县参会电卫生部请扶植中医师》，载《华西医药杂志》，3 卷，1、2、3 期合刊，43 页，民国三十七年六月十五日。

②　《关于国医条例审议之经过》，载《医界春秋》，81 期，第七年第九号，25、27 页，民国二十二年八月十五日。

③　参见《国民政府明令公布中医条例》，载《医界春秋》，第七年第二号，17 页，民国二十五年二月十五日。

条的规定却有些微的差异，条文云："中医关于审判上公安上及预防疾病等事，有接受该管法院公安局所及其他行政官署或自治机关委托负责协助之义务。"① 这些细微的差别反映在《中医条例》中，更强调中医参与"预防疾病"的作用，但"中医"在卫生行政系统中的角色规定仍是相当模糊的。不过，《中医条例》在这一条款的规定上，显然比《国医条例》中"国医们"在防疫过程中只担当"报告员"的角色更进了一步，尽管扮演这种角色的代价是，中医会被迫更深地卷入国家行政体系的总体规划和控制中。

在《国医条例》草案公布后，各地自行颁布的管理中医的规则中都相应增加了报告疫情的内容。如《上海市管理医士（中医）暂行章程》中就规定有："各医诊断传染病人，或检验传染病尸体时，应指导消毒方法，以免蔓延，并速报告本市卫生局。"②

但许多"中医"并不能因条例的公布而自行接受"疫情报告"制度的约束，其质疑的理由并非一种本能的抗拒行为，而更多是对"传染病"内涵概念的不明确。如江苏吴县的中医公会在反对《江苏省管理中医暂行条例》时，质疑"中医诊视传染病人后，应于十二小时内，报告该管公安局，或不设公安局之县政府"这条规定所提出的理由是："窃查卫生部所规定之传染病如伤寒、伤风、疟疾、痧豆等症，为吾中医日常诊治最多之病，恒有一日而诊治数十人以上者，若欲一一报告，势所不能。况传染病范围甚广，初起症状，间有未显，势难即行报告，及至症状显著，然后报告，是否罪属该医，或于症状显著之时，病家更医诊治，势必前后两医，诊断不能一致，因此发生误会。"

这些"国医"所理解的传染病显然与"西医"规范理论中的"传染病"完全是两个概念，甚至把所谓"同时兼病者"，例如吐血忽感伤风，痢疾忽致失眠等类，都划归"传染病"的范畴。照这样估计，几乎是无病不传染，无病不报告，当然会陷于一种无法自圆其说的境地。因此，如何学习把"传染病"按西医体制进行准确分类归纳，变成以后相当长一段时间内中医进修和进行自我改造的课题。③

---

① 《医界春秋》，第十年第二号，18 页，民国二十五年二月十五日。
② 《医界春秋》，91 期，第八年第七号，民国二十三年六月十五日。
③ 参见《吴县中医公会议决反对江苏省管理中医暂行规则及检定中医规则之理由》，载《医界春秋》，91 期，第八年第七号，39～40 页。

体制容纳的后果

城乡之别

"中医"被更深地卷入现代防疫体系之内，最终在其中扮演一种过渡和边缘的角色，是与 1949 年以后"预防为主，治疗为辅"的国家总体卫生政策规划密切相关的。这条卫生政策的制定和推行是基于以下的基本判断：以西医医政为底本构建起来的现代医疗体系长期以来由于萌发和根植于沿海都市的医疗实践，从而在空间上构成了严重的城乡二元对立格局，这种格局的形成是中西医在资源占有上不均衡的历史状态所导致的。甚至在 1950 年的一份医疗防疫大队的报告中，记载着农村西医被迫使用中药以迎合乡民心理的例子。报告中说到，河北涿县的西医看内科病人多半开中药，据一位崔医生说是因为"开中药看起来一大包，多要一些钱，病家也不觉得贵。如给西药，则非药片即药粉，数量很少，要价稍多，病家嫌贵。所以只好学一些中药方来迎合病人心理"[①]。由此可见中医在乡村的统治地位。而按照现代"公医制度"的要求，国家行政必须通过强制手段合理安排公共卫生资源，以期达到卫生权利分配的普遍化和公允化的目的。"公共卫生"理念的推行尤其负有使医疗资源由"个体化"形态向群体规模转移的重任。[②] 医疗资源的合理分配当然也包括西医如何与中医抗衡从而有效地在乡村立足的设想。

关键的问题在于，现代医疗中的整体预防理念与当时中国医疗资源的空间分布和配置处于一种悖论式的并存状态。换言之，能够贯彻"预防"与"治疗"合而为一之现代公医原则的资源基本分布于大城市中，而大量个体式分散流动经营的"中医"却占据着广大乡村的治疗空间。在此情况下表现出的悖论式状态是，如果仅仅倚仗都市化的现代卫生行政系统，实施"预防为主"的现代强国策略，显然医疗资源的配置无法辐射至乡村地区，而达不到"公医"为大众健康服务的宗旨，即使有相当零星和偶发性的防疫行为设计，也

---

① 涿县医疗防疫大队：《从涿县卫生工作实验中，说到中西医的团结与改造》，载《人民日报》，1950-01-01。

② 参见俞松筠编著：《卫生行政概要》，71 页。

无法在真正意义上与中医争夺乡村医疗的主宰地位，而如果仅仅依靠乡村社会中处于原生状态下的"中医"群体，也同样无法达到"公医制度"所期待的在空间分布上使现代卫生资源均衡化的要求。

国民政府时期虽以西医卫生行政为本力倡"公医制度"，却是比较理想化地假设都市型的卫生资源可以自动转换成乡村社会的权益分配。湖南推行医学"省有制度"草案时，以湘雅医学院为核心设计医疗资源和权益在乡村的分配格局就是明证。这套"公医制度"在基层具体而微的实践，完全排除了"中医"在广大乡村存在数千年且长期发挥作用的既成事实，而一厢情愿地把"公医"制度理解为可以把外在于民众习惯的一套系统强行灌输进其生活的逻辑。

犹疑中的默许

国民政府对"中医"的态度相当暧昧摇摆。一方面，其基于现代科学主义崇拜的医疗理念，把中医视为现代化进程中应予消灭的对象，因此对"废止中医案"持默许之态度；另一方面，它又模糊意识到，"公医制度"的推行无法完全漠视和回避中医在基层的影响力，同时又不知采取何种有效办法来包容和利用这种影响力。因此，具体到防疫体系的配置上，《中医条例》虽通过疫情报告的规定有限容纳了中医对防疫行为的参与，但并无具体的措施通过规则使中医在知识系统和身份上拥有更为正当的合法性。

国民政府时期，中医曾经以零星分散的形式参加过防疫活动。如民国二十八年（1939年），四川的合川国医馆响应政府抗日救亡的号召，举办义勇救护训练班，有114名中医参加，结业后组成抗日救亡义勇救护队，在民国二十九年（1940年）五月三十日和七月二十二日县城两次遭日机大轰炸中，救护伤员2 000余人。后又发生全城性疫疾，义勇救护队分设四个点，日夜为病者送医送药，控制了疫病流行。[1] 然而，"中医"参与战时防疫毕竟只具有偶发性事件的特征，与医疗行政对其身份的接纳无关。

1949年以后国家对"中医"的吸纳和改造，从表面上看也与某种战时动员的偶发性事件有关联。如江苏一个小镇塘栖镇就是在1952年抗美援朝时期的"反细菌战"运动中，开始组织中医师学习打预防针、接种牛痘苗的。除该镇外，种痘的范围还扩大到了宏礴、

---

① 参见《合川县卫生志》，48页，1988。

超山、塘南等乡。① 实际上，这是国家把"公医制度"作为一种政治规训行为来加以推广的。其基本理念是，如果欲使医疗资源的分配趋于合理，特别是能有效覆盖广大的乡村地区，就必须全面树立使"预防"行为的意义远远大于"治疗"行为的意义的理念。20世纪50年代初提出的医疗三大原则，即"预防为主"、"面向工农兵"和"团结中西医"，其中"预防为主"是被作为核心理念加以设定的。"面向工农兵"是平衡都市与城乡医疗权益分配的说法，"团结中西医"则是更为开放地容纳中医进入卫生系统的一个信号。这与俞松筠关于"公医制度"的解说中，把"预防"与"治疗"合而为一的理想设计又有相当大的不同。

最为重要的是，本来属于理想性设计的"预防为主"的医疗理念，通过以"中医"为对象的政治规训过程，被放大为一种为民众服务的意识形态原则，而且具有很强的可操作性。

参与"防疫"的新体验

一位中医的独白

1951年初，一位名叫李鑫海的学员从武安县卫生院调到河北通县第五期卫生训练班学习。他这么自述这段经历：

> 我在武安县卫生院卫生股工作时，对工作不感兴趣，下乡时怕吃苦。有一次，到武安县四区开展种痘工作时，曾悲观地哭了一场。
>
> 我认为，如果能学一套高明的医疗技术，当一个大大夫，将来自己吃得开，挣的小米多，也是为人民服务，岂不是"两全其美"！
>
> 十月十六日，我接到省府的通知，调我到通县（今北京市通州区。——引者注）学习，我高兴极了，认为这是我的好机会，一定能学一套医疗技术，充实我当医生的资本。十八日到了学校里，到处贴着标语欢迎我们。有一条标语这样写道："你们来学习，人民真喜欢！"我想，如果一县增加一位人民医生，

---

① 参见《塘栖镇志》，132页，上海，上海书店，1991。

怎么不喜欢！未正式上课前，我曾向学校的职员访问课程内容，他们告诉我是卫生行政、妇幼卫生等，这一下好使我大失所望，立刻闷闷不乐起来。

因为学员没有到齐，不能正式上课，校部决定展开政治学习，进行思想漫谈。二十多天，我们学习了"批评与自我批评"、"反对自由主义"、"改造自己"等文件。每一个文件，都给了我很大的教育。

十一月十三日，开始学习"消灭旧观点，树立新观点"的文件。指导员讲这文件时，说了这样几句话："有些同志来学习，是为了当一个大大夫，可使自己吃得开，挣的小米多，只把自己的享受、前途建筑在人民国家的上边。他们不知道中国广大的劳动人民不要求治疗，而是要求不生病。"我听了后脸就烧起来了！我很清楚地记住了这些话，开始和我的思想展开了斗争。当天晚上我就睡不着了，我一直在想：有一套医疗技术难道不好吗？我在为我的自私想法作辩护。九点、十点、十一点……我快要睡下去了，这时，耳边好像有人说"人们不要求治疗，而是要求不生病"的语声，使我不能再睡下去，睁开眼睛，面对着黑夜，继续想这个问题。我想到了我自己，我的妈妈不是每天都希望我的身体健康吗？如果愿意请医生，一定是被病魔缠绕受着不堪的痛苦。我来学习，人民欢喜，是因为我学好了，多了一位保障他们不生病的卫生战士。

后来，在小组漫谈会上，我说出了我的思想。在大家帮助下，我进一步地认识到，要想自己的前途光明，必须抛弃个人利益和单纯医疗观点，努力学习预防知识，好好为人民服务，达到人民不生病或少生病的要求，人民会给予我前途的。①

以上的自述表明，在新中国成立初期，确实曾存在着以"治疗"为主导目标向"预防"策略倾斜的历史过程，这个过程也就是医疗政策开始从城市向乡村倾斜的过程。在西医训练的框架里，对实施病后医治与大众预防之间本就存在着高低层次之分。这种层次的形成在医疗体系中应纯属分工之不同，可一旦投射到中国的土地上，

---

① 李鑫海：《纠正了我的不正确思想》，载《星群医药月刊》，2卷，11期，4～5页，1952-03-15。

就构成了一种带有政治倾向性的从业标准。一般来说，城市医疗系统已形成了一种以"治疗"为主导的新传统，因为是以新医体系为支撑，需要高昂的费用，完全不符合农村的要求。而大众预防机制的建立其实正是想通过预警途径提前遏制疾病的发生，从而间接降低民众发病后所可能导致的高额费用的投入。这是一种更加顾及乡村化实践的选择。1949 年以后，政府开始把"预防"摆在了比"治疗"更加重要的位置上，就是针对城乡二元对立格局所采取的分治策略。

中西医的"蜜月期"

城市"预防医学"的推行一直面临着一个无法摆脱的困境："公医制度"弥合"治疗"与"预防"的设计显然不是只为解决城市的问题，它必须充分估计和考虑到中国广大乡村社会民众的需求，而在城市中推行的各种"预防医学"模式却一时无法转移至农村。其中的重要原因是，"公医制度"下预防医学理念的设计完全是在西医系统内完成的，其具体实施也需依靠西医训练的人才，这批人才均集中在大城市，要迅速培养出能深入乡村社会的医生，岂不说训练周期过长无法满足要求，就是医生自身在城市培养出的安逸感也构成了西医无法深入乡村的障碍。与此同时，国民政府并没有考虑把遍布乡村的中医整合进现代预防系统，亦是使"公医制度"无法推广的重要原因。因此，20 世纪 50 年代初提出的医疗三大政策中，"预防为主"政策能否实施，关键在于"团结中西医"过程实现的程度。

20 世纪 50 年代初浓浓的政治氛围和复杂的态势，使"中医"进入预防系统变成了一种十分微妙的政治行为。政府的态度是对其进行审慎的利用和控制。一方面他们仍对"中医"能否依靠掌握的有限西医知识完成预防指标持怀疑态度，另一方面他们亦隐约意识到，至少在新中国成立初期的过渡时期，把"中医"排除出"预防"体系是极不明智的做法，将不利于"公医制度"的推行。基于这样的认识，1950 年上海的夏令防疫运动中，开始首次正式系统地组织中医参与其中。著名中医钱今阳在上海卫生局组织的亚洲电台广播讲话中特别强调了三点要求，他谈到中医师能有机会参加防疫工作，是中医界从来没有的事："以科学的观点，来学习霍乱的认识及隔离消毒的知识，能正确地发现霍乱病人，迅速报告卫生机关，并向民众作正确的宣传教育。"① 所以，第一，要懂得真性霍乱的诊断法；第二，假使发现霍乱或可疑的病人，必须迅速报告各区卫生机关；第三，人民群众要广泛宣传，以增高一般人的卫生常识。

上海中医师公会还专门成立了防疫工作委员会，由钱今阳任主任委员。在1952年7月30日举行的第三次防疫工作会议上钱今阳所做的报告中，我们发现，上海中医防疫组织化程度已相当严密，包括事务组、宣传组、推行组等机构设置。如推行组报告说，在1952年的夏令防疫运动中，参加中医临时学习班的143人，协助各区卫生机关，深入里弄，共注射人数37 329人，平均每人注射人数达到了261人。②

自从1950年上海首次吸收中医参加防疫运动以后，各地一些城市也开始有所行动。广州的中医师在1950年5月成立了各区防疫小组，并推定各区负责人，全市经中医注射人数达到了两万人。③ 一些乡村地区也开始组织防疫活动。如湖南省茶陵县八团乡曾派谭春回到高陇区政府学习两天，由县防疫组和区政府负责人主持会议，口号是："半农半医，团结中西医卫生人员，防治疾病。"当即领取种牛痘的疫苗药品回乡种牛痘。④

安徽省蚌埠市中医在参与防疫工作前经过了骨干分子会议、小组讨论、动员报告等一系列前期准备工作。在一个盛大的动员大会上，全体中医进修班学员共94名一致报名参加。学员们紧接着制订出学习计划，加紧阅读有关夏季防疫常识的文件，并创作了夏令防疫结合当时政治运动内容的快板、莲花落、相声、活报等宣传资料，画了四十幅漫画标语牌，组成了一个宣传大队、三个中队、十八个小组。学员们分头准备并制订出了详细的宣传工作的计划，把整个工作分成了三个阶段：第一个阶段是大队进行普遍的宣传，第二个阶段是进行分区宣传，第三个阶段是进行深入的宣传。

当时的一份防疫工作小结中，已经透露出中医们那难以抑制的兴奋：

> 学员们的热情很高，老头子也都变年轻了，过去出门坐包

---

① 钱今阳：《为什么要防疫和中医界应注意的几点》，载《新华医药》，6卷，1期，85页，1950-08-17。

② 参见《新华医药》，1卷，8期，127页。

③ 参见《星群医药月刊》，2期，67页，1950-06-01。

④ 参见《茶陵县八团乡志》，219页。

车不大劳动的中医们也提着糨糊筒满街贴标语，有的打着锣鼓，更有的化装表演。大街小巷人山人海争着看中医宣传，很多的中药房还燃放鞭炮表示欢迎。宣传队所到之处受到了市民热烈的欢迎，有的群众提名请某某医师讲一套，还有些老太太问长问短，不厌其烦。从群众热烈愉快的表情看来，他们对于中医这一进步的行动感到十分高兴和满意。

这份工作小结在谈到分区宣传这个阶段时，也不自觉地流露出利用中医进行宣传的功利性心态："分区宣传一般是由本区的中医担任本区宣传工作，因群众对他们的信仰较深，宣传的效果也较好，同时在广播台、电影院、剧场、民校等进行宣传。这一阶段多半在下午或晚上出动，上午则集中学习注射技术。"

第三阶段的防疫策略改为以个人和小组为组织单位，更深入地渗透到居民的日常生活中，如到朋友、亲戚、家属、病家等处做宣传。如某中医向回归热病人进行隔离灭虫等西医防疫技术的宣讲时，群众问他："你从前光治病，为什么不说讲卫生可以防病呢？"他很坦白地回答："从前我不懂科学，现在毛主席和共产党来了，教我们用科学的方法治病，还教我们预防为主，教我们用科学的方法依靠群众来防病。"[①] 这样的回答似乎很程式化，却又是中医发自内心的自觉表白。所以工作小结得出了结论："中医是一支强大的卫生力量，但必须有组织、有领导、有计划地发动他们参加防疫宣传工作。"

防疫对于"中医"来说无异于一种全新的经验，要从个体分布的状态自觉整合进一套新型的技术与人际关系网络中，需要做出很艰难的适应与调整。即从医病关系角度而论，中医一般习惯于当寓公坐诊，即使出诊也是面向个别家庭。而防疫作为"社会医学"的行为表现，却要求中医更广泛地介入到一种非病症的人群中实施群体预防行动，这势必改变中医对待已病与未病人群的传统分类原则。在一份总结种痘经验的报告中，一名担任上海新成区防疫站接种队第三大队队长的中医就很不习惯这种做法，很快就发起了牢骚。因为他除了负责和防疫站、总队、公安局派出所联系，调派分队等工作之外，还得实地参加种痘工作。经过一两天的工作，这位叫金寿山的中医觉得体力和心力上都劳累得有些吃不消，"比如联系时常发

① 《蚌埠市中医参加夏令防疫宣传工作小结》，载《星群医药月刊》，2卷，10期，59页，1952-02-15。

生脱节，调派工作也很麻烦。最感困难的，是种痘时候做说服工作，真是吃力不讨好。做队长的每天下午带队出发种痘，上午呢，又要领器材呀，布置工作呀，差不多整天的时间都给占去了，到晚上感到精疲力竭，腰酸背曲。为人民服务，本来是预备牺牲一点儿的，但这样子的牺牲，是始料不及的"①。

在运动中感受政治

在防疫运动中，对"中医"的有效组织居然也是随着一种政治的途径得以实现的。金寿山就说过，试用批评与自我批评的方法来克服中医行为懒散的问题很见效。他写的总结中有一段是这样说的："因为我们中医本来是散漫惯的自由职业者，一向没有严密的组织，现在虽然有小组了，但是在小组会上还是客客气气，表面上一团和气。在种痘工作开始的几天，十名队员之中，迟到、缺席、闹情绪、争面子，是常有的事，很严重地影响着工作。解决这一问题，我们只有试用批评与自我批评这一方法——开会检讨。出乎意料地，我们一用这个方式，事情就很顺利地解决了。我们丢弃面子的包袱，反而心里没疙瘩。"②

在中医参与防疫的过程中，曾流传着无数个这样的故事，可是任何政治措施的终极目的，仍是使中医尽快适应用西医的方法处理防疫中面临的问题，从而尽快地被整合进社会化的医疗体系之中。这个过程难免会出现反复。金寿山回忆说，虽然他们当时学习了免疫理论、天花发病原因与传染方式等西医常识，也了解了种痘方法和种痘后会面临的问题，并在区卫生科科长与防疫站主任的指导下实习过，可一旦开始工作，技术上仍旧会犯不统一的毛病。"虽然采用平压法，有的用得并不合适，几成为划痕法的样子，以致接种者常有出血。这就证明仍旧不能了解平压法的优点而应用它。"③

---

① 金寿山：《从种痘工作中得到的教育》，载《新中医药》，1卷，10期，185页，1950-12-26。

② 同上。中医在各种卫生运动中确实学会了运用多种政治语言的表述，如"做好卫生工作是强国强种的重要措施"等政治话语。见高鉴如：《怎样做好爱国卫生的宣传工作?》，载《新中医药》，3卷，8期，143页，1952-08-26。

③ 金寿山：《从种痘工作中得到的教育》，载《新中医药》，1卷，10期，185页，1950-12-26。钱今阳也曾指出，中医师种痘时在技术上要统一，一律采用平压法，不可因袭旧式，各用各法。见钱今阳：《贯彻预防为主——普遍种痘》，载《星群医药月刊》，2卷，1期，23页，1951-05-01。

在防疫中面对民众突如其来的发问，一些中医也往往因为西医知识的储备不够偶尔陷入窘境。在种痘时，有些民众会猛然提出一些五花八门的问题："为什么在这样的冷天来种痘?""我们今年已种过一次了，为什么还要再种?""我小时候已经出过天花了，可以不再种了吧?""我的小孩子打过卡介苗、白喉针了，好不好再种?"金寿山承认，面对这些问题，不能借此机会来详细宣传解释，回答得往往含糊其词，甚至不能作答。因为这些问题当时并没有做准备，甚至出现了过分依赖户籍警的帮助，希望通过他们加以强制执行，以替代宣传说服的程序。

中医参与防疫在 20 世纪 50 年代是一个十分新鲜的现象。同时，从国家医疗整体策略的实施角度观察，政府对"中医"的使用仍是有很大限制的。因为在西医体系占主导支配地位的情况下，"中医"参与防疫很容易引起一些非议。所以在一些城市，中医在防疫行为的类别和空间活动范围方面均受到一定的限制。广州的中医参加预防注射工作时，其能力就受到了怀疑，以至于当地舆论还特意出面澄清说，中医参加防疫运动，主要是负责宣传、登记和消毒工作，担任注射工作者只不过占到全市中医的百分之五左右，而且他们大都是曾在医院服务过，或者在学校实习与干实际工作多年，并不会以注射为儿戏。并且，全市除三个区的中医参加注射工作外，其余二十多个区的中医，并未参与防疫运动。[①] 另有证据表明，即使是上海 1950 年的夏季防疫运动，中医也只有 100 多人参与其中，而西医开业医师则有 1 571 人参加。[②] 当时上海登记在册的中医人数应不少于 700 人，加上未登记者应有 1 000 人以上。[③]

中医参与防疫运动是在"预防为主，治疗为辅"的大原则下得以实施的，然而一些老中医却很担心由于过于提倡"预防"的原则，预防的知识系统又为西医所垄断，中医治疗体系会面临自生自灭的命运。在 1950 年的全国卫生工作会议上，著名老中医陆渊雷就批评"中医科学化"的原则说，所谓中医科学化，不过是就已开业之中医，加一些政治思想及防疫卫生知识，使他们可以参加预防工作，或升级为"医助"而已。实际上，中医已没有再生产的门路了，既

---

①　参见罗慎铭：《争取进步的学习》，载《星群医药月刊》，3 期，7 页，1950-07-01。

②　参见《上海市夏季防疫工作片段》，载《人民日报》，1950-06-27。

③　参见雷祥麟：《负责任的医生与有信仰的病人——中西医论争与医病关系在民国时期的转变》，载《新史学》，14 卷，1 期，72 页，2003 年 3 月。

然是叫中医不能再生产，那也就与消灭中医无异，不过是定期的而不是即时的罢了。所以陆渊雷也承认，中医原有的技术不能否认是只有治疗而没有预防，但"预防"与"治疗"二者不能相互替代。预防既不难学习，而"预防为主"也不能废弃"治疗为辅"。[①] 这也算是中医参与防疫运动的另类声音吧。

"西医化"浪潮的威胁

一支华北防疫队的故事

在中华人民共和国成立之初的一段日子里，许多以西医为主组成的小股医疗队经常分散到乡村地区进行巡回治疗。这些医疗队所面临的最大困难不是当地民众对西医的排斥态度，而恰恰是如何在更广阔的乡村社会中通过训练程序重新安排中医的位置。因为这些医疗队下乡均具有临时性的特点，是不可能完全取代数量庞大的中医在乡村社会中的作用的。因此，对地方中医的改造就成为西医技术在民间得以生根的有效途径。

我们先看一则华北一支防疫医疗队改造地方医生的故事。1949年初，华北平山县回舍镇来了一支政府派遣的防疫医疗队。回舍镇是一个有八百多户的大镇子，一共有七位本地医生，里面有两位西医，只在小医务所里当过看护和司药，中医也大都只在药店里当过学徒，能背诵一些汤头歌诀。

一进镇，防疫队长刘芳龄就提出和镇上的医生一起诊病。一般的中医都表示出了兴趣，只有一位读书较多的老中医不大感兴趣，开座谈会常打瞌睡。还有一位西医说："西医那一套我还不知道？也不过是阿司匹林、匹那米洞（指常见的两种解热药）咯！"

这时，正好一位本村的西医正害肺炎，情况很危急，请防疫队去治。刘队长就邀请本村医生们前去会诊，他们都判断不清是什么病，看到病人脸色发青、鼻翼翕动，都觉得是没法挽救了。刘队长就给他们讲解说是肺炎，用盘尼西林治疗后，很快就会好的。于是大家都要求刘队长讲解肺炎的诊断方法。在讲这个诊断法的时候，

---

① 参见陆渊雷：《在全卫会议中提供中医组的意见书》，载《新华医药》，1卷，7期，107页，1950-09-17。

那位平时打瞌睡的老先生也掏出本子来做笔记了。

那天，防疫队正在组织座谈肺炎的诊断法，有一位中医周俸禄家里的人来叫他赶紧回去。他回去一会儿又跑回来了，说他老婆病重，可能就是肺炎，请大家去会诊。去了一看，果然就是肺炎，按照同样的方法治疗后病势很快好转。此事过后，中医们学得就更起劲了。

在介绍肺炎的治法时，刘队长谈到磺胺（西药）也很有效。这时一位中医田瑞欢喜得跳了起来说："我正有一磅磺胺，不知道如何使。"刘队长马上讲了磺胺的用法。两三天后，田瑞就用上这点本事了，那是南望楼村一个快死的病人，他去一看，是比较典型的肺炎，就按刘队长教的用磺胺来治，病情果然渐渐轻了起来。

防疫医疗队还组织中医通过显微镜观察细菌的活动，使他们认识到病源是由细菌引起的。按照当时报道的说法，中医们由此深刻体验到了西医诊断法的好处，觉得"这种科学方法说得又明白又确实，不像过去的医书在那里做文章了"。他们还反省了过去凭着阴阳五行来推理，治坏了病，也不知道究竟是怎么坏的，治好了病，也不能确定是怎样好的，想起过去不详细询问病人，只凭把脉，是不能完全了解病情的。①

中医速成"西医"

从这段故事可以看出，西医的技术已经开始影响乡村中医的传统施诊方式。在 20 世纪 50 年代，对中医大规模的预防医学训练主要集中在城市空间中。由于种痘及其他简单的防疫手段可以通过速成的方法在短时间内进行学习，所以在相当一部分城市中，参与防疫培训变成了促成中医向西医转变的一条主要捷径。所以，无论在政府还是在基层中医改造的实践口径中，都十分强调中医进修西医的速成性。政务院卫生部副部长贺诚在北京中医学会成立时就说过："有些人也许会想，中医科学化是很难的，怕学不会。实际上并不是学不会的。譬如在我们办的防疫训练班受训，只要两三星期，大体就可以了解一些防疫的常识了，虽然还不能很熟练。又如防止四六风的方法，有几小时就可学会。"② 钱今阳则在另一篇文章中，用中

① 参见彭庆昭：《华北防疫医疗队是怎样团结改造中医的？》，载《人民日报》，1949-04-16。

② 《中西医团结与中医的进修问题》，载《新华医药》，1 卷，4 期，54 页，1950-06-17。

医参与防疫的实际效果证实贺诚的说法。他认为中医早有预防疾病的理论，可惜缺少预防疾病的实际方法，但不必自馁。他举上海夏季防疫运动为例："我们中医只要经过短短七天的学习，做起防疫工作来，不论服务精神、注射技术，都够得上标准。这证明中医是有能力的。"①

当时的中医在"预防为主"医疗国策的压力下，确实在不断强迫自己适应西医的普遍化要求。例如，在基本医疗器械的使用和诊疗程序方面都有向西医靠拢的趋势。在一些细节方面，如用体温表、数脉搏、改良方笺、救急消毒、重视详诊、记明职籍等诊医程序方面，都在模仿西医。就拿用体温表来说，名医恽铁樵的一个弟子就著文说，中医在望闻问切上诊断体温高低，终究不如体温表量得正确。②

对传染病症候的再认识和解读在这个阶段成为中医再度进修的重要内容。这是因为中医对传染病的认识一直停留在临时性的防疫行为层面上，却没有物理诊断的技能。西医们发现，尽管在接种注射的时候，中医还能勉强胜任，但十之八九的中医回到诊所，便不能作疫情报告了。原因是技术培训时间短，缺乏对西医基础理论的学习。

西医基础理论的培训需要临床诊断的案例和大量的实验做根据才能达到系统化的效果，可中医培训显然在短期内不能实现这个目标。尽管卫生部在关于组织中医进修学校及进修班的规定时，曾明确列入基础医学（包括解剖、生理、病理、医史、药理、细菌、寄生虫学）、预防医学（包括公共卫生、传染病学）和临床诊疗技术（包括内科、外科、急救学、针灸疗法、组织疗法）三方面的课程，但学制仅分前后二期，每期只有三个月（159小时），六个月结业。③具体到广州的中医进修班，公共卫生学、传染病学、细菌学等课程占到了200课时以上，包括解剖学60课时、细菌学50课时、寄生虫学34课时、传染病学50课时、公共卫生学100课时、病理学36

① 钱今阳：《为实现全国卫生会议议决三大原则告中医同业》，载《新华医药》，1卷，8期，114页，1950-09-17。

② 参见薛一尘：《革新中医第一步要求》，载《新华医药》，1卷，10期，147页，1950-12-26。

③ 参见《中央人民政府卫生部关于组织中医进修学校及进修班的规定》，载《星群医药月刊》，3卷，10期，56页，1952-02-15。

课时、外科学 12 课时。①

这种情况似乎在全国都非常普遍。再看福建的情况。福建连江在 1953 年至 1956 年，曾连续派出 26 人赴福州和闽侯专区开办的中医进修班进行学习，这些进修班的专业教授都是中西医兼顾，而 1954 年至 1955 年派往闽侯专区中医进修班第二、三、四期学习的 12 人，却全部学习的是西医基础知识，到第五、六、七期时才又恢复了中西医结合的教学框架。②

即使如此，在西医基础医学方面仍有过于速成的特点。但是中医又似乎已成为防疫运动中不可或缺的力量，特别是在缺乏西医人手的乡村社会中，中医一度成为防疫的主角。③

因此，如何迅速地使中医初步掌握认知一般传染病的症候，使之能适应防疫运动中的疫情报告工作，就一度变成了中医西医化的关键步骤。因为初步认识症候，有些仅凭直觉便可做到，不需要什么设备，不需要高深的本领，便可以把传染病的疑似症候揭示出来。

既然设定了中医对传染病的初步认知框架，在中医对西医基础的训练中，就会有意识地删减一些内容。在川东中医业务学习的一份基本材料中，对于每一传染病的病源学理、病理解剖、物理检查以及治疗等，都略而不讲，每一病只分成四项来简要叙述：（一）新旧参合概念；（二）病原简介；（三）主要症候；（四）诊断要点。这里所说的"参合"，是指一种变通的办法，就是使中医把新的名词和旧的病症联系起来观察，在临床时尽量寻找自己的治疗经验与西医名称相吻合的地方，在直觉诊断的定位上逐渐靠近西医名词的规范要求。

比如中医所说的"伤寒"与西医所说的"伤寒"的含义就很不一样。中医的经典《难经》上所说的"伤寒"，包含了中风、伤寒、湿温、热病、温病五种病态，甚至包括了西医概念中的流感、肺炎、黄疸、脑脊髓膜炎等病状。所以在诊断"伤寒"时，就要把西医狭义所指的"肠热症"从中医对热性病的广义定义中剥离出来。在

①　参见司徒铃：《关于广州市中医进修班》，载《星群医药月刊》，2 卷，5 期，58 页，1951-09-01。

②　参见《连江县卫生志》，92 页，1989。

③　当然在基层，也有的中医培训班仍坚持以教授中医课程为主，如河南光山县的中医进修班课程，设置了中药学 66 学时、伤寒论 88 学时、中医妇科 44 学时、中医温病 44 学时，而属于西医的只有寄生虫学 22 学时、生理解剖 44 学时、传染病 22 学时。西医课程明显少于城市。见《光山县卫生志》，191 页，1986。

"病原简介"这一项中，也只谈到病原体和传染的路径，另外一些理论如抗力免疫等均不谈及。症候也只讲主要的方面，而不详细展开分析。这样设计出的一套程序，其目的是使大部分中医初步建立起用西医的方法观察病症的能力，而区别于较高深的研究工作，以便在防疫运动中能迅速识别病情，按西医的要求做出比较准确的疫情报告。①

在中医"西医化"的过程中，为防疫而进行的速成训练当然只是其中的一个组成部分，大部分的中医进修班在理论训练之后都有临床实习的阶段。在一份随诊笔记中，几位中医详细记录了一个进修班临床实习的情况。这二十位中医被编成甲乙两组，拟定甲组实习日期为星期一、三、五，乙组实习日期为星期二、四、六。实习开始后，最初注重病历的记录，其次实习物理诊断及小便化验、血压测计等简单手续。大家兴趣很浓，天天跟着病理内科教授姜振勋医师在诊所里依靠听筒、体温表、试验尿管和血压计等工具，小心翼翼地工作着。笔记中说："大家能够聚精会神地钻研学习，首先注意病历记录及量血压和尿检法等。"②

通过短期培训，分散在城市中的中医往往是经过参与防疫运动而开始系统接触西医知识的。但是这些中医本身的水平就参差不齐，基本上是经过私人授徒、中医学校和自学成才几种方式获取中医身份的，对中医医理的领悟和体验同样存在相当大的差异。那些中医功底尚浅的医生在接受西医训练后，不但很容易造成只懂得西医皮毛的后果，而且也极易降低原有的传统诊疗水平。所以就有人担心说："若是对中医学理认识有限，临床经验亦少的人，学习近代科学知识恐怕会只吸收得些机械观点，因而成见在胸。对中医的哲理反增加隔阂，不易领会，造成些中西医都不够标准的现象。"陆渊雷则更直接地说，他所见到、听到的许多中医，加入进修班时，却大多数希望进修后能用西药与注射，或竟转成西医。③

在江苏省召开的一次中医座谈会上，有中医就说，很多进修班完全没有中医课程，全是西医教课。很多学员进修后一知半解，滥用西药，改为西医。射阳县一个叫尹石卿的中医说："在中医进修班

① 参见任应秋：《传染病症候初步认识论——川东中医业务学习基本材料之一》，载《新中医药》，3卷，3期，47页，1952-03-26。

② 王季武等：《中医进修临床实习随诊笔记》，载《新中医药》，1953年10月号，14页。

③ 参见李光宇：《关于中医科学化的几个实际问题》，载《现代医药杂志》，23、24期合刊，4页，1952-06-15。

开学典礼上，县卫生院院长批评中医一无可取，号召大家学习西医。我儿子进修回来忘了本，完全放弃中医。"① 中医人才在基层开始出现了断层的现象。湖北省汉川县 1963 年 3 月的调查证实，全县 175 名中医中，改行西医或中西药兼用者占 63％，学徒出身的 36 名中医，有 16 人完全改行，17 人半改行，仍从事中医的仅 3 人。②

中医的"西医化"也导致中医内部的分歧日益明显。天津除了原有的经方派、时方派等派别之外，又形成了新旧两派之争。邢锡波等人积极主张中医要向西医学习科学知识，批判中医的"阴阳五行说"不科学。老中医丁叔度等人就骂他们"忘本"。天津市立中医门诊部成立前，参加过中医进修班和未参加过进修班学习的中医各结成一派，互相争斗，都希望参加门诊部工作。门诊部人事确定后，一些未被聘请的中医就拉拢了很多人向卫生局写信告密，攻击被聘请的中医，并对其他中医说："门诊部是政府出钱成立的一个私人联合诊所。"不少联合诊所和开业中医反对中医门诊部的成立，说它的成立垄断了病人。③

"中医"西医化的后果可以从各地中西医比例的变化中反映出来。江苏的一个小县靖江县 1947 年全县有中医 166 人，占全部卫生医疗人数的 81.8％。西医（包括西医护士、助产士等）共 37 人，占医疗人员总数的 18.2％。1949 年后，这个比例开始逐渐变化。1952 年全县中西医之比例为 9.76：1。到 50 年代末，全县中西医之比例为 2.1：1。1965 年全县医疗机构中有中医 350 人、西医 211 人，中西医之比例已经降到了 1.66：1。④

新型意识形态支配下的"中医世界"

专业分层与政治分层

中国在 19 世纪遭受到西方势力在经济、政治、文化、社会各个

---

① 《江苏省召开中医座谈会的情况》，据新华通讯社江苏分社 1954 年 8 月 14 日报道。(此条资料见于香港中文大学中国研究服务中心，以下所引新华通讯社各分社的新闻报道资料均藏于以上机构，恕不一一注明。)

② 参见《汉川县卫生志》(1727—1985)，257 页，1990。

③ 参见《天津市中医对中央关于中医的政策的反应》，据新华通讯社天津分社 1954 年 11 月 2 日报道。

④ 参见《靖江卫生志》，44 页，南京，江苏人民出版社，1995。

方面的渗透和改造，这种改造的幅度和深度都是前所未有的，以致中国人在应对这种局面时往往有遭遇四面楚歌，进而难以措手应付的感觉。尽管如此，邹谠却敏锐地指出，中国全面危机的中心不在于经济制度崩溃、社会制度衰败、人口增长、经济阶层变化等，而是政治领域的危机。中国政治制度没有宗教思想的支持，它的正当性（legitimacy）是从解决各种实际问题的能力而来。[①] 这种"正当性"的获得与近代中国新型意识形态的建立有很密切的关系。"意识形态"的灌输过程虽然大多由现代国家来实现，但区别于国家机器依靠暴力和武力制裁的方式，它的"合法性"（legitimation）仍是建立在人们自觉接受的基础之上的。一个社会中民众被规训、说服认同和赞赏某种制度具有合理合法性，这个极为复杂的"合法化"过程似乎总是由某种占统治地位的"意识形态"来加以完成。邹谠借助吉尔兹的观点，甚至认为，"意识形态"作为一种文化形态有它正面积极的意义，当一个社会的传统文化和日常生活方式不能指导那个社会的民众如何组织其社会、政治生活，不能成为他们行动的依据，这个社会的成立就要寻找一种新的意识形态，来作为他们简单的、不很正确的蓝本，指导他们去了解不能用老观点去了解的新情况，以作为行动的依据。[②]

具体到中医世界与"意识形态"建构的关系时，我们要首先考虑到，影响中医生存的"意识形态"具有以下两种要素：一种是建立在"唯科学主义"基础上的西医至上观，一种是建立在政治敏感度基础上的阶级分层观。这两者的融合还要考虑到中国医疗资源在城乡分布上所形成的自然差别。

"唯科学主义"式的西医至上观自 20 世纪二三十年代就已存在，并且已经发展成了一种极端的政府行为，最终导致了"废止中医案"的风波。但 1949 年以后政府与中医的关系却有很大变化。其一，政府虽然在意识形态上仍沿袭了 1949 年以前"西医至上"的原则，却并不完全排斥"中医"，而是试图使之有限地整合进西医的训练系统之中，同时考虑到中西医资源在城市分布的不均衡性，试图通过一整套的新型政治理念改变中医的个体分散局面。另一个因素也需注意，那就是民众对"意识形态"的有意靠拢和接受。当然，在政府的视野中，"新旧"之分始终是隐含在内的评判框架，所以在官方的表述中，时常流露出以西医为"新医"、以中医为"旧医"的论调。

---

① ② 　参见邹谠：《二十世纪中国政治——从宏观历史与微观行动角度看》，234 页。

1954 年 5 月 7 日，《健康报》发表题为"各地先后召开旧医代表会议，鼓舞了旧医为总路线服务的热情"的报道后，引起各地中医的不满，纷纷致信询问。① 1959 年 12 月 5 日，《人民日报》发表社论《认真贯彻党的中医政策》，其中引用了毛泽东于 1944 年 10 月在陕甘宁边区的讲话。毛泽东说："新医当然比旧医高明，但是新医如果不关心人民的痛苦，不为人民训练医生，不联合边区现有的一千多个旧医和旧式兽医，并帮助他们进步，那就是实际上帮助巫神，实际上忍心看着大批人畜的死亡。"② 对中医称为"旧医"在基层也一度流行，如泉州市卫生科 1954 年 5 月一份《泉州市旧医调查报告》的文件，仍然将中医称为"旧医"。③

专业分层与政治分层在对待中医上是相互支撑的表里关系。先看看专业分层的趋向。曾有一个时期，一些中医甚至建议以掌握西医知识水平的高低来确认中医的治疗水准，并以之作为划分等级的依据。如在一组"中医科学化"的笔谈中，一位名叫沈今凡的中医就建议把中医划为甲、乙、丙三等。甲等中医是指那些在大中城市开业或半新不旧的中医学校出身的人，他们既懂中医学识，也懂新医知识技术，曾入中医进修学校系统学习过。乙等中医是指中小城市的开业医生，多少受过中医知识训练，也略懂新医的技能，他们既用中药治病，也用新药救急，并且都用听诊器、体温计了。丙等中医是指乡镇农村祖传或师授的中医，只知中医学的皮毛，对于中医学无深刻的认识，是对于新知识素抱反对态度的"守旧派"。④

这样把中医划分成甲、乙、丙几等的做法，其依据的标准首先反映出了以城乡空间的差别来评判中医水平高低与素质优劣的趋向。最值得注意的是，这种评判不是按照优秀中医区域分布的真实状态做出的，因为在实际的区域分布中，城市和乡村均有相当优秀的中医存在。这样的判别仅仅以城市中医的水平为甄别标准，其目的恰恰是以是否参加过西医进修作为衡量中医水准高低的尺度。

再看看政治分层的标准。福建省卫生厅在 1958 年以闽侯县为重

① 参见《安徽省部分中医对改称"旧医"有意见》，据新华通讯社安徽分社 1954 年 5 月 24 日报道。

② 《人民日报》，1959-12-05。

③ 参见《泉州市卫生志》，194 页。

④ 参见《中医科学化问题笔谈》，载《星群医药月刊》，2 卷，6 期，15 页，1951-10-31。

点，对各类社会开业人员进行了一次全面调查。这次调查的一个标准显然是以"政治"态度为依据的。闽侯县当时有中医、西医、护士、助产士共计1091人，其中共产党员只有8人，共青团员14人，党团员仅占全县医务人员总数的2.02%，而反动党、团、会道门分子、伪军政人员、劳改犯、政治历史不清的人员则占多数，这些人被认为是受资产阶级思想和反动政治影响很深。马尾区152个社会开业卫生人员中，参加过反动党团和反动会道门的人、伪军警、伪保甲长、汉奸、特务、土匪、伪职员等共计52人，占总人数34.2%。全县52个联合诊所（包括分所）的22位正副主任中，伪军政人员、伪保甲长、特务嫌疑分子等达16人，占领导成员的73%。①

再分析一下北京市在1963年的一份调查。调查认为联合医疗机构中有不少人是社会渣滓、五类分子、被清洗的分子。东城区94名开业医生中，有政治历史问题的有47人，占开业医生总数的50%。其中有所谓重大政治历史问题、特务嫌疑或与国外有联系的17人，"坏分子"8人，"历史反革命"9人，一般政治历史问题13人。

根据这样的分层标准，像门诊收费较高这种事情，均以"资本主义经营作风严重"而定了性。如西城区中医孙书琪，自定收费名目十一种，打听病情收三角，诊"喜"脉收四角，查心肺加一角，量血压收一角，写参考处方收五角，开诊断书收三角，就被视为"政治问题"。如果某位中医医术不高，也往往很容易和他的身份联系起来加以联想定位。中医王舜耕据说技术不高，却称专治肝炎、肿瘤、神经衰弱、心脏病，多次受邀给高级干部看病。东城区卫生局曾多次想加强管理。王舜耕不向卫生局报告病人就诊情况，拒绝参加开业医生的技术测验。于是区卫生局从药品供应上对他加以限制。王舜耕就托负责干部出面干预。除了中医技术的因素外，王舜耕成为焦点显然与他曾任四川省自贡市经济检查大队（中统组织）队长、国民政府中央教育部中医顾问，后经陈立夫、陈果夫赏识，入选候补立法委员的身份有关。②

———————————

① 参见《闽侯县社会医务人员政治情况十分复杂》，据新华通讯社福州1958年5月15日报道。

② 参见《联合医疗机构的医务人员和私人开业医生中的问题》，据新华通讯社北京1963年9月6日报道。

分层的后果

从"专业分层"的角度看，整个国家医疗系统对中医的接纳一度使中医备感兴奋。中医自觉接受西医的训练和参与防疫运动在20世纪50年代被视为自己受到政府重视的一种表现，同时中医也想通过这条路径在体制内获取与西医尽量等价的地位。当时中医的情绪一度较为乐观。浙江乐清县一位名叫施文玉的中医，1953年在万家乡组织联合诊所，曾吟诗说他所在的诊所："入市懋迁生客众，登门治疗病人稀，于今足见预防好，援笔舒笺自品题。"① 那意思是说，因为参与了预防行动，诊所的病人都随之减少了，但自己仍然心情非常愉快，因为毕竟参与到了位居正统的西医防疫队伍之中了。

不过乐观的时间似乎并不长。按照分层设计的逻辑，尽管许多中医付出了巨大的代价，甚至导致了相当严重的"西医化"后果，但各地特别是乡村地区并没有通过防疫行动承认中医具有与西医平等位置的意思，而恰恰只是想临时性地借助"中医"的力量以弥补防疫人手的不足。中医由此陷入了十分尴尬的境地。他们在部分分享了西医的知识资源后，却并没有获得与西医等值的身份认同，而且相当一部分中医由此丧失了原有的身份认同。

特别是在20世纪50年代初期，"中医"几乎变成了趋于西医化的国家医疗体系中的一颗棋子，可以功利性地加以安置和使用。据当时的内部资料显示，1952年河北有的医生曾连续两三个月参加种痘、防疫、注射等爱国卫生运动，政府每天只发给每人（旧人民币）五千元的补助，有的医生下乡防疫要骑自行车，但中医车子坏了不给修，病了无人管，回家后还得照样补勤（村中勤务）补税（兼营药铺者拿营业税），造成大人孩子生活无着落。到了1953年，竟连医生下乡每人每天五千元的补助也停发了，有的医生反映："当医生不如当小工。"②

浙江有一部分地区几乎把预防工作全都交给了私人开业医生去做。上述的乐清县在1952年一年中，私人开业医师做义务防疫工作的时间长达四五个月之多。青田县竟有私人开业医师做义务防疫工作时间长达十个月的。这些私人医生参加防疫导致长期不开

① 《乐清县卫生志》，268页，北京，当代中国出版社，1995。

② 《河北省团结中西医中存在的问题》，据新华通讯社河北分社1953年8月17日报道。

业，生活极度困难。龙泉县曾发现私人开业中医靠卖表、卖衣服维持生活。当地卫生院普遍轻视中医，认为他们并不具备西医的技术业务，因此对中医采取纯粹使用的观点，把预防注射、种痘等工作都交给他们去做。陕西褒城县（今汉中市勉县）和沔县卫生院让中医做护士工作，还得帮助西医值夜班。有的地方让七十多岁的老中医参加夏收保健工作，每天要跑十多里路。县卫生院有的西医让中医写病历时，要写西医的病名。① 中医使用西医技术不够纯熟，造成医疗事故的情况时有发生。浙江省象山县中医吴明智用四联（伤寒、霍乱和两种副伤寒）疫苗注射到一个孕妇身上，导致孕妇流产。另一个中医郑家仁用四联疫苗加红汞医治一个小学教师的疔疮，因而致死。

　　如前所述，对中医专业分层往往以其吸纳西医知识的程度来确定其位置和意义，这在中医的评价系统中已成为一种"意识形态"。这种"意识形态"可以以外表平和的规训形态获得其合法性，可有的时候却又不尽如此。在个别的时候，国家暴力亦会出面干预，使这种专业型的"意识形态"具有了强制实现的色彩。吴明智和郑家仁事件发生后，象山县卫生院院长邵季荫会同法院院长，以总结防疫工作为名，召集全体会员会议处理吴明智和郑家仁。会上，法院院长宣布了两人的罪状，分别判处一人十年徒刑、一人六年徒刑，同时开除了七个中医医务工作者协会的会籍。会上号召所有到会会员坦白交代历史问题，如过去医死过多少人等，同时令担任医务工作者协会副会长的中医通知另外四个未到会的会员迅速到会听候处理，结果被通知的四人中有一个名叫董文耀的中医师因害怕受处分而自杀身亡。

　　经过斗争大会后，私人开业的中医胆子越来越小，很怕负责任，稍重的病人就推给卫生院所，导致卫生院病人日增，工作难以应付，造成很多医疗事故。1953 年 4 月，象山县卫生院就把一个小产妇女误诊为急性胃炎，使其误吃内服胃药吗啡导致当夜死亡，第二天就有几百名民众包围卫生院讨说法。②

　　河北的中医则出现了所谓"三怕"现象：怕给干部看病，怕治

---

　　① 参见《陕西省卫生部门对中医仍有排斥打击现象》，据新华通讯社西安 1956 年 8 月 16 日报道。

　　② 参见《浙江部分地区卫生部门团结中西医有偏差》，据新华通讯社浙江分社 1953 年 6 月 18 日报道。

重病，怕治不好进监狱。中医头脑里总弥漫着"西医掌大权""政府不相信中医"的想法，因此普遍存在着治病开"和平药"的现象，使病者延长治愈期。给干部看病时，医生就会互邀"会诊"，从和平药中选和平药，以便推卸责任。① 在一些大城市如上海，有的中医发牢骚说，政府不打算让中医真正参加市政建设，而只是一味地使用他们。中医和西医团结只是尽义务，如参加防疫注射等工作，却没有权利。②

政治分层的后果同样严重，1948 年 5 月的《人民日报》上刊登了一封名为王清良的群众来信。王清良在信中抱怨说因为自己参加过国民党而被说成是个有"政治问题"的人。王清良在东北住了十一年，学了一些中医医术，赶上九一八事变，就返回家乡借了些钱，开了个药铺兼行医，自己种上分家分的二亩地，算是那种半农半医的乡间中医。王清良有一门地主亲戚是国民党，劝他加入国民党，理由是今后任何人都得参加国民党，否则就没有地位，将来征兵就要先被征。王清良就报了名，另外还介绍了七八个农民，从此王清良的命运被彻底改变了。他自述自己在村里地位沉降的过程：

> 俺这伙人他也没有给过啥执照，也没去那开过会。自从抗日民主政府成立，各地反特，我就马上向村干部详细坦白一下，还具过几回反省书。自此，村干部就另眼看待我，但我在村里行医始终如一，不管谁叫我，迟叫迟到，早叫早到。在村里我也没有支过啥差。没过多久，区医生组织把我清洗出来了（原则上清地主），差务也给加上了。现在我有两个小孩和我的老婆四口人，种的二亩多地，住三间破房子（是地主羊圈，得的果实），药铺亦不能开了，生活不好维持。前天出差，偏要叫我出远差（半月时间），经我再三要求才免。③

王清良在村里地位的下降显然并不是单纯的医术问题，而是政治身份的改变引起的村里传统格局动荡的结果。尤其值得注意的是，王清良的国民党员身份虽然遭到了村干部的另眼看待，却并没有影响到他的行医生涯，可王清良被清除出村里的医生组织却对其行医职业有致命的影响，即只能种地，不能行医。医生组织清除他的原因显然也是从政治分层的角度考虑的，隐含着对其行医方式的不信任。强加于身的"差务"到底是什么？自述中虽然没有说明，但显然是因为王清良被清除出卫生组织后，没有了行医的合法身份，只能以兼任村里的差务来重新安排自己的位置。可见，医生组织除能认定村里中医行医的合法性外，还能保护其免除村里的其他劳役。但这种保护在 20 世纪 50 年代越来越受到政治分层标准的支配，所以一旦失去了医生组织的庇护，就很有可能不但失去了自己的合法行医身份，而且也失去了自己的合法政治身份。

在政治分层模式的强大压力下，中医也开始学习用政治理论来包装中医学理，以便在西医理念支配下的政治世界中寻找到自己的立足点。在政府召开的一次广州中医界的座谈会上，一位叫邓铁涛的中医就频繁使用政治术语解读中医的合法性："因为中医许多看来玄妙的理论正和辩证法吻合，我们说得很多的是阴阳。阴阳这两个字不大好听，很玄妙，但我们把它说成矛盾就容易为人们所了解。其次中医常常从动的方面去把握疾病的发展，并不把疾病孤立固定地来看，我们对同一的流行感冒，春、夏、秋、冬，治疗上是有区别的。西医治病唯物方面是很对的，但有时机械一点。中医是辩证的，但这个辩证法和黑格尔的辩证法一样，头上脚下地和唯心论结合起来，所以我们要保留辩证法的理论，而抛弃唯心的理论，和唯物论结合起来就成一个好的新的东西。"① 邓铁涛在座谈中连续使用了"辩证法""矛盾""唯物""唯心论"等字眼儿来对应中医被认为是"玄妙""整体""抽象"的一些看法，从而想赋予其政治正当性，这样的表述在当时的中医中非常普遍。

表达与现实的错位

在现实生活中，中医是否能够获取与西医相应的地位虽然显得十分重要，但在 20 世纪 50 年代初，"中医"作为一种职业在各种运动所进行的分类中到底应该归属于哪种阶级身份反而变得更加重要。黄宗智曾经指出，在中国革命中的农村阶级斗争中，存在着表达性现实与客观性现实相脱节的现象，农村阶级斗争的表达性建构越来越脱离客观实践，两者的不一致强烈影响了共产党的选择和行动，

① 《齐副部长（齐仲恒）召开广州市中医界座谈会纪录》，载《星群医药月刊》，9 期，17 页，1951-01-15。

再造『病人』

而党的这些选择和行动又形成了一种话语结构，支配着人们的日常生活的选择。① 张小军则更明确地说，"阶级"不是按真实存在的经济差别来加以划分的，而是把"感知的存在"加以定义的结果。他分析福建阳村的土改运动进行"阶级划分"的过程时发现，"阶级"可以在理论上假设，然后被"真实"地建构起来，因为土改中的划阶级恰恰是在经济上阶级差别被基本消除的时候。这种"阶级身份"一旦被建构起来，就可以通过政治运动的形式转化为"象征资本"而得到重复使用。②

在城市中的中医因为有药铺和学徒的关系，往往很容易从"资本家"和"被雇佣者"的角度建构起"阶级关系"。在乡村中，因为主题是划分从地主到贫农的阶级等级，而且是通过土地再分配的政治运动形式使"阶级"再生出来，而中医大多不靠土地赚取利益，所以在乡村中较少处于"阶级划分"的中心。在土改运动中，"中医"往往只能根据出身被定性为地主，而在以土改为中心的乡村，出身"地主"的"中医"数量毕竟有限，其成分划分无法被纳入适合农村特性的阶级分类的总体话语中得到重复使用。③ 而在城市中，"中医"所拥有的私有财产形式很容易被置于"资本家"与"工人阶级"的二元对立框架中进行分类，在许多地区，不论中医是否兼营药铺，统统被称为"资产阶级"。④

城市的"阶级划分"可以很自然地和带有某些城市特征的政治运动如"三反""五反"运动，私营工商业的社会主义改造运动配合起来。通过这些政治运动周期性的不断重复表述，这些阶级划分的话语变成不容置疑的信条。同时，按照这些信条来检讨自己过往的行为，变成了一种群体的下意识行动。在一份"三反""五反"运动中发布的中医交代材料中，就是从"重新做人"的角度交代问题，可检讨动机的出发点却已被公式化了。比如对"为人民服务"的理

---

① 参见黄宗智：《中国革命中的农村阶级斗争——从土改到"文革"时期的表达性现实与客观性现实》，见《中国乡村研究》，第二辑，70 页，北京，商务印书馆，2003。

② 参见张小军：《阳村土改中的阶级划分与象征资本》，见《中国乡村研究》，第二辑，101 页。

③ 当然也有个别例外的情况。如湖北名医董奉之在土改时被划为地主分子，松滋县街河市区党委鉴于他平生无大恶，为发挥其一技之长，不但准许他继续出诊，还通知农会从没收地主的财产中提取资金，为他购买毛驴一头，专供出诊代步之用。参见《松滋县卫生志》（1911—1985），238 页。

④ 参见《青海省部分卫生人员轻视和排斥中医》，据新华通讯社青海分社 1955 年 4月 25 日报道。

解就是不再为地主、资产阶级、官僚服务，而是要事先对病人进行"阶级划分"。交代材料是这么说的：

> 开业期中虽然我也在医劳苦大众及穷人，但因我的诊费高（解放前后门诊半个银元），就医的人就少穷人了。我为了掩饰这一点，我挂着贫穷免费的招牌，实地（际）上只对确有把握、易于医好的穷病人，免了一两个人的费，他就给我做了宣传德政的宣传员。实地（际）上，并不许他给我传拢贫人（向穷人作宣传），而是"打野猪头还愿"，宣传他所能及的地主富人来就诊，以资报答。我也实际地遇有钱人来就医，我就跑得飞快。为了拿钱，我曾医过恶霸地主，帮助他压迫人民的身体长得结实。这是所谓医有慈悲之心的无政治原则罪恶，实是唯利是图、损人利己的又一面。①

医病的对象不是按经济状况的好坏来划分的，而是按阶级分层的角度选择治疗对象。而在这位中医的原有"回忆结构"中是否真存在严格政治意义上的所谓"恶霸地主"是大可怀疑的，这种"回忆"只能在政治话语训练很频繁的情况下才能被表述出来。

20世纪50年代初期，不少地区的中医长期被划归工商联领导，并当作"资本家"进行改造，甚至对已组织起来的中医联合诊所也长期实行税收政策。以云南昭通专区为例，全区到1956年已有81家诊所，入所中医309人，但由于中医成为改造对象，处于被歧视的地位，不少中医开始退出联合诊所。昭通专区的鲁甸地区联合诊所每月还必须参加工商联搞的"评比"。巧家五区联合诊所的三位中医都参加了工商联工会。当地工商小组把两位中医拉到工商联工会工作，一个当工会主席，一个当工会秘书，使诊所经常关门停业。②

中医政治身份的暧昧难定，与联合诊所在政治运动属性上的难以定位直接相关。有的人认为联合诊所是民办公助的合作社性质的机构，有的人认为是合股经营的私人企业，有的人认为是从个体经营经过集体经营转为国家经营的桥梁，有的人认为是联营的社会福

---

① 仲远：《展开资产阶级的思想批判巩固无产阶级思想——检查我做医生时资产阶级思想的罪恶》，载《现代医药杂志》，19、20期合刊，23页。

② 参见《昭通专区把中医师当"资本家"改造》，据新华通讯社1957年2月15日报道。

再造「病人」

利事业。1952年的北京，也曾有人把筹资组成联合诊所的医师看成是"资本家"，如海淀联合诊所的司药员等，就曾经把负责领导诊所的医师说成是资方代理人，要进行斗争。后来经过卫生部门和工会共同研究，才确定联合诊所是独立脑力劳动者联合组织的社会福利事业，不是工商业。为了工作的方便，诊所可以雇用一些助手，只要医师本人是主要劳动者，便没有"劳资关系"，即使有少许的资金分红，也只不过是逐渐改造的问题，不能因此而改变了联合诊所的性质。①

　　1956年6月，昭通专区进入对私营工商业社会主义改造高潮时，在执行政策和具体办法上，均按对私改造的办法来对待中医。昭通城关区的联合诊所的改造工作就是在私改办公室领导下完成的。他们向中医提出"一切生产工具归所"（包括房子、公债等等）、"清产核资"的口号。这样，就把当地名中医杨丕之等人的私人住宅折价入了所。杨丕之请求留下一点做住房都被拒绝了，全家十来口人只好寄住在亲戚家里。中医郭正芳的房子入所后连所也不让他参加了，理由是人手够用了，逼得他只好在街上摆地摊。同时，他们还叫全所成员将历来购存的公债也入所，并且擅自修改了中央卫生部拟定的《联合医疗机构章程草案》。原章程规定的"成员有自愿退所的自由"被修改为"凡因死人迁移才准退所"。自称劳方的药工和被称作资方的中医之间由于政治分层意识的加深，互相存在着尖锐的对立情绪。中医反映"他们是向工人讨活做"②，情绪消沉。

　　20世纪50年代，政府在城市和乡村相继设置了许多联合诊所，目的是把呈个体分散状态的中西医师整合进集体事业的框架之中。在乡村中，因中医的数量庞大，所以乡村的联合诊所大多由中医单独组成。联合诊所模式虽是个过渡形式，却仍受到政治分层如劳资划分趋向的影响。武汉有家联合诊所，职工的工资比医生的还要高。医生半夜起来看病，学徒认为是休息时间，不起来取药。联合诊所也没有解雇权，中医们都说："资本家还有三权，我们连一权也没有！"中医们还发牢骚说："过去请医如拜相，如今请医如牵牛。"河南荥阳甚至还发生过有人持枪逼请中医的事件，持枪人对医生说："今晚上看不好就枪毙你！"河南南阳一个中医用一寸半长的针给一个患重病的小孩的人中处扎了一针，不料刚扎完针就掉到地上找不

---

　　① 　参见章原：《北京市联合诊所的发展和存在的问题》，载《人民日报》，1955-10-08。

　　② 　《昭通专区把中医师当"资本家"改造》，据新华通讯社1957年2月15日报道。

着了。到了晚上，小孩病情加重，病家到派出所报告说一定是医生把针弄到肚子里了。派出所就把这个中医吊起来，直到小孩病轻了才放，放时还说："小孩死了你负责！"导致这位医生因害怕而自杀。不少地方还发生干部斗争中医的现象。河南许昌专区中医进修班干部就曾组织学员斗争过一个没钱交伙食费的中医。①

当时的地方史料反映出中医受歧视在 20 世纪 50 年代仍是十分普遍的现象。尽管在防疫运动中大批中医经过紧急训练投入西医治疗的队伍中，但防疫的暂时性和对中医使用的功利性，使中医在卫生行政中的位置并没有得到确认。大批联合诊所的出现使中西医有了相互交流认同的机会，却又受限于政治意识形态对人群划分的影响。

中医"自组织形态"的蜕变

职业认同与地方礼仪

中医行业自从明清以来就有趋于专业化的倾向。按照梁其姿的看法，这种趋向与"医学行会"无关，它不是西欧医学专业发展的中心机制，也与大部分西方国家为了要控制医学知识和职业，在政府学院或其他机构中设置的公共教学典型无关。明清直到民国的中医们逐渐展现出一种他们共有的职业利益、认同和价值的共识，这种共识并不曾转变成大规模和自我规范的专业机构，亦不需要为了加强医生的影响力而与政府合作。这些共识反而是靠个别医者的规诫和小型地方团体来相互连贯的。②

晚清以来的中医组织曾出现了从传统的职业认同团体向近代的专业团体转换的过程。晚清各地比较早就盛行的"药王会"基本上可以说是传统庙会类型在中医界的反映，凝聚的都是些"药王孙思邈"的"信士"。湖南保靖县自光绪年间即有此团体，由各药铺从业人员及草医中信奉"药王孙真公人"（孙思邈）之"信士"组成，每年推举"值年人"为头领。"信士"们遵传说，都认定四月二十八为"药王孙真公人"之诞生日，每到此日，由"值年人"预先通知大家

---

① 参见《中南区中医受到歧视》，据新华通讯社中南总分社 1953 年 6 月 24 日报道。

② 参见梁其姿：《明清中国的医学入门与普及化》，见《法国汉学》，第八辑，167 页。

齐集迁陵镇武圣宫左侧药王楼，焚香化纸，祭奠"药王大神"。该会有四百吊钱基金借出生息，每到此日，祭奠之后，用息钱办一桌酒席，到会成员饱餐一顿。息钱用光后，超过之数，由到会成员摊分。①

也有些地方出现的中医师公会借助药王会的传统礼仪，来促成医术的交流切磋。光绪年间的湘乡广仁堂最初是名医悬壶之所，有意聚集了一批名医集中诊治病人。光绪三十二年（1906 年），县城中医钱乐轩、周俊盛、龙伯城、周曦窗、魏谋武、蔡功臣、李曙窗等成立广仁堂，交流医技心得。广仁堂的成立在一定程度上集中了湘乡的中医资源，但诊疗地点仍较分散。在 1911 年至 1940 年，陆续从各地入湘乡城内的名医均附属于广仁堂名下，他们分别来自西城门外、壕塘口、对河东山及东岸坪等地。广仁堂后改名为中医医药学会，比较接近地方式的行业名称，再改为中医师公会。这个组织由医师们出钱出力，与北门总士绅经过了长达八九年的诉讼，终于争回药王庙作为会址。

中医师公会平常呈分散状态，聚集时间仍按地方习俗以祭祀日为准，即每年农历四月二十八日为药王先师诞辰，由香主、会首主持设筵致祭，先期书邀城内及近郊医师参加，并稍收香资。香主、会首每年轮换一次，祭后就便召开会议，商讨惠贫施药局开局和休局日期。原定每年农历六月初一开诊施药，八月十五日休局，开局和休局的时间视时疫流行提前或延期。义诊期间由医师轮流值班，每日三至四人不等，义务值班，招待午餐。可见，这个时期的中医活动及中医之间形成的职业利益与价值认同关系，仍是靠少数医生的规诫和小型地方团体连贯起来的。这种连贯还有一个特征，就是与地方习俗中若干祭祀圈中的时令节奏相呼应，属于整体地方网络氛围的一个组成部分。②

"卫协会"的功能

不过，进入 20 世纪初，由传统中医职业团体向近代类型转变的缘由不是中医自行认同力增加的结果，而恰恰是国家行政意志在医疗领域中的体现。各地中医师公会的成立也大多以贯彻国家的卫生行政意图为自己的主旨。保靖中医师公会的会章就规定："研究医学

---

① 参见《保靖县医药卫生志》，95 页。

② 参见龙继绪：《从广仁堂到中医师公会》，见《湘乡卫生志》，1991。

医药学术，辅导同道业务发展，协助政府推行政令及社会卫生事业，促进民族健康为宗旨。"① 前两句是讲职业认同，后两句则是自觉服从国家卫生行政规划的表述。

国家意图控制中医组织与知识资源分布的状况，在民国以后频繁出现。中医师公会有时会接到上级有关卫生医药事业的通知，小的事情就借务门前街原英华牙科社萧南熏家集合县城几位负责医师讨论，如遇选举等大的事情就召开会议。萧南熏家是县城几位名医出诊经常歇脚的地点，也是本城医师晚上相聚交流经验之处。② 保靖的药业同业公会甚至为了适应国民党政府大选的情势，在县政当局督导下，与泥木公会、南货业公会等商会团体同时成立。中医师公会也是在接到国民党政府为选举需要而要求各职业团体广征会员的指令后，才积极扩大会员名额的。③ 民国时期，有的地方甚至出现了中医师公会为获取从政名额而与别的团体打官司的事件。民国三十一年（1942年），四川省乐山县府召开参议会，通知中医师公会派一名代表参加，这唯一的一名代表名额却被律师公会夺占了。为了争回这个名额，中医师公会向法院起诉，控告律师公会当事人王美槐无理侵占中医师公会权利。此案经多审终结，中医师公会获胜，律师公会败诉。④

到了20世纪40年代，国民党政府对在各地自发组织的中医师公会这类团体加快了渗透速度，并试图赋予其更为鲜明的政治党派色彩。如民国三十二年（1943年），四川国民党合川县党部授意合川县中医师公会规定："凡参加中医师公会者，必须先行参加国民党，未入中医师公会的中医依法不得执行医业。"⑤ 这使不少中医被拒之门外。这一时期的中医师公会虽然受到政治意识形态越来越强有力的干预，其基本的组织形态仍具有原初职业利益共同体的原形特质。

20世纪50年代以后情况发生了变化。不同之处在于，50年代以前的中医师公会是民间化的利益认同团体，政府往往采取抑制的策略，并不鼓励以成立分会的途径扩充影响。四川乐山市的中医师公会在20世纪40年代曾多次动议成立各种分会，如中医师公会牛

---

① 《保靖县医药卫生志》，96页。
② 参见龙继绪：《从广仁堂到中医师公会》，见《湘乡卫生志》。
③ 参见《保靖县医药卫生志》，96页。
④ 参见《乐山市卫生志》（上篇，1911—1949），144页，1987。
⑤ 《合川县卫生志》，48页。

华分会，自行成立历时十月后，被乐山行政督察保安司令公署"核以规定不合"为由强行解散。第二年，牛华建立犍乐盐区中医师公会的申请也没有被批准，理由是中医师公会依法不得组织乡镇分会。①

20 世纪 50 年代各地成立的卫生工作者协会更具有体现国家意志的功能和色彩，虽也本着自愿申请的原则，然而一旦入会，就要履行许多半强制性的义务。卫协会也是中西医混同组织，在很大程度上贯彻的是西医的职能，特别鲜明地体现着国家总体医疗规划中的设计原则。仅以江苏如东县为例，1951 年年初，如东县卫生工作者协会丰利分会成立，隶属县卫协会。凡持有开业执照的中西医务人员都可入会，手续是本人申请，分会通过，县会批准，即可成为正式会员。会员有选举权、被选举权，并要缴纳会费，完成卫协会分配的各项工作任务。卫协分会的具体工作有组织会员学习政治和业务，开展医疗卫生和防疫注射，收集民间验方、单方，组织医教带徒等。②

卫协会显然担负着远为复杂的社会职能，这些社会职能往往又是或直接或间接地体现出国家在医疗行政方面的总体意志和其在基层社会中所要表现出的效能。中医在这样的组织规训下，是很少有个体自由的活动空间的，这与传统中医师公会所表现出的依靠职业利益和价值认同加以凝聚的方式有了根本性的不同。1951 年 5 月 1 日颁布的《中医师暂行条例施行细则》中就增加了一条："中医师团体有责任组织当地中医师进行技术及政治学习，尤其对登记审查不合格者，应首先予以技术上的提高。"③

由于乡村地区中医的数目远远要高于西医，所以卫协会的大多数领导往往由本地的中医担任，这些中医大多成为基层社会贯彻国家卫生行政意志的必要纽带和中介。查阅各地的《卫生志》，属于这类情况的中医往往不在少数，此可略举数例。湖北松滋名医贺绥之在 1951 年至 1956 年曾任第五区卫协会副主任和米积台诊所所长，经常背着行李，深入农村种痘防疫，查螺治病。④ 同县的中医黄香承在 1950 年任磨盘州医务工作者联合会副主任委员，方志中称其

---

① 参见《乐山市卫生志》（上篇，1911—1949）。
② 参见《丰利镇志》，299 页，1981 年 12 月。
③ 《华东卫生》，1 卷，4 期，9 页，1951-06-01。
④ 参见《松滋县卫生志》，240 页。

"本着'上工治未病'的名言，认真执行'预防为主，积极治病'的方针，大力兴办社会卫生福利事业"①。四川富顺县针灸名家廖介雄在 1952 年参加牛佛卫生所做医师，同年参加医务工作者协会，任牛佛分会主任。② 一些"半农半医"的乡间医生也往往有机会出任卫协会的职务。如浙江乐清县的赵家驹一直务农行医，倡用熏蒸疗法自制工具，治疗痔瘘、脱肛及疑难杂症。1951 年曾参加乐清县医务工作者协会，任蒲岐地段小组长，承担蒲岐、南联、天成、临海、南岳五个乡的防疫工作。③

由于与国家的整体卫生行政规划密切相关，而且这种规划往往是随着土改运动与工商业社会主义改造等政治运动的进行，卫协会（有的地方称医联会）还伴有控制乡村流动药贩的职能，促使他们固定住址，并以是否加入"医联会"作为合法性的标准。④ 在许多地区，是否能加入卫协会同样会成为一名乡间中医获得政治身份合法性，甚至是基本生存权利的唯一途径。1950 年河北涿县的中医出诊时，看谁家的牲口好先去谁家，病家必须准备八碗或六碗的上等饭菜。中医往往有为了一帖黑热病膏药索要六升玉米的。可一旦进了当地的医联会，医联会就会不断地对其提出政治与技术结合的要求，并宣讲人民医务工作者应具有哪些条件、现在与过去不同的地方，提出坚决反对形式主义的互相推诿的会诊制度，今后要怎样为农村劳动人民服务。医联会的工作是经常参加中医的小组会，严格督促检查汇报。⑤ 前述王清良对自己境遇的申诉只是其中一个小小的例子。从中可以看出，正是从卫生组织中被清洗出来后，王清良的生存状况才发生了根本性的变化。

属于什么成分会决定中医在乡间的命运。山东临沂县有一个中医是地主成分，出去看病，乡干部不让他骑车子，说你是不是要复辟。历城县胡家乡联合诊所的五个中医，有三个是地主出身，乡干部吃药可以不给钱。他们一提出要钱，乡干部就说你再要钱，我就查查你的成分。嘉祥县有的地区，地主、富农出身的中医，不论行医多少年，是否有所谓反动行为，一概没有公民权。卫协会也有过

---

② 参见《富顺县卫生志》，243 页。

③ 参见《乐清县卫生志》，261 页。

④ 参见《老河口市卫生志》，1994 年 10 月。

⑤ 参见涿县医疗防疫大队：《从涿县卫生工作实验中，说到中西医的团结与改造》，载《人民日报》，1950-01-01。

滤清除有地主、富农嫌疑出身的中医的职能。该县六区梁海乡联合诊所中医梁远之，由于是地主家庭，个人虽然行医二十多年，仍被清除出了卫协会。①

学会"联合"

分散在乡间和城市空间中的大批"坐寓"和"游走"的中医，分别以"静"与"动"的两种形式形成自然分布的诊疗网络，就像不动的棋子和正在移动的棋子般构成了中国社会中相得益彰的医疗"棋盘"。这些医生无论以什么面目和行为方式出现，采取的都是个体单独行动的形式，很少以两三人以上的规模从事活动。在人们的记忆中，"个体"和"分散"成了中医占据某个位置的标记，这个标记又由于和广大农村农民的日常生活相呼应，变得似乎是件很自然的事情。

这种"合理性"在 20 世纪 50 年代开始被质疑了。1952 年 9 月，当倡导合作化运动的农民代表耿长锁从苏联访问回来，并以普通农民的憧憬心态和语调诉说苏联集体农庄的优越性时，报纸、电台、广播的轮番报道，使追求更高层次合作化的心理像野草一样在全国疯狂蔓延开来。呈个体状态的农民生活加快了合作的脚步，越来越多地被纳入到更大规模的集体化程序之中，就像滑下山坡的巨石一样不可抑制。②

整个躁动的气氛不能不影响到中医的选择，由个体生存状态如何适应群体合作的新形势变成了中医生活的又一主题。更具体地讲，中医必须改变生活习惯，学会把作为"个体"的自己融入群体之中，重新学习与他人相处。

就像婴儿学习走路，中医学习"联合"的过程后来大多被说成是自愿，实际情形却远为复杂。卫协会的压力是一个方面。1954 年中央卫生部成立中医司，专管中医工作，专门发出了一份文件《关于加强中医工作，充分发挥中医力量的决定》，要求把分散的中医药人员组成联合诊所，建立起全民或集体所有制的中医门诊部和中医

---

① 参见《山东省仍有排斥打击中医的现象》，据新华通讯社山东分社 1956 年 4 月 13 日报道。

② 参见［美］弗里曼等：《中国乡村，社会主义国家》，190～221 页，北京，社会科学文献出版社，2002。

院。① 文件的具体落实却是由卫协会进行的。卫协会往往要组织中医学习文件，在思想上明确联合性质的诊所是符合新民主主义阶段中医药事业发展规律的。甚至有些地方的诊所如陕西咸阳市的三家联合诊所，每天工作和学习时间达十三四个小时以上，有些六七十岁的老中医感觉精力支持不了。②

与卫协会组织紧密相关的现象是联合诊所中的中医身份和活动空间的改变。政府给联合诊所规定的任务与卫协会实际上有重叠的地方，其区别仅仅在于联合诊所更加"实体化"而已。如江苏丰利镇联合诊所的规定任务是开展门诊、出诊医疗服务，宣传卫生知识，进行防疫注射、传染病管理，协助党政部门开展爱国卫生运动等。③

卫协会对诊所成立的介入也相当细致。东北的宾县第一区在成立中医联合诊所时，首先确定以五家独资的中医诊所及两家以治疗为主的中药铺为参加中医联合诊所的对象，然后通过第二区卫协支会进行动员，了解他们思想上有哪些顾虑，工作中有哪些困难，并帮助筹集流动资金，向银行贷款五百万元（旧币），将各家合并后剩余的栏柜及玻璃药架卖给医药公司，变成现款六百万元，解决了开办费问题。④

中医走向联合是在诸多微妙的情况下过渡而成的，药房自动转成联合诊所是个比较简捷的途径。四川长寿县的邻封乡在 1952 年 5 月 1 日由协济、速成、寿康三家药铺合并成立"胜利药房"，由鲁贤卿负责，戴世彬、戴培生、魏大美等人共同经营，地点设在十字街，坐堂医生除中医聂时珍、易子龙外，还包括摆摊的外科医生石淮安。另外的一些私家药房如积义堂药房仍单独存在。1956 年 10 月，在对私营改造的高潮中，以胜利药房和积义堂为基础，成立长寿县邻封乡中医联合诊所。⑤

有一些联合诊所是通过巡回医疗队定点转化而成。四川江津县从 1953 年开始组织巡回医疗组下乡，到 1955 年 4 月，全县已有巡回医疗组 103 个。在巡回医疗实施办法中说明，巡回医疗的目的是加强农村医疗预防工作，防止封建迷信"求神治病"的发生，照顾

---

① 参见《富顺县卫生志》，93 页。

② 据新华通讯社陕西分社 1956 年 8 月 16 日报道。

③ 参见《丰利镇志》，300 页。

④ 参见耿显宗：《宾县第一区成立中医联合诊疗所的经验》，载《星群医药月刊》，2卷，20 期，55 页，1952-07-01。

⑤ 参见《邻封乡志》，240 页，1987 年 5 月。

缺医少药的边远山区，开展卫生防疫和爱国卫生运动。

巡回医疗的组织是以区为空间单位，所属乡分设若干小组，由区卫协会负责管理，初期采取流动巡回医疗的形式，然后逐渐在中心地方固定行医。巡回医疗组的资金由参加人员自行筹集，巡回医疗收费在当天巡回地区不分初诊复诊一律收诊费七分，出诊当天巡回地区按统一出诊收费标准减半收费，药品利润不得超过 30％，对贫苦农民酌免医药费的一部分或全部。

当同年巡回医疗发展为固定性的医疗组 117 个、流动性的医疗组 47 个时，这些组织就先后发展成为当地的联合诊所。普遍建立联合诊所以后，绝大多数地区的巡回医疗便由当地诊所承担，由诊所统一核算。①

如果是药店直接转成联合诊所，资金来源往往是由药店的资本折算，如江苏的小镇丰利镇卫民诊所的第一分诊所，就是由葆春吉、种福堂两家中药店联合组成，资金由两家中药店的全部中药生材和药柜折价入股，合计 1 200 元。②

如果没有药店资本做垫付，筹备资金则由参加人员筹集或自由借贷，贷款给予合法利息。还有的诊所每月收入除开支及成本外，按民主评定的百分比发给。江苏江都县丁沟联合诊所的合同中，就明确规定了入所中医的工作分工和利润分配比例，职责包括正副所长、研究、会计、调剂、事务等分工办法。民主评定出的七个人的利润分配比例是：景一波得 16％，王子刚得 11％，刘西伯得 19％，朱圣清得 14％，韩石彬得 14％，袁定生得 14％，刘万彬得 12％。每月评定一次，每月所得净利润超出（旧币）250 万元（今人民币 250 元）之款被用作福利基金。③

除了由药店建立的联合诊所之外，一般都自己设立药物调剂室。江西金川镇在 1944 年成立了金川镇中医联合诊所，仍采取开处方到药店买药的办法，不久即自行解散。1951 年 7 月，新成立的中医联合诊所由县民政科拨款 100 元，县卫生院借给部分资金，开设以提炼中药为主的中药调剂室。④

拥有自己的药物调剂室的好处是可以避免为药房所坑骗。一些

① 参见《江津县卫生志》，100 页，1984 年 10 月。
② 参见《丰利镇志》，300 页。
③ 参见《江都县卫生志》，32 页，南京，江苏科学技术出版社，1992。
④ 参见《金川镇志》，185 页，1989 年 6 月。

联合诊所在点货时主动将不合规格药品完全焚毁，丸散药都按局方定量制剂，保证药品的质量。过去分散开业时，药价没有一定规格，诊所则做到明码实价，较过去药价可平均降低 20%。①

诊所中的人际关系往往是相互制约的。宾县第一区中医联合诊所的医生邹运午为增加诊费收入，给老乡治疗，处方上开些高价药，就被看成是单纯营利的表现，遭到开会批评。②

联合诊所具有把分散在各个地区的个体中医资源聚集在一起的作用，但要解决医疗资源不平衡的问题，比如诊所设在何处才能以最佳的辐射角度兼顾更多人的就医需要，一旦搞不好，反而会牺牲一部分人的就医机会。有些地区已注意到了这个问题，四川灌县的龙溪乡在 1954 年成立联合诊所后，根据人口分布、路途远近、地势高低等情况，下设四个点，直接送医送药到田间院坝。③江西南昌县卫协会第十二区渡头中医联合诊所的章程中，也加入了一条"本所医师其中一部分依照地方习惯便利病家，仍照常继续往各市集应诊"的条款，目的是不想使联合诊所完全以静态的方式存在，而丢失了传统中医走诊的动态传统。④

北京的联合诊所更是北京市公共卫生局一手策划设计的结果，甚至其分布空间的秩序都体现出了刻意安排的痕迹。从 1951 年到 1955 年，北京共组织了 43 家联合诊所、28 家分诊所，绝大部分是以进修过的中医为骨干。这些联合诊所分设在市辖的关厢区、工矿区和近郊农村地区。这样的空间安排是想借助中医的力量，使公共卫生系统的触角伸向城乡的各个角落，特别是配合主流的公立医疗机构进行医疗预防及季节性的卫生防疫工作。临近农村的联合诊所还根据农村的情况组织巡回医疗，使中医逐渐学会了模仿西医的巡回模式。⑤

联合诊所的大量出现使"中医"的个体行医方式遭到了严重的打击，基本被排挤到了一种边缘化的位置，因为联合诊所的组成是以杜绝私人行医为基本前提的。江苏江都县一家联合诊所的章程中就有两条杜绝私人行医的规定。其中第十三条为："本所医师不得私

①② 参见《星群医药月刊》，2 卷，20 期，1952-07-01。

③ 参见《灌县龙溪乡志》，111 页，1983 年 12 月。

④ 参见《南昌县卫生志》，25 页，1988 年 12 月。

⑤ 参见章原：《北京市联合诊所的发展和存在的问题》，载《人民日报》，1955-10-08。

自应诊。"第十四条为："本所医师私自应诊经调查确实，按照诊例加倍处罚，并在大会提出批评与检讨。"① 在这些规定的制约下，中医们不仅逐渐学会了如何以群体聚集的方式诊疗治病，更学会了一种不同于以往的新型生活态度。

---

① 《江都县卫生志》，32 页。

第八章　防疫、社会动员与国家

　　1952 年的晚冬时节，朝鲜的北方乍暖还寒，但空气中弥漫着的硝烟味在逐渐飘散，因朝鲜战争而相互厮杀的白热化阶段似乎已经过去，为防备美军空中绞杀战而频繁发出的空袭警报声也开始变得十分稀落，停战的议程已摆上了板门店的桌面，战俘正在一片讨价还价声中准备交换。3 月 23 日，在朝鲜中部前线采访的中国记者戴煌驾车正沿着淮阳到平康的公路疾驶。这一夜风雪交加，天气变得异常寒冷，戴煌和司机在洗浦里歇息了下来。第二天天气转晴，蓝色的晴空中仅有几朵白色的浮云。上午九点左右，忽然听到飞机的马达声由远而近，躲避轰炸的本能促使戴煌立即跳出屋外，并隐蔽起来观察，他看到一架双引擎的美国飞机由东南向西北飞来，高度约在两千米。

　　该机飞到洗浦里西北五里左右的上空时，即转向正北，接着又折向正东。当它刚要转向东南方向时，该机机尾喷出了一片雾状的东西，每隔三秒钟喷一次，连喷三次。这些雾状的东西在空中被风吹散，慢慢飘落下来，到低空时可以分辨出是许多彩色的传单。接着转回来的飞机又从机尾喷出了一团黄色雾状物，连喷两次，以后该机即向东南飞去。不一会儿，敌机喷出的雾状物就在空中消散了。人们朝着敌机喷出雾状物的方向跑去寻找，发现就在洗浦里西北约三公里的一个积雪的无名高地上，南北约一百米、东西约七十米的面积内遍布土黄色的毛虫和苍蝇，最密处每平方米内有三百多个。[①]

　　场景转换到了 4 月 2 日这一天，英国记者阿兰·魏宁顿正驾驶着一辆吉普车穿越一段偏僻的山地。一架飞机突然从头顶上掠过，

---

　　① 参见《新华社朝鲜前线记者和英国〈工人日报〉记者报道目击美国侵略军飞机撒布毒虫毒物情形》，载《人民日报》，1952-04-09。

飞越高度使人难以看清其轮廓。约二十分钟后，魏宁顿发现一些小点子从很高的天空中飘飘洒洒地坠落了下来，落到低处一看，是几百片褐色的树叶。他描述道："突然，天空中也到处出现长翅膀的、鼓翼乱飞的昆虫，其中许多落在我们身上。在几分钟内，我们就用筷子捉到几十只。这时，只有很轻微的风，小得不能把树叶子由附近的山顶上吹跑。但是，为了稳妥起见，我们由附近的各种树叶子中挑了一些样品。"① 这些从不同场景中收集到的目击证词，后来大多成为美国在朝鲜发动"细菌战"的证据。

middle# 小小"细菌"改变了世界！

密度极高的轰炸时间表

其实自 1952 年 2 月 22 日以后，类似的描述开始在《人民日报》上以滚动序列的方式频繁发布。在描述具体场景时，行文中撒放"细菌"的区域被划分为"战区"和"居民区"两类。以下是对居民区细菌撒播的标准描述，包括"时间"和"地点"的新闻要素："一月二十八日，敌机在伊川东南之金谷里、外远地、龙沼洞、龙水洞一带上空撒放为朝鲜居民所从未见过的三类小虫：第一类状如黑蝇，第二类状如跳蚤，第三类状如壁虱（又像小蜘蛛）。"②

关于"战区"细菌播撒的描述如下："二月十一日，敌机又在铁原一带的我军阵地上空投下大批纸包、纸筒，内装跳蚤、蜘蛛、白蛉子、蚂蚁、蝇子等类小虫。""二月十三日，敌机又在金化地区我军阵地上空撒下苍蝇、蚊子、蜘蛛、跳蚤等类小虫。"③ 媒体报道说，根据我方军医部门初步化验结果，敌机撒下的这些小虫含有鼠疫、霍乱及其他病菌。又据北京第一卫生事务所所长何观清的观察，发现除鼠疫、霍乱等病菌外，可能还有兔子身上的疫病。④

在报纸上伴随细菌撒播消息出现的，是主要版面上各种形式的

---

① 《新华社朝鲜前线记者和英国〈工人日报〉记者报道目击美国侵略军飞机撒布毒虫毒物情形》，载《人民日报》，1952-04-09。

②③ 《侵朝美军疯狂撒布细菌》，载《人民日报》，1952-02-22。

④ 参见《愤怒抗议美军撒布细菌的罪行》，载《人民日报》，1952-02-23。

抗议活动的报道和语词，以及各界的言论表态。① 抗议言辞的表述均具有一致性。在浙江召开的座谈会更是以 1940 年日军在宁波、衢州、金华、东阳、义乌、龙游一带发动细菌战为例，和美军的细菌撒播活动相比较。②

仔细对比这些消息，我们发现，在 2 月份的"细菌战"报道中，各类事件发生与发展的序列是清楚的，但也许是限于当时的条件，尚没有更多有力的证据说明朝鲜各地出现的机撒各类带菌昆虫与当地发生流行疫病的关系，以致发生了时间和空间的错位。比如细菌战是从 1 月 28 日刚刚开始报道，而在一篇有关细菌战缘起的资料性综述中，朝鲜从 1950 年到 1951 年初的一次天花流行也被归入了"细菌战"的时间序列。

从 1950 年 12 月中旬到 1951 年 1 月，朝鲜重获解放的几个地区在七八天内同时发现了天花，而在以往的几年中，朝鲜地区是从未发现过天花的。当时，平壤市、平安南道、平安北道、江原道、咸镜南道、黄海道等地突然发现患天花的人，而且到 4 月间就发现了 3 500 个以上的病例，患者 10％死亡。在解放较晚的地区，天花的传染尤为流行。江原道发现了 1 126 例，咸镜南道发现了 817 例，黄海道发现了 602 例。

根据这些数字可以看出："在未被美国侵略者侵占过的地区，却都未发现患天花的人。"后来战俘口供所提供的证据表明，美军实际发动"细菌战"的时间应是 1952 年 1 月，而不是如以上报道所述是从 1950 年就已经开始了。

有些报道是想根据美军军事部署的动向估测"细菌战"发生的来源。巴黎《今晚报》记者 2 月 29 日在开城访问一位中国军人得到的说法是这样的：在 2 月 11 日，下午 1 时，他看到三架飞机从铁原那面飞来，"这几架飞机飞了两个圈，飞得很低，撒下了一阵黑雾似的东西，大约一个钟头以后，我们发现山坡的积雪上散布着一堆堆的苍蝇和跳蚤。在一个地方，一平方米的面积内就有一千多个跳蚤"。

当地的朝鲜居民说他们以前从来没有见过这种跳蚤，而且这一带最早也得 3 月底以后才会有苍蝇。一位年老的农民说自己在这里

---

① 如 2 月 24 日发布的朝鲜外相朴宪永的声明及中国各社会组织的抗议言论，以及 2 月 28 日发表的按地区划分的北京、东北、华东、中南、西北、西南等地各社会团体的抗议声明。

② 参见《抗议侵朝美军撒布细菌》，载《人民日报》，1952-02-23。

再造「病人」

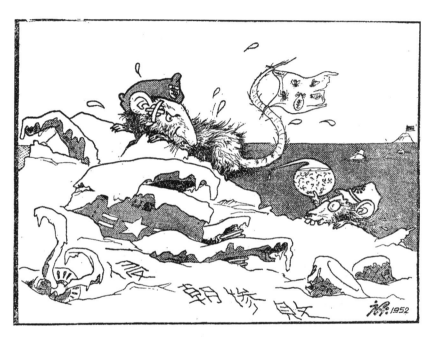

　　"反细菌战"期间，官方报纸《人民日报》登出的漫画，标题为《现在，日暮途穷的美国侵略者，竟敢又来做这种罪恶滔天的勾当》。我们注意到画面上贯穿了"抗日"和"抗美援朝"两个"革命史叙事"中的历史时期，漫画作者试图说明"日本鬼子"和"美国鬼子"在撒播细菌方面是一丘之貉，"老鼠"变成了新老帝国主义侵略的隐喻象征。(选自《人民日报》1952年2月24日)

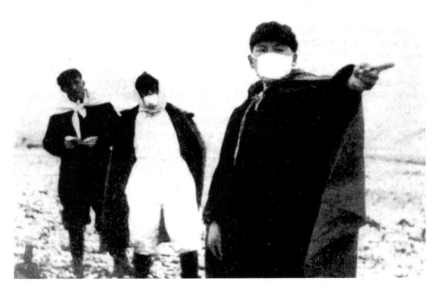

"反细菌战"期间,中国军人在"细菌"散布的现场做勘察。(选自 Rogaski, Ruth,"Nature, Annihilation, and Modernity:China's Korean War Germ-Warfare Experience Reconsidered",*The Journal of Asian Studies*, Vol. 61, No. 2)

已经住了 63 年，从来没有见过这样的跳蚤。时间竟是如此的凑巧，在发现大量跳蚤的头一天（2 月 10 日晚），这个地区的朝中联合巡逻队发现美国军队在前沿阵地上突然消失了，很像是进行了有计划的撤退。于是记者马上得出结论说，显然这是为了使美国军队免受李奇微"细菌战"的影响。[①]

不难想象，当"细菌战"尚发生于朝鲜境内时，国内的民族主义情绪只是在悄悄涌动着，但在 3 月份以后情况大变，当"细菌战"的空间界限延伸至中国境内时，酝酿已久的民族主义情绪开始被点燃而喷涌出来。媒体在表述频率和密度上也发生了很大变化。报纸上排列出的"细菌"撒播时间表就呈现出了一种非常强烈的节奏感。

"三月四日，美机十三批、七十二架次侵入我安东、浪头、大东沟、九连城、长甸、河口、新民、辑安、浑江口、宽甸等地撒布昆虫细菌。当天上午十一时，浪头上空发现美机六架，在五千米上空投下两个布包，距地面二千米即散开，当即在公路附近发现一批苍蝇。下午二时，新民县白旗堡、绕阳河上空发现美机一架，该机投下一批苍蝇。同日，美机在宽甸上空活动后，宽甸城东及红石拉子等地即发现美机投下的苍蝇、蚊子、蟋蟀、跳蚤等毒虫。"[②]

"三月六日二十一时，美国飞机一架侵入我青岛市郊，撒布细菌毒虫，敌机过后，青岛市东郊太平角及沙子口等地居民发现大批突然出现的苍蝇、蜘蛛和小甲盖虫、蚂蚱、土蜂、蚂蚁等毒虫。"[③] 一串串的地名和呈连续性的轰炸时间表交相印证，昭示着"细菌战"空间的不断扩大。而紧随其后公之于世的各种证词言说则直接把"细菌"的传播与美帝国主义暴行联系了起来。宽甸镇南门外五十一岁的居民刘童伦说："美国飞机撒下的蚂蚁比当地的蚂蚁大。当地的蚂蚁每年最早在六月才能从巢里爬出来，现在地面还冻着，盖着雪，当地的蚂蚁怎能爬到雪上来。"

另一位 62 岁的老农邹子恒说："我活了这么大年纪，从来没有见过在阴历二月的大雪天里就有这么多苍蝇、蚊子。往年这里总要过清明节以后才能见到苍蝇、蚊子。现在所发现的这种形状的苍蝇、

① 参见《李奇微有计划地进行细菌战》，载《人民日报》，1952-03-04。

② 《不顾我国和全世界人民正义警告，美机侵入我东北撒布毒菌》，载《人民日报》，1952-03-07。

③ 《美侵略者竟把细菌战扩展到青岛，并继续在我东北地区疯狂撒布细菌毒虫》，载《人民日报》，1952-03-15。

蚊子，我从幼时到现在也没有看着过。"① 这类证词与朝鲜境内居民的表述风格十分接近，只不过空间从境外移至境内，空间变化了，对"细菌战"认知的情境也会随之转变。

一个秘密的"沾带"行动

传播学创始人哈罗德·D. 拉斯韦尔在探讨战争中的宣传技巧时曾经意识到，宣传组织的一般形式呈现变化不定的态势，宣传者可以根据自己的宣传目的进行调整。然而，宣传者面临的主要问题在于选择最适合激起所需反应的社会建议。拉斯韦尔认为，宣传的首要目标在于激起对敌人的仇恨，因为这些敌人破坏了集体的自尊和道德标准，是实现整个国家珍贵理想与梦想的绊脚石。

在新中国成立初期的 50 年代，"细菌战"还是个令人感到十分陌生的名称，它与常规战之间的区别及其扩散的威力与程度在普通人的头脑中根本无法形成具体而清晰的图像。因此，如何使首先发生在朝鲜境内的"细菌战"与中国人的日常现实生活建立起直接相关的联系，始终是政府媒体难以明确界定的问题。直到 1952 年 3 月，中国东北、青岛等地出现细菌撒布的现场目击证言以后，"细菌战"与中国人切身生活的空间关联性才变得日渐清晰起来。随着对目击证言相关报道的大量增加，以及各种国际与官方调查团取证工作的频繁开展，特别是对染病个案富有视觉冲击力的反复报道，"细菌战"的特征逐渐从跨区域的政治地理角度成为民众视野的聚焦点。

尽管如此，由于实地调研工作的条件一度受到限制，特别是缺乏美方内部发动"细菌战"的具体实施情况的有力证言，以至在相当长一段时间，各种媒体的表述似乎仅限于较肤浅的新闻报道层次。转折点发生在 1952 年 5 月，媒体公布了被击落的美国战俘凯尼斯·伊纳克和约翰·奎恩的供词。1953 年 2 月，新华社又公布了被俘的美国海军陆战队第一空军联队参谋长弗兰克·赫·许威布尔的供词。这几份供词虽然发布的时间前后不一，但因所俘人员官衔或在空军中所处地位的不同，其证词内容正好能够涵盖有关"细菌战"上层策划和底层实施的不同阶段的图景。

许威布尔的证词表明"细菌战"实际上分"试验"和"正规"两个阶段展开。1951 年 10 月，美国参谋长联席会议即向远东司令部

---

① 《美帝国主义细菌战罪行调查团东北分团获得美国进行细菌战的许多罪证》，载《人民日报》，1952-03-25。

司令李奇微发布了举行"试验性"细菌战的命令。从视觉效果而言，证言的措辞所展示出的效果，仅以往单纯罗列轰炸时间表和国内目击者证言的新闻性表述更能震撼读者的心灵。

请看下面的描述：

> 试验阶段的预期目标设计是试验各种可用疾病的蔓延性或传染性，以及每种疾病是否严重破坏敌人的行动或平民的日常工作，要在实地试验不同种类的军器或容器，并使用不同类型的飞机来试验它们作为携带细菌弹的工具的合适性。

> 要加以试验的空间地形包括高原、海岸地带、空旷地区、山谷地区、孤立地区、相互毗连的地区、大小市镇、聚集在一起的城市以及相当分散的城市。各种可能的地区或是地区的各种可能的组合，都要加以试验，而且要足以包括朝鲜一切极冷和极热的气温。

> 一切可能的投掷方法都被投入试验，包括起初仅是夜间袭击，其后扩大为由专门的中队进行日间袭击。各种轰炸由单独一架飞机直到成群结队的飞机进行轰炸都要进行试验，而细菌弹要与惯用的炸弹同时使用。①

供词中显示，试验性的轰炸从 1951 年 11 月就开始了，第一批 B-29 飞机从冲绳岛起飞，对朝鲜所有目标采取一种称为随意轰炸的行动，试探效果和反应。其随意性表现在，头一天夜里的目标可能在朝鲜东北部，第二天夜里可能又会在朝鲜的西北部。出于经济和保密的考虑，投掷细菌弹的行动是与寻常在夜幕掩护下的武装侦察结合起来进行的。

"试验"阶段的细菌战最初是由海军陆战队的五一三中队在执行夜间武装侦察行动时同时展开，使用 F7F 型（虎猫式）双引擎飞机。进入 3 月份，海军陆战队第一照相中队的女妖式飞机（F2H-2P 型照相侦察机）开始投入细菌战行动，以继续并扩大用细菌弹轰炸朝鲜的城镇，并时常把这些行动与寻常的照相任务结合起来。海军也参与了这项计划，海军利用朝鲜东海岸外航空母舰上的 F9F 型（豹式）、AD 型（空中侵略者式）以及标准的 F2H 型女妖式（区别于照相用）飞机配合行动。

---

① 《美国海军陆战队第一空军联队参谋长上校弗兰克·赫·许威布尔供词之一：主要供词》，载《人民日报》，1953-02-24。

"恶魔"图像最有威慑力的展示是"细菌战"作为阻击敌人进展计划的组成手段而正式投入实施阶段。1952 年 5 月下旬，许威布尔从第五航空队的新司令巴克斯将军口头传达的发动细菌攻势的命令中，听到的已不是什么零星的试探侦察，而是集群式的猛烈攻击行动。空间作战的军事地图至少增加了试验阶段不曾具有的两大要素：横贯朝鲜的一个沾染地带和十天为一个循环的高密度沾染周期。巴克斯将军曾明确对许威布尔说，如果政府公开宣布使用细菌战，那么它将成为所有主要袭击的一部分，同时也将如此宣布，目的在使工人害怕进入沾染地区从而阻止工人修复轰炸所导致的损毁。①

细菌沾染地带的建立是为了使制止敌人的供应运抵前线的阻击计划更加有效，沾染周期表的制订以不超出十天为一期，每一期这个地区要重新沾染一次或重新补充一次，其目的是使"细菌战"更加"常规化""制度化"。具体而言，在整个 6 月到 7 月的第一周，原来只执行零散投弹任务的五一三中队在沾染地带使用霍乱弹方面，就完全进入了一种"常规化"的状态。其程序是，通常每夜平均有五架飞机针对沿朝鲜西海岸直到清川江的主要供应线实施密集投弹，特别着重于平壤以南的地区。

"沾带"行动的秘密性被不厌其烦地再三强调，细菌弹只能与通常的炸弹或凝固汽油弹一起投下，以使袭击伪装成与通常对供应线的袭击无甚区别。为了在敌区上空时能格外保密，在投完细菌弹前要在飞机上保留一枚凝固汽油弹，以便万一飞机坠毁，也可以焚毁证据。

保密在内部看起来就进行得十分细致，"细菌"字样为"超级宣传"的表达所替代，细菌战的任务是由单独的、绝密的关于任务的命令来安排的，这些命令也称"分"令。这些命令只说在关于当天行动的例行秘密"分"令中所提到的第某某次任务中，要携带"超级宣传"或"超宣"。②

另一份飞行驾驶员的供词更提供了"细菌战"作战训练和投弹的细节，"细菌"的各种投放方法在教官冷漠的语调教授中被一遍遍地重复着：投放细菌可以使用喷洒装置，在空中喷洒带菌尘埃；在半空开启的细菌弹，它随风散布带菌尘埃；落地开启的细菌弹，内装带菌虫子；落地后裂开的纸制容器，内装带菌昆虫；带有降落伞的各种容器，内装带有带菌昆虫的小动物；带菌的传单、自来水笔、

①② 参见《美国海军陆战队第一空军联队参谋长上校弗兰克·赫·许威布尔供词之一：主要供词》，载《人民日报》，1953-02-24。

衣服与食物等；还有装有细菌的容器，投入江湖与蓄水池，使水污染，为害人畜。

对投弹细节描述的细腻程度也足以使供词具有不同以往的震撼力："飞机在七千五百英尺上空飞行，沿途未遇高射炮火，将近沙里院时，飞机低飞到约五百英尺，径飞离沙里院约十英里的黄州。当飞机飞到黄州以西约四分之一或五分之一英里时，驾驶员按驾驶杆上的电钮，投下两枚细菌弹。两弹落入黄州，着地都未爆炸。我在记录上注明这两个'不爆炸的炸弹'。飞机投弹时平飞，飞行高度约五百英尺，速度每小时二百英里。按通常情况，在投五百磅爆炸弹时，飞机最低高度是约一千二百英尺，如果再低，那炸弹爆炸就要危及飞机。"[1]

"沾带"行动后的空间效果

此"细菌弹"非彼"细菌弹"？

1952 年 3 月以后，浓浓的"细菌战"氛围已通过电波和报纸等媒介弥散开来，吸引着大批民众的视线和听觉。但人们始终无法确认的是，沾染着细菌的各种毒虫是否真实地在中国境内存在，如果存在它又可能以什么样的方式改变人们的日常生活。正因如此，无形无影的"细菌"如何与大众有形生活之间建立起一种可以沟通的对应互动关系，仍是困扰着人们神经的焦点问题。

美俘供词的公布只是初步解开了盘绕在民众头脑中的第一个谜团："细菌战"看起来确实是有计划甚至是成规模地在发生着。吉林市居民潘先来和吴高氏说："这回可靠啦，连美国俘虏都说了，这一定是撒细菌了。"[2] 但第二个谜团仍无法解开："细菌战"在多大规模的空间范围内会成为中国人必须予以高度重视的特殊事件？"细菌战"与惯常的军事行动之间有何区别？因为供词中所说的"沾带"行动的范围毕竟只局限于朝鲜北部最具战略意义的地区，它是否真的波及中国境内，需要与战俘供词相接近的目击者证言予以重新认定。

---

① 《朝中专家、记者联合讯问团讯问伊纳克及奎恩战俘报告书》，载《人民日报》，1952-05-17。

② 《东北各地群众对美俘供词的反应》，据新华通讯社东北总分社 1952 年 5 月 19 日报道。

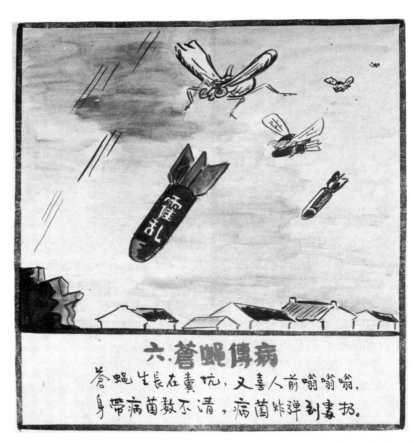

此幅"反细菌战"宣传画收藏于美国国家医学图书馆,检索号是PP060118 map。

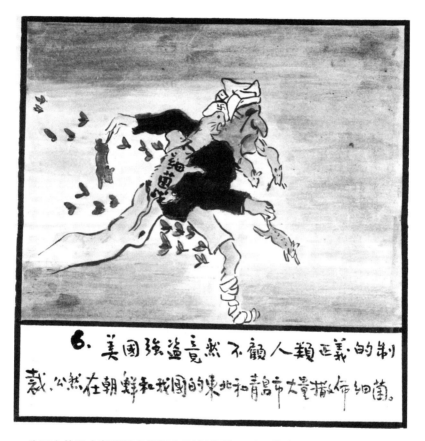

6. 美国强盗竟然不顾人类正义的制裁，公然在朝鲜和我国的东北和青岛市大量撒布细菌。

此图大约是在朝鲜战争期间印刷制作的"反细菌战"宣传画。收藏于美国国家医学图书馆，检索号是 PP060117 map。

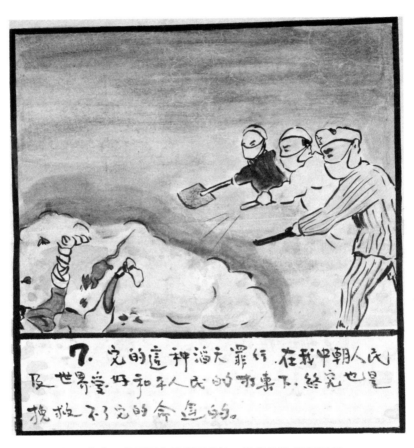

此幅宣传画收藏于美国国家医学图书馆，检索号是 PP060119 map。

从 3 月份的"轰炸时间表"到 5 月份的战俘证词,"细菌战"的全貌逐渐被清晰地勾勒出来,不但有目击证人的证词描述,而且有细菌学家的专门解说,再加上战俘具有强烈心理震撼力的细致表白,"细菌战"的轮廓似乎变得日益清晰并不断向真实的图景逼近。然而,在中国境内的普通民众,还是在空间距离的感觉上无法切实断定这些看不见的"美国细菌"到底与自身生活有何关系。因为"轰炸时间表"式的报道只是部分印证了中国境内也出现了类似在朝鲜发现的反季节性昆虫,却暂时无法证明这些昆虫就一定与"细菌战"的作战方式有关,也无法证明这些昆虫与当地疫病的发生有直接联系,而战俘供词中承认的投弹行为均发生在朝鲜境内。这就意味着,当民众知晓了"细菌弹"的投掷过程之后,并不会马上自然地认定这种投掷与自身生活状态有关。

要想使民众真正从心理上感受到威胁,并使这种威胁渗透到心理和生活状态中,不仅"轰炸时间表"这样的常规报道方式尚不具视觉冲击力,即使战俘供词中所清晰展示的"细菌战"策划效果,包括精密的投弹路线图的设计、投弹的沾染规模和频率、投弹效果的检验程序,仍不足以使民众完全信服。事实证明,更重要的宣传策略是使这种种撼人心魄的图景能够更有说服力地在中国境内得到印证和再现。

更有说服力的再现似乎在 4 月 14 日的一篇报道中得到了验证。这篇报道说:

> 三月二十七日清晨,辽东长白县农民李明成在自家住宅以西约一百八十米处,发现了一枚已经破裂的细菌炸弹的一半,随后又在附近将另外的一半找到,并在该弹附近发现了许多上面附带着苍蝇、跳蚤、甲虫等带菌昆虫的传单。三天以后,同村农民姜树德等,又发现了另一枚细菌炸弹的弹体。

> 四月一日,农民金锡善上山打柴时,又发现了第三枚已经破碎成为八块的细菌弹的弹体。该弹除引信部分为银白色外,弹壳和弹尾翼均为灰黄色,炸弹内部分为四格,在银白色的信管上,除许多阿拉伯字外,有着明显的美国标志"U. S. TIME"的字样。在弹壳的外面注以"BOMB LEAFLET"(传单炸弹)和"五零零 PBM 一零五"等字样,另一面则有"EMPTY"(空的)字样。①

---

① 《美机竟又在我长白县投掷细菌弹》,载《人民日报》,1952-04-14。

对"炸弹"形状的详细描述具有更加具象性的特征，特别是其中关键的一句话："这种细菌炸弹和美机在朝鲜所投放的形状完全相同。"显然这类新闻式表达比"轰炸时间表"传播信息的方式更具冲击力，如与 5 月 6 日发布的美国战俘供词配合起来对照阅读，至少给人的印象是供词中所描绘的"细菌弹"如鬼魅般实实在在地在中国大地上出现了，而且似乎从此就会纠缠住普通中国民众的神经。如果粗粗对照起来看，两者在文字表述上确有某些一致性，如所谓"超级宣传"的供词与现场发现的带菌传单在形式上的吻合性，传单周围密集的昆虫聚合方式，等等。仿佛谁也没有心思去追究国内媒体报道中的"细菌弹"与战俘供词中显露出来的细微差别。

经过细读之后我们会发现，俘虏供词与以往相关细菌弹落地过程的描述之间至少存在着两点细节上的错位。第一个疑点是约翰·奎恩的供词明确说明，由于细菌弹与普通炸弹外形极相似，当他检查飞机时注意到了领航员所提示的"机翼下的炸弹都没有任何信管"这句话是正确的，并以此断定这是细菌弹与平常所携其他五百磅普通炸弹的区别。可是辽东长白县发现的炸弹上却都装有银白色的引信。第二个疑点是，奎恩的供词明确说明细菌弹是不会爆炸的炸弹，所以在投放时不用去管它爆炸不爆炸，在朝鲜军隅里投放了两枚细菌弹后，他在返回机场交回装备时，也向作战科情报组报告已经投了两枚不爆炸的炸弹，并由军曹做记录以便交给情报官员。①

可是李明成在美机盘旋上空时却突然听到了爆炸声，爆炸声之后又听到一阵沙沙的响声，这两点显然与战俘的供词相冲突。出现爆炸声这个疑点似乎较好解释一些，我们可以猜想美机投弹可能是把普通炸弹与细菌弹混在一起或在一段间隔的时间内投下的，李明成听到的爆炸声恰恰是作为掩护的普通炸弹的爆炸声，可是这仍解释不了中国境内的炸弹带有信管这个现象。

如此一来，一个奇怪的效果就出现了：俘虏的供词有可能恰好证明"细菌弹"在中国境内分布状态的不确定性。尽管在战俘供词发表以前，细菌专家严镜清就已撰文证明："有的炮弹投下时爆炸声轻微，落地后并不炸碎，只是分开成为完整的两部分。在这些投下的容器的周围，突然有大量的各种昆虫和其他毒物出现，包括苍蝇、黑跳虫、蜘蛛、老鼠、鱼类、鸟类等。我们在这些投下物中分离出

---

① 参见《我被迫参加美国华尔街发动的非人道的细菌战的经过》，载《人民日报》，1952-05-06。

了致病的细菌。"① 这些描述似乎部分证明了中国境内"细菌弹"的存在，但无法与一些目击者的证词完全吻合。

内外有别：信息流通的模糊性

就民众群体和上层决策者这两个不同的新闻受众而言，媒体信息经过严格筛选，通过公开渠道向民众所展示的"细菌战"防疫过程，与经过内部渠道进行采集后政府领导人获知的信息是有很大差异的，内部信息往往呈现出了更为复杂的张力状态，这种差异也最终会影响到政治的决策过程。

如新华社华东总分社发出的一则消息就以非常肯定的语气说，自3月6日敌机侵犯青岛撒布带菌昆虫和毒物以来，华东各地除上海、南京两市外，均已较普遍地发现敌机活动及散发各种毒虫和毒物。截至4月底，撒布地区已达6个省、区，94个县，计有安徽省9个县、浙江省22个县、福建省17个县。至于敌机的活动频率和趋势，也从3月份主要在山东、苏北，扩展到了4月份的苏南、安徽、浙江、福建，其中尤以浙江、福建沿海为最频繁。飞机投掷毒物的种类也似乎越来越多，达到四十余种，其中昆虫以蚊子、苍蝇、蚂蚁、蜘蛛为最多。此外，在浙江、福建曾散发大量传单及香皂、饼干、牙膏、绳子、钢笔、棉花、鸡毛、树叶等，这些物品经初步检验，都带有毒菌。②

另一则新华社中南总分社的消息也突出描述了"细菌"散布的广阔空间范围，其公布的统计材料除河南以外，粤、桂、湘、鄂、赣5省32个县境内均发生敌机撒布细菌的活动。敌机活动的大致路线是上旬在沿海，中旬在内地与山区，下旬在铁道线与港口（如粤汉线的咸宁、岳阳，湘桂线的柳州及海南岛榆林港）。活动的特点是大部分在夜间或雨天。投掷的毒物除一般的昆虫等物外，什么小孩玩具、毛巾、布、线、万金油、罐头食品、饼干、香蕉、气球等似乎应有尽有。这些物品经当地卫生机关化验结果，其中大部分含有毒素或毒菌。③

---

① 严镜清：《铁证如山》，载《人民日报》，1952-04-20。

② 参见《敌机在华东地区撒布带菌昆虫毒物和防疫情况》，据新华通讯社华东总分社1952年5月19日报道。

③ 参见《四月份敌机在中南各地撒布细菌情况》，据新华通讯社中南总分社1952年5月9日报道。

中南总分社另一则报道说：敌机最近活动均多在夜间或阴雨天气，飞行高度在一万公尺以上，敌机到达侵袭目的地后盘旋时亦在七千尺以上，因此敌机进入境内不易发觉和辨别，一直待敌机在上空盘旋时才被发觉。①

这里描述出的细菌撒播状况与战俘供词中提供的投放细菌弹细节却无法吻合。美俘供词中不但说明在出发前，作战室的雷诺兹上尉指示他应该在两百英尺或者可能的话更低一点的高度投弹，不用管它们爆炸不爆炸，而且在实际投弹时，奎恩的描述也与此相印证："我们在两点钟起飞，于三点二十五分到达军隅里，我按领航员史瓦兹告诉我的方向转弯，并降到两百英尺的高度投下了那两枚炸弹，它们是不爆炸的炸弹。"②

而中南分社所报空情中的敌机都在七千米以上盘旋并投弹，所以很难断定所投炸弹就是"细菌弹"。

各地相关报道可能并没有夸大敌机游动的空间范围，却似乎很难在一般军事与侦察行动以及成规模的"细菌战"之间勾勒出一条清晰的界线，于是各种报道都似乎充斥着一种模糊的、不确定的表述，而且这种似有似无的宣传策略所昭示出的惯性，似乎已习惯于自动把一些也许属于巧合的事件建立起合理的关联性。比如4、5月份许多地区爆发各种流行疾病和瘟疫，如山东出现麻疹、流行性脑脊髓膜炎、斑疹三种流行病。仅麻疹患者就有 31 014 人，死亡 1 399人，这个比例是相当高的。但青岛市的疫情报告中，只在死骡子及一批死猫的身上化验出了炭疽菌。③

各地消息来源在报道疫病流行时，虽然都无法断定与"细菌战"到底有何关系，但都习惯性地模糊着说，是否和"细菌战"有关正在检验中。有的属于间接的联想和推测，但却是以相当肯定的语气加以描述的。如东北地区 6 月份疫病情况较过去任何一个月都严重，过去每月患者均为数百人，最多也没有超过 500 人，但 6 月份却突然有 28 100 人患病，特别是患疟疾和壁虱脑炎者为多。不过在判定疟疾来源时，显然采取了排除法，而更多地聚焦于以下现象："这些患者均被蚊子刺咬过，而且辽西省境内，更是美机撒布蚊虫最多的

---

① 据新华通讯社中南总分社 1952 年 5 月 10 日报道。

② 《我被迫参加美国华尔街发动的非人道的细菌战的经过》，载《人民日报》，1952-05-06。

③ 参见《山东疫情及防疫情况》，据新华通讯社山东分社 1952 年 4 月 29 日报道。

地区。"

又如壁虱脑炎（又名森林性脑炎）的来源，据当地伐木工人讲，是壁虱咬过后才发病的。往年也有人被咬过，但仅有少数人发病，而今年被咬的人很多，其中大部分人都发了病。经过流行病学家探讨推测，认为有三点原因可能和"细菌战"有关：一是该森林区是美机在 3 月末 4 月初侵入北满地区的常经之路，二是通河、铁骊等地区在雪面上均曾发现美机投下的壁虱、小黑虫和跳蚤，三是通河工人来自辽东，恐与辽东、朝鲜疫情有关。①

根据发病人数的增加而与敌机侵入的路径建立起一种推导式联系，无疑会自动在心理和视觉上同时放大"细菌战"影响的空间范围，不过这种作用有时是很微妙的，需要不断加以验证。例如 4 月份西南地区敌机投放毒物、毒虫次数在增加，云南大理、汶山两县发现的一批毒虫，已被检验出带有鼠疫杆菌，而多次投下的一些物品如紫色胶状体、圆筒皮囊和鸡毛，以及红色树叶、气球等尚待检验是否带菌。然而，与这种投放"毒物"趋势日渐增强的情况相反的是，西南地区在历史上常年发生的几种主要疾病如天花、回归热、流行性脑脊髓膜炎、麻疹和鼠疫却都有减少的态势。②

一些普通民众对飞机投放物的态度也好像在印证着些什么。浙江台州的一些人捡到美机投下"有毒"的香皂、传单后不肯交出来，有的妇女把香皂藏到箱子里，说留着将来给女儿做陪嫁用。有的把"有毒"的传单收起来，准备订成小本子写字（因反面没有字）。当地的部队把搜集来的一百多块香皂埋在地下后，又被当地民众偷偷挖出拿走，以至没有投到香皂地区的民众还觉得遗憾。许多干部都不相信敌机撒下的东西有毒菌，有的干部甚至公开在群众面前说："传单上没有毒，不信的话，我嚼一张给你们看。"③

"细菌战"信息传播的模糊性很大程度上源于医疗卫生检疫程序所呈现的战时状态。如东北防疫委员会研究组向到东北调查的国际民主法协调查团作证时，曾称安东市北井子村发现的大量羽毛经化验证明含有炭疽杆菌。后来证明此判断是错误的，原因是研究人员

① 参见《东北区六月份空、虫、疫情》，据新华通讯社东北总分社 1952 年 7 月 31 日报道。

② 参见《敌机在西南区投放毒虫毒物及防疫情况》，据新华通讯社西南总分社 1952 年 6 月 26 日报道。

③ 《黑龙江、浙江等地群众和干部对美机撒布细菌和毒物存在麻痹思想》，据新华通讯社 1952 年 5 月 10 日报道。

在接到这些羽毛后，仅做了细菌学的培养，发现在形态上有与炭疽杆菌相近的细菌，据说可能是枯草菌。在做动物实验时，小白鼠被注射后死去，但未追究注射时是否带有杂菌，也未做进一步的化验（如血清反应等），就肯定其结论。

又如沈阳市郊曾发现黑跳虫，在专家作证时，曾声明该虫带有致病的立克次氏体，而立克次氏体有致病与不致病之分。该组在检查时，已判明黑跳虫所带的立克次氏体是不致病的，由于翻译英文名称时错了一个字，误为"致病的立克次氏小体"，以后在复查中又予以否定。[①]

正是因为在辨认各种投掷物是否带有病菌时出现了太多的不确定性，以至当时有关"细菌战"的报道往往以过于笼统的描述取代了经过严谨验证的结论。这种报道最终影响到了民众的心态和生活方式。

"美国细菌"变成了上帝扔下的"瓶子"

民众反应的差异

在美国影片《上帝发疯了!》中有一组镜头，一架飞机飞过非洲沙漠，从空中甩下了一只可口可乐的空瓶子，恰好落在了一名部落男子的脚边。经过一阵惊诧之后，这名部落男子捡起瓶子，左察右看不知是何玩意儿，于是试着用它来干一些日常的活儿，如敲打碎物等等。影片的主题似乎是在说，现代西方文明的一种象征物似乎开始以某种无意识的感觉形式渗入和改变他们的生活，但首先被赋予的是他们日常生活中近乎琐碎的功能意义。

美国飞机撒下细菌的场面似乎与当空甩下瓶子的电影画面无法拼接起来，但空中扔下的无论是"细菌"还是"瓶子"，对于地面上日出而作日落而息的芸芸众生来讲，都同样是改变生活节奏的开始。当地面上乡村和城市中的人们仰望一片黑雾般飘下的"毒虫"时，他们首先要被改变的是，如何把这片黑雾中撒下的虫子与普通日常所见的虫子区别开来，再学会赋予政治的意义。现在人们已经习惯

---

① 参见《东北防疫委员会研究组的某些专家存在着粗枝大叶作风》，据新华通讯社东北总分社 1952 年 6 月 23 日报道。

在"细菌"与疾病之间建立起一种条件反射式的对应关系。然而在1952 年，大多数人还是仅能从季节性的自然循环周期中来理解昆虫的出现。

"细菌战"作为一种信息形态传播得到确认，在 1952 年的上半年明显有一个从不确定到相对确定的过程，同时这种确认的程度也与"细菌战"发生的空间转移态势有关。按人们的最初理解，"细菌战"似乎只能发生在处于战时状态的朝鲜战场，以后东北、青岛等沿海和边境城市相继出现"细菌战"迹象，媒体以相当冷峻的程序列出了轰炸时间表时，人们的认识才有所调整。关键性的转折发生在美俘供词发表以后，其细节的震撼性以及"细菌战"与原子武器之间有可能发生关联的想象使心理恐慌进一步升级。

当媒体对"细菌战"发生在朝鲜和东北的报道以频率很高的形式发布时，由于一般民众尚无法验证带菌毒虫与一般昆虫的区别，民众表现出的是一种事不关己的漠视态度。安东县农民宋景凤就说："二月二龙抬头，虫子都出来了，什么毒不毒？"季节的力量仿佛自然规定着昆虫的生死："这两天很冷，又下雪，又刮风，虫子全死掉了。"[①] 沈阳市和平区民主路一居民说："怕啥？我在济南时有一年闹灾荒，手上脚上都是虫子也没怎的。"旅大玻璃工厂有一个工人说："苍蝇是常见的，有次我吃饭时，一下就吃了十几个，也没死。"

其至有的农民拿"毒虫"互开玩笑，把"毒虫"硬往别人嘴里塞，或将"毒虫"用手捏死。辽阳县一个村支部书记甚至当众吃起了虫子。有些乡村女性认为毒虫比不上蝎子厉害，说小虫子有啥可怕的。安东市九连城区三、四区的妇女还抓小虫子喂鸡，说鸡是去五毒的。男人们的看法是："飞机炸弹我们都经受过，何况几个小虫？"[②] 即使像青岛这样的"细菌战"直接覆盖区，在刚听到"细菌战"的消息时，市民中也相当普遍地存在着不相信这些昆虫有毒，即便有毒也不会太厉害的想法。有的农民议论："毒虫毒不着人，就怕给我踢蹬了庄稼！"有的驻军战士还说："老子曾身经百战，枪子炮弹也不知吃过多少，见过多少，还……怕这几个毒虫子。"[③]

湖北武汉农具制造厂的工人正投身于"三反""五反"运动中，

①② 《东北、天津等地对美帝撒布细菌的反应》，据新华通讯社 1952 年 3 月 24 日报道。

③ 《美帝在青岛撒布细菌后，市民普遍产生恐怖情绪希望政府赶紧扑灭》，据新华通讯社青岛记者组 1952 年 3 月 18 日报道。

大部分不知道美国人在进行"细菌战",有的虽知道,但把细菌错当作了喷洒毒药。① 随着有关"细菌战"报道的深入和日趋广泛,不少地区的民众开始出现恐慌心理,地处华东地区的南京就有人质疑说:"美帝国主义既然是纸老虎,为什么它还这样凶狠呢?"另一种议论说:"美机怎么会从日本飞到我国东北和青岛的呢? 我们的空军为什么不和它打呢?"因为青岛属华东地区,有些议论说:"美帝这样毫无忌惮,今天能到青岛,明天就可能到上海,说不定有一天细菌要撒到南京来怎么办呢?"② 而远在陕西农村的民众则出现了另一种反应。兴平县农村一个叫张明义的村长公开说:"咱村离朝鲜东北还远着哩,怕啥。"③

　　一般来说,各地民众心态的反应比较复杂,而且具有较为明显的地区性差异,城市比农村往往更容易产生恐怖情绪,因为城市人口密度大,信息传播渠道发达通畅,传播速度快。20 世纪 50 年代初,众多机关、街道和工厂都设有读报组,很容易从报纸上快速获知"细菌战"进展的消息。如重庆渝新纱厂女工们自 3 月以后每天看报时,会首先阅读关于"反细菌战"的消息。④ 又如武汉民众乐团附近有一个家庭妇女读报组,一听到"细菌战"就七嘴八舌地议论起来,很多人恐慌地说:"既然到了东北,不久就会到汉口,这要伤多少人呢?"一个姓罗的老太婆说:"可不得了,丢下细菌来就会要死很多人呢,汉口不能住了,还是搬到乡下去。"很多人开始咒骂美国人说:"不能等死,要想办法。"疑问的声音也有:"我们医务人员能不能解决问题呢?"有人则乐观地说,苏联老大哥不会不帮我们的忙。⑤

　　由于无法区分平时偶发的瘟疫与"细菌战"之间到底有何关联,在相当长一段时间的公开媒体宣传中,基本只有敌机投放细菌的报道而没有相关疫情发生的消息。可是在普通民众的眼里,这恰恰是个致命的宣传漏洞,很容易引起各种联想和猜测。成都的读报组居民对于报上不公布美机投弹所引起的疫情,怀疑是朝鲜前线和东北地区的瘟

再造「病人」

---

　　① 参见《武汉、成都对美帝进行细菌战的反应》,据新华通讯社 1952 年 3 月 19 日报道。

　　②③ 《南京、陕西部分人对细菌战的反应》,据新华通讯社 1952 年 8 月 11 日报道。

　　④ 参见《重庆市经过反细菌战的宣传后,市民恐惧情绪减少,自动发起捐献运动》,据新华通讯社西南总分社 1952 年 3 月 27 日报道。

　　⑤ 参见《武汉、成都对美帝进行细菌战的反应》,据新华通讯社 1952 年 3 月 19 日报道。

疫已普遍流行，因死亡人数过多，故不敢报道。而沈阳市北市区的居民则因为看到报纸上始终未公布死人的消息，断定疫情没有蔓延，从而怀疑"细菌战"的真实性。

相反的情况亦有发生，恐慌的情绪会随着读报组传出的信息而四处迅速扩散，向郊区流动。陕西街一些居民中竟流传着"细菌撒下后，人畜要死尽，草木都不生"的谣言。还有一种议论扩大说："细菌战比原子弹厉害多了，昆虫带有传染菌，对我们有害，对敌人也有害，我方阵地上病疫真传染开了，敌人也不敢进攻了。"[1]

这股谣言一直播散到成都郊区，新丰乡的一伙农民听信了谣言，担心美国到川西撒细菌，猪都不愿意买了。由于媒体报道呈现出的模糊性，一些人觉得很难把握对"细菌战"的议论口径。民革湖北分部召集人朱西屏就说："外面人心本来就有点恐慌，如果把细菌战威力说小了，不容易激起愤怒，说大了成了反宣传，很难很难……"[2] 这种情绪化的反应其实也是政府在从事舆论宣传工作时同样遇到的一个难题。

读报组作为一种舆论传播单位，很容易形成相互暗示的氛围。青岛广西路的一位妇女，在读报组内正看着报，忽然从屋顶上掉下一个土块来，正掉到她的手背上，她马上着慌地跳了起来，一夜没睡着，第二天连着往医院里跑了三四趟。有一位市民骑着自行车在街上走，偶然一个小东西碰到他的头上，神经顿时紧张起来，马上感到身上发麻，立即到医院里去治疗，结果自然是什么病也没有。[3]在"细菌战"传播的核心地带如东北的城市中，类似情况发生得更为普遍。如安东市三区头道桥子居民周淑梅被蚊子叮咬后，马上跑到派出所，大哭大叫道："快给我想办法吧！"中宝街居民周傅氏被蚊子咬后，立刻犯了抽风病（她原有此病）。安东市内五个卫生所常常挤满了人，有的妇女碰了一下虫子，什么症候也没有，也说身上麻木、疼痛，跑到卫生所要求治疗。

在恐怖笼罩下的城市和部分郊区中，还出现了因悲观绝望而大吃大喝和抢购食品的现象。沈阳市一行商王守纳说："不定什么时候传染上病菌，还想过什么好日子？混一天算一天吧！"辽西省北镇六区长兴店一次集日，一天就卖出了两百多斤猪肉，这是过去少有的

---

① ② 《武汉、成都对美帝进行细菌战的反应》，据新华通讯社 1952 年 3 月 19 日报道。

③ 参见《美帝在青岛撒布细菌后，市民普遍产生恐怖情绪希望政府赶紧扑灭》，据新华通讯社青岛记者组 1952 年 3 月 18 日报道。

现象。抚顺县会原堡村一个小铺两天卖了八十多斤烧酒，大道村一天杀了两口猪。① 辽西省盘山县十一区有的农民不送粪，大车也不出去拉脚，而是整天大吃大喝。他们说："吃点喝点得点。"绥中县十区杜家公子村，到3月底已吃了三口猪。松浦区有的民众要求搬回关里去，理由是敌人在东北撒下的蚊子太多，传染上就得死。

不少人拼命抢购粮食，害怕一旦有的地方因发生疫病被封锁就没有饭吃，或是米价高了不好办。沈阳市南市区十三纬路八十八组居民曹静华买米买煤储存了起来，她的理由是："这里要发生大灾，早动手准备，吃不了亏！"有的居民则认为政治风向要变，准备粮食食品作为过渡实属必要。大连的玻璃工厂切装车间工人存在恐慌情绪的比例竟高达三分之一。② 抚顺市新抚区露天大院的居民，杀猪杀鸡的现象相当严重，有一个工人将当作副业生产的三十几只鸡，除送礼送了七只外，其余全都杀掉吃了。③

5月媒体公布战俘供词后，又引起了新的一阵波澜。美国战俘供词与目击者证词的区别在于，以往的"细菌战"报道虽然比较密集，但有两点疏漏容易引起猜测，即细菌播撒的频率和高度均很高，却没有相关疫情的报道，以及其列举的识别手段尚无法使带菌毒虫与一般昆虫区分开来。美俘的供词则恰好从敌方证明"细菌战"存在的真实性，而且从侧面证实了"细菌战"的展开是依靠现代科技力量支持的结果。④

约翰·奎恩供词的后一部分内容谈到了除"细菌战"的训练课外，还要培训有关原子弹的知识。这就很容易使人联想到"细菌战"有可能是原子武器发出攻击的前奏，所以导致了舆论媒体对"细菌战"威力作用的宣传自觉进行了升级。这不仅反映在官方媒体上，也反映在基层社会的宣传口径的变化上。6月份抚顺市文化馆的黑板报上写着："中了细菌毒，根本没法治。""原子弹可防，细菌战难防。""一不小心口儿张，细菌顺风进肚肠，等待几日必生病，那时医治不能行。"

---

①② 参见《东北、天津等地对美帝撒布细菌的反应》，据新华通讯社1952年3月24日报道。

③ 参见《美帝在东北撒布细菌后不少人生产消极坏分子乘机破坏》，据新华通讯社东北总分社1952年3月31日报道。

④ 鲍曼认为，"大屠杀"不是现代文明的断裂而是现代文明的产物，而类似"细菌战"这样的战争方式也是高科技孕育下的一种反文明的"文明"形式。参见〔英〕鲍曼：《现代性与大屠杀》，杨渝东、史建华译，南京，译林出版社，2002。

各厂矿的黑板报上都有类似的文字，其中不乏夸大与想象的描述。制油厂黑板报上就有这样一段："凡是被细菌传染的人，他的周身都有毒，你和他握手、说话都不行。"露天矿有的宣传员在快报中唱出了："提起细菌战，吓得我直叫娘！"该矿深部坑的宣传员甚至把细菌战比做鬼神。有的说法在"细菌弹"的功能中加入了高科技的想象。如有议论说："今年撒的细菌，三年以后才发作。"还有一种说法是："美国可厉害，这回撒的细菌是叫人死了不知怎么死的，先从肚子里面烂，然后再让你死。"①

据当时的消息说，美俘供词在知识阶层内的震动尤其剧烈，胆怯和崇美的心理四处蔓延。抚顺市制油厂有的技术员就说："还是美国厉害，人家眼睛转一下，够我们研究几十年。"大多数技术人员都崇拜C线的辐射性，又由崇拜转趋恐惧。因此，有些做群众工作的共产党干部认为约翰·奎恩的供词简直就是替美帝国主义作了义务宣传。制钢厂党委宣传干事就抱怨："登这玩意儿害多利少，简直是替美国宣传，连我看了都有点害怕，简直像神话一样。"这种议论蔓延的结果也在医护人员中引起了一些恐慌行为。抚顺市矿务局医院从上海、杭州等地调来的医生、护士曾私下窃语，想离开东北回到南方，他们认为东北是危险地带，而南方是安全地带。②

把"细菌战"与"原子弹"直接联系的后果是，"细菌战"似乎象征着第三次世界大战将要爆发，理由是美国不怕违反国际公法撒布细菌，将来也会进一步使用原子弹，那就会直接引发世界大战。湖南的一位农民就主张借苏联原子弹和美国拼一下，他说："战争一天天地延长，内部又受到美帝细菌侵害，怎么得了呢？以后美帝又把细菌投到北京、天津、湖南来，人民得了细菌传染、死亡，那又怎么得了呢？要和我们的苏联老大哥商量，用原子弹和其他新式武器和它战一战吧。"③

克服恐惧

柯文在研究义和团运动时期谣言传播的形态时，曾区分了"谣

① 《抚顺市反细菌战宣传工作混乱薄弱，群众对反细菌战认识模糊》，据新华通讯社东北总分社 1952 年 6 月 21 日报道。

② 参见《抚顺市群众对美空军战俘供词的反应》，据新华通讯社东北总分社 1952 年 5 月 16 日报道。

③ 《湖南各阶层对美帝国主义进行细菌战的反应》，据新华通讯社湖南分社 1952 年 6 月 3 日报道。

言"与"信仰"的不同，认为谣言是四处流布的一种心理状态，容易发生变化，而"信仰"则是内心的一种稳定心态的持守，不容易发生变化。① 另一个区别是"谣言"需要核实，而"信仰"不需要核实。其实在近代中国，很多"谣言"的传布都与民间信仰有关，甚至所谓"谣言"就很可能仅仅是民间信仰的一种表达方式，只不过我们从现代眼光评判很容易把它归类为所谓"谣言"。如果换个角度看，"谣言"很可能是塑造地方社会文化的一种功能性因素。②

但近代以来，在作为地方自然村或较为封闭的地域空间不断被外来信息冲击渗透的情况下，原有"谣言"的内部结构也会为外来渗透进的信息所改造，从而添加新的内容。这些内容经改造后又成为新的资源，通过原有的谣言传布渠道四处蔓延。这种蔓延大致有两类形式：一种形式是通过确信某种信息而直接触发民间信仰行为，比如确认某种物质（神水、神药）能治病，而直接通过求取的信仰形式获得确证。另一种形式则往往是由于对自身生存状态的威胁而导致的散漫型恐慌，这种恐慌不一定寻求固定的信仰形式或特定对象，而只是一种不安情绪的表达和传布而已。不过我们发现，在有关"细菌战"的宣传和"反细菌战"的组织过程中，大量谣言的出现无论采取以上哪种形式，其传布过程和内容都与外界所赋予的定向信息的引导与暗示有关，这样的一种特殊状态使"谣言"的传布恰恰有利于社会动员时对民间资源的整合与利用。

下面这则新闻从表面上看描述的是"细菌"传播引起的症状，但应对方式却具有非常传统的地方性特征。事情发生在 1952 年 5 月的河南许昌地区。入春以来河南农村疫病流行，这种疫病流行的态势多年常有，并不罕见，几乎成为一种常态。但"细菌战"消息的介入，使疫病流行具有了更加恐怖的色彩。于是，如"神水能治百病"的传说迅速蔓延。据 5 月初统计，因喝污水而死的已有五个小孩，另有十三个大人身患重病。但"取神水"的人数仍不断增加，每处取水的往往多达千人，时间延续月余。河南许昌地区的九个县均发生了"取神水"事件。类似的情况各地皆有。如甘肃省泾川、

① 参见［美］柯文：《历史三调：作为事件、经历和神话的义和团》，杜继东译，125 页，南京，江苏人民出版社，2000。

② 将民间的泛灵信仰视为"封建迷信"给予批判，那些信仰的技术和实践在当时也遭到禁止，但是道德言说或病理学的辞令从未能将精神着魔的语汇铲除或取代。参见朱晓阳：《罪过与惩罚：小村故事 1931—1997》，218 页，天津，天津古籍出版社，2003。

镇原两县之间出现谣言说："潭出圣水，能治百病。"于是，前往该地的民众每天不下三百人，甚至一天达到三千人。取水人员的分布范围涉及陕西宝鸡、长武等十余县。[1]

而在同属许昌专区的河南漯河市、郾城则流传着这样一个谣言：敌人从徐州派出三百名放毒特务，来漯河、郾城一百余人，中毒者要患上白筋病，这种病的症状是胳膊上起白筋，由白变紫，由紫变黑，得病七小时后死亡，传染很快。这个谣言很快传到了舞阳、襄城、叶县等地，引起了一种极度恐慌不安的情绪，有些地方的民众甚至不敢出门。这些地区的县区级干部的工作程序也一度陷入一片混乱之中，到处盲目地下发指示，乱写通报，介绍防治办法。如郾城县政府听说某区小学一天内病倒数百人，就慌忙报告专署要求派员防治，后经检查证实全是谣传。舞阳县的县级机关所有干部在县政府卫生科统一布置下，都喝了雄黄酒，而且每人都买了一盒万金油，据说这样就可以防止被传染。这个办法很快地由干部传到群众，由舞阳传到叶县等地。叶县的雄黄、藏珠、白矾等药材价格逐日飞涨，雄黄由每斤（旧人民币）二万四千元涨到每两二万元。该县所有雄黄全部卖完。另外，叶县的干部下乡时衣襟上都别着一根针，据说一旦发生了白筋病，嘴唇上就要起一个白泡，用针把白泡刺破就可免于死亡。[2]

"白筋病"从中毒症状而言与普通的"中毒"谣言中所述情况相比应没有大的区别，其差异一般也仅表现在死亡时间长短和传播速度等方面。"白筋病"谣言的传播形态与一般谣言的不同，主要在于它建立在一种复杂的政治背景的基础上。也就是说，谣言的传布不是基层社区内部的日常生活引发的异常现象，而是由"细菌战"政治宣传的大背景诱发的一场骚动，比如放毒的不是一般人而是"特务"。

当然，国家政治意识的塑造并不意味着民众的地方意识就会自动趋于消失，有时候情况可能恰恰相反。"雄黄酒"作为中药祛毒的方法显然是一种地方性行为，是按照"地方性知识"的参照而对政治化谣言做出的某种反应。在 20 世纪 50 年代的政治背景中，许多地方性谣言和祭祀行为均开始或多或少地渗透着政治的内涵。1953年3月，当时的绥远省归绥县四个区十五个行政村连续发生了拜大仙求药现象，每天约有二千五百人前去拜神求药。3月13日中午，该县西平村护林委员刘世旺的妻子突然被神附体说起神话来："我是和林县西门外的'大仙'，到此地给老乡治病来的。"当时该村杨来生的妻子说："你就住在大树上给我村治病吧。"刘世旺的妻子说："地主的大树我不住，要住在农会院子的树上。"当地人纷纷说："这是进步的神！"可见，连"神"都被赋予了政治态度倾向，拥有了阶级身份的标签。也正是因为有了这样的标签，其"神力"辐射的范围和影响力居然会变得比一般"神"更加深远。

该村的兰九九特意为这个"进步的神"做了个黄纸牌位贴在大树上，吸引了众多老乡都到此树下求药，平均每天有两百余人。远至七八十里外的老乡还套上大车，载着一车车的人来求药。① 陕西、关中陇东、青海共和等地农村，也发现了把当地疫病流行与"细菌战"相联系，从而使得谣言传布更具威力的现象。如陕西兴平、醴泉等地的谣言说："美国放下了细菌弹，麦子生虫，赶快敬神。"陕西白河县的谣言说："美国在朝鲜放毒菌，老百姓都死完了，只有'神坛会'才顶事。"致使入道人员增加。②

有趣的是，一些谣言借助某些地方领导人对当地历史人物的无意推崇，具有了更为强大的传播能力。山西太原附近在1953年春节前后流行天花和时疫。当地的傅山庙据说历来很灵验，每年的求药祈福者络绎不绝，这年的规模之大远盛于往年。从3月1日到22日，到郊区西村傅山公祠求神拜药的民众已达三万人左右。西村傅山公祠附近，求药的人摩肩接踵践踏了数十亩田地，新添了饭棚和香纸摊贩十余家，每天来往大车六十余辆，自行车、三轮车不计其数，从早到晚求药的民众川流不息，犹如庙会一般。细究其故，人们才发现，这一年的傅山崇拜由于一些地方领导人的无意介入被赋予了不同的含义。

事情的起因是这样的。曾经有一位太原市委书记、市长在读了

① 参见《归绥县农村发生的拜神求药现象》，据新华通讯社蒙绥分社1953年5月8日报道。

② 参见《西北各地反革命分子造谣破坏生产》，据新华通讯社西北总分社1952年6月13日报道。

傅山的一部著作《霜红龛》之后，开始注意收集有关傅山的一些史话，赞扬傅山是个爱国主义者，并提倡修建太原市内傅山公祠，继续整理、收集傅山遗迹遗物。这位市长离任后，新任太原市市长继续了前者的行为。为了了解傅山的历史事迹，他亲自到西村进行访问，并参观了傅山公祠，而傅山后代傅锁子因给他带路，得到了他给的（旧币）两万元钱。这种行为在乡下人看来非比寻常，马上被赋予了不同的意义，以至此人离去后，谣言顿时四起。有的议论说："志愿军某军长挂了彩治不好，一个白发老人自称是傅山，献了一包药马上就治好了病，于是某军长打电报叫好好照顾傅山家乡。"

类似的情况在各地均有不同程度的表现，河南全省就此起彼伏地至少出现了十四起民众取神水、请医治病的事件。取神水的民众规模较大的事件均与地方干部对"神"的态度，以及"神"对干部的"报应"行为有关。如延津、获嘉、原阳等县流传着这样的谣言："毛主席也信神，下令叫修庙，林彪不信，蒸了一锅馍变成了牛粪，他信神以后才又变成馍。""原阳县戴同志到佛爷庙去，神摄得他头痛，他祷告后才好了。"再如安阳市有个当过旧警察的叫梁智的人说："李家村有了活神仙（是个疯婆子），什么病都能治。不仅老百姓敬她，村干部、区长、县长也说是个活神仙。临漳县县长的老婆就是求她治好的，所以县长还给她（旧币）十万元钱。"①

这些政治化的谣言均不约而同以朝鲜战争为背景，使时疫流行后的求药行为被抹上了一层浓浓的超越地方传统的政治色彩，更增加了其权威性和可信度。

防疫如何变成了一种日常生活的政治

甄别与平衡两种心态

1952 年"细菌战"的发生与大规模常规军事行动完全不同。常规军事行动是一定区域空间内马上可以得到验证的一种群体行为，这种验证与战场上大量军事人员触目惊心的高频率死亡及当地居民

---

① 《河南特务分子造谣引起回民很大震动》，据新华通讯社河南分社 1953 年 4 月 9 日报道。

能够切身感受血光之灾的悲惨状况直接联系在一起。而"细菌战"的发生则具有某些非常规性的特征，人们无法在感官上直接确认和衡量看不见的"细菌"作为一种武器对人体和生命的直接伤害程度，也难以从想象中把小小的"细菌"与血流成河的宏大战争图景挂钩，如果无法在感官上满足这样一种身心确认过程，也就无法真正认定"细菌战"的真实存在。

因此，正因为"细菌战"与常规军事行动的区别就在于其感官上的不可验证性，所以在日常生活领域里，"细菌战"是无法构成那种真实的血腥威慑力的，它只能作为一种潜在的威胁因素而存在。这种潜在威胁的程度大小又往往只能通过媒体这个唯一的渠道得以解释。尽管如此，1952年的政治氛围却使"细菌战"一度成为中国普通民众生活中出现频率相当高的一个词，甚至比普通战争更加敏感地影响到了民众的心态。那么，这个过程到底是如何发生的呢？

我们不妨先看看以下一段新闻表述："细菌战是美帝国主义丧尽天良，敢于违反国际公约，违反人道的最可耻的行为，但也是美帝国主义军事失败、政治失败后一种无聊的低能的挣扎。……细菌战是个讹诈，比原子弹讹诈更可恶，而其失败也必更可耻。"[①] 这段话把"细菌战"定位为"讹诈"。"讹诈"即带有虚张声势的意思在里面，更多的是一种潜在威胁，而不会是大规模的战争灾难。那么为什么是"讹诈"呢？这是因为："细菌的特点在于'细'，不惹人注意，经跳蚤、虱子的嘴传进人或动物的血中，从空气和食物饮水里钻进人或动物的体内。也正因为细，力小命短，须倚靠昆虫、老鼠、垃圾等和适当的气候，才能生存、繁殖，才能作恶。"[②]

这又是一段比较纯粹的现代医学的表述方式，只不过解释得相当通俗。这样的通俗讲话式的解说在当时的媒体中曾反复大量地出现，但在基层社会中实际宣传时却证明效果并不一定很好。其关键问题在于，医学作为"科学"话语的表述无法与民众日常生活的生存感觉状态建立起直接交融互动的关系。一般民众并不关心"细菌"到底是由什么构成的，或其生长发育的生物学过程究竟是怎样的，而最想感受到"细菌"作为一种外来力量如何直接影响社会秩序运转的常态。

① ② 谢觉哉：《细菌战不可忽视，也不足怕》，载《人民日报》，1952-03-23。

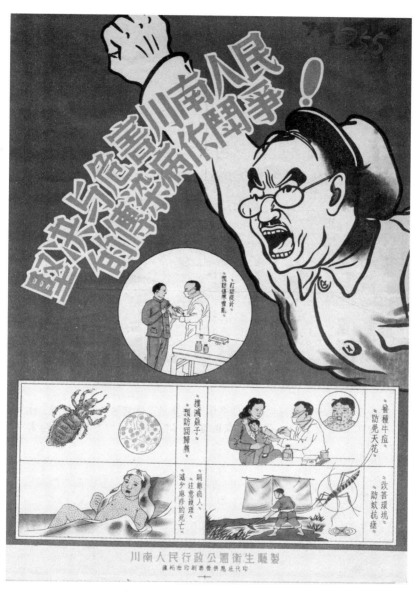

这张招贴画是川南人民行政公署在 1950 年印制刊行。美国国家医学图书馆收藏，检索号是 PP060100 map。

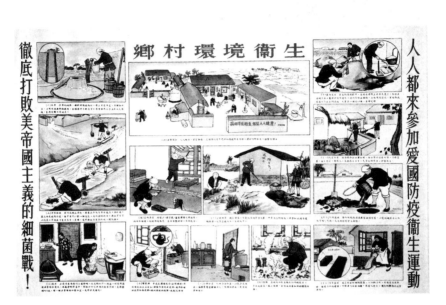

　　这张海报是 1952 年卫生部责成中华全国美术工作者协会设计绘制，由中央卫生部宣传处印刷发行。美国国家医学图书馆藏有一份复制品，检索号是 PP060109 map。

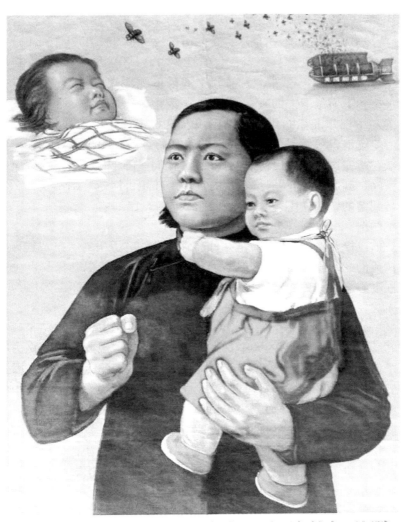

保衞孩子，堅決粉碎美帝國主義的細菌戰！

此图也是当时流传的"反细菌战"宣传画。

陕西大荔县农村在进行"反细菌战"的宣传时，就遇到了如何使一般生活常识转化为现代"卫生"常识的问题。大荔县农民听了"反细菌战"宣传后，普遍认为"蚊子、苍蝇闹不起大事"，或者说"细菌战离咱很远，不知是不是真的厉害"。从1952年3月到4月中旬的五十天内，大荔县政府、合作社、农具站等工作人员到农村检查工作，除个别干部外，大部分干部是单纯检查春耕生产的情况。读报组和上面派下去的宣传干部只是按照报纸讲一下美帝国主义在朝鲜和中国东北撒布细菌的情形以及这种细菌传染疾病相当厉害，然后笼统地说只要我们大家共同起来预防，就很快可以扑灭。一般民众在听完这类宣传后纷纷反映说："你们一阵子说厉害，一阵子又说没啥，到底叫人咋办呀！"有的宣传干部想讲清楚"细菌是什么"，便从细菌的繁殖、寄生，一直讲到红细胞、白细胞，结果是农民更听不明白。①

前已提及，"细菌战"是一种非常规性的"战争"状态，这种状态离人们的常识中对战争状态的理解相去甚远，所以就极易产生两种极端心态。一种心态，极度恐惧。这种恐惧心理的产生是因为人们无法在日常生活的常识中来安置"细菌"威胁这个话题，对"细菌战"的心理安置完全是由媒体的描述和对之予以设定的结果，如"细菌"播撒空间范围的大小，"细菌"作为非常规武器的杀伤力与原子武器的关系，等等。另一种心态，极度忽略其威慑力。因为"细菌"不但不可见，而且是通过蚊子、苍蝇、鼠类等人们生活中常见的昆虫动物为载体来传播的，所以很难在普通民众心中构成对身体能够造成严重伤害的印象。要平衡这两种心态，就需要通过有效的途径使"细菌战"的信息变得"常规化"，也就是使普通民众觉得这种"战争"形式与他们日常感知能力所及的战争状态能够建立起对应关系。

青岛在遭遇"细菌战"空袭后，其社会动员采取的话语组织形式就颇像一种民众认知趋于常规化的过程。如满大街张贴的消灭毒虫的口号是："一只苍蝇，一个美国兵；敌人能撒下，我们坚决打干净！"② 带菌的苍蝇被转换成了具象化的"美国兵"，虽是出于想象，

---

① 参见《陕西大荔农村进行反细菌战宣传的经验教训》，据新华通讯社陕西分社1952年5月5日报道。

② 张公制：《加强爱国卫生运动，粉碎美国细菌战》，载《人民日报》，1953-03-14。

却在心理上向一种常规战争意义上的符号转换逼近了一步。这种符号转换因其通俗可行且相当容易操作，很快在"反细菌战"运动中蔓延开来。如全国卫生明星刘俊英在介绍"反细菌战"经验时说，当自己捕到八十八只老鼠时，曾笑着朝妹妹喊："你看，我又捉到八十几个美国鬼子！"这个在行动中不自觉喊出的比喻，迅速通过媒体被定格在了卫生防疫的宣传口径中。[①]

与民众日常生活相衔接的一种"反细菌战"表述策略是，不再刻意区分"细菌战"所造成的疫情与每年常发疫情之间的区别。如中南区的记者就注意到："特别是有些人看到敌机在某些地区投掷毒虫、毒物后，并未发生疾病，就认为没啥可怕，不注意卫生工作。湖南衡山有的农民仍用反动传单卷烟抽。有些防疫人员认为敌机不会用反动传单撒布细菌。"[②]

有鉴于此，宣传媒体的"反细菌战"导向即有模糊"细菌战"与非"细菌战"疫情结果的迹象，而试图使卫生行为长期化。

"细菌战"在人们的印象中具有非常规性，所以无论其空间渗透的规模和程度，还是对中国政治、社会与日常生活的实际影响，都是难以精确把握的，甚至在当时的医疗水平下也难以对其传播范围进行准确检验。在这种情况下，全国各地汇总上来的信息往往也带有高度的不确定性。其表现是，1952年以后，入侵中国领空的敌机不断频繁增加，却仍难以准确认定哪些是属于"细菌战"式的攻击。比如1952年3月8日，周恩来发表声明抗议美国侵略军自1月28日起在朝鲜发动大规模细菌战后，复自2月29日起至3月5日止先后以军用飞机448架次侵入中国东北领空撒布大量传播细菌的昆虫。[③]

在这里，400多架次的空袭到底有多少次被确定检验为撒布细菌，并没有通过卫生检疫的通报方式具体言明，而只是一种新闻式表述。这在各地区的报告中亦有所反映。如中南区7月报告敌机袭扰49起，共65架，侵扰范围遍及全区六省121个县、8个省直辖市，并侵入武汉、广州二市的郊区，而且发现毒虫毒物150种。但经过检验和分离培养动物实验后，除湖南衡山所采标本经湘雅医学

① 参见夏详谕：《捕五千多只老鼠的小姑娘——全国甲等卫生模范刘俊英的故事》，载《人民日报》，1952-12-15。

② 《中南区爱国卫生运动中已获得很大成果，但运动不平衡，部分干部群众仍存在麻痹思想》，据新华通讯社中南总分社1952年7月17日报道。

③ 参见徐达深主编：《中华人民共和国实录》，644～645页，长春，吉林人民出版社，1994。

院细菌科主任教授刘秉阳检验鉴定，于蝎子体内发现炭疽杆菌，家蝇及粪蛆带有志贺菌属弗氏杆菌外，其余均未发现重要致病菌。中南全区范围内亦未发现因敌机撒布毒物而引起的传染疾病。已发现的一些病例是否与敌机撒布毒物有关，尚待更进一步的研究证实。①

正是这种不确定性不断通过各种渠道传播，从而导致许多地区的恐慌。恐慌的表现形式之一是与民间信仰的习俗有关，如前述的傅山崇拜。另外一种形式则是经宣传后对某些有可能是细菌载体的昆虫的惧怕。苏南无锡县安镇区在 5 月 2 日因天气闷热，发现很多飞蚂蚁，当地农民顿时恐慌起来，纷纷传说发现了"毒虫"，而且越传越广，有的说看见七架飞机，更有的说听见两次细菌弹爆炸声，闹得人心惶惶。该区防疫大队听到报告，不经调查就发出了紧急通知和《告全体农民书》，内称："敌机七架投下细菌弹及有毒的细菌棉花……禁用河水，全体农民要紧急动员起来进行捕捉。"并在各乡黑板报上登载，更加剧了农民的恐慌情绪。

有的省区、县一级也是道听途说，有闻必报。如苏南武进横林镇及吴江城厢区发现两只气球，实际上是上海天文台用于观测的，但各地汇报时都振振有词，说是敌机所放。② 甚至远达广西的南宁都发生了恐慌现象。如南宁市 5 月 15 日、16 日天气闷热，傍晚白蚂蚁到处飞，很多机关、市民都怀疑是毒虫，纷纷打电话去卫生处询问。事实上，白蚂蚁在初夏飞出来是年年如此的。柳州市郊农民见田间青蛙特别多，也捉了一只到防疫队去检验。

还有一次是广西来宾县城郊山坡上发现两堆苍蝇，县政府就动员六千余城乡居民前往扑灭。在动员时只说去打虎，群众就带着棍子、锄头等工具呼啸蜂拥而去，到那儿一看原来是苍蝇，就觉得很扫兴。后经省卫生处、军区卫生处联合去该地调查，发现该地是个坟场，一个星期前枪毙了两个人，尸首未掩埋好，已被野狗拖出，苍蝇最多的地点就是死尸腐烂的地点，而苍蝇经过细菌培养检验未发现致病菌和病毒。

当省防疫委员会防疫队去来宾检验时，该县县长又听人报告说

---

① 参见《中南区四个月来的防疫情况》，据新华通讯社中南总分社 1952 年 7 月 5 日报道。

② 参见《华东部分地区常发生谣传敌机投细菌现象，防疫卫生运动在农村未引起足够重视》，据新华通讯社华东总分社 1952 年 6 月 18 日报道。

红水河桥发现一个棉花包与一只纸盒，上面有苍蝇。防疫队闻讯赶往，到后发现并无棉花包，只有一小块破棉胎及一只柳州烟厂出品的包装纸盒，上面只有数只苍蝇。① 可见，恐慌的情绪随着宣传升级而逐渐成为当时社会的主流。而从政治动员策略的角度而言，这个时期的主要任务似乎已不是平衡两种心态，而是如何有效地引导已成主导潮流的恐慌失衡情绪，来为社会变革的整体目的服务。

爱国主义情感的激发

在"反细菌战"运动中，尽管有些领导认为始终存在着"思想麻痹"与"情绪恐慌"两种极端的动向，但当各地蜂起的虚报事件使情绪恐慌似乎已发展成一种社会心理的主流时，如果对情绪的引导得当，显然更有利于政治目标的实现，甚至可以使这种恐慌通过情感动员的方式予以转化。

在面对"细菌战"威胁时，激发与引导民众复杂的情感，使之具有民族主义的政治内涵的重要性，显然是经过了一个过程才被认识到的。面对恐慌与麻痹两种情绪反应，政府最初的应对只是按一般的宣传口径或仅仅从医疗卫生的科学观角度入手加以解释和鼓动，结果证明效果并不好。陕西大荔农村曾总结"反细菌战"经验说："比较成功的经验是：把美国撒布细菌和美军在朝鲜的其他暴行联系起来宣传，便能激起农民的愤怒；把美国撒布细菌毒虫的罪行和当地曾经流行过的瘟疫联系起来宣传，立刻引起农民对美国进行细菌战的痛恨，并因而重视清洁卫生和防疫工作。在农村中孤立地进行反细菌战宣传或过分宣传细菌的危害性，都是不会有好的效果的。"②

重庆在总结"反细菌战"经验时，曾认为细菌专家陈文贵、王良等对细菌有认识，但有麻痹和单纯技术观点。他们说："反正我们年年要宣传防疫，往年宣传群众不注意，今年借这个机会宣传倒可一举两得。"这样的思路倒是与"反细菌战"的总体宣传策略并不冲突，关键在于"他们只注意了宣传科学知识，没有从美帝国主义的毒辣阴险方面来看问题，可能会削弱很多人从政治上来认识这个问题"③。

---

① 参见《广西部分地区很少进行防疫宣传工作，曾发生误传敌撒布细菌弹造成恐慌混乱》，据新华通讯社广西记者组 1952 年 6 月 22 日报道。

② 《陕西大荔农村进行反细菌战宣传的经验教训》，据新华通讯社陕西分社 1952 年 5 月 5 日报道。

③ 《重庆各阶层对美帝进行细菌战极为愤怒，由于宣传不够，部分市民有恐怖情绪》，据新华通讯社西南总分社 1952 年 3 月 17 日报道。

情感动员技术的运用最有效的办法的确是把美军暴行用一种直观的形式表现出来，使"细菌战"具有和常规战一样的质感上的残酷性。一些报纸和广播中的"反细菌战"宣传讲话，也开始把宣传重点从纯粹的医学防疫转向与战争中的受害场面直接挂钩的方式。《人民日报》的一篇宣传员讲话就有一节专门描述美军用我方被俘人员做细菌实验的情景。其中援引美联社记者从巨济岛发出的电报说，一〇九一号细菌登陆艇上的实验室从伸展在巨济岛上的战俘营取得口腔与肠胃的病菌培养物，每天进行 3 000 次实验，使岛上关着的125 000 多名朝鲜俘虏中，有 1 400 人病得很厉害，其余的人约有80％染有某种疾病。经过这样一连串的费力的实验，有一种病已经证明了毒性特别大，常常使病人的肠子打开一个大洞。① 事实证明，普通民众的民族主义情绪很容易用情感激励技术诱发出来。

对唤起战争历史记忆的反应同样是相当强烈和有效的。据群体心理学的看法，任何一个人在致力于国家事务时必须求助于人们的感情，像爱恋或仇恨、复仇或悔改等等。最好是唤醒他们的记忆，而不是他们的思想。因为在当代社会中，民众更容易看到过去事情的印记，而不是将要发生的事情。他们所看到的不是正在变化中的事情，而是正在重复发生的事情。② 据当时的报道，沈阳小学教师孙继和生长在当时的热河省乌丹县城，母亲、妻子和三个孩子曾被日军细菌所杀，他的联想性表述就是："我要永远记住这些旧恨新仇，总有一天我要向美、日细菌战犯讨回这笔血债！"在日本细菌战中死去姐姐一家四口的工人邓长海，在参加沈阳市十六万民众大游行的队伍时说："我亲眼看到过日寇散布的细菌带给人民的灾难，我今天参加游行，不仅是为了反对美国鬼子今天在朝鲜和我国的土地上撒放细菌，也是为了反对美国鬼子明天用细菌去毒害全世界的人民。"③

两则病例

在连篇累牍的各种有关"细菌战"的报道中，有两则"细菌战"

---

① 参见《制止美国侵略者在朝鲜撒布细菌的滔天罪行》，载《人民日报》，1952-02-24。

② 参见［法］塞奇·莫斯科维奇：《群氓的时代》，43 页，南京，江苏人民出版社，2003。

③ 《抗议美国侵略者进行细菌战，沈阳十六万人民示威游行，示威群众坚决要求严厉惩办细菌战犯》，载《人民日报》，1952-03-15。

再造「病人」

的感染案例特别引起了我的注意。尽管类似的报道并不鲜见，但这两则案例所涉及的感染对象分别是"工人"和"教师"。一则故事发生在沈阳市铁西区。2月29日以后，区内已到处发现了一些奇怪的昆虫，有苍蝇、蚊子、黑盖虫、蚂蚁，还有蜈蚣和蜘蛛、蝴蝶和壁虱，街道工厂、宿舍、房顶上、窗户上到处都有。一位叫郭立永的工人在厂房顶上不大的一块地方，竟发现了两千多只苍蝇。不难看出，这种叙事氛围的营造已经暗示了要发生什么。果然，3月5日，沈阳机械四厂铸造车间工人严宗尧刚刚上班，就觉得身上不大舒服。他走到厂内的医务所，请张裕增医生检查了一下，没有发现什么病。医生问他什么地方不舒服，他说："两只胳膊好像抽筋似的。"张医生马上给他开了一封介绍信，叫他到铁西工人医院去检查。

他拿了介绍信，但并没有到工人医院去，而是又到车间工作去了。他觉得自己身体一向很好，从没有得过什么病，有个头痛脑热的对于一个26岁的年轻人也算不了什么。到工人医院是需要请假的，请假就要误工，他到工厂快两年了，还从来没有误过一个工呢。况且现在正是迎接"五一"的生产竞赛时期，他有一个理想，要争取当上劳动模范。

严宗尧紧张地工作了一天，第二天（3月6日）又上班了。虽然觉得头有些痛，身上也发烧，可是他仍然相信自己的身体是能够抵抗一切病症的。可是，3月7日这天严宗尧没有上班，晚上却被发现神秘地死在了宿舍。严宗尧的尸体被抬到中国医科大学之后，经过病理学家李佩琳教授的解剖检查，证明是因传染急性传染性脑炎而死亡的。这种脑炎和日本乙型脑炎不同，在中国从来没有发生过。[①]

这则病例中择取的"工人"形象强调的是具有健康体魄的工人阶级中的一分子，是如何倒在了"细菌战"的侵袭之下，更喻示"细菌"不仅破坏了身体的正常功能，而且也影响了生产的节奏。严宗尧还有一个"身份"值得注意，他是从辽西乡下进城的，进城后曾表示当个工人太好了，总想叫他在乡下的朋友们也到工厂来工作。严宗尧在生病之前有段和妻子的对话。在妻子要回娘家时，严宗尧说："你到家住几天，回来把那些可用的家具都带回来，咱们就算在

---

① 参见韶华：《被美国细菌战破坏的一个幸福家庭》，载《人民日报》，1952-06-06。

这安家了。现在政府这样照顾咱们，咱们在这安家，就可以好好地生产了。"他又接着说："咱们村里，要有愿意到工厂来工作的，也可以叫他们来……"他妻子金华说："他们可不一定来呀！大家都有了自己的地种了，生活过得怪不错的，庄稼人离开家也不是容易的呀。"严宗尧说："你还不知道吗？咱们城市里开的工厂越来越多，需要多少工人哪！乡下组织了互助组，可以腾出人手到工厂来工作的，你动员动员他们。"①

这段对话至少包含着以下两种信息：其一是，20 世纪 50 年代初，乡村劳动力向城市的移动已开始缓慢地改变着人口的结构，同时城乡在劳动待遇方面的差异已初步形成。其二是在空间意义上，乡村并没有受到"细菌战"的实际威胁，而人口流入城市后反而有了一种不安全的感觉，尽管这种不安全感并不能决定每个人在城市中的未来命运。这两种信息通过媒体的宣传传播开来后，对民众情绪反应有相当影响。

另一则病例发生的背景与上述故事的情境有些相像，只不过从情感模式的角度看具有更直接强烈的感染力。3 月底，辽阳刘二堡镇突然发现了很多大苍蝇、蚊子、蜘蛛和伪步行虫。那时天气还很冷，雪虽然化了，但一到晚间地面还照样结冰，人们都奇怪这些怪虫子是从什么地方来的。不幸的事发生在 4 月 7 日，上课铃响后，完全小学二年级三班 64 名学生安安静静地坐在课堂里，等老师王淑芝上语文课。别的班的老师都进教室了，值日生喊起立、敬礼、就座的声音陆陆续续地传过来，教员们都开始讲课了，他们的王淑芝老师却没有来。直到下课铃响了，谁也不愿出教室，六十四双眼睛望着教室门，期待着探听消息的班长徐春福回来。不一会儿，就看见徐春福满脸眼泪地哭着走回来。一进门，大家劈头就问："怎么的了？"徐春福一边用手背擦眼泪，一边抽咽着说："王老师……死了。"就在这个时候，黄教导主任走进了教室。他用低沉的声音向大家宣布说："你们最亲爱的王老师已经死了，她的遗体已经运走了。经县里来的医生检查，发现她的脑子里出了很多血，这种病咱这地方没见过，她是被美国鬼子细菌昆虫害死的……"

孩子们听了黄教导主任的话，一齐哭了起来。他们都感到自己失掉了可爱可亲的人，他们的王老师的身体是很健康的，这样一个

① 韶华：《被美国细菌战破坏的一个幸福家庭》，载《人民日报》，1952-06-06。

再造「病人」

人怎么会一下子死掉呢？他们哭着哭着，不由得就仇恨起美国鬼子来了。这时，一个系着红领巾的孩子赵守振挺着胸脯站起来大声说："大家别哭了，哭有什么用处呢？王老师是被美国飞机撒下来的毒虫害死了，咱们应该给王老师报仇！""对！我不哭了，我要好好学习，反对美帝国主义的细菌战，给王老师报仇！"另一个叫黄香芹的女孩子说。赵守振领着大家喊口号："反对美帝国主义！""给王老师报仇！"孩子们一齐举起拳头，呼喊着。[①] 这种描述诠释了情感的转折和激化是从赵守振的振臂一呼开始策动，并转向一种意识形态化的激奋表述的。由此可见，情感模式的出现不是一种自发的自我意识表达，而必须通过若干训练程序加以情境化，然后再如波浪般连动地被激发出来。

这则病例的特殊性还不完全在于其意识形态激励的效果，而且在于具有"教师"身份的人作为健康者也被细菌袭倒，其象征意义与前述严宗尧的"工人"身份正好相呼应，喻示着"知识人"的身体与"劳动者"的身体一样也难以抵御美国病菌的突袭。所以，这两则病例的隐喻功能几乎可以涵盖中国人对各个阶层"健康"与"疾病"二元对立的想象，并可能放大了"细菌战"的杀伤威力，从而更易激起国人的愤怒情绪。

"爱国卫生运动"的制度化过程

防疫策略的转变

高涨的民族主义情感和反帝口号的维系虽然一时容易聚集和调动民众的群体行为，并使其向规定的政治方向发展，但心理和情绪的宣泄要使之凝固化显然需要更加稳定的制度安排才能达到。20 世纪 50 年代初，中国广大区域的民众虽都经历过战火的摧残，程度不同地有对正规战争状态的体验，但由于"细菌战"的发动是以一种非常规战争的形式出现的，而且其渗透的区域十分有限并难以确切定位，所以要实现像对付常规战争那样的广泛社会动员是极其困难的。它要求除了一般性的情感动员激励模式外，还需要具有坚强严密的制度系统予以支持。这套系统的主要功能实

---

① 参见蔡天心：《被美国细菌昆虫害死的女教师》，载《人民日报》，1952-06-12。

际在于如何使这种"情感模式"的热度能够有效地维持下去，并使之持久化。但是从现有的史料来看，在如何动员有效力量对付具有特殊性的"细菌战"方面，整个中国的制度运转结构并未对此做好准备。

当美军撒布"细菌"的消息被初步证实后，政府的反应基本上表现出的是一种处理常规战争时的应急态势，如实施防疫注射，成立中央防疫委员会等等。

可见，这个阶段的"反细菌战"基本上是属于军事行动的一个组成部分，是在军队内部实施的一项防御计划。而当美机在3月初入侵东北领空时，情况发生了变化，政府开始考虑在国内按距离"细菌战"发生地点的远近划分四种不同类型的"防疫区"。3月19日，周恩来以中央防疫委员会主任的名义发出《关于反细菌战的指示》。其中规定朝鲜为疫区，东北为紧急防疫区，华北、华东、中南沿海地区为防疫监视区，华北、华东、中南内地及西北、西南为防疫准备区。而各不同类型的防疫区的任务亦有区别："疫区之主要任务为继续进行卫生侦察，普遍实行预防注射，杀灭媒介动物，指定医院准备收容传染病人，有疫情立即报告，进行疫区封锁。""紧急防疫区应加强对朝鲜国境江口检疫工作，严格交通管理；进行卫生侦察，在重要城市、交通线上敌人散布昆虫区域实行普遍预防注射。""防疫监视区应加强与紧急防疫区间交通要口的检疫工作。严格交通管理，重点进行预防注射，并应与防空部队协同监视敌机活动。"①

在作为"紧急防疫区"的东北，整个防疫措施确实是以应急的态势出现的。如黑龙江省甘南县十区在4月4日发现美机投放的染有鼠疫杆菌的小田鼠后，4月5日下午防疫大队的十几个人就迅速赶到了现场，开始重点在发现田鼠的老乡家里展开紧急灭蚤、杀鼠及消毒工作。4月6日，防疫大队长王殿钺率领数十人在发现田鼠的三十一个屯（这四个行政村共有四十五个屯）展开全面的灭蚤、杀鼠消毒，并强制实行屯与屯的隔离，与没有鼠情的地区完全断绝交通。4月7日，省防疫机构的研究组组长卢书田、副组长卢庄也率领卫生人员赶到现场，当天开始了预防注射。该区总人口为8 469人，除七十岁以上老人、五岁以下儿童及病人、孕妇外均已注射，注射的总

---

① 《周恩来年谱（1949—1976）》上卷，227页，北京，中央文献出版社，1997。

人数为 7 148 人，注射率为 84.4%。①

尽管如此，仍不容置疑的是，这一时期的防疫行为虽强调防疫宣传与反对美帝国主义细菌战结合进行，但显然仍是作为军事行动的计划加以处理的，与广泛的社会动员机制的建立相距甚远。对于这一点，毛泽东似有所察觉。1952 年 3 月 5 日，时任中共中央华北局第三书记的刘澜涛在关于华北疫病防治情况的报告中说：自入春以来，华北各地疫病相继发生，并蔓延发展，以河北、平原两省最为严重，主要是流行性感冒、麻疹、猩红热、白喉等，经各级人民政府组织防治，大部分地区疫病已经扑灭，但目前仍处于传染病流行季节，各地疫病仍未彻底根除。因此，必须防止麻痹思想，应继续组织力量，完全消灭现有疫病，同时发动群众，开展大规模清洁卫生运动。②

中共中央文献研究室所编的文献资料显示：3、4 月份亦有多份通报各地疫情严重的消息。这使毛泽东首次意识到了"细菌战"发生的时间恰好与国内疫情的流行期相吻合，同时也开始注意如何在两者之间建立联系以利于社会动员的问题。他批示，似宜通令全国各地普遍注意疫情，有疫者治疫，无疫者防疫，并将华北防治时疫文件（指刘澜涛报告）转发各地参考。③

在毛泽东这种思维的影响下，政府的防疫政策已开始从单纯"反细菌战"的非常规防御策略，向空间范围广泛的国内社会运动转变。这种转变的关键要点有二：一是试图使非传染区，即防疫监视区的民众与紧急防疫区一样更深地加入防疫运动，从而使社会生活中所蕴涵的政治含义的渗透过程更加常规化。二是通过广泛的防疫运动，使一般民众习惯于从卫生医疗的活动中感受政治影响。这种策略转移随着"细菌战"消息的传播而变得日益明显。4 月 15 日，在《关于两个月来反细菌战工作的总结报告》中，政府已提出防疫

---

① 参见《甘南十区人民是怎样战胜美国细菌战的》，载《人民日报》，1952-09-17。东北的防疫行为曾经在 20 世纪初期受到西方医疗防疫传统的影响，关于这个过程可以参见 Carl F. Nathan，*The Acceptance of Western Medicine in Early 20th Century China*，*The Story of the North Manchurian Plague Prevention Service*，in *Medicine and Society in China*，edited by John Z. Bowers and Elizabeth F. Purcell，Josiah Macy，JR. Foundation one Rockefeller Plaza，New York，1974。东北地区在 1952 年早期的"反细菌战"行动，显然是以往东北防疫行为和经验的一种延续。

②③ 转引自中共中央文献研究室编：《建国以来毛泽东文稿》（1952 年 1 月—1952 年 12 月），第三册，341 页，北京，中央文献出版社，1989。

第八章 防疫、社会动员与国家

工作的总的要求是，"不仅在反细菌战上我们一定要取得胜利，而且要经过此次防疫运动，将我们的卫生工作提高一步，以便在更好的卫生工作基础上对付敌人可能继续施用的暴行"①。

在 5 月 14 日关于 4 月份"反细菌战"的简要报告中，政府更加强调应把日常防疫的经常性从"反细菌战"的暂时性中分离出来，分别加以对待："不管敌人是否继续散布毒虫毒物，今年我们的防疫工作一定要坚持到秋后。争取不仅将敌人的细菌战粉碎，而且要把我们的卫生工作借此提高一步。"② 到 6 月份，"细菌战"的威胁已近消歇，而 7 月、8 月、9 月这几个月却是鼠疫、霍乱、脑炎等传染病的流行季节。在这种情况下，各类流行病是否真与"细菌战"有关以及对其加以甄别已变得不那么重要，最重要的是如何使卫生防疫名副其实地成为一场波及社会各个角落的政治和社会运动。6 月 18 日，周恩来与贺诚联名向毛泽东提交的报告中说，为了在这些流行病一旦发生后，能予以迅速控制，在 6 月将继续检查、督促各大区重视"反细菌战"防疫工作，继续开展群众性卫生运动，消灭死角，加强防疫队的训练，并在各地建立严格的防疫报告制度。③

防疫政治的构造：走群众路线

"反细菌战"是作为一种反常规战争的状态出现的，但其与常规战争相区别的特点在于它还是一场卫生防疫战争。常规战争具有明显的时间限定和阶段性特征，而防疫作为卫生运动的组成部分却与疫情的频发节奏相适应，更具有常态的特点。两者的冲突在于，"细菌战"只是在局部地区发生，而时疫的发生在普通民众的经验里却是年年皆有的生活场景。所以，要在"细菌战"与普遍的时疫之间建立起相关的联系，而使"反细菌战"从暂时状态转化为一种常态的社会控制行为，就必须要克服两个弱点：首先要克服"反细菌战"作为一种战争状态的暂时性；其次是要使"细菌战"的超空间讹诈转化为一种日常生活中实实在在的威胁，从而使民众意识到"卫生"是日常生活中不可或缺的内容而变得重视起来。

毋庸讳言，最初的"反细菌战"确实是依赖于民族主义式的情感动员为基础的。如前所述，这种动员采取了常规战争状态（如朝

---

① 《周恩来年谱（1949—1976）》上卷，233 页。
② 同上书，238 页。
③ 参见上书，243 页。

鲜战争）下对美国的认知和战争记忆（日本侵华时期）中对"细菌战"的憎恶和恐惧。这种动员形式在城市中尤其有效。抗议的最高形式演化为各种人群密度极高的游行示威，其中最著名的就是沈阳在 3 月 13 日举行的十六万人大游行。此次游行分十处举行。五万人的主要游行队伍在市人民政府前的广场上集会，听取中国人民保卫世界和平反对美国侵略委员会东北总分会主席高崇民的讲话。讲话完毕后中心会场的游行队伍开始出动，全市九处的十一万示威群众也同时出发，游行队伍中还抬着巨幅的讽刺漫画。

然而，不久"反细菌战"的暂时性所带来的疲惫症状就显示出来了。到了 5 月，东北地区的抚顺市就因为空情与虫情的减少，疫病只有零星发生，有的人就开始议论说："你们宣传毒虫有病菌，几天就能传染人发病，可是有些人没打防疫针也未发病。"还有相当一部分医务人员认为目前发生的病症与"细菌战"无关。有的防疫人员不安心，要求调回原单位工作岗位。抚顺市矿务局卫生处将调到市防疫委员会工作的大部分干部调回，以至发生疫情无人检验的情况。有的干部把防疫工作交给各分会的中医负责，该市防疫委员会工作开始陷入瘫痪状态。[1]

与此同时，中共中央也注意到了各地信息网收集到的时疫与"细菌战"之关系的情报大多是不确定的和不可靠的，也无法确认"细菌战"与时疫之间有密切关系，所以，在各地布置宣传口径上也不再有意区分时疫与"细菌战"的区别，而是视之为一体的对人民身体健康的威胁，同时要求各地基层组织机构运用强力组织手段，维系由"反细菌战"启动的全国性广泛的卫生防疫行动，并促使其常规化。

在这种情况下，仅靠城市中大规模示威游行营造民族主义氛围显然不可能长久，对农村地区更不切实际。农村基层地区对"反细菌战"和卫生防疫的抗拒比城市要显得复杂，基层社会拥有自己传统的观念系统支配着人们的行为。在东北农村就有谚语说："五月拆被要死丈夫、儿子，五月无蝇不能收成。""灶上灰不能动，移猪圈不太平。"[2]

对"反细菌战"有抵触情绪的另一个重要原因是纯粹的防疫行

---

① 参见《抚顺市防疫工作渐趋瘫痪》，据新华通讯社东北总分社 1952 年 5 月 12 日报道。

② 《东北农村及工矿爱国卫生工作很差》，据新华通讯社东北总分社 1952 年 9 月 11 日报道。

为没有与农村的日常生产周期相衔接，而无法使农民相信这种行为与自己的生活有不可分割的实用关系。而在城市，则有人认为打扫庭院是劳动改造的一种方式。广西桂林市第二区区长则强调群众穷，无法讲卫生。① 西北地区则在干部中流行"有钱人才能讲卫生"的普遍看法。

国家民族主义式的情感动员手段曾在城市中被反复有效地使用着，可当这种方式辐射到农村地区时，往往被一些地方宗教组织的离心力所化解。前面已提到，农村流行的谣言在 20 世纪 50 年代往往会有意借助政治舆论的力量使自己的面貌和功能合法化。这个时期，武昌附近区、乡的"土地会""火神会""文昌会"等组织开始活跃起来。这些活动本来在党的意识形态领域里被认为属于普通的"迷信性质"，是旧社会的残余，但在经过某些"政治化"的改造之后，反而变成了对抗国家舆论对地方渗透的有力资源。

政府随即意识到了本来属于普通迷信的活动"好像都是和我们的工作对立"。"人民政府号召除虫时，农民群众就敬土地，求神灵保佑。人民政府号召积肥，做好春耕准备工作，参加会门活动的群众就大吃大喝，互相请客。"中南的信息网搜集到的一个例子是："一区李家桥乡一带不少村庄天花流行，因为得不到正确的指导和治疗，因此农民群众（包括乡级干部）轻信诬传，煮青铜水喝，结果有不少病者送了性命。"②

城市与乡村的差异使空间政治控制的实施情况亦有不同。城市空间中最大限度地发挥了单位强制力的作用。首先，是自上而下建构防疫形式体系并使之趋于完善。1952 年 3 月 14 日，政务院第 128 次会议决定成立中央防疫委员会。这个名称带有战时的特点。以后各级基层组织均建立了防疫委员会，如浙江金华县全县 9 个区就成立了防疫中队，62 个乡、433 个行政村均建立了防疫卫生小组。③不过到了第二年，带有战时色彩的"爱国防疫委员会"就纷纷改名为"爱国卫生运动委员会"（简称爱卫会）。这说明，防疫行为已从战时状态开始向社会运动的形式转变。

其次，防疫运动从单纯反对"细菌战"而转型为常规化的"爱

① 参见《西北爱国卫生运动尚未普遍深入开展》，据新华通讯社西北总分社 1952 年 7 月 9 日报道。

② 《武昌县农民拜树取药情况》，据新华通讯社中南总分社 1953 年 5 月 8 日报道。

③ 参见《金华县卫生志》，2 页，杭州，浙江人民出版社，1995。

国卫生运动"，实际上面临着一个相当艰难的转换过程，即如何从情感激励型的国家民族主义形式切换到与日常生活节奏密切相关的常规性卫生运动。这个转换需要庞大的社会动员机制做后盾和支撑，由此必须转变观念，改变以战时防疫为主轴思维的陈旧方法，而代之以全新的理念。1952年12月，第二届全国卫生会议的召开标志着这个转变的实现。在这次会议上，周恩来指出，要使爱国卫生运动坚持下去，达到普遍深入和经常化，卫生工作如果不能与群众运动结合，卫生工作"面向工农兵"、"预防为主"和"团结中西医"的三大原则就不可能得到很好的贯彻。他建议卫生工作的方针应增加一条，即"卫生工作与群众运动相结合"。大会接受了这个建议。

　　1953年1月4日，《人民日报》发表《卫生工作必须与群众运动相结合》的社论，迅速把周恩来的建议定为卫生工作的主调。这篇社论特别强调，开展群众性卫生运动不仅是粉碎敌人细菌战的可靠保证，而且是改进我国卫生状况所应采取的一条捷径。社论还说，"面向工农兵"、"预防为主"和"团结中西医"三项原则虽已指出了卫生工作者所应采取的立场、卫生工作所应有的重点和卫生工作所应采取的办法，但"卫生工作与群众运动相结合"才是推行卫生工作最有效的方法。这个建议的采纳，是这次会议最重要的收获。①

　　这篇社论中最关键的一句话是："为了很好地达到为工农兵服务的目的，仅仅把工农兵作为工作对象是不够的，还必须通过工农兵自己来进行卫生工作。"这句话标志着政府对卫生防疫与民众关系认知角度的根本转变。从"反细菌战"开始持续几个月的防疫运动虽波及范围甚广，包括媒体的高密度宣传，防疫队伍一拨拨的频繁下乡和各种有组织的社会动员，但落脚点一直是把"工农兵"这个被政治明确定义的群体作为治疗和预防对象，这样一些策略具有相当明显的临时性。

　　要贯彻"预防为主"的策略，其核心恰恰在于如何在疫病未发之前进行抑制，同时这种抑制又具有持久性的特征。因此，不改变原有的思维，使"工农兵"从被动的治疗对象转化为一种带有主动性的"运动"主体，调动尚且健康的主体，以之为载体去控制未发的疾病，就很难想象会达到"预防"的持久性效果。事实证明，正是以"工农兵"为预防主体而非治疗客体，同时把"预防"与情感

---

　　① 参见《卫生工作必须与群众运动相结合》，载《人民日报》，1953-01-04。

性的"爱国主义"，短促突击式运动与长程生产周期相结合，才使"卫生"与民众的普通生活建立起了可感知的关联性。[1]

"工农兵"作为预防主体之后

当然，在确立了"工农兵"为预防主体而不仅仅是治疗客体之后，并非就完事大吉了。而且，这套办法也并没有假设主体的重新设置就意味着每个"工农兵"都会成为合格的"预防"主体。必须通过一套严密的制度化程序对其加以"启蒙"，然后才能保证其他配套制度的运转。

实现程序化的枢纽是，既然"工农兵"这个主体群是不均质的，那么首要的工作是先离析和培训出一批积极分子，构成"启蒙"的主导群体，然后再推而广之。在这个设计过程中，对各街道妇女所进行的动员被放到了核心位置。沈阳在总结防疫工作经验时就说，在建立统一的有力的防疫组织时，"特别是各街道中由于抓紧了积极分子，把妇女组织起来，成为开展防疫工作的重要力量"[2]。媒体也不失时机地推出了一批"卫生明星"。如南京五老村的冯桂珍就是一位"捕鼠能手"。自 1952 年"反细菌战"以来，媒体对她进行了几年的追踪访问。1958 年的一则报道中说，直到 1957 年 10 月开展冬季爱国卫生运动时，冯桂珍还是个积极分子，她挨家挨户地访问了本村第九组的居民，果然发现了问题，无鼠村发现了老鼠。有的人家的米袋又被老鼠咬穿了，于是，冯桂珍就到每家串门，挨家研究老鼠出没的动向，帮助人家上好鼠夹，把鼠夹放在有老鼠活动的地方。第二天一早，她又跑到各家去问，果然打到了两只老鼠。冯桂珍并不满足于此，通过试用各种老鼠诱饵，两个月内她捕捉了 90 多只老鼠。[3] 另一个例子是在卫生工作会议上被媒体树立为明星的刘俊英，她创造新捕鼠方法，一个人就捕鼠 5 149 只，又带动同学捕捉了 6 007 只老鼠。[4]

女性角色得到重视是因为她们有更多的闲暇时间在一些非正规的社区活动中扮演更为活跃的角色。在消毒灭虫的早期"反细菌战"

① 参见《卫生工作必须与群众运动相结合》，载《人民日报》，1953-01-04。

② 《沈阳市防疫工作的经验》，据新华通讯社东北总分社 1952 年 3 月 31 日报道。

③ 参见甄为民、史越峨：《发扬了自爱爱人的美德——访南京市五老村一群爱劳动讲卫生的人们》，载《人民日报》，1958-02-17。

④ 参见夏详谕：《捕五千多只老鼠的小姑娘——全国甲等卫生模范刘俊英的故事》，载《人民日报》，1952-12-15。

行动中，东北地区的防疫机构就往往率先组织、训练各街道居民小组的卫生小组长和青年家庭妇女，通过她们组成妇女消毒队，再扩大到组织老人和小孩等半劳动力参加。①

在爱国卫生运动中，一些非正规组织的活动被有序地整合进了整体的动员框架中。比如南京市在运动中就借用了 1 500 多个读报组的力量，通过它们组织家庭妇女和社会青年，使他们成为运动的核心和骨干力量。② 如前所述，各地城市中的读报组曾经是不确定性信息和谣言散布的主要来源之一，如果有效地控制了这类信息发布的资源，并使它们在非常规性组织中整合女性和社会青年参与的力量，的确能收到奇佳的效果。

卫生组织和行政程序相互呼应结合的区域监控设计，在爱国卫生运动中可谓一大发明。20 世纪 20 年代以前，中国的各大城市基本没有独立的卫生机构，其机构设置基本上依附于民政和公安系统，即使偶尔能分离出来，也寿命不长，处于与其他行政职能部门分分合合的状态。30 年代以后，各种卫生局和卫生委员会才逐渐在行政机构的框架中占有一席之地。③ 一些重要城市如北京和天津则通过卫生区事务所的建立，在民众日常生活中引进了"卫生"监控的理念，形成了地段保健和治疗网络。所以在相当长的一段时间内，城市的卫生变革和动员是由地区性的卫生组织承担的，如北京内四区的防疫在民国时期即由四个卫生事务所承担，四区之外则由传染病院承担。④ 而到了 1952 年 7 月，北京市防疫委员会仍以各区卫生所为中心，组织医务工作者分责任地段负责，全市共建立了防治站64 个。⑤

这样的机构设置显然仍是把普通民众作为治疗和防疫对象，而要实现最广泛的社会动员，对"卫生"与"防疫"就不能单纯理解为一种纯粹的医疗行为，而要重新把它定位成"社会变革"的一个组成部分。这些"社会变革"的主体也不能仅仅被理解为单纯的治

---

① ②　参见吕继军：《南京市开展爱国卫生运动的经验》，载《人民日报》，1952-12-13。

③　参见杨念群：《民国初年北京的生死控制与空间转换》，见《空间·记忆·社会转型——"新社会史"研究论文精选集》。

④　参见《民国时期北平的传染病管理与卫生防疫》，载《北京档案史料》，2003（2），33 页。

⑤　参见《北京市防疫委员会关于麻疹、猩红热防治工作的初步报告》（1952 年 7月），载《北京档案史料》，2003（2），51 页。

疗对象，而是参与社会变革的一分子。在这样的认知前提下，卫生运动的发起和组织就不能仅仅由纯粹的卫生部门完成。因为作为"工农兵"的"卫生"主体同时也是整个社会革命的"主体"，要使之成为社会革命的主体，就必须使用启蒙和监控的双重手段加以实现。因此，已成为社会变革主体的"工农兵"，显然就不是单纯的"卫生"组织能够加以领导和支配的，其他的行政部门亦应在这场社会运动中发挥导向和监控作用。

在各大城市具体的爱国卫生运动中，表面上仍按区域划分负责范围，而不按行政系统划分负责范围，行政系统的上级机关还须保证所属单位服从驻在区的领导。当各地段卫生部门将检查结果报告各行政系统时，各行政系统即提供支持，并对所属单位进行督促。① 但是，一旦运动发动起来形成规模后，超地段的行政干预能力得到了明显的加强。其表现是超地段的大规模宣传运动后的检查程序，往往是在行政领导直接控制下进行的。如北京的一次宣传活动，仅全市规模的动员大会前后就开了六次之多，每次大会之前都开干部会议，大会和干部会都由市长、副市长亲自主持。南京组织的宣传大军达 15 万人，采取 20 多种宣传形式，挨户宣传，全市累计有280 多万人被卷入宣传阵势。从 1952 年 6 月到 9 月，南京的报纸刊载爱国卫生运动稿件达到 300 多篇。

运动收尾后的检查程序更是日趋严密。据当时媒体报道，自1952 年 4 月到 9 月，南京全市即成立了 1 000 个以上的检查组，出动检查了 12 000 多次，受检查的有 2 400 多个单位、20 多万户。单是以李乐平、金善宾副市长为首的市检查团 30 多人，就出动检查了20 多次。在突击检查时，全市曾出动了 94 000 多人。媒体总结道："在检查时，由于采取了领导检查和群众检查相结合，经常检查和突击检查相结合，全面检查和重点检查相结合的方法，因而真正做到了层层检查，级级负责。"②

尽管如此，要实现行政与卫生防疫系统的协同配合，以达到对城市空间的有效监控，是需要有一个相当长的过程的。据史料记载，北京在制订 1951 年春季清洁大扫除运动实施方案时，尚没有形成使普通防疫行为转化为广泛社会运动的思维，其宣教动员阶段仍主要

---

① 参见贺诚：《为继续开展爱国卫生运动而斗争》，载《人民日报》，1953-01-04。

② 甄为民、史越峨：《发扬了自爱爱人的美德——访南京市五老村一群爱劳动讲卫生的人们》，载《人民日报》，1958-02-17。

由卫生委员会动员医护人员组成宣教队进行宣传。而各地段卫生组织与行政机构的关系尚未超越各地段内部进行协商组织的形式，如规定："各区的卫生委员会应召集驻在地区的各级机关、团体，采取协商动员方式，以保证和带头的精神，促进运动的实施。"① 其控制程序基本上仍是由各地段卫生机构协调自己所辖区内行政机构的职责。这样做的结果是，在一般民众的眼光里，爱国卫生运动仍然很容易被理解为一种较为纯粹的医疗活动，而不是一场社会运动，从而导致热情减退。

为了改变这种状况，1955 年北京市人民委员会发出的指示就开始强令各区人民委员会一定要有副区长一人负责领导卫生运动，并抽调区级、防疫、妇幼、医疗等卫生部门的干部（二十人左右）组成工作组，在区卫生运动委员会的领导下执行全区的卫生工作。每一个街道办事处必须指定一位干部，每一个居民委员会至少应指定一两个居民委员专门负责经常的卫生工作。②

与单纯由卫生机构控制相比，由行政机构干预的空间监控对普通民众日常生活的影响达到了空前的程度。行政干预的假设是民众不会自觉地起来行动，必须用制度约束的程序进行启蒙和动员。在"细菌战"突发时，有的地区的行政部门估计工人中只有五分之一能读懂报纸。也就是说，只有这部分工人才能受到媒体常规宣传的影响，而其他五分之四的工人如果不经过运动的刺激，很可能根本不知道"细菌战"是怎么回事，甚至只认为是"医院的事"。沈阳市在1952 年 4 月间大规模突击检查饮食行业卫生状况时，采取了各种各样的方法，如有的靠说服教育。有的业主经说服教育后仍不重视，就在街上用广播筒向他喊话："老陈，你的家里很脏，大家就不上你那里去买东西啦！"有的还采取开展竞赛、夺红旗、组织参观等办法，使政治意识在行动中的渗透常规化。③

行政干预的强迫性还表现在有些机构会借助卫生运动对日常生活无所不在的渗透扩展私利。有的防疫部门会假借"防疫"名义在群众中募捐，有的地区的总工会也借口清洁卫生，动员大批私

---

① 《北京市一九五一年春季清洁大扫除运动实施方案》，载《北京档案史料》，2003（2），41 页。

② 参见《北京市人民委员会关于加强夏季爱国卫生运动工作的指示（草案）》（1955年），载《北京档案史料》，2003（2），57 页。

③ 参见《沈阳市防疫工作的经验》，据新华通讯社东北总分社 1952 年 3 月 31 日报道。

营企业的工人无代价地给修理院子。有的单位规定每天交几只虫子，交不上就罚款。结果自然的虫子被消灭了，却居然出现了"养虫子"的现象。东北胜利矿一街防疫支会通知老百姓把鸡都杀了，不杀的抓住一只罚五万元（旧币），结果有的居民将鸡藏在被窝里或衣柜里。有一户李姓人家的豆腐铺，因为被防疫人员检查时在窗子上发现一只苍蝇，就被查封，限令一周内不许营业。除一些城市外，在突击性的卫生检查中，农村也出现了类似的强迫现象。如原辽东省柳河县五区姜家店村卫生检查组就硬性规定了五条惩罚办法，办法中除劝告、警告、严重警告、大会检讨外，还规定了一条：如上述办法无效，便游街。[1]

卫生防疫中的空间政治学

邹谠在评述一项中国革命的研究成果时，曾经精辟地指出，中国共产主义运动的成功同可以度量的经济、社会及文化因素并无重大关系。相反，关于中国共产主义运动成败的解释必须在"中国共产党人自身的行为"[2] 中寻找。所谓在"中国共产党人自身的行为"中寻求革命动因解释的取向，在研究爱国卫生运动的兴起和构造时尤易发挥作用。在当代民众的眼里，爱国卫生运动早已成为耳熟能详的惯常行为，当每年上级领导发出号召去打扫环境卫生和开展清洁运动时，谁也不会感到奇怪。可在 20 世纪 50 年代初，这场运动的形成却不被认为是一个可以任意加以预期和设计的行为。人们当时根本无法预料到爱国卫生运动后来会变成一种能影响和支配广大空间中民众日常生活状态的周期性运动。

罗芙芸就认为，对"细菌战"的指控具有一种双重隐喻的功能，即中国是帝国主义侵略的牺牲品，同时中国又是大自然的牺牲品，那些看不见的被忽略的"细菌"也开始威胁新中国的生存。为了实现中国的现代化，中国人民必须要与外来的政治敌人美帝国主义进行战斗，而且还需通过除灭自然界中产生的敌人，如时疫带来的疾病。国家与敌人的冲突被浓缩成了自然与人的冲突。所有史料的

---

[1] 参见《辽东省农村防疫卫生工作中的问题》，据新华通讯社东北总分社 1952 年 5 月 27 日报道。

[2] 邹谠：《政治研究社会科学化》，见《中国革命再阐释》，254 页，香港，牛津大学出版社，2002。

发现也并不引导我们更接近揭示细菌武器是否存在的真相，而仅仅是提供一幅地方权威、公共卫生人员、党的组织者和一般公民如何集体塑造"1952 年事件"的图景。[①]

"反细菌战"行动作为"爱国卫生运动"的源头，具有强烈的国家民族主义表达形式的特点，同时这种表达形式又具有非常规的暂时性。这是由"细菌战"不具备常规战争所具有的规模庞大、涉及人员众多等特点所造成的。而爱国卫生运动发展成规模后，却具有周期性阵发的特征。这里可以引出一个有趣的话题是，"反细菌战"的短期行为是如何演化成爱国卫生运动这种长期行为的。对当时经济、政治和文化因素的笼统分析可能无助于解释，而必须从中国共产党人立国之初面临的危机和各种威胁，调动已经初步形成的政治传统和制度资源（各种宣传手法、制度建构安排和创新模式）应对时所采取的灵活策略中去细细感悟，才能逐步逼近历史的现场。

在我接触到的各种各样对中国革命成功经验的解释模式中，一些研究视角是颇有启发性的。如裴宜理曾指出，仅仅从意识形态、组织结构和政治文化在革命过程中的作用着手分析，或从结构性因素，例如阶级界限的划分和政府的弱点入手解释，都是有趣的思路，但他认为，共产党和国民党在社会动员方面的最大差异表现在共产党显然比国民党更善于实施大量的情感工作。[②] 不过事情似乎没有那么简单，因为情感也分多种类型，其表达方式也是异常复杂的现象，仅仅以国家民族主义话语的激励来轻松驾驭民众的情绪和行为毕竟只能起到暂时的效果。在爱国卫生运动的起源阶段即"反细菌战"时期，中国共产党确实相当成功地运用了情感动员的策略以激起民众的民族主义情绪，使之转化为自觉的卫生防疫行为。

在"细菌战"发生之初，最使中共中央焦虑的是如何有效地平

---

① Ruth Rogaski, *Nature*, *Annihilation*, *and Modernity*：*China's Korean War Germ-Warfare Experience Reconsidered*, *The Journal of Asian Studies*, Vol. 61, No. 2 (May 2002), pp. 381－415. 西方"冷战史"的研究一直对"细菌战"的真伪存在争论，相关的档案文献及争论的内容请参见 Kathryn Weathersby, *Deceiving the Deceivers*：*Moscow*, *Beijing*, *Pyongyang*, *and the Allegations of Bacteriological Weapons Use in Korea*, *Cold War International History Project Bulletin 11*, pp. 176－184；Stephen Endicott and Edward Hagerman, *The United States and Biological Warfare*：*Secrets from the Early Cold War and Korea*, Bloomington：Indiana University Press, 1998。

② 参见［美］裴宜理：《重访中国革命：以情感的模式》，载《中国学术》，2001（4），98～99 页。

衡"恐慌"与"麻痹"两种极端心态。自出现美机攻入东北地区撒布"细菌"的消息后，宣传媒体一度很难把握报道的准确尺度，因为"细菌"撒布的区域相对可以实际得到验证的只有东北和青岛两个地区，如何使其他地区对此也能引起注意成为一个难题。情况说严重了，固然可以激起相当广泛的民族主义情绪，但也极易造成大面积的恐慌而难以控制。把情况作轻描淡写的处理，或真实地报道其影响的空间范围，则很容易让未波及的地区完全忽略这场特殊战争的存在。在相当一段时间内，宣传媒体和实际的宣传行动均是左右摇摆于这两种态度之间难以定夺。

然而在1952年3月以后，各地报道空情和虫情的频率却大幅度增加，几乎全国各个地区似乎都发现了带毒的昆虫细菌。这段时间给人的印象是媒体控制开始迅速向"有闻必报"、强调事态严重的取向倾斜，最主要的特征是经常把"空情"和无法验证的"虫情"混为一谈。其典型的用语是，在报道飞机侵入架次和投放的各类物品后，用模糊的语言说明"其他地区尚在检验中，偏僻地区已派人前往"，"上述虫物，有的已送该省卫生化验所化验"等。至于检验和搜索结果均少有后续报告。当然，这类报道的模糊性甚至部分夸大性的宣传并非有意为之，而是"细菌战"这种非常规性作战本身具有的不易识别的特征所致。

正是这种模糊性在通过各种宣传媒体渗透到了各个地区和各个阶层时，却成为放大恐慌情绪的根源，包括各地此起彼伏出现的"政治谣言"也不能说与此无关。至于不确定的"细菌战"报道对政府的判断和决策有多深的具体影响，尚缺乏相关史料，难以做出十分精确的透视。只是从各地基层组织上报的"反细菌战"经验得到上层的首肯和推广这个现象来看，上层至少已清楚地得知，对"细菌战"恐怖情绪的疏导和利用不仅在激发民族主义情绪方面颇为有效，而且在使之转化为常规性的防疫卫生行为方面也是个很好的平台和起点。比如，不刻意区分频发的地方疫情与"细菌战"之间的界限，就变成了大规模动员消除毒虫的一个重要理由。因为在许多未发现"细菌战"迹象的地区，大规模灭鼠灭虫灭蝇的理由恰恰是，只有消灭这些昆虫，才能消除"细菌战"有可能发生的媒介物。这与1951年提出的"预防为主"的卫生政策可以直接进行具体的衔接。

在研究中我们发现，仅仅依靠民族主义的情感模式去长久维系

再造『病人』

民众对卫生变革的激情显然是不现实的。要使"反细菌战"从一场短期的民族主义的情感与行为表达，转化为一场具有稳定特性的社会变革运动，还需要其他因素的支持。其中，"群众路线"的实施就起着核心作用。"群众路线"是中国共产党在长期战争状态下的一大制度创新，但"群众路线"的具体实施不仅仅是一种简化的情感激励过程，特别是战争年代的"群众路线"与和平时期的"群众路线"具有完全不同的实施内涵和控制程序。另外，如何实行从战争状态向和平时期过渡的"群众路线"更是一个复杂的问题。战争时期的"群众路线"运用了一整套相当完善有效的动员技术，如诉苦。① 其最主要的功效就是在短期内迅速明确对象，然后以情感动员的模式铺衍成大规模的群众运动。"反细菌战"的早期动员态势也具有战时激励的这个特点，如贺诚就说过："进行卫生宣传时，举出真人真事，不说空话，或者开诉苦会，诉说在旧社会无法讲卫生的痛苦，算细账讲明卫生有利，也是好办法。"②

只是，这套方法在"细菌战"作为一种战争状态的威胁解除以后，特别是在朝鲜战争结束，宣布中国外部威胁已经解除后，就变得不再有效。"群众路线"的内涵在失去战争对象的支撑后，自然会失去民族主义的驱动力，必须重新寻求与民众实际利益的结合点才能重新焕发活力。

在中国共产党人的眼里，领导者在制定政策时，必须到群众中去听取意见，系统整理后再运用到群众中去。这种"从群众中来，到群众中去"的思维模式是一种查清群众自己理解的利益所在的方法，一种从群众中获取反馈的程序，一种估计党所面临的政治现实的过程。如果和别的因素结合起来，"群众路线"的概念就具有强调群众自己所理解到的眼前利益的倾向。③ 中国共产党在"细菌战"威胁结束后较快意识到了卫生防疫如果要成为持久的社会变革运动，就必须与民众自己所理解的眼前利益挂钩，比如强调和春耕生产周期的结合以及与每年总是频繁发生的疫情和防疫活动相结合等等。

但是，如果仅仅单独强调群众自己所理解的眼前利益的重要性，

---

① 关于"诉苦"的社会史分析，参见郭于华、孙立平：《诉苦：一种农民国家观念形成的中介机制》，见杨念群等主编：《新史学：多学科对话的图景》，北京，中国人民大学出版社，2003。

② 贺诚：《为继续开展爱国卫生运动而斗争》，载《人民日报》，1953-01-04。

③ 参见邹谠：《中国革命再阐释》，129 页。

却未必与党的长远革命的根本利益相符合。如遇到这种情况就需使用制度化的强力手段使两者保持一致。邹谠曾指出，"群众路线"本身并不能成为建立西式自由民主的基础，原因在于群众的概念与公民及公民身份有着根本的不同，群众概念的出发点在于把个人看成是属于社会各个部分的个人，他们并不拥有抽象的法律或公民权利，他们只拥有具体的社会经济权益（substantive socioeconomic entitlement）。这里的假设是，一旦群众有人去领导，他们对社会经济正义的要求就会促使他们成为政治积极分子。因此，群众、群众运动和群众路线的观念与公民的概念不同，它们是联系公众与个人、国家（或政权）与社会的两种不同渠道。①

也就是说，所谓走"群众路线"，不仅是要有限地吸取和表达群众自己所理解的眼前利益，而且还是强化国家政治制度设计以实现党的总体目标的一条途径，是一种工作方法和领导策略。在"群众路线"的表述内涵中，民众利益的表达只有在国家社会变革政治目标框架的限定下才变得有意义。由此我们就可以理解，在爱国卫生运动中，"群众"尽管从医疗对象转而被预设为运动的"主体"，这"主体"却在某种意义上处于被启蒙的状态。而爱国卫生运动最终得以实施，也依赖于行政机构与地段卫生组织、各种形形色色的非正规组织以及交叠互动的空间分层网络的控制才得以完成，而不仅仅是在民众自发的情绪调动下的行为。因此，"群众"自发行动实际上是空间政治规训与调控下的一种结果。

---

① 参见邹谠：《中国革命再阐释》，130 页。

第九章　在政治表象的背后

在追忆自己早年的那段乡村生活时，晚年的陈志潜曾经感慨地写道："一个外来者习惯于舒适且较少隔阂的环境，而不愿意长期过艰苦的乡村生活。本地村民则习惯于当地的情况，通过亲属关系与其他纽带被限制在他们的社会。被同胞村民信赖的村民们比必须花费宝贵的时间来显示其可靠性的外来者更为有利。"① 这个貌似简单的道理如此平实地表达出一个意思：即使同属于一场"医疗革命"，城市与乡村的分野往往可能就表现在这"身份认同"的差别上。乡村民众对"医生"的信任不仅取决于治疗效果的彰显，还取决于对医生本乡本土资格的认定。人们择医时仿佛更看重的是医生在周围亲属熟人圈子中的身份地位，以及由此引发的口碑和评价。从河北省定县试验以后，治疗对象对医生本地身份的认同，就一直被历次医疗改革试验的发起者作为核心的要素加以考虑，无论这种考虑是被包裹在"政治"的还是"传统"的外衣里。

在定县试验中，陈志潜已经发现，真正由村里人担当的"保健员"比外界进入的医疗人员更有责任心，也更易得到村里人在感情上的认可。然而陈志潜完全没有料到的是，时间过去三十多年后，中国大地上数百万个村庄中已遍布着数以百万计的基层"保健员"——赤脚医生。其区别仅仅在于，陈志潜的"在地化"试验只波及定县的数个村庄，而普及赤脚医生却成为乡村医疗变革的一场全国性的"制度化"实践。

尽管在 1980 年出版的一部描写协和医院发展史的英文著作中，一位美国人已经声称陈志潜在定县培养的"保健员"就是 Bare-

---

① 陈志潜：《中国农村的医学——我的回忆》，40 页，成都，四川人民出版社，1998。

foot——赤脚医生。[1] 尽管陈志潜自己也认为，最迟到 1958 年，政府已建立起了全国性的乡村卫生保健系统，包括以后的赤脚医生制度恰恰都是采纳了"定县经验"。[2] 但是，赤脚医生的真实起源似乎仍然是个谜。在马海德的记忆中，赤脚医生是红军做法的一种持续。当年在苏维埃地区的医务学校，仅以七八个月的速成时间就培训出一批医务工作者。他继续回忆说："在解放区和红军里，曾经受过近代、大学训练的医生，只用两只手的手指就数完了。几乎所有的医务工作，都是我们这些短期训练班出来的人负担的。因此，训练各种半医务人员是个老传统。'赤脚医生'的概念在那时就存在了，只不过名称不一样。"[3]

余波与前奏

无论是在什么样的记忆中去寻找赤脚医生的发明权，其实都没有太大的意义。在陈志潜看来，医生"赤脚"的起源之所以很难有准确的答案，是因为以村为基础的非专业卫生工作者的概念，既不是起源于定县，也不是起源在新中国成立后，当然也更不可能是在苏维埃式的红军中。从无法追忆的时间起，中国的村民们就一直从那些比自己医学知识稍多一点的村民那里请教以得到药方。

只要有在乡村居住的经历，就会知道所谓"医疗"这个词在乡村里不是一种技术行为，而是人情网络表达的一部分。在密如蛛网的中国农村中，要取得信任，最简捷的路径是使他们其中的某些人既掌握来源于村外的现代技术，同时又没有脱离人情伦理的网络而转变在地的身份，让乡下人觉得是"自己人"掌握了"外人"的技术，因为一切外界医疗的援助都很容易成为匆匆过客。

新中国的建立尽管用政治革命的实践从整体上否定了"乡村建设运动"的改良主义式方案[4]，但并没有完全放弃医疗技术训练必

① Mary Brown Bullock, *An American Transplant*：*The Rockefeller Foundation and Peking Union Medical College*，University of California Press，1980，p. 162.

② 参见陈志潜：《中国农村的医学——我的回忆》，87～88 页。

③ W. 贝却敌、路易·艾黎：《中国见闻录》，龚念年译，240～241 页，香港，香港南粤出版社，1975。

④ 经济学家千家驹在 1934 年就编有《中国乡村建设之批判》一书，内中学者的主要攻击点在于指出乡村建设不是着眼于解决社会结构问题，或者对土地分配不均的经济现状未予深究，对帝国主义与封建势力的根基秋毫无犯。参见景军：《定县试验——社区医学与华北农村，1927—1937》，见《陈志潜教授学术思想研讨会论文汇编》，23 页。

须有利于加强医生对本地身份认同的策略，反而越来越坚定地以此作为乡村医疗变革的根本基础。

新中国的卫生事业在 20 世纪 50 年代初，开始以"防治"训练的形式把医疗面向工农的原则给意识形态化了。政治上的要求被革命的激情催化升温，显然不能再允许城里的医师、护士、助产士在年复一年，即五年至十年一个周期的训练中维系着"精英化"的雍容与自尊。针对乡村民众进行就地取材的速成训练，势必会变成乡村医疗革命的主流。在政治正确性的规定下，不是一个区、一个县的微观谨慎的小型试验，而是全国一盘棋式的强制规划，使定县试验的袅袅余波，演变成了一场乡村运动的前奏。

马龙瑞就是这样一个人，他是陈志潜定县试验的追随者，曾在 1947 年至 1948 年的江宁乡村卫生试验区训练了一批乡村卫生员。正当他准备仿照定县三级保健网络在村中建立卫生室，使这些卫生员开始在乡村实施服务时，人民解放军的渡江部队已冲过了长江堤防。当时间的指针指向了 1951 年，心里荡漾着的变革涟漪似乎越来越波澜不惊地变成了平静的水面时，马龙瑞却突然惊讶地听说，这批乡村卫生员在外来护士与助产士相继离开之后，大多数仍留在了江宁县工作，并接替了护士和助产士的岗位。马龙瑞的兴奋是难以用语言来形容的。他发现，政治结构的革命并没有磨灭以往乡村医疗试验的光彩，相反却在"面向工农兵"的新政策下获得了连续性的认可。他立刻着手重新提出一个全国性的三级保健组织计划：县设卫生院，区乡镇设卫生所，在卫生院及少数卫生所健全以后，即可在行政村或联合数个村设立卫生室。同时，就地训练卫生员，分配她们到卫生室去工作。

马龙瑞对"三级保健网"的设计与陈志潜没有什么大的差别，只是在乡村卫生员的身份和教学时间的安排上有自己的想法。在"卫生员"的选择上，最低标准是年纪在二十岁以上，曾受过高小教育或有同等文化程度，还得是当地的女子。这个标准给人印象较深的是性别色彩。马龙瑞的理由是，乡村卫生员是以妇婴卫生为核心工作的，所以应以选择女性为原则，她们的流动性较小，在工作上易与护产士配合。那些结了婚的、有政治觉悟的女干部，是最理想的选择对象。

"乡村卫生员"被设计成了专职人员，因为与在临床上作为护士和助产士助手的助理员不同，这些女卫生员是独立工作的，也就变成了脱离生产的最基层的卫生干部。按这些要素勾画出的一幅新社会蓝图，是令人兴奋的。在每一个组织健全的县卫生系统中，县卫生院犹如心脏，乡村卫生员则是各部的血管，将应做的工作带到乡村的每一个角落里去。①

既然"乡村卫生员"是按专职的位置与标准设定的，她的训练周期就会大大长于定县的十天，大约需要六个月的时间，包括两个月（384小时）的集中讲解示教及四个月的实习。在所有的课程中，助产学概要的课时最多，达到了100小时。其次是护理技术概要，达到了46小时。

生动性在课程讲解中被排在第一位，空泛的学理解释对文化程度有限的学员来说是无法理解的。马龙瑞亲自示范说，讲授营养常识，应避免用"碳水化合物"是"能力的能源"这类的讲法，而要说"糙米比白米补，焖饭比蒸饭补，吃蒸饭要吃米汤"等；教授"急救"办法时，头皮破伤出血的处理，要比人工呼吸法更为重要，因为前者在农村极为常见，后者则非有经验的技术人员不能有效地执行。② 马龙瑞的设计在20世纪50年代初期绝不是单独的臆想，而是有相当多类似的设想散布在报纸、杂志和报告之中。浏览这些设计方案，总的感觉是有些像定县模式的余波和终结，其中所体现出的缺憾和疑惑，恰恰需要在一种新的机缘中予以补正和完善。所以，这些方案的提出又像是新的乡村医疗革命的前奏和开始。

为什么说是"余波和终结"呢？马龙瑞设计的"乡村卫生员"蓝图不但承袭了陈志潜的三级保健网络的构想，而且把他未曾克服的弱点也一并继承了下来。"陈志潜模式"的最大弱点是，在强调医生对本土人伦网络的认同时，并没有同时兼顾对"本土"医药资源的整合与利用。在定县试验中，就没有一位中医被招募到公共卫生的计划中来。不仅是乡间草医，就是富有学识的"儒医"也不例外。陈志潜用略带轻蔑的语调评说这些乡间的"草医"："这些乡村行医者很少或根本没有与我在城市中所见的中医郎中有共同之处。除偶有例外，他们不过是以卖草药为副业的普通村民，没有受过专门的医学训练，甚至不会号脉。即使不是绝大部分，也有许多人是文盲。"③

在"保健员"职能的设计中，陈志潜只是从经济承受力的角度用降低医疗成本的方式与中医抗衡，而没有考虑乡村民众对中医，特别是"草医"的崇信。这并不仅仅是一种经济成本的考虑，也有深层的文化背景在起作用。遗憾的是，马龙瑞在新中国成立初期对"乡村卫生员"的设计，仍然延续了陈志潜的思路。他并没有考虑整合中医资源，在卫生室必备的药品中全部用的是西药，计有内服药七种，如阿司匹林、硫酸钠等，外用药十六种，包括高锰酸钾、酒精、龙胆紫等。这样就割裂了基层保健员自身对乡土社会的认同与传统医药自身利用之间的有机关系。

20世纪50年代，对于乡村卫生员是否应为专职，一直存在着激烈的争论。这是因为在国家整体的乡村医疗设计中，一度存在着以城市救济乡村的思路，即通过巡回医疗队的流动把城市的西医人才和药物资源尽可能地散播到乡村。这种短期式援助的暂时性是非常明显的，由于没有把大多数民众长期信奉的中医、草医等资源纳入变革的视野，基层卫生员的训练实际上无法真正与民众的需求相契合。

直到1955年，卫生部乡村医疗预防司司长欧阳竞还主要强调对于医药缺乏的偏僻地区，应当有计划地组织人力进行巡回医疗工作。即使是在成立农业生产合作社以后，也要求主要采取分片分社负责和实行巡回医疗的办法。另外就是组织卫生所、联合诊所、个体开业医生订立医疗保健合同，由他们定期到合作社给社员看病、指导社内卫生活动。对于遍布乡间的联合诊所，也是鼓励其设在人口比较集中的集镇或较大的乡村中，只在某些地区医生人数多的情况下，才组织和动员下到缺医少药的地区去组织联合诊所，实行分散应诊，而不像在城市中那样集中应诊。①

一队队的巡回医疗队像一股奔腾不息的潮流不知疲倦地在中国大地上反复流动着。20世纪50年代有个重要现象，巡回医疗队中开始出现了"中医"的身影。1954年，四川自贡、长寿、仪陇等36个县、市在春耕期间组织的779个巡回医疗组中，中医就占到了总数的85%以上。仅仪陇、洪雅等17个县的200多个农村巡回医疗组，在两个月内治疗的病人就有3万多人。②

各种方案也在不断被构思着。其中一个尝试是，为了克服医疗

---

① 参见欧阳竞：《做好农村卫生工作》，载《人民日报》，1955-08-04。

② 参见《四川七万多中医在保健事业中起很大作用》，载《人民日报》，1954-10-31。

队流动性过强，医了就走的不固定现象，"卫生试验区"的构想又重新被提了出来。1949年10月，仅仅是在毛泽东在天安门城楼上宣布新中国成立的数天以后，中央卫生部防疫医疗大队就开始进入河北省涿县境内建立卫生试验区。该县有379个村庄，36万多人口，虽比定县规模略小，却让人隐约回想起了定县试验那段红火的时光。同样是用民间戏剧搞宣传，医疗队试演了自己编的《王二嫂养娃娃》，介绍接生新法，先后在21个村演出了26场，有5万人观看。同样是利用庙会办展览，在南关庙会上的演出居然吸引了7 000人的目光。同样是改造助产员，在四个半月里，共开办了158个训练班，训练了接生员1 880人，其中4％为改造的旧接产妇。同样是建立三级医疗保健系统，只不过保健院、所、室变成了县、区、村三级的卫生委员会，"保健员"变成了784名专任卫生员。卫生员由各村选出（每村男女各一人），90％的成分是农民。甚至卫生委员会下设的卫生小组都变成了"保甲"组织的变种，按每十户编成一组，成了卫生委员会的基层细胞组织。①

一切好像都是新的，一切又都似乎与旧的改造方案有着藕断丝连的关系，就像过年门上贴的新桃，总能隐约看到旧符的影子。这个影子一直存在到毛泽东发怒的那一刻。

毛泽东的焦虑

在有关毛泽东形形色色的形象描述中，无论是正剧式的历史展现还是传奇式的文学发挥，都有毛泽东发怒的场景，但在我的印象中，没有一次发怒像1965年的这天具有如此大的威力。

毛泽东的发怒是对以下数字的一个反应。1965年，中国有140多万名卫生技术人员，高级医务人员80％在城市，其中70％在大城市，20％在县城，只有10％在农村，医疗经费的使用农村只占25％，城市则占去了75％。毛泽东据此判断："卫生部的工作只给全国人口的15％工作，而且这15％中主要是老爷，广大农民得不到医疗，一无医，二无药。卫生部不是人民的卫生部，改成城市卫生部或老爷卫生部，或城市老爷卫生部好了。"②

---

① 参见《中央卫生部防疫医疗大队建立涿县卫生试验区，取得改善农村卫生工作的初步经验》，载《人民日报》，1950-04-03。

② 《对卫生工作的指示》（1965年6月26日），见《红卫兵资料续编（二）》，香港中文大学中国研究服务中心藏，2974页。

毛泽东缘何发怒呢？这还要从 20 世纪 50 年代中国乡村的医疗状况说起。新中国成立初期的医疗改革方案虽然没有改变西医控制城市的状况，但也开始迈出了向农村倾斜的艰难步伐。50 年代初期，乡村医疗资源的整合是以"联合诊所"的方式进行的，"联合诊所"的作用是把呈个体分散状态的中医尽可能地统一集中在某个空间中，以逐步适应农村经济与社会结构趋于集体化的走向。"联合诊所"的设立不是使中医资源进一步渗入农村，仍是乡镇一级中医群体的再次组合。中医集中应诊的优势是使其医技得以整合使用，弱点是一旦在地点选择上过于集中，反而会使居住分散的乡民难以得到及时的治疗。

大多数地区的"联合诊所"一般还是设在镇上。江西金川镇在 1944 年 7 月，就由医师杨一清组织中医 9 名，成立了"金川镇中医联合诊所"，每天上午 9 时至 11 时有一名中医轮流值班治病，不收病人诊费，开处方到药店买药。新中国成立后（1950 年 7 月）重新成立的"城关中医联合诊所"，由在镇个体户开业的包括内、外、骨伤、针灸等各类中医师 16 人组成，实际上仍延续了中医不下乡、在镇上开业的老传统。①

在乡一级设"联合诊所"的情况不是没有，四川灌县的龙溪乡在 1954 年就成立了联合诊所。乡诊所设立后，还根据人口分布、路途远近、地势高低等情况，下设四个点，送医送药到田间院坝。②事实证明，这种特例无法打破"联合诊所"仍集中于集镇这个总体格局。以广东开平县为例，自民国元年至民国三十八年，开平县的中医从 75 人增加到了 375 人，但其分布始终集中在十六个区和三个镇中，其中以三个镇即三埠镇、赤坎镇和水口镇的人数最多，分别达到了 45 人、39 人和 42 人。1949 年以后，各区镇以自由组合的形式成立联合诊所，对中医分布的格局实施了一次再分配。1952 年，三埠镇成立了健安中医联合诊所，有医生三人；赤坎镇有同仁、爱群、友群三个联合诊所，共有医生 7 人；水口镇有大众、健民两个诊所，拥有 8 位医生。③

由于诊所采取的是自由组合的方式，诊所虽聚集了一些个体行医人员，在资金运作和医疗资源的合作使用上有所改变，但大多数

① 参见《金川镇志》，185 页，1989 年 6 月。
② 参见《灌县龙溪乡志》，111 页，1983 年 12 月。
③ 参见《开平县卫生志》，171 页，1988 年 1 月。

中医仍以个体开业的形式滞留在镇一级的区域内，对镇以下乡村医疗网络的分布格局没有根本性影响。这个现象在全国是非常普遍的。

　　新政府不是没有意识到医药无法及时下乡的问题，各种方案都不断被提出和尝试加以实行，多种形式的医疗队穿梭游动在地域广阔的农村大地之上，竭尽全力地改变最底层特别是市镇之外的农民缺医少药的局面。这些医疗队有的来自城市或县城，有的出自镇一级的卫生院或联合诊所，有的是以"土改"或"四清"工作队的名义下乡的。没有人能怀疑医疗队员们的热情与真诚，生动的地方剧、宣传画和幻灯片往往使医疗队所在的村庄仿佛变成了欢乐的集市。有的医疗队在污染的水源处放上一架显微镜，农民们就可以亲眼看到细菌在水里游来游去。一旦懂得自己曾经吞下去千百万微生物时，农民们就直观地懂得了医疗队进村意味着什么了。① 那些朴素的农民知道巡回医疗队到来的大致日期时，就会按照传统中国的礼节，在村口遥遥眺望地等待着。一位医疗队员回忆说："我的口袋里时常装满了葵花子和干枣，这在乡下一向是节日才能吃到的东西。"②

　　然而，医疗队密度再大的穿梭巡医，与居住过度分散的农民求医的渴望相比，仍无异于杯水车薪。治疗周期所造成的暂时性只是个表面理由，使医生无法居留乡下的深层原因却是致命的。流动医疗队与地方诊所关系如何协调并无先例可循。中医本来自己开诊，直接收诊费。联合诊所成立后，他们凑在一起集体开业，把诊费归入基金，自己拿固定的薪金。吸收中医加入医疗队无疑是送医下乡政策的重大突破，但流动医疗队的到来增加了他们的工作范围，却减少了他们的收益，因为流动医疗队的收费比他们的收费标准低得多。协商的结果是，流动医疗队的队员们也把他们的收入放在中医的共同基金内，中医们则把自己的收费降低到流动医疗队的标准。这就意味着流动医疗队的来源地，无论是市级还是县级医院，事实上在补贴着几百里甚至上千里以外的医疗服务，因为医院还负担着流动医疗队员的工资。这种状况显然不能维持长久。③ 医疗队员们并不是"老爷"，也并不总是想给"老爷们"治病，但体制运转还没有找到使医疗资源长久驻留在最底层乡村的好办法。

---

　　① 参见《我在新中国十五年——一位英国外科医生的回忆录》，202 页，香港，文教出版社，1970。

　　② 同上书，206～207 页。

　　③ 参见上书，207 页。

办法还是要想，不仅是城市来的医生在想，农民自己也在琢磨是否有更好的办法应付突然来临的疾病。1958年，一位叫赵振恒的作者就描绘了湖北浠水县红莲乡群英农业社自发办起一所小医院的故事。那年的7月，红莲乡在抗旱的紧急时刻，有30多个社员因中暑、泻肚、伤风而病倒。每个病人需要一个人来请医生、买药和照顾，全社197个劳动力，一下子就用去了60多个。社主任被县里办"集体食堂"的经验唤起灵感，想出了一个办"小医院"的主意。在县卫生院的协助下，腾出两间屋子，用石灰刷一下，打了消毒水。除保健员外，又增加了一个护理员。再买几元钱的药品，专门准备了些细粮和鸡蛋、白糖。然后把病人们都动员到小医院来住下。乡医院分工到这个社治病的医生，一天来看几次。这样使护理的人从30多个减为2个。① 于是，全区110个合作社都办起了小医院。

"农村小医院"构想的临时性质非常明显。至于在农村的其他地区能推广到什么程度，由于缺少相关史料的印证，我们不得而知。据说由农业社创办的一批保健室，在上海郊区和嘉定、宝山、上海三县均开始出现。这些"保健室"就设在农业社内，室中备有床位，农民也称之为"小医院"。保健人员是由医疗单位的下放干部从劳动中抽出一部分时间担任，有些是附近乡镇联合诊所的医生。②

"农村小医院"引出的另一个话题是，赵振恒把对保健员的训练作为"农村小医院"的特色之一加以推广。过去医生和保健员往往脱节，保健员在业务上难以提高，农民中有个谚语形容保健员"红黄碘酒，抹了就走"。小医院成立后，保健员常常可以和下乡的医生频繁接触，边做边学地提高医疗水平。据说北永乡的小医院成立不到半个月，全乡12个保健员有11个学会了注射，一般都学会了诊断八九种病和使用二十多种药。③

可见，乡村中各种有利于农民方便治疗的尝试都在慢慢但坚韧地展开着。可是毛泽东还是发怒了。毛泽东的怒到底从何而来呢？毛泽东的脑子里念念不忘的是，中国乡村的地域如此辽阔，农民人口如此众多，却又居住得那样分散，在他的印象里，巡回医疗队、联合诊所和"农村小医院"的设计或是犹如杯水车薪，或是有重组传统治疗格局之嫌，都没有真正使乡村社会的农民长期受益。

毛泽东的焦虑是有缘由的。从抗击美国的"细菌战"开始，中

① 参见赵振恒：《农村小医院》，载《红旗》，1958（8），37页。
②③ 参见《农业社自办小医院》，载《人民日报》，1958-06-27。

国医疗卫生的每一次重大变革都是围绕某项政治运动的周期运作，成了各种频发的政治运动的外显形态。这样做的优势是容易造成疾风骤雨式的轰动效应，然而风声一过，流动性的医疗革命往往只具有雨打地皮湿的效果。所以"六·二六指示"中特别提到，"四清"运动结束，农村的医疗、卫生工作不能轻易结束，应有后续措施。在1965年毛泽东发怒的前后一段时间里，他的心里其实一直郁结着两块心病。一是流动性的医疗资源如何在乡村发挥固定的作用。他的设想是，城里医院中比较优秀的医生尽量向乡村流动，只留一些毕业一两年本事不大的医生在城里留守。于是从1965年起，省、专区和县以下的医务人员开始大批向农村流动，有的地方如云南保山从1969年冬至1970年春，省、专、县城市的医务人员大批下放到农村，全县农村医务人员的数量骤增至238人，占当时全县国家医务人员的90.1%。[①]

葓绕在毛泽东心头的第二块心病尤其使他深感焦虑，那就是乡村保健员的"在地化"训练无法真正实现制度化。自从陈志潜1931年下乡提倡保健员的"在地化"训练，到"六·二六"毛泽东批示，时间已经过去了三十多年。让陈志潜感到欣慰的是，当年他所提倡的"三级保健网络"已成为中国乡村医疗改革的基本国策。可毛泽东却没有那么乐观，他最不能满意的是，作为"三级保健网"最底部的"保健员"还不能真正有效地发挥作用。

除了中医之外，中国农村中一直存在着大量类似传统"草医"和"半农半医"的人，这批被称为"业余医生"的人有别于受过正规训练的中西医，也有别于"巫医"，却以服务态度和便利赢得了农民的欢迎。但直到1961年，这批特殊的人仍被排斥在医疗保健系统之外。据河北省卫生厅的调查，平山县回舍公社有22位被农民公认的"业余医生"，这类医生在当地农民的眼中有三大好处：一是"随叫随到，便利患者"；二是用药简单，花费少；三是不付现款也能治病。公社的医疗机构不准病人欠账，而找农民业余医生看病，却可以赊账和采取送几个鸡蛋或送点青菜的办法来代替诊费。这样的"业余医生"在河北省共有9 304人，相当于公社卫生院医士以上医务人员的38%，却长期被认为是"庸医"或"江湖游医"，属于"不学无术"之列，在公社内的活动受到限制。[②]

---

① 参见《保山市卫生志》，299页，昆明，云南大学出版社，1993。

② 参见《怎样调动业余农民医生的积极性——回舍公社农民业余医生情况调查》，据新华通讯社1961年9月25日报道。

再造『病人』

毛泽东是农民的儿子，他知道医疗资源细胞化到乡镇一级，并不能说明农民一定受益了，因为他们中大多数人的居住地是在乡镇以下的村庄网络。在村庄网络层面，不仅西医绝无仅有，中医也很少见。相反，"草医""游医"是主流。

"中医"为什么不是"保健员"？

其实这段时间毛泽东考虑最多的仍是"中医"的位置。他心里很清楚，中国乡村医疗改革成败的关键在于如何最大限度地利用好绝大多数民众长期认可的医疗资源。这种资源不是"西医"，因为它只是城市中占 15％ 的老爷们的新宠，也不是"巫医"，因为其体系过于神秘随意，缺少可确定的知识背景。只有"中医"才是乡民真正不变的崇信对象。

说来奇怪，"中医"既然如此重要，20 世纪以后的中国思想界却大多以骂"中医"为荣。丁文江自题一联说："爬山、吃肉、骂中医，年来心不老；写字、喝酒、说官话，知难行亦难。""骂中医"变成了五四以来西化知识分子的一项饭后运动。除主角丁文江外，还有陈独秀、余云岫、傅斯年等人的随声唱和。[①]

与这些"西化"精英相比，毛泽东倒是丝毫不掩饰对"中医"的喜好。有一次他和私人医生谈到鲁迅时说，鲁迅在《父亲的病》中对清代名医叶天士用梧桐落叶做药引不以为然，其实，叶天士取秋天的梧桐叶，恰可验证中医感悟人地关系的能力，人体的病变和气候、环境有互动的联系，这样的看法十分高明。毛泽东确信"地大物博，人口众多"的特点正是中医能适应自然和社会土壤。环境、气候、习惯、气质的差异造就了中医的不同门派和各家学说，有很强的乡土适应性。[②] 毛泽东在 1965 年 8 月 2 日接见钱信忠和张凯时，甚至大谈乡村"神医"的好处，让他们着实吃了一惊。毛泽东说，神医有三个好处：神药它保险，不会害人，没有毒；第二个好处是省钱，几个铜板就可以了；第三是给病人精神安慰，病也就好了。[③]

毛泽东的偏好往往对具体的政府行为具有超常的支配力。按理

---

① 参见邓文初：《"失语"的中医——民国时期中西医论争的话语分析》，载《开放时代》，2003（6），113～114 页。

② 参见邢思邵：《毛泽东同志关怀中医事业——纪念毛泽东同志诞辰 90 周年》，见上海中医学院：《中医年鉴》，7 页，北京，人民卫生出版社，1984。

③ 参见《红卫兵资料续编（一）》，香港中文大学中国研究服务中心藏，317 页。

说，他对中医的评价也应有力地支配着卫生政策的实施效果，然而事实并非如此简单。新中国成立初期，新政策表面上并没有沿袭民国时期对"中医"的排斥政策，而是通过城市的爱国卫生运动吸收中医参加，来有限度地予以接纳。这类临时性的政策并没有彻底转变"科学主义"氛围支配下对中医整体评价的贬抑走向。甚至在实行合作化的过程中，中医被划为全劳动力使用。昭通专区巧家县一区规定，中医每年要出 240～270 个劳动日才有口粮。1957 年，该区水塘乡因疾病流行，十天内死了二十多人，农民纷纷请求中医治疗，但合作社干部认为是耽误生产，不让去。① 至于按成分划分，把"中医"当作资本家改造的例子，更是屡见不鲜。不过，到 1954 年 6 月，毛泽东特意提示说，西医来后，忽视了中医，新中国成立后，对旧艺人等有了扶助，使他们有了地位，对中医却没有扶植，卫生部门是有宗派主义的，对中医始终是不积极的，中西医未团结好，主要责任在西医。毛泽东指责中央和各地卫生部门领导对中医中药抱着严重的粗暴的宗派主义态度，这是一种极端卑鄙的恶劣的资产阶级心理的表现。②

毛泽东这次措辞严厉的震怒，掀起了中西医互学的高潮，但令他大感遗憾的是，对"中医"的赞美虽有升温之势，却只是抬高了中医自身的地位，仍没有对最与农民相关的"三级保健卫生系统"发生影响。也就是说，在他"六·二六"震怒之前的十年时间中，中医居然没有被有效融入"三级保健体制"中发生重大作用，而是仍以个体（或者集体）的形式若即若离地与之发生着瞬时不定的关联。最使毛泽东焦心的是，"保健员"的培训仍受西医的速成法支配，而没有中医的立足之地。这种训练方式让我们想起了马龙瑞的设想，训练程序几乎没有超越陈志潜时代的构思和实践水平。至此，我们终于知道毛泽东震怒的最深层原因了。

不中不西　亦中亦西

"训练周期短一定是个重要原因"，在经过"六·二六"之怒以

后，毛泽东冷静下来开始仔细思考。1965 年 8 月 2 日，毛泽东专门召见卫生部部长钱信忠谈话，开门见山地谈出了他的考虑结果：不脱产卫生员，训练半个月太短了吧？可以让城市医疗队带三四个月，学会十几种病。半农半读的训练班可以采取农忙不学、农闲多学的方式，时间可以延长到二三年。二年就是读一年书，三年就是读一年半书，这方法好。①

"六·二六"刚挨了批评，抱着检讨态度来汇报的钱信忠，脑子里还停留在陈志潜定县时代训练保健员时所定的"十天"标准，在训练周期的安排上显然还没有跟上毛泽东的思路。于是他又谈了另一个思路，说准备两条腿走路，办三年制卫生学校，在农村招生。毛泽东问招什么生，回答是招高中生。毛泽东又问，初中不行吗？回答是，目前农村高中生还不少。② 这段对话对学制到底有多长没有得出最终的结论。可是明显可以看出来，在毛泽东的头脑中，在农村办医校，文化水平已经变成了很次要的因素，关键是如何在最短的周期内调动各种医疗资源，使之在农村的最底层发挥最大的效益。

从一堂训练课说起

1965 年，秋色正浓的 10 月，毛泽东的湖南小老乡刘仲毅随着医疗队下放到了湘南。刘仲毅的下放绝不是一次个别行动，而是在毛泽东震怒后城市医疗百万大军下农村队伍中的一员。这时候正是所谓"面上的社教"刚刚告一段落，毛泽东的怒火却已经迅速烧到了乡村基层，乡镇一级的卫生院都感到了压力，觉得必须加快培训乡村保健员的频率，并提高效率。

对于什么是乡村基层医生的最佳培训周期，一直存在着争议。毛泽东在"六·二六"之后的一次谈话就明确表示过对城市医学院体制培训时间过长的反感。当钱信忠在汇报时小心翼翼地说要把学制减到三年时，毛泽东仍提出赤脚医生的训练不应该走城市在固定的学校空间中教学的老路子，而是要用轮训的方式解决农村中最易遇到的培训与脱产相对立的问题。具体办法是，乡村保健员一生中

---

① 参见《接见钱信忠张凯时的谈话》（1965 年 8 月 2 日），载《红卫兵资料续编（二）》，2975 页。

② 参见《一九六五年八月对卫生工作汇报的插话指示》，载《云南红卫兵资料（一）》。

不仅要经过短暂的培训，而且要使培训常规化，甚至一年中要经过两到三次轮训，当然要躲开农忙季节，时间为两到三个月。培训的形式当然也就随着效率的变动趋向多样化了。不但乡村保健员可以定时到公社和县医院培训，而且医疗队下放农村的密度也明显加大了。

刘仲毅下湘南也就成为千千万万乡村卫生员培训密度加大的一个具体镜像。刘仲毅的体会是，在农村搞教学，当然要了解农民学习的特性，他们的特点是有学习的积极性和愿望，却没有学习的耐性。刘仲毅刚开始授课时，课堂开讲不过一二十分钟，就有学员睡眼惺忪，头不断地像鸡啄米似的向下点。以后，随着每一分钟的增加，打瞌睡的人越来越多。再接下去，有人公然在课堂上鼾声大作，口水直流，甚至摇都摇不醒。

这使刘仲毅意识到，给这些农民讲一、二、三、四，甲、乙、丙、丁，就像让知识分子干体力活一样，一两个小时就会喊腰酸背疼，难以为继。变化迅速发生了。在一次传染病的病理课上，桌上枯燥的教材被放入了书包，血液传染病的讲授变成了一次有关谋杀的侦探故事会。

这故事说，在湘南铁路线上一个火车站旁的小客栈内，早上清洁卫生员打扫房间时，发现旅客被人杀害。室内外都沾满血迹，公安人员利用收集到的血迹，开始侦查案件。

如何用这些线索寻找凶手，使班上的气氛顿时活跃起来。在寻找凶手的过程中，"血型"的概念被自然地引入了。因为作为侦破工具的血抹片中发现了疟原虫和血丝虫，结合疟原虫和血丝虫的生活史，不仅可以肯定病人来自疫区，也明确限定了凶杀案发生的时间必在午夜，因为血丝虫的蚴只在午夜出现在周围血流中。同时，是不是要特别寻找血吸虫和证据来协助破案也成为讨论的焦点，这是利用否定的答案来介绍血吸虫的生活史。就这样，在耸人听闻的凶杀故事、唇枪舌剑的辩论和惊心动魄的结论中，血液的生理、病理和寄生虫病知识被有机地糅合在一起。学员们在面红耳赤"破案"的兴奋中，瞌睡虫早已逃之夭夭。[①]

以上这段讲的是，西医的艰深学理怎么变成了农民可以接受的日常知识。其实相当一部分赤脚医生是无缘接受系统的西医学理训

---

① 参见刘仲毅：《从赤脚医生到美国大夫——一个美国医学专家的半生自述》，25～26页，上海，上海人民出版社，1994。

练的，他们获取知识的途径既广且杂，中西医杂糅的风格使多数赤医的身份难以和普通农民相区别。

赤医刘明柱

刘明柱就是这样一个人。当我坐在他对面时，从他的服装穿戴中难以找出"医生"与"农民"之间的界限。交谈之中，这位秦岭大山深处的赤脚医生侃侃讲述了他获取医学知识的因缘。

谈到自己接触医学的经历时，刘明柱用陕南口音很重的语气肯定地说，自己出诊以前跟住在当地的地质队里的一个西医学过一些基本知识，他不太懂中医，刘明柱则对人家划的 A、B、C 也看不懂。

在秦岭深处围坐在一起烤着炭火，远处白莲教起事时所修的城堡在暮色中若隐若现，听着刘明柱娓娓讲述赤医训练的鲜活场景，仿佛就在眼前："那时我年龄小，培训在河边进行，我把黑板给搬到河边，人家写字的时候我给举上。那时候我写字一些都写不来，那些他在黑板上写过以后的字我都把它记下了。人家走的时候给我留下了一些书，后来我看了一些书后跟人家通信，人家又在信里指点了我一些。"①

在农村，知识的获得也可能发生在一个偶然的场景中，这个偶然的"事件"也许就突然成为医力增大的意外收获。刘明柱有一次给一个病人打针，总感觉到背后有一双眼睛在观察自己，盯得自己脊背发冷。针打完了，背后的人也说话了。原来是七里峡医院的常大夫，来村里走亲访友，刚好看到刘明柱在打针，于是不动声色地在旁边看完。后来就是这位常大夫教会了他如何判断流行病如乙脑患者的症状和治疗方法。

刘明柱文化不高，按常理来说不太符合至少高小毕业的赤脚医生选拔标准，可在村里的药房当调剂师时却学出胆量来了。刚开始还犹豫不敢去，害怕抓错了药，又一想什么都是人学的，你不敢动你就始终不会。学脉学不认得医书上的字，由于想到责任重大，就先学了药性，又学了十八般调药，后来学其他的药书。有些字认不得，在秦岭教书的老师全被问遍了，甚至兽医的知识也不放过。那时公社卫生院里住着个兽医叫毛全省，在药房待着还颇通脉案，爱

---

① 2002 年 2 月 13 日采访刘明柱记录。

抽个烟锅。这个人很有个性，你先给他装一锅烟，跟他一起抽，如果烟要是好，再给他装一锅，然后问什么他说什么。就是凭着这份心机和灵气，刘明柱学到了药书上看不懂的内容。

大队里的民兵队长毛农旺的亲姑夫李保清是个中医，经常教毛农旺些医术，并借些医书给他看，有时医书没有地方放，就放在刘明柱所在的药铺里面。等毛农旺带着社员去修梯田时，刘明柱就在药房里抄写医书，写一遍记一遍，再看一遍就会了。可是学了以后不会用。李保清经常到小河来给毛农旺解说医理，刘明柱那时就住在小河的药房里，整天想着能贴身接近李保清的好办法。他发现李保清也爱抽水烟袋，于是找了张干净报纸，到四舅家去弄些烟叶，回到药房细细切碎，拌上甘草。刘明柱当时自己不抽烟，却故意先装上一锅，靠近李保清抽了起来。飘散的烟味勾引起了李保清的烟瘾，忍不住向刘明柱要烟抽。烟一上嘴后，李保清在小河整整待了三天，刘明柱也学会了如何在实践中运用医理。

刘明柱接受医学训练带有相当大的偶然性和不确定性，似乎主要原因是没有接受系统训练的条件。实际上，大多数赤医的训练仍未脱离国家总体设计的培训规划的制约。如一位生长在滇池畔的赤医回忆说，成立合作医疗后，上面派 59 医院（驻滇部队）的医生到龙门村医疗室指导，教会赤医打针、开药、看病的基本常识，过了一段时间省中医学院的学生又到龙门村实习，又教会了他制针水、挖草药的技术。[1]

完全从两个不同的系统进村，同时又代表中西医两大分支的医疗人员，却能够同时对赤医的知识结构施加影响，而且还各得其所，确实是个令人惊异的现象，也只有通过国家政治的干预形式才能达到此种效果。

刘明柱的故事给人的印象似乎是赤医的身份认同远远比其技术的选拔程序更为重要。其实各地情况颇为不同。云南澄江县龙街镇在培训结束后，大队还要通过两个月的挖药考核，看是否能吃苦耐劳，再综合考虑文化（初中文化）、道德，从 12 人中选出 2 人从事赤医，其余 10 人被解散回家，竞争还是很残酷的。[2]

---

[1]　参见《滇池湖畔的女赤脚医生》，见《从赤脚医生到乡村医生》，113 页，昆明，云南人民出版社，2002。

[2]　参见《一名老赤脚医生的遗憾》，见《从赤脚医生到乡村医生》，288 页。

"掺沙子"

"六·二六"毛泽东发怒以后，不仅县城以上的医疗资源大量向农村输送转移，原有已制度化的乡村保健员与上一级医疗单位的沟通渠道在联系的频率与密度上也明显增强了。县卫生局通过两管五改、防疫下乡的运动，安排医疗人员进村指导。不少地区开会的密度达到了每月一会。上上下下的流动接触使公社及县级医院与赤医的关系处于相当密切的状态。沟通的密度增大，固然使赤医获取技术的机会增多，可是相互形成的新型制约关系也会随之变得复杂。访谈中发现，农村赤脚医生常常怕给公社医院留下不好的印象，如果大队评议不上，就干不成，毕竟是一门技术活。山西省沁县的赤脚医生发起了牢骚："就还是过去常规守旧，下来的医生就是说这个没弄好那个没弄好，吃了顿饭就走了。那病人怎么回事，错在哪儿，他也不给讲。"这位赤医的经验是："50岁以上这部分人在技术上都比较保守，一般是不告诉的。曾经有一回看一个阑尾炎病人，我说阑尾在右边，卫生院的人说是在左边。书上说得清清楚楚，就在右下方，他就要告你在左边，他就怕你会了。"①

当时的赤医标兵王桂珍也回忆说，那时赤医的药箱里只许有红药水、紫药水、解热片等二十六种普通成药，而且赤医没有处方权。有一次队里的一个小孩得了肺炎，王桂珍开出了一张药方，但到了卫生院却配不到药。② 广东珠海的张容彩则回忆说，到公社卫生院实习，只叫扫地、倒痰盂，结果十个人只剩下三个。③ 有时候赤医会被当学徒使唤，有的赤医就有过给十来个医生做饭，起早贪黑打扫卫生的经历。④

对付这类人，乡村赤脚医生自然也有他们的办法，还取了个名字叫"掺沙子"。上海郊区的川沙、南汇、奉贤专门抽调一百五十名优秀的赤脚医生，在上海中医学院的帮助下，经过一年培训后，分配到各公社卫生院"掺沙子"。有一个公社卫生院对赤脚医生的医术不相信，所有赤脚医生的处方都要经卫生院医生审批才能配药，后

---

① 《我从不后悔当了赤脚医生》，见《从赤脚医生到乡村医生》，75页。
② 参见王桂珍：《学好无产阶级专政的理论，永做贫下中农的贴心人》，见《赤脚医生茁壮成长》（第三辑），45页，北京，人民卫生出版社，1975。
③ 参见《我们是南海前哨的女赤脚医生》，见《赤脚医生茁壮成长》（第三辑），89页。
④ 参见《从赤脚医生到乡村医生》，75页。

来"掺"进了六名赤脚医生后就完全控制了处方审批权。当然，"掺沙子"的行动在新闻表述上都被冠以"两个阶级、两条路线在医疗卫生战线的斗争"的政治主题，处方审批权的获得也被形容为不仅掌握了政治领导权，而且也掌握了业务大权，是对有些公社卫生院医生受资产阶级医疗作风影响对赤脚医生不支持，对合作医疗的巩固不关心的一个有力回击。①

另外一种"掺沙子"的方法是，每月15日召开赤脚医生例会制度，全公社赤脚医生都集中到卫生院交流经验，卫生院医护人员也被责令参加这种例会。还有一种"掺沙子"的办法叫一顶一互换制，每期两个月左右。卫生院请进一名赤脚医生来院传授土法治病经验，参与卫生院的治疗程序，同时顶下去一名医生到被换的赤脚医生所在大队，"接受贫下中农再教育"。吉林辽源市渭津公社卫生院就是通过这样的办法，采用了赤脚医生的民间土方、验方三百多个。据说当年农民的评价是："谁说咱们的赤脚医生不行，连公社卫生院都学哪！"②

"草医"复活

赤脚医生从名称上看，应该是"乡村保健员"身份的一种自然延续，只不过更加强调了其中所蕴涵的"半农半医"的意义。

1968年9月14日，《人民日报》头版转载《红旗》杂志《从赤脚医生的成长看医学教育革命的方向》这篇文章，文章的"前言"部分开始正式界定赤脚医生是上海郊区贫下中农对半医半农卫生员的亲切称号。但是，赤脚医生的出现绝不意味着中国传统农村社会中那些"半农半医"土大夫的简单复活，而是与合作医疗开始强力覆盖全国农村，全面实现了制度化的过程紧密相关。

据说解放后合作医疗的最早雏形发源于河南省柘城县慈圣人民公社，时间是1958年7月1日。同年，湖北省麻城县全县96个公社全部实行了合作医。③尽管如此，"公费医疗"作为强制性措施真正覆盖全国是在1969年以后。一些卫生统计资料显示，进入20世纪70年代以后，许多地区的合作医疗覆盖率基本达到了80%以

---

① 参见《热情支持，积极培训——上海中医学院在教育革命中培训赤脚医生的调查》，载《解放日报》，1974-05-30。

② 《为社会主义新生事物的成长出力献策》，载《吉林日报》，1974-04-26。

③ 参见《从赤脚医生到乡村医生》，16页。

上。湖南的醴陵 1969 年有 41 个公社，676 个大队中只有 3 个公社和 24 个大队实施了合作医疗。仅仅经过三年的时间，到 1972 年，所有的公社和大队都全部被纳入了公费医疗网络。赤脚医生也从 1969 年的 180 人，猛增到了 1972 年的 1 200 人。[①]

江苏省南通县 1969 年的 947 个生产队中，有 930 个开始实施合作医疗，至 1973 年增加到 1 946 个，占 98.3%。1976 年则实现了所有 947 个大队都有合作医疗。赤脚医生的人数也从 1969 年的 1 127 人，猛增到了 2 229 人。[②]

从赤脚医生的增长幅度与合作医疗相对应的程度可以看出，赤脚医生的生存与其有密不可分的关系。这也是赤医区别于以往"乡村保健员"的重要特征。

合作医疗设计的出发点也是从成本核算着手的，目的是使农民在花费最少的情况下能够使常见病得到治疗。经费一般是二级筹集，各地社员每年的交款幅度控制在 1.5 元～2 元之间，看病每人次收挂号费 3 分～5 分，不再收针药费。慢性病患者须自付药费一半。在一些乡，合作医疗经费采取两极核算，即数量总额的 20% 由卫生院掌握，以解决区、县、市的危重病人治疗药费的报销，80% 的经费由大队合作医疗掌管，以解决在大队治疗和转诊到卫生院的药费开支。[③] 政策文件中都特别强调要坚持"吃药打针不收费"这一条，把它奉为"合作"的标准，"社会主义的方向"，否则就不算合作医疗，并斥之为方向不对，改变了性质。[④]

合作医疗降低农民治疗成本的设计策略，很容易使我们想起陈志潜的"定县模式"。但仔细思量，两者却区别甚大。"定县模式"的出发点是通过降低西医的成本与乡村中医和"巫医"进行竞争，却从来没有考虑过通过整合乡村中固有的医疗资源，以开辟节省成本的新途径。

合作医疗虽然实施的是二级核算，但大队一级承担着主要的经济效益负担，而分布在每个大队中的赤脚医生对药费和医疗资源的核算和安排又成为合作医疗能否支撑下去的关键。由于大多数赤医所接受的是中西医混合式的训练，又是本土本乡人，他们最清楚村

---

① 参见《醴陵卫生志》，118 页，1991。
② 参见《南通县卫生志》，158 页，1988。
③ 参见《秤沱乡志》（四川长寿县），114 页，1985。
④ 参见《保山市卫生志》，50 页。

里人的负担与合作医疗所能与之对应的底线在哪里。赤医们都知道，如果仅从消费西医的角度考虑，每人每年两元的医疗费显然不足以支撑整个体系。毕竟从大队一级经费中购置西药的能力是极为有限的，必须在现有的成本核算框架内寻找到另外的降低医疗消费的方式。当时唯一的出路是，想方设法从中医的配剂中降低药物成本，包括"土方""草药"的使用。

因为草药成本低廉得可以免费，所以浙江永康河投村的赤医们一般治病多采用中草药单方、验方或针灸、按摩、拔火罐，免费治疗，只收西药费。[①] 至于"土方"的获得途径就更广了。按刘明柱的说法，合作社以后大家在一起劳动的时候，你传我，我传你，再问一些，就知道一些"土方"了。采访刘明柱问到用药比例时，他的回答是土方能占 10%，中药占 60%，西药只占到 30%。刘明柱特意补充说，刚从卫校毕业的学生就是不行，"他们只知道这个西药的说明是啥，其他东西知道得很少"。刘明柱的意思是，这些孩子太"西化"了，因为真正的赤医多少都带有些"草医"的色彩。

如果要区别于"定县模式"，从中医入手节约医疗成本，必然会导致"草医"的复活。赤脚医生白天在诊所看病或背药箱下到田头出诊，还常常有寻求草药的任务。云南昆明龙门村的段惠珍回忆说，每月至少一次上山挖药，远的地方要走一天的山路才到。中午带点干粮，走累了休息时吃点干粮，喝口山泉水。挖一次药来回要两到三天时间。[②] 采药需要经验，河头村医疗站的赤医专门组织了一支采药队伍，年纪较大颇识草药的几个人和年轻人搭配着组队到山区采药。[③]

据老赤医刘常在说，那时候采药有讲究，五月五采叶，六月六采茎，七月七采根，要根据四季的变化，营养到了根部的时候就要采，否则就达不到药效。那会儿采药误了工，不给记工分，也要去，误了药就不行了。刘常在颇为骄傲地说："我开始不认识药，拿着中草药图谱对照，一点一点找。后来，知道同村的小亮认识药，就跟他一起去。就在附近的山上，平常用的药都有，我们拿个布口袋回来。晚上我就自己做药，晾干了，有的烤，有的烧。药材重在加工。后来我还自己种药材，党参、冬花、芍药、板蓝根、黄芩、小茴香、黄柏、杜仲等。到了春季收购一些茵陈、青蒿之类的中草药，然后卖到县药材公司，为当时的合作医疗积累资金，一直坚持了三年。"①

像这样温馨的记忆在赤脚医生的访谈中可以说是比比皆是。常常是看病开出的西药太贵，看看病人因手头拮据而犹豫的眼神，赤医们就会告诉他，你去找点哪样哪样草药，加上几片姜，煨煨吃。病人会说："这个草啊，我认得呢，我们后头山上多呢！"② 照着赤医说的去整个吃了，病就好了。云南有一种叫"天杀"的病，在人多的地方，由于人和人之间汗味不同就会休克。赤医用一点草果、甘草，要半边生半边熟的，加点白糖泡水喝就好了。③

赤医采药一开始像是单干的行为，当作为经费核算单位的大队发现"采药"也可以积累财富时，"采药"就被转化成了一种群体的规范行动。不少大队会专门拨出土地做中草药基地，自采加上自种。药物治疗的成本随之大大降低。

我手头有一张广东广宁县合作医疗基本情况表。表上不但显示出 1971 年至 1976 年，广宁全县大队的合作医疗数从 92.6％上升到了 100％，其中有一栏更显示全县自 1973 年开始设立中草药种植基地起，有中草药柜的医疗站数从 1973 年的 171 个上升到 1976 年的205 个，建起的中草药室数也从 1973 年的 215 个发展到 1976 年的285 个，医疗站种植中草药的面积从 32.5 亩令人吃惊地以十几倍的速度增长到了 1976 年的 505 亩，采集中草药数量从 1973 年的 25 万斤增长到 1976 年的 61.2 万斤。④

这些数字都在显示着赤脚医生拥有了传统"草医"的身份色彩。不过，赤医心里还是很清楚自己和那些"草太医"的区别的。至少，"草太医"收费就凭他们自己说，赤医的收费则会受制度规定的严格制约。

政治运动中的人际关系网络

1972 年 3 月 24 日的《人民日报》上讲了一个"煮锅"的故事。

---

① 《从赤脚医生到乡村医生》，213 页。
② 同上书，230 页。
③ 参见上书，242 页。
④ 参见《广宁县卫生志》，207 页，1994。

河北滦南县一个渔业大队合作医疗服务小组花十四元买了一个煮锅，却捅了个马蜂窝。冲突的起因是一个渔工问了句话："花那么多钱买这玩意儿干啥？"赤医们回嘴说："打针要消毒，煮药要有锅，一看就是不支持赤脚医生。"僵持一阵子之后，赤医们说："条件好了，锅还是买得起的喽！除了买个煮锅，再打个药架子，添些新家具，找个司药，配个会计……那时候，人齐、药全、家具完备、白大褂一穿、小屋里一坐……"

僵持还是随着党支部书记的出场才解决的。书记和几位赤脚医生一起学习《纪念白求恩》后启发他们说，你们看白求恩大夫就是在一所破庙里做了几百次手术，咱们要学习白求恩同志艰苦奋斗的革命精神。

学了白求恩的事迹，赤医们纷纷认识到，他们要的那样是贪大求洋，讲排场，闹阔气。

一个赤脚医生痛心地说："照咱那样办，违背渔民的心愿，不符合毛主席的医疗卫生路线，那可真是实在不像样儿了！"

书记见他们开始有认识了，又说："买的这煮锅，只是个现象，你们身上那股子'洋气'，才是问题的本质。"

这时，他们活跃起来，另一个赤脚医生抢头说："开始，你们指责买煮锅，我还以为你们对合作医疗不重视，对我们赤脚医生不支持呢！看来，你们抓煮锅是现象，帮助我们执行毛主席的医疗卫生路线才是实质！"

书记点点头说："对，我们抓的是路线，你们也要抓路线。是艰苦奋斗，还是摆阔气？这是两条路线斗争的大事。"[①]

这个故事的整个表述带有强烈的时代政治气息，它让我们感觉到，赤脚医生的大量出现不仅与合作医疗的组织形式互为表里，而且恰与"文化大革命"意识形态的构建过程相吻合。赤脚医生身份作为一种符号经过大量"文化大革命"式政治话语的包装，具有了以下内涵：赤脚医生具有极为鲜明的阶级身份标志，在筛选程序中，他们只能来源于经阶级成分划分的"贫下中农"阶层。由于出身贫贱，赤医的心灵充满了道德拯救感，具有强烈的爱憎和感情倾向性。这样一种感情也决定着对医疗对象的选择，只能是与其阶级属性相一致的人群。他（或她）的阶级属性也决定了其在治疗过程中一定

① 河北省滦南县革命委员会报道组：《透过现象看本质》，载《人民日报》，1972-03-24。

会具有"无私"的品格。然而，错觉似乎也就在这样的思维定式中形成了，在人们的印象里，好像"文化大革命"中的普遍政治话语可以毫无例外地控制着赤医们的思想与行动。

身份与资格

合作医疗的普遍推行，使基层乡村对赤医的需求量大增，平均每个大队要求有两到三名赤脚医生，甚至有些地方的生产小队也要求配备。后来成为卫生部国外贷款办公室副主任的刘运国所在的大队有两千多人，一个大队又分为十一个生产小队。大队的三个赤脚医生的家分别靠近 1、2、3、4、5、6 这几个小队，而在 7、8、9、10、11 小队中还没有赤脚医生。大队领导是从居住地点分布的角度把刘运国增补为赤医的。①

"当赤脚医生也不是谁都可以干的，那时候就是得村里的人说了，然后才能当上。"② 一个当年的赤脚医生如是说。在赤医的各种事迹宣传材料中，"村里的人"有时会被抽象成"贫下中农"这个标签，有时又可能具体化约成某大队的党支部书记。③

其实，"村里的人"的内涵要具体分析起来就复杂得多。比如说村里有位年轻人有祖传的医技，如果没有关系就不一定当得上医生。山西的赤医鲁世元念完了书就跟父亲学医，可学完了也当不上医生，因为没有关系。后来村里有了病人没人治，谁能干了就推荐谁去干，鲁世元才有了当赤医的机会。

"当时大队书记问村里的社员，这人看病行不行，能不能看好。再一个问社员这个人好不好用，听不听领导的话。可我学医还是参加劳动，偶尔给邻居看病。可这次大家都说我好，大队书记就推荐了我。"④ 鲁世元的回忆说明了"关系"在乡村的重要。这种"关系"可能有政治的考量，如"听不听领导的话"，但更多的是一种应急的策略在起作用。

获取赤医的资格需要有一定程度的"文化"。山东赤医李师孟的患者就把是否有"文化"当作赤医入选的条件，表示村里有想当赤

---

① 参见《从赤脚医生到乡村医生》，46 页。
② 同上书，95 页。
③ 参见《完全彻底为人民服务的董素平》，见飒英编：《赤脚医生好》，44 页，香港，香港朝阳出版社，1969。
④ 《从赤脚医生到乡村医生》，62 页。

医的就是捞不着，"村里的人不用他们。他们没有底子，也没有文化，怎么着也得有点文化呢，不识字怎么写方子。给老百姓看坏了病可不是闹着玩的！早些时候大兄弟（李师孟）家里开着药铺，有这么个底子"①。

除了"文化"的因素外，在一个普通农民的眼中，所谓抽象的"贫下中农"是不存在的，获得赤医的资格实际上取决于"门路"。"你比方说，乡里给我们村五个指标吧，谁个跟干部（村长、书记）接近谁就去。"一位让赤医治过病的农民如是说。如果再加深究，赤医的阶级成分和文化水平是否是硬指标也会产生疑问。当问到一般人想不想当赤医时，这位农民的回答是，想当和有文化的人很多，却当不上。当的理由"可以说是为人民服务，为挣钱也可以说"。有文化却当不上的原因仍然与"门路"有关："跟干部走得不近呗！哪能轮到你呢?"②

走得近的干部若能沾亲带故，"文化"高低这个因素就会变得更加次要。云南赤医谭美芳的父亲是队干部，自然会优先选拔他的女儿，尽管女儿不识字。谭美芳先去邻近的村子学习，后来又去县医院学了三个月。早上打针，量体温，量完体温却无法记录，连字都认不得。然后到药房学煨药，老中医一样一样地教。回来后发现医术还是很不行，就又去县医院学习，不用出钱，大队还给记两分工分。③

在赤医选拔和深造的过程中，"门路"甚至可以左右考试的内容。刘明柱当年考湖南医学院时，就是因为和管教育的关系熟，笔试只考了个制药，数理化就用农村的记账簿给代替了，口试更是有"放水"的嫌疑。据他讲，参加口试的人站了一排，当听说刘明柱家在杨地镇时，考官竟问，听说杨地镇产红薯，红薯蔓是翻一下好还是不翻好，刘明柱回答只要蔓蔓不扎根，翻不翻都好，考官就没再继续问了。接着考官又问栽树栽一簇簇肯长还是栽一棵肯长，刘明柱回答栽一簇簇肯长。考官又问栽到人行道肯长还是栽到背路处肯长，刘说栽到背路处肯长，考官就问下一个人去了。

有时候被大队推荐上去后，在公社一级的"门路"未通也是不行的。江西的一位赤医1961年初中毕业回家，就拜当地名叫廖上琳

① 《从赤脚医生到乡村医生》，94页。
② 同上书，65页。
③ 参见上书，54页。

的老中医为师，涉猎了《黄帝内经》、《伤寒论》和《温病学》以及《现代中医内科》、《中医儿科》、《中医妇科》和《中医外科》等医学典籍。1969 年，他听说各大队要办合作医疗，需要培养赤医，因学过七年中医，他以为机会来了。群众和大队干部也一致推荐，却仅仅因为一位在大队上蹲点的公社干部与其父辈有成见而竭力阻挡，导致此事告吹。直到 1974 年，这位公社干部调走，原来的赤医不干了，他又因公受伤，不能再从事体力劳动，但工分又不能少，才再次被群众推荐，正式当上了赤脚医生。

当然，"门路"有时也许会起到相反的作用。1969 年刘明柱靠杨地镇钟书记的关系得到去修公路的机会，按刘明柱的话说"他媳妇是我的表姑，是我姑婆的亲女子"。可是，当刘明柱报考湖南医学院五年专科，通过了笔试和口试两关后，钟书记却出面干预，原因是刘明柱后来的媳妇要求结婚，媳妇的家人给钟书记去了封信。"人家钟书记是老表，说一句话准一句话，我就只好不去了。那以后受的苦大得很，我的烟瘾就是在小河卫生所养成的。"

赤脚医生是"道德圣人"吗？

赤脚医生就是不挣国家工资，也没有休息时间，尽自己的本能给人家好好看病，不能说没有工资就和人家钩心斗角，应该为人民服务。① 山西的这位赤医非常健谈，在谈自己的经历前主动给赤医下了个定义，表述得相当朴素，只是最后一句话不由自主地与当时媒体的政治话语相吻合。也难怪，当时媒体讨论赤医形象的文章有逐年膨胀的迹象。《人民日报》1966—1968 年只有 26 篇，1969—1971 年就达到了 454 篇，1972—1974 年增加到 563 篇，1975—1977 年更是达到了 627 篇，平均一天就有一到两篇有关赤医的报道和讨论。

由政治话语包装出的赤脚医生的标准形象是，与公社社员同享待遇，却起早贪黑地奔波劳碌，一觉得劳累就想起了白求恩，并且是与传统医疗角色不懈斗争的勇士。赤医满怀激情为人民服务的道德圣人形象的塑造，是与政治运动对"社会主义新人"的训练要求相一致的。这套训练程序用非黑即白的二元阶级对立方式，使之与穿白大褂的城里大夫的冷漠形成了强烈的反差。

---

① 参见《从赤脚医生到乡村医生》，60 页。

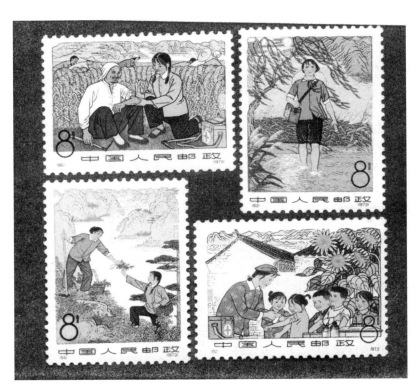

　　这是 1974 年发行的有关"赤脚医生"的一组邮票。这四枚邮票正好系列地反映出"赤脚医生"四个典型的活动场景和特征，当时报道的票名为"在田头为贫下中农进行针灸治疗"、"深夜涉水出诊"、"深山采药"和"为儿童注射预防针"。

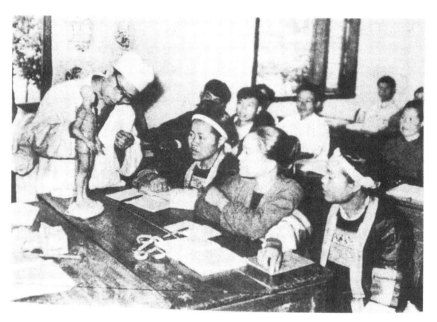

　　此图表现的是广西侗族自治县三江县医院的医生正在培训赤脚医生，教授中国针灸技法时的情形。（转引自李建民：《死生之域：周秦汉脉学之源流》，385 页，台北，"中央研究院"历史语言研究所，2000 年 7 月）

在乡村的日常生活中，每个赤医的心灵毕竟不是政治标尺可以严丝合缝地予以衡量的。只要一深入下去，各种不同的声音就会不断分化着政治的标准表述："做赤脚医生，就是越做越想做，大家都相信你，尊敬你，你也就想干好点。就像电视剧上的（英雄人物）一样，由不得你不干。"[1] 农民对民间英雄的期待当然不是政治的简单定义可以概括得了的。这可以从山西十里店一位干部无意的评价中得到证实："赤脚医生很负责，他会尽力看好病的，因为他也想出名。"[2] "出名"当然要付出代价，所以 20 世纪 60 年代的报纸上连篇累牍地报道着各地赤医各类震撼感人的故事，仿佛每一个赤医都在竭尽所能地满足乡民想让他当"英雄"的心理预期，扮演着他们被政治规定的角色。

"政治"的支配力当然无所不在，赤脚医生的身份无疑是与一套相当严密的制度监控体制不可分离的。"那时赤脚医生学习抓得很紧，每半个月就有一次会议，传达上级的工作要求，无条件地执行疾病预防任务。合作医疗是一整套制度、一种体系，赤脚医生是这个体系的一个环节，在制度管理下发挥作用。"[3]

"那阵儿就不叫辛苦，人家叫你干这份工作，就得胜任。咱当时就怕说态度不好，贫下中农那阵儿每年都有一次评议，说这个人能用还是不能用。这不是糊弄，不能说当上就完事了，都得评议。"制度的核心是合作医疗管理委员会的贫农协会，其中的农民代表与驻队工作队有权监控对赤医的考核，包括群众评价、处方合理程度、村卫生室的开支、每年下地参加田野劳作是否够一百二十天，采集了多少中草药以及卫生院的防疫任务执行情况。[4]

具体到医疗程序的监控主要会落实到对"处方"的检查上面。赤医开出的所有药方都是要保留的，由公社卫生院和合作医疗管理委员会抽查。所有的挂号费（每张处方五分钱）在开例会时交给公社卫生院，同处方核对。处方也是公社卫生院统一印发的，每半年盘点村卫生室库存药品时，还要同处方、挂号费进行核对。有一次，一位当地的教师私下改了赤医刘运国开出的处方，加大了维生素的

① 《从赤脚医生到乡村医生》，57～58 页。
② 同上书，66 页。
③ 同上书，49 页。
④ 参见上书，50 页。

剂量，结果被查出来，刘运国因此背了黑锅，受到了批评。①

制度约束机制的严厉，加上开多少处方，用多少药品，表面上与赤脚医生的经济利益毫无关系，容易给人一个印象，除了过于机械的国家意识形态的定义之外，赤医的行动逻辑仿佛只残存下了在当"英雄"的自我期待与乡民对他的预期之间进行弥合的道德解释。

大量赤医的真实经历证明单纯政治意义上的"道德圣人"是不存在的，赤医们的道德热情需要利益的驱动和支持。最基本的调查数据表明，赤医的收入要高于合作医疗成立以前的卫生员。

"我干了七八年的卫生员后才成立合作医疗。卫生员的工资一个月六块钱。吃的穿的都是用这六块钱。合作医疗成立以后，就每个月发十二块钱。饭是生产队凑合我们吃，不管你想吃什么，只有苞谷、洋芋、荞麦三种。十二块钱也是生产队凑的。合作医疗成立后，上面再发五块钱补助给我，总共十七块钱，吃了十来年了。"②

彝族赤医阿鲁拉啥是个文盲，当年经常披着彝族的披毡，木药箱挎在里边下乡看病。因为不计工分，工资和粮食是集体凑出来的，由大队文书发给他，所以他头脑中的印象是，饭钱都是人民凑给我们吃的，不管是半夜三更还是什么时候，只要哪里有病人，就应该马上去，不马上去，人民就有意见了。③

同样是在云南，离昆明较近地区的赤医可能会补助到五元。"每人发五元补贴是因为我们晚上熬药制针剂，经常加班，有时加班到晚上12点，针剂室离我们村有两公里左右，不敢回家，只好让丈夫来接。"④ 段惠珍如是说。每月五元的补贴，是做针剂到外地赚来的钱，大部分用来做流动资金，扩大再生产和合作医疗。

大部分地区的赤医都是与社员一样拿工分，但分值均高于普通社员。山东日照地区的赤医与支部书记的工分一样多，一年能比普通老百姓高300～500分，1个工分0.35元。⑤ 甚至有的地区赤医的工分值要比普通社员高出十倍。

"你想嘛，当时当农民，你去干一天，十个小时，作为一个劳动日，一天的工分只能分八分钱。一个月，天天出工，也就才是2.4元钱。而我们是23块，相差十倍的啊！现在你们听着23块，好像

---

① 《从赤脚医生到乡村医生》，49页。
②③ 同上书，143页。
④ 同上书，114页。
⑤ 同上书，207页。

觉得低了，但当时跟农民相比，不得了的呀！"① 有的地方，工分是按工资下发，云南南华县是发工资，开始是 24.5 元，后来是 29.5 元。② 这个数字比大队干部还高五块钱。山西一个大队的赤医就享有和支部书记一样的待遇，比如支部书记是 500 分，赤医就会同样得到 500 分。③

赤医待遇高于社员还不仅反映在领取工分的数值上，"半农半医"曾作为赤脚医生的政治要求被反复强调着。为了保证赤医"半农半医"的风格能够真正具体化，1974 年曾经试图在全国推广"三三轮换制"。"三三轮换制"的设计前提是一个一千五百人左右的大队，必须配备三个以上的赤脚医生，一人在大队卫生室值班，一人下生产队搞防治，一人参加劳动，定期轮换。据上海川沙县江镇公社红旗大队的模范经验，这样做的结果，全公社赤脚医生的劳动时间平均保持在同等劳动力的三分之一左右。据报道说："红旗大队的赤脚医生由于'三三制'坚持得好，每年的劳动时间达到同等劳动力的三分之一以上到二分之一，保持了贫下中农的光荣本色。"④

"三三轮换制"的设计显然带有理想化的成分，且不说全国每个大队不可能一律配置三个赤医，即使按设想配置齐全，由于各地卫生条件的不同，也未必能整齐划一地予以实施。

2002 年，李达 65 岁。他当赤医的时候，每月有七元的补助，每天看病，不再出工，每天拿村公所核算的八个工分，值当时的两角钱。李达自己说，这个工分是妇女工分，同龄男劳力的工分是十分，全劳力拿十二分。队上说李达的八分都给高了，因他得过阑尾炎。对此李达颇感不满，但是当时村民是出一天工才拿一天工分，当赤脚医生是每天都可以拿工分，平衡下来李达还是满意的。

但李达夫妇有两男三女，家庭负担重，所以仍觉工分值低。李达记得当时收成最差的一年一家才分得一斗五升米（100 公斤），用李达的话说："三床席子晒晒就完了。"因此要经常借粮食，借了还，还了又借，借苞谷还米。有时借家还不满意，说米不经吃。⑤

李达拿的工分应不算高，却显然无法坚持"三三轮换制"。按当

①　《从赤脚医生到乡村医生》，125 页。

②　参见上书，120 页。

③　参见上书，89 页。

④　《在斗争中加强赤脚医生队伍》，载《红旗》，1974（7）。

⑤　参见《从赤脚医生到乡村医生》，289 页。

时的政策，赤脚医生的工分在所在村计算，但要为整个大队服务。因此，李达的工分需在他居住的名叫师家村的地方领取，却要为整个高西大队十三个村的群众服务。大队中只有这一个赤医，不可能按"三三轮换制"的标准下地劳动，还要遭受本村乡民的误解。师家村的部分老百姓说李达家是"五保家庭""白癫子"，是"吃家饭，拉野屎"。部分社员向领导反映说："李达工作清闲，应该让他晒晒太阳。"师家村的干部中也有跑到县级领导处反映李达问题的。李达精神上受到极大压力，有一个月左右的时间，他曾离开卫生室回家不干了，后来领导又来请，才又复出。

赤医遭受类似的精神压力并非是个别现象。段惠珍就抱怨说，自己不分白天黑夜为村民看病，不怕苦和累，背着孩子上山挖药制针剂，"到头来一些社员还说风凉话，说我们没有下地干过活，凭什么分他们种的粮食，结果连孩子都养不活。平时分粮每次都是最后才分，扁谷多，碾出来净是碎米"①。

当然，对赤医不参与劳动的行为表示理解的声音也不算微弱。当过生产队长的董金清就证实说："到后来他们就不下去干活了，不和一般社员一样下地干活，每天吃了饭就去医疗室坐着，算是上班了。社员要是感冒了，就叫着，随时叫着随时来。"董金清对此表示理解地说："不下去干活还很忙呢，你要是找着他看病，吃药不用花钱。后来就是吃带甜皮的药片得花钱了，一般药不要钱。"②

尽管听到一些抱怨，一般赤医都觉得可以不必整天在地里干活，减轻了很大工作量。在地里干活很辛苦，消耗大量体力，所以不在地里干活成了一件好事。一般农民对赤医的评价好像也不在意他是否下地干活："赤脚医生工作体面，不用下地干活，干净、轻松，而且挣的工分很多，受人尊敬。"③

赤医对自己身份的角色期待当然不仅仅是在工分上高于普通社员，或者相对节省体力这么简单。拥有乡村社会秩序中权威角色的尊重，使他们在村中无形中处于相当受人尊崇的位置。有的赤医觉得连大队书记都比不上自己，当时他们下乡都不一定吃得到好菜好饭，"因为那时穷得很，哪家最穷他们就去哪家，所以即使那家有饭吃，他们大队干部去的时候都装穷。而我们去的时候，即使穷得只

①　《从赤脚医生到乡村医生》，114 页。
②　同上书，96 页。
③　同上书，191 页。

留点娃娃吃的饭，都给我们吃。所以我们下乡还更受尊敬，也有的病人会送鸡、粮食等，但我都不会收"①。另一位赤医也说："村干部有时去村民家还会挨骂，我们去了还会打斤酒给我们吃，好好招待，特别是民族家还会杀鸡。"②

赤医获得特殊待遇、地位和相应的尊敬，表示乡间民众对医生这个传统角色和身份仍维系着一种习惯性认同。它往往以乡土的人情网络为基础。不过，这种人情的"认同"因为没有了往日的情境而表现得相当含蓄。赤医表现出的角色形象也与过去乡间的郎中和"巫医"不同，他（她）毕竟是在一种被制度化的政治氛围中加以定位和安排的。贫农协会的监控虽然是一种政治运动的产物，但也部分承载着一般民众对赤医行为的道德期待。在制度安排与人情网络的双重规训下，赤医对自己的道德约束自然会随之加强。

山西的赤医刘万平在谈到工分高的压力时说，慢性病的病人总要定时打针，都要用本本记下来，"下了工赶紧给人家打，拿人家的三分五分工，就得这样"③。那个年代，赤医最怕的是交药箱，如果碰上群众反映，对他有意见，或出了差错，要求他把药箱一交，就是奇耻大辱。所以赤医们平时的行动都特别小心谨慎，甚至家里人都会帮助他自律。刘运国的母亲如果在外面听到什么不好的反映，如哪一天给人打针去迟了，或者给人家治了几天病还没好，也会把儿子教训一顿。④"制度约束"与人情约束混合发生作用，于此可见一斑。

医病关系的"不变"与"变"

在人们的印象中，在 1966 年至 1976 年这段被标以"文化大革命"时期的日子里，人们的行为和语言完全被"政治化"了。"政治化"的表现是，人们在决定自己行为的正当性之前，一定有一个符合政治目标的想法在脑子里或隐或显地在起作用。在当时新闻媒体的描述中，赤脚医生就如同被政治左右的牵线木偶。典型的场景包括，当自己劳累过度又要面对突如其来的病人时，会想到"阶级感情"高于一切，当听到"阶级敌人"攻击合作医疗和

---

① 《从赤脚医生到乡村医生》，145 页。
② 同上书，241 页。
③ 同上书，69 页。
④ 参见上书，50 页。

赤脚医生制度时，捍卫毛主席革命路线的政治使命自然会转化为巨大的精神力量，以至每当我们读到这些"先进事迹"的报道时，都会惊异于赤医们政治灵敏度的整齐划一，继而又不能不对如此刻板的行为感到怀疑。萦绕于心的这个问题是不得不问的：促成赤医有如此表现的真实动机是什么？

时隔多年以后，当你听到一位赤医无意中谈论到"政治"对他人生的影响时，仍能读出一种与媒体的机械刻意宣传完全不同的意味来。一位赤医回忆说："上第一堂课时，卫生所所长给我们讲毛主席语录，就讲了人命关天，意思就是不能马虎，一针给病人打错了，一颗药发错了就难办了，真是得小心了又小心。"① 所长的这段话不像是在上"政治课"，倒是像在讲一般医患之间的伦理关系。

"医患关系"往往在特定的时期尤其是"文化大革命"中可以被随时置换成"阶级感情"之类的政治关系，一旦这种特定的政治场景消逝了，在赤医们的记忆中仍会慢慢呈现出一种在乡村生活中早已存之久远、难以褪色的乡土情感。刘运国刚从学校回到村里当赤医，夜晚要挨家挨户给儿童喂食预防脊髓灰质炎的糖丸，有些村子的山路比较远，晚上走夜路感到害怕，都是大队干部陪同前往，遇到危重病人需要转诊，也由大队干部派拖拉机出车，和他一起转送病人。② "干部"在一般人的印象里似乎是代表基层权威的象征，可在赤医的回忆里也许只是乡间人际亲情网络的联系者。

政治话语的刻板干预和制度的约束机制在表面上支配着中国农村的日常生活，可在农民的实际行为中，政治的刻意宣传往往会还原为一种朴素至极的传统的"付出—回报关系"。

"就是最困难的时候，村里的人也很愿意照顾我们。虽然我们从来没有开过口，也没有想要从乡亲、邻居那里得到什么好处，但是农忙总有人会悄悄地帮你的忙，加上我们自己也有的是力气，生活总属于村里中等以上的，也应该为大家做点什么。"③ 一位赤医在描述这种"付出—回报关系"时把它概括成医病关系："在过去你给人家打了三天针，注射费一毛钱，可他一辈子记在心上。等碰上你家盖房子，他给你动弹上三天。人家的工分值是多大！这就是过去

---

① 《从赤脚医生到乡村医生》，141 页。
② 参见上书，48 页。
③ 同上书，58 页。

... 411

医生和病人的关系！"①

制度形成的优越地位和约束办法当然会给赤医造成道德回报的压力。在乡下，赤医拥有免费培训、干部待遇和渐趋普遍的免于下地劳动的特权，当然可以看作"文化大革命"政治体制在基层医疗政策方面倾斜的结果。然而在日常生活中，赤医的种种优势仍是以自己精神和体力的付出作为代价的，只不过这种付出与农民日常劳作的付出有所不同。在一般意义上，农民不会要求"医生"真的下地干活，而是希望获得一种基于乡土情感的医疗氛围，而这种氛围恰恰是现代医院所不具备的。换句话说，赤医与乡民的关系受制度约束的支配，但"付出"与"回报"的过程仍是古老乡土文化秩序的一种再现。

毛泽东当年震怒于"乡村卫生员"无法真正"在地化"，其中一个重要理由就是大批外来的医疗人员无法真正进入乡土人情网络，从而在道德秩序上无法建立起付出（农民）—回报（赤医）—再付出（农民）—再回报（赤医）的有效循环关系。这套循环关系不完全是"政治动员"的结果，也不是靠"阶级感情"的速成驯化可以达至。必须经过从乡土中来，再回到乡土中去的复杂运作，才能有效进入这个循环系统。

毛泽东当年的湖南老乡曾国藩显然深谙此道。他征募兵勇坚决不用城市油滑之人，而大量用乡野朴拙之人。曾国藩的理由是，只有出自湖南本地的乡野村夫，才能流露出保卫桑梓的真实情感，并能自觉地转化为行动。曾国藩虽以"儒教"卫道者自我标榜，骨子里仍是想以桑梓乡情为号召。毛泽东深知，在中国农村，邻里乡土关系是医患关系的主轴，这与城里"西医"主宰下的现代医患体系有相当大的差别。

19世纪中叶以后，西方医疗技术逐步渗入中国。到20世纪初叶，其制度化体系已经在相当程度上主宰了沿海大城市中国人对治病方式的选择，并进一步形塑和改变着传统的医患关系。中国传统的医患关系虽有自己双向选择的意向框架，但又有相当微妙的人情世故深隐其中。医家不持现代科学专门化的标准为治病依据，单凭经验诊病，均持有相当诡异的"开业术"，常常以平稳之方治半轻不重之病，以维持名声不堕。病家择医则常常迟疑不定，变化多端。

① 《从赤脚医生到乡村医生》，85页。

在传统的医病关系结构中，医疗的主体是病人，病人自由择医求治，甚至全家上场参与诊疗过程也是常见的现象，医生因被动诊治而很难树立起自己的文化权威。有些西医传教士在乡村行医都不得不屈从于以"病家"为核心的诊疗习惯，以免引起乡民误解，出现过激行动。病人对医生呼之即来，挥之即去，医生自然对病人谈不上负责。所以，西医传统医患关系改造中的重要一项就是界定"医生"对病人的权威和责任，同时改变中国病人在医治行为中的"主体"位置，使他们在治病过程中更具"耐心"和"信仰"。

病人"自主性"的消失在西方也经历了一个复杂的演变过程。19 世纪以前，病人对自己的病情与治疗方式有相当大的自主空间。为了使尊贵的病家满意，医生必须使用日常生活的语言来解释病情，而病人自我感觉到的症状更是医师关注与诊治的焦点。在西方医学经过"床边医学"（Bedside Medicine）、"医院医学"（Hospital Medicine）、"实验室医学"（Laboratory Medicine）的变化过程后，对疾病的定义也开始从病人自我感觉的症状转变为医生透过各种仪器如显微镜测得的病征。即使是一位充满爱心的医生，其专业训练也将迫使他将注意力集中在病人以外的病征、数据与检验报告上。病人自我感觉到的症状不再是医疗的重要依据，而医师日益专门化的术语更完全脱离了病人日常生活的世界。伴随着传统病人角色的消失，一个全新的被动的"现代病人"诞生了：他对自己的病情完全无能为力，唯一能做的就是等待与忍耐。①

"医患关系"的改变是制度性的，也是空间性的。医院的封闭空间使病人的身体与其日常生活被强制性地切割开来。在中国一些大城市，"病人"与"医生"的关系往往可以置换成"生活场景"与"医院空间"的对峙关系。于是，隔阂与误解由此发生，以至到了 20世纪 60 年代，毛泽东一看到戴着口罩的医生就会生出一种天然的反感。

但毛泽东的反感和所拥有的政治权威并不能阻止西医在中国城市的蔓延和巩固。西医不断告诫城里人，要能忍耐，要有服从精神才算"够资格的病人"，要有接受医院作为治疗场地的勇气，才能对应西医的"责任心"。

城里的中医们也开始模仿西医建立新的医道伦理，甚至模仿西

① 参见雷祥麟：《负责任的医生与有信仰的病人——中西医论争与医病关系在民国时期的转变》，载《新史学》，14 卷，1 期，76 页，2003 年 3 月。

医建立专门学校和中医院。不过，中国乡村里的民众似乎对此并不买账，除了 19 世纪频繁发生的教案表达出对"医院空间"的恐惧与不信任外，中国农民择医时的耐心程度并没有多少改变，对医院的不信任虽然已不会再与"剖眼挖心"的恐怖场景相联系，却也因为路途遥远和经济费用的原因尽量避而远之。

20 世纪 30 年代就有人感叹："乡村里人一得了病，求愈心太急，只要有钱求医的时候，不问病的轻重，总是希望药到病除。如不能满足他心理的要求，就要发生不信仰，转而去求另外的医生了。"以至造成"昨日新医，今日旧医，明日郎中，后日仙水。百药乱投，延误时日"① 的局面。

其实，乡下人择医缺少耐心与城乡生活节奏的差别有关。农民怕耽误农时，尤其是在农忙时节，不可能以静养的方式等待医疗效果徐徐出现。而且，中国乡村中传统的"医患关系"不仅表现为病人及其家属对治疗方式支配的自主性，还表现为更加看重治疗过程的"拟家庭化"程度，即整个诊疗过程是否在一种亲情人情网络中完成。医生用日常生活语言解释病情，以及病家的参与和与之互动的重要程度丝毫不亚于治愈疾病本身，甚至有可能占据更大的比重。这与城里人越来越习惯于敬畏地接受听诊器与实验仪器制造出的"沉默的暴力"的支配显然有着极大的区别。

由此可知，城乡之间"医患关系"的差异性既是历史的遗存，又是现实的投影。这就使得赤脚医生与病人的关系，在很大程度上变成了传统的"医患关系"的再现。

曾当过赤医的李兰芬是个典型的农村妇女，黑黑的皮肤，宽宽的脸盘，一头短发遮住了耳根。当访谈员进入她的卫生室时，发现李兰芬和村民很熟悉，病人来卫生室好像不是来看病，而是来拉家常的，都是边看病，边聊天，看完病以后都要坐着玩。访谈中李兰芬记忆最深的一件事是给一位生第四胎的 38 岁妇女接生，李兰芬劝她去医院生，她不好意思去，说："哪有一个老婆娘去医院生孩子的，死也要死在这个房子里。"娃娃生了以后，胎盘怎么也下不来，脐带子也断了。脐带断裂，胎盘下不来，会导致大流血。李兰芬自己说："我急了，全身的汗像水似的流下来。我马上给她打了一针葡萄糖针。他男人只会在旁边抱着她喊着、哭着。村里的人在旁边说：

① 薛建吾：《乡村卫生》，23 页，南京，正中书局，1936。

'小姑娘你认不得，要拿一个锅盖子来给她揉搓。'我说这些是土办法，整不得。她们又说：'拿些请帖烧烧，化成水给她吃。'她们你一嘴我一舌地叫着，把我叫得心慌意乱。后来我戴着手套，打了点催产素，就这样剥下来，又打了止血针，也缓和过来。给她打了一个星期的消炎针，慢慢恢复了健康。群众在一边望着说：'这个姑娘，年纪小拉拉的，还是有点谱气。'"[1] 李兰芬接生时围绕着她的已不仅是病家，还有更多的村里人参与了进来。可见在乡村，"医患关系"的含义可能还需扩大。

赤医豆冬梅就把"医病关系"放在广义的乡情伦理中加以理解："比如说，你平时对人家好，人家的父母来看病，当自己的老人对待，煮一碗面条，加个鸡蛋，也是天经地义的事。可人家就记在心上了。生了病还不肯在别的地方看医生，硬是要等着瞧，意思是要照顾你的'业务'。"她举个例子说村里有个搞运输的司机，发高烧到 39.5 摄氏度，在浑身无力的情况下硬是撑着，糊里糊涂地把车从邻县开回来，几十公里开了两个多小时，就是为了找豆冬梅看病开药。[2]

"医患关系"的融洽会影响到赤医们的家庭生活状态。豆冬梅的丈夫就把受大家尊敬看作支持媳妇干赤医的首要理由。他举例说，有一次他所在的煤厂车队与当地农民发生冲突，农民来了几百个人，拿着扁担、锄头，扣了煤厂的车，矿长去了农民也不放行。在公路两旁，几百农民围得水泄不通，要求矿上赔礼道歉，于是矿上找到他。"我只带了一个驾驶员去了，我媳妇也不用出面，这团转（周围）大家都认得我。平时的夜晚，她去哪家看病人、接生，一般我都去。这次我和一个驾驶员去了，几百人气势汹汹地围在那里。一看那阵势，我本来也有点心虚，农民的火气大着呢！但是，大家一见是我，认得我既是在煤厂工作，又是豆医生的老倌，抬着的锄头扁担放下了，大家都没吭声，倒是让出一条路来了。你看看，矿领导做不到的事，我做到了，就凭媳妇这点面子。你说说，你不支持她为大家看病，说得过去吗？"[3]

一个农民说得好："赤脚医生本身就是村里人，平时抬头不见低头见的，大家都很熟，所以他们给人的印象是平易近人、热心，能

---

[1]　《从赤脚医生到乡村医生》，131 页。

[2]　参见上书，160 页。

[3]　同上书，162 页。

设身处地为我们着想。如果有什么他们治不了的病，他们会很诚恳专门告诉我们，并给我们出主意。"① 如果说赤脚医生与病人的关系仍是建立在政治选拔程序基础上的，同时赤医仍是国家防疫体制在最基层的组织者，是国家卫生行政的一个环节，而不可能是传统中以个体形式出现的医生的话，那么在实际的乡土境况下，赤医人际网络关系维系的好坏仍是其行动合理性的重要依据。

"口罩论"与"穿鞋论"

毛泽东以曾经是乡下人的天然敏感，意识到了发源于为城里人服务的医院体制与乡村生活化的日常治疗场景是无法完全调和的。"六·二六"批示中的一段批评式表白，矛头就直指西医体制改变了传统中国的"医患关系"。"还有一件怪事，医生检查一定要戴口罩，不管什么病都戴。是怕自己有病传染给别人？我看主要是怕别人传染给自己。要分别对待嘛！什么都戴，这肯定造成医生与病人之间的隔阂。"②

毛泽东这段著名的"口罩论"完全可以看作近代以来中国农民对城里"白大褂"医生反感情结的一种延续，只不过他把这种贯穿在整个中国近现代历史中的普遍情绪用一种相对理性的话语表达了出来。与中国农民对"白大褂"的朴素反感不同，这段"口罩论"一旦制度化就会形成难以想象的巨大能量，导致原有医疗人员的流向和城市分配格局全部被打乱重组。如果把赤脚医生和卫生员直接喻为不戴口罩的医生的话，到20世纪70年代，赤脚医生的人数已达到180万，加上350万的卫生员和70多万的接生员，覆盖整个中国不戴口罩医生的人数远远超过卫生部拥有的220万名"戴口罩"卫生技术人员的人力总量。③ 山东寿光县道口公社短期内赤脚医生的人数就迅速攀升到了199名，相当于"文化大革命"前公社医院和公社以下卫生所医务人员总数的七倍。④

"不戴口罩"的医生在农村的广泛分布，使得农村病人的选择意向发生了变化，他们尽量回避去找县里"戴口罩的医生"，开始向乡

① 《从赤脚医生到乡村医生》，191页。
② 《红卫兵资料续编（二）》，2975页。
③ 参见《从赤脚医生到乡村医生》，20页。
④ 参见《新生事物具有强大的生命力》，见《怎样办好合作医疗》第二辑，54页，北京，人民卫生出版社，1994。

下分流。扬州地区的泰县，到 1973 年县医院每天的门诊量由 1970 年的 1 100 人下降到 250 人左右，住院病人减少了一半。① 公社一级的门诊量也在减少，湖北长阳县乐园公社 1969 年平均每天 30 人次，1972 年减为 20 人次，1974 年仅有 6 人次。②

　　1974 年 10 月，复出不久的国务院副总理邓小平在例行接待一个卫生代表团时谈兴颇高，不知不觉就说起了中国那些散布在乡村的"不戴口罩的医生"。也许在毛泽东看来，这个属于"第三世界"的卫生代表团的脑子里还保留着观看 20 世纪 70 年代初黛安·李（Diane Li）导演的那部《中国农村的赤脚医生》的印象。这部 52 分钟的影片的宣传海报上，那肩挎药箱、头戴斗笠、面孔黝黑、带着坚毅表情、赤脚走在田埂上的形象曾经风靡海外，成为"第三世界"医疗界的"英雄偶像"。也许是因为偶像的力量仍在他们的心理上持续着，所以当听到邓小平的如下谈话时，他们还是感到有些出乎意料："赤脚医生刚开始知识少，只能治疗一些常见病，过几年就穿起草鞋了，就是知识增多了，再过几年就穿起布鞋了。"这段话后来被概括成了"穿鞋论"，成为批判邓小平复出政治舞台的利器。

　　1976 年第四期的《红旗》上出现了一篇署名"苗雨"的文章——《反击卫生战线的右倾翻案风》③。"穿鞋论"在文中出现了另一个版本，邓小平的谈话变成了"穿草鞋"、"穿布鞋"和"穿皮鞋"三部曲。"穿皮鞋"的话显然是捏造的，不过从政治攻击的角度显得更加犀利，因为只有城里的戴口罩医生才有"穿皮鞋"的机会。文章以惯用的政治诋毁性语言言说邓小平那种急于翻案的"反动心情"，攻击新生事物甚至达到了语无伦次的地步。然后就是一个有关"皮鞋"的提问：试想赤脚医生都穿起"皮鞋"来，那还怎么为平常主要是在田间劳动的社员群众服务？结论自然是可怕的：鼓吹赤脚医生穿鞋，就是妄图使他们背离毛主席的革命路线，穿修正主义的鞋，走资本主义的路。

　　1977 年 11 月，卫生部组织了一篇为邓小平的"穿鞋论"辩护的长文，披露了"皮鞋论"的发明者是姚文元。文章说 1976 年 3 月 6

---

　　①　参见《赤脚医生苗壮成长——江苏省扬州地区的调查报告》，见《合作医疗好》，41 页，上海，上海人民出版社，1974。

　　②　参见《把合作医疗网点撒到最基层》，见《卫生战线的深刻革命》，69 页，北京，人民卫生出版社，1976。

　　③　载《红旗》，1976（4），8 页。

日在一份文件上批阅的一句话中，姚文元就在"穿布鞋"之后加上了"穿皮鞋"三个字，并在修改文章时加入了正文。①

后来证明，所谓"苗雨事件"只是"穿鞋论"成为中国农村医疗政策主导话语前的一段小插曲。无论是"穿布鞋"还是"穿草鞋"和"穿皮鞋"都已变得无关紧要，因为在随后不长的日子里，赤脚医生已经开始陆陆续续地穿起鞋来了。

赤脚医生是否应该穿鞋其实只是个比喻。随着"穿鞋论"的再流行，当年被毛泽东批评的卫生部部长钱信忠觉得"城市老爷卫生部"这顶帽子再也戴不住了。在他写的一篇文章中，从毛泽东嘴里说出的"城市老爷卫生部"这个词，被嫁接到林彪、"四人帮"及其在卫生部的党羽头上。文章批判他们出于篡党夺权的罪恶目的，故意把农村和城市对立起来，根本否定城市医药卫生事业的发展对农村防病治病工作的重要支援作用。"城市"与"乡村"的对立被认为是根本背离毛主席的一贯思想，别有用心地制造了"城市老爷卫生部"的大错案。②

不知道钱信忠在写出"大错案"三个字的时候，是否还会记起十几年前被毛泽东的震怒搞得心情很糟的尴尬情景。不过，既然他敢于公开自己摘掉那顶"城市老爷卫生部"的帽子，也就敢于走得更远，尽管毛泽东的余威尚在。在钱信忠的内心深处，否认毛泽东的医疗资源分配存在着"城市"与"乡村"的对立这种看法，显然还只不过是一种谨慎的政治措辞。钱信忠头脑中的真实想法是，中国基层赤脚医生的医疗水平技术含量过低。他认为，在卫生技术高级人员队伍中，有 60% 左右的人专业训练不足③，这势必影响到中国医疗人员的整体技术水平，同时也势必会影响城市医疗基础研究水平的提高。钱信忠的忧虑与 20 世纪 70 年代末中国的变革，开始全面向现代化目标转轨密不可分。钱信忠代表卫生部提出的设想是，用现代技术设备充实装备广大城乡各类医药卫生机构，拥有更多的世界第一流的医药卫生专家和中西医结合的高明理论家，在每千人中占有的医生及病床数方面达到较高水平。④

---

① 参见卫生部批判组：《卫生战线的一株大毒草——批判"苗雨黑文"》，载《红旗》，1977（11），43 页。

② 参见钱信忠：《努力搞好医药卫生现代化建设》，载《红旗》，1979（10），61 页。

③ 参见钱信忠：《稳步发展卫生事业，贯彻调整方针》，载《红旗》，1981（10），34页。

④ 参见上文，59 页。

钱信忠的声音并非是个别的，他的设想得到了城市西医权威的支持。协和毕业的黄家驷与吴阶平在 1983 年联合撰文批评新中国成立以来的政策只重普及而忽视医学的基础研究，倡导对城市基础研究实行高投入的策略。①

钱信忠与老协和吴阶平等人的声音在医界上层造成的混响效果，让人想起了陈序经批评乡建运动时所说的话：乡建运动的失败是因为没有以都市为"起点"，因为都市的财富可以支援乡村。钱信忠和这些城市医学权威的呼吁既然与现代化的基本国策相适应，就极易演变为一种真实的行为。其表现是基层医疗人员的培训明显向高深方向转换，培训周期也开始普遍延长。福建连江县的医疗人员在1953 年至 1976 年的二十三年间，共参加了二十三个培训班，训练内容较为单一，主要是中西医的短期进修，训练时间也较短，按年限计，两年的班有四个，培训一年的班有七个，一年半的班一个，九个月以下的班多达十一个。1976 年到 1985 年的九年间，连江县医护人员共参加了二十二个培训班，训练内容趋于多元化，涉及针灸、中医、护理、放射、助产、公共卫生、西药、"内经"、中医函授等。训练时间也明显延长，计两年半的班有五个，两年的班有九个，还有一个班是以函授的形式培训四年，两个月至一年的培训班只有四个。②

嘉鱼县卫校除了在 1958 年和 1959 年两年开办的中医护士班学制是一年以外，从 1965 年以后到 1974 年举办的六期"赤脚医生培训班"（1966 年以前称"半农半医培训班"）的训练周期均为四到六个月。而在 1980 年到 1985 年开办的赤脚医生复训班和护理员培训，学制全都延长到了一年。专业进修的人数也从 1966 年到 1975 年的105 人（省级 33 人，地、市级 45 人，县级 27 人）增加到 1976 年到1985 年的 244 人（省级 99 人，地、市级 63 人，县级 82 人）。③

按照钱信忠的设计要求，全国许多县中每千人的病床占有率也在迅速增长。湖南安化县在 1952 年仅有病床 9 张，至 1985 年有正规病床 1 386 张，全县每千人配有病床 1.5 张。④ 四川铜梁县在 1965

---

① 参见黄家驷、吴阶平：《谈谈我国医学的现代化问题》，载《红旗》，1983（4），3 页。

② 参见《连江县卫生志》，92～93 页，1989。

③ 参见《嘉鱼县卫生志》，226～227、229 页，1990。

④ 参见《安化县卫生志》，112 页，1989。

年实有床位 332 张，每千人占有数为 0.614 张；1970 年床位数是 462 张，每千人占有数上升到 0.729 张；到 1985 年，病床数增加到 1 103 张，每千人占有数为 1.459。[1] 据测算，江苏南通县在 1984 年每千人占有病床数也已达到了 1.48 张。[2] 条件较好的靖江县，1983 年每千人占到了 2.19 张[3]，比较接近江苏每千人 2.2 张的病床数。

县医院及乡卫生院医疗设备也多在 20 世纪 80 年代以后得到了改善。江苏武进县的小河乡卫生院在 80 年代增添了心电图和超声波设备。[4] 浙江余杭县妇幼保健站在 80 年代购买了价值一千元以上的高倍显微镜和 A 型超声波，以及四百元以上的电动离心机及电泳仪等设备。[5] 四川铜梁县也是在 1984 年开始配备心电图和超声波，其他医疗器械如无影灯等的购置也是在 20 世纪 80 年代以后有了大幅度增长。[6]

可见，"城市老爷卫生部"的大帽子被摘掉以后，"穿鞋论"不但顺理成章地被赋予了褒义，而且促使县级以上的医疗人员培训的技术含量有了明显提高。然而，上层的政治角逐与话语游戏也终于使农村卫生资源的分配格局出现了实质性的改变。靖江县的数字也许能部分展示出这种状况。

1966 年，全县有卫生机构 99 个，城区设县人民医院、中医院、卫生防疫站、妇幼保健站，共有卫生人员 225 人。农村卫生医疗机构有卫生人员 672 人，城乡卫生人员之比为 1：2.99。"文化大革命"中，县级医疗机构部分人员下放到农村基层医疗机构，1974 年城区有卫生人员 272 人，农村有 1 194 人，城乡卫生人员之比为 1：3.39。到了 1980 年，城区有卫生人员 319 人，农村中仍保持着 1 194 人，城乡人数之比达到了 1：3.74。可是到了 1987 年，县城区卫生人员增加到 908 人，每千名城市人中含卫生人员 13.68 人，农村有卫生人员 1 077 人，城乡卫生人员之比为 1：1.19，还不如 1966 年的比例。[7] 看来，"穿鞋论"是真的改变了医疗队伍在农村与城市中的流向。

① 参见《铜梁县卫生志》，19 页，1986。

② 参见《南通县卫生志》，19 页。

③ 参见《靖江卫生志》，南京，江苏人民出版社，1995。

④ 参见《小河乡志》，275 页，1985 年 5 月。

⑤ 参见《余杭县卫生志（公元 323—1985）》，280 页，1987。

⑥ 参见《铜梁县卫生志》，127 页。

⑦ 参见《靖江卫生志》，54 页。

尾声：赤脚医生的黄昏

1982 年春上的一天，广西南宁附近邕宁县伶俐公社女社员黄华娇正在田间干活，突然感到腹中一阵剧痛，顿时昏倒在地。一旁的社员以为她得了危重急病，纷纷忙乱起来，有社员的第一反应是赶快叫赤脚医生，马上有人回答说，赤医早解散回家啦，赶快给医院打电话吧。当急救车呼啸着把病人送进南宁市第一医院后，发现病人只花了六角钱药费注射了 40 毫升的葡萄糖和一支维生素 B_6，就完全恢复正常，而急救车跑这一趟来回 40 公里，仅汽油消耗、出诊费就花去了十多元钱，还不算陪送占用劳动力的浪费。事后一些社员感叹："要是大队卫生室不解散，赤脚医生还在的话，就不用跑这么远来南宁市，花这么些钱了。"同一个县也发生了一个相反的事例，坛乐公社一个小孩，右脚背被开水烫伤一小块，因没及时治疗，伤口严重感染化脓，送到南宁市医院医治时已太晚，虽治愈，但脚已残废。[1]

从 20 世纪 80 年代初开始，赤脚医生逐渐从人们的视野里消失了，尽管这种消失是渐渐发生的，有点像黄昏里的夕阳。

中国农村土地的再分配终于使赤脚医生成为夕阳职业，属于集体的土地分给了各家各户。在公社时期，生产队长统一安排全村几十个农民、上百个劳动力的劳动。劳动安排是村里一件敏感的、极易引起矛盾的事情。土地分到了家庭，主人就必须制定种植计划，选择作物，配置劳力，考虑产品出路，农业经营单位开始缩小到了家庭的规模。

劳动力的配置权力转移到了家庭，"工分计酬"的方式自然瓦解。在公社时期，农民的劳动以工分计酬，生产队长在安排劳动时，不仅要顾及农作的需要，还要顾及工分的家际平衡，农民参加劳动既是完成农活，更是赚取工分。[2] 劳动力的安排变成家庭内部的事务后，家际之间的工分配置形成的对比自然失去了意义。在这个转换中，赤医体制遭受到了最沉重的打击。

---

① 参见庞惠瑶：《农村基层卫生组织不该解散》，载《人民日报》，1982-07-11。
② 参见张乐天：《告别理想——人民公社制度研究》，459 页，上海，东方出版中心，1998。

如前所述，赤医服务于乡人的动力，固然有邻里乡情这些朴素的感情因素在，但赤医的服务精神和回报心理则更多的是因为其医疗行为被有意区别于一般劳动形态，无形中被赋予了更高的价值评价。这种评价隐含着一些乡民对散布在农村的那些"郎中"身份自古就形成的刻板的尊敬印象。这种印象本身就把治病救人的技艺视为高于田间劳作的职业，尽管有"三三轮换制"半农半医的理想设计，或者是对赤医工作相对清闲的质疑。换句话说，在"工分计酬"的分配框架里，赤医所付出的治疗行动本身就被认定应高于田间劳作的价值，甚至与乡村中的"地方权威"如队干部的地位等值，或者还会略高一些，自然会获取更高的工分。不过，工分合理性的获得，在大多数情况下也并非轻而易举，赤医往往是以不分昼夜、风雨无阻的牺牲精神甚至自己的健康作为回报代价的。

随着人民公社体制的瓦解，赤医在"工分计酬"分配中的优势随即烟消云散了。以家庭为单位的生产机制，使得在集体组织中依靠特殊技艺博取更高价值认可的传统做法失去了基本依托。道理很简单，以家庭为单位的生产是可以控制的，而赤医在失去工分后只能靠乡镇微弱的补贴度日，已完全没有了经济利益的倾斜和随之带来的优越感。当年在集体大农田中劳作一天所得工分还不及赤医相对清闲的诊疗工作获取的报酬，而 20 世纪 80 年代初，在被切割成小块被承包出去的田野中晃动着的个体劳动身影，却使得赤医们羡慕不已。回乡务农的诱惑已很难抵挡了。

段惠珍回忆起赤医维系合作医疗体制时的艰辛时仍很感慨，"公费医疗"虽由队内群众集资举办，实际上每家出资很少，大小队补足差额买医疗设备，针药费由大小队补贴一部分，但大部分是由赤医用针水外销赚的钱买的。赤医每个村各派一名联村组建。实行联产承包责任制后，没有工分，没有收入，自家的地要人手去干活，就是想干医也干不成了。①

更为致命的是，赤医报酬的急剧降低，使之与基层干部的收入拉开了距离，从而在心理上有低人一等之感。即使普通农民对赤医的乡土感情和道德评价并未因此而降低，但报酬上的不平等仍很难使赤医维系一种地位上的优越感。湖北汉川县的一位当了十二年赤医的人就写信抱怨说："赤脚医生的劳动报酬低人一等，基层干部有

---

① 参见《从赤脚医生到乡村医生》，115 页。

工分补贴、超产奖、劳模奖，而赤脚医生常年走村串户、深夜出诊，一无工二无酬，家庭副业也没时间搞，比同等劳动力一年要少二十天至一个月的工分。"[1]

赤医回乡务农对整个三级卫生保健网的底层格局特别是公共防疫系统冲击最大。1981年春天，山东金乡县城郊公社刘庄大队由于赤医务农，一连串的连锁反应随即发生，大队卫生室关门，卫生防疫、计划生育没人管，社员看病、打针、新式接生居然找不到医生。某些疾病呈反弹回升之势，巫医神汉乘虚而入。全队麻疹疫苗无人注射，造成120人发病，70人住院，100多人陪住，仅医药费全队就花了1 000多元，还耽误了五六百个工。[2]

山西的赤医刘跃奇就抱怨说："现在都是个人承包了，个人来管理钱了，防疫上人家也该收钱收钱。原来防疫上卫生上是集体管理，国家就解决了，人家就派人来干了，农村也就是管几顿饭就行了。现在就不好说了。各干各的，上边的人下来吃不上饭，下边的人上去认不得人。"[3]

赤脚医生是和合作医疗共存共荣、血脉相连的一种职业。合作医疗是否能有效地维持，变成了赤医是否具有存在合理性的关键。早在1979年2月，合作医疗与赤医的生存状况就已开始变得严峻起来，政治上的非议也接踵而至。有人认为合作医疗纯粹是"文化大革命"政治运动的产物。这一年，卫生部部长江一真在答记者问时态度谨慎地澄清说，合作医疗起源于解放初社员"交纳保健费"制度，而群众出钱为自己谋福利，也与"一平二调"无关。[4]

无可回避的是，全国范围内实施的合作医疗制度的确是以类似于发动政治运动的形式才得以全面铺开的，在20世纪整个70年代达到了巅峰。只是合作医疗在各个地区的推广并非都是一帆风顺，不少地区经过了几起几落的反复过程。

陕西户县在1970年全县就办起了合作医疗站448个，但由于缺乏经验，管理不善，到1973年全县只剩下57个合作医疗站。直到户县革命委员会组织了110个合作医疗宣传小分队，下乡整顿财务，建立规章制度后，到1975年年底，全县有439个大队才又实行了合

---

[1]　孙文凯：《要关心赤脚医生》，载《人民日报》，1980-06-05。
[2]　参见《合作医疗要适应农村新形势》，载《人民日报》，1982-02-23。
[3]　《从赤脚医生到乡村医生》，86页。
[4]　参见《关于农村合作医疗、赤脚医生的几个问题》，载《人民日报》，1979-02-07。

作医疗制度。①

　　然而，合作医疗制度的普遍建立，并不意味着其全部的机构就自然会运转良好，也不意味着会采取极度单一的形式以符合意识形态的定义。1977 年，云南大理县卫生局对全县所属合作医疗站进行的调查分析表明：运行好的 22 家，占总数 30.6％；比较好的 31 家，占总数 43.1％；差的 19 家，占总数 26.3％。按社、队两级投资，全免费属合作医疗性质的仅剩 7 家，占总数 31.9％；社、队不再投资，全收费的 42 家，占总数 58.4％。② 可见，大理县实行合作医疗的社队中，至少有一半以上已不具有合作医疗的性质。同属云南的保山县 1981 年年底的统计同样很不乐观：全县原有的 401 个合作医疗站，处于瘫痪状态的有 72 个，完全停办的有 33 个，赤脚医生 966 人中有 73 人已弃医改行。③

　　合作医疗渐趋瓦解，除了中国农村改革风潮的冲击外，其自身内部的问题也在影响着它的正常运转。在山东农村当过生产队长的董金清觉得合作医疗就是"吃药不拿钱"，如果一般药治不好，要送医院，就要动用合作医疗一大笔钱，那就得看哪个社员与村干部的"关系"好。"那些年合作医疗是大队里拿上一部分钱，咱老百姓去拿个安乃近啥的不要钱，要是拿个四环素什么的就得拿钱，要是有大病就上医院报销。社员拿这个合作医疗费，俺也拿了好几年，可你得分是谁病了，能和支部书记说着话的，病了住院，他给你写个条子，那你就能拿着条子报销。但是一般社员可找不着书记，就不拿了，反正拿上也是白拿。"他还举了个例子："俺后邻病了，上医院去，医院里跟他说，你们还有合作医疗费呢，你去找你们支部书记写个条子，来这就中。他可没找动，那些钱都让当官的拿走了。"④

　　赤医李达当时最苦恼的是，为了合作医疗，总出现如下情况，群众交两元钱，吃出几十元钱，四年就亏了四万多元。他解释说："有些老百姓来到卫生室点名要药，我要输青霉素，我要吃绿茵茵的氯霉素。可绿茵茵的氯霉素贵，当时要五六角钱一颗，一两颗又解决不了问题。就有这样的人，来了只拣好药，告诉他不需要，他说

　　①　参见《户县志》，487 页，1987。
　　②　参见《大理卫生志》，191 页，昆明，云南民族出版社，1992。
　　③　参见《保山市卫生志》。
　　④　《从赤脚医生到乡村医生》，96～97 页。

你欺负他。"①

　　另一位山西赤医则披露了另外一种情况：每月贫下中农干部决定给谁多少药物，赤脚医生只能附和这些干部，结果是干部和有"头面"、有各种"关系"的人的药物多，真正社员用的药物却很少。②

　　随着合作医疗体制在不同地区一片片地瓦解，与之相并列的各种医疗组织形式开始出现。1981年，湖北的荆门591个大队中只有230个（占38.9％）坚持办合作医疗，另有154个大队只收药费，免收服务费。1984年，社队改为乡镇以后，683个村只有170个村（占24.9％）坚持办合作医疗，另又有138个村免收服务费，221个村庄实行村办，有46个村由赤脚医生承包，有25个村由卫生院、所申办医疗点，还有6个村属个体开业。③

　　湖北的另一个地区老河口，合作医疗瓦解得更为迅速。1983年老河口230个大队中继续实行合作医疗的只有28个，乡村医生集体承包的36个，个人承包的124个，有医无药只合防保的42个。卫生行政机构虽采取召开专业会、现场会，组织到外地参观，组织人员深入基层办点等措施，合作医疗仍难以全面恢复，农民又重新出现看不起病、吃不起药的现象。④

　　在合作医疗完全解体之前，各种过渡形式开始出现。山东金乡县就采取灵活报销制度的办法，报销的范围可大可小，报销比例可高可低。个别贫困的大队，可以合医不合药，看病收药费。部分公社人口集中而基层卫生组织又比较薄弱的地方，采取卫生院派人下去，与附近大队联办卫生室的办法。但是在1984年以前，大部分地区仍严厉禁止把卫生室承包给个人，社队不准从卫生室提取利润。⑤实际上，是不允许把合作医疗当作企业或副业经营。这段时间，赤医的收入在持续下降。1981年，国务院下发文件，要求各级地方财政和卫生局拿出一定经费补贴赤脚医生，使之与乡村民办教师的收入持平，结果各地执行得并不得力。因此，这种情况并没有坚持多久，各种医疗组织形式纷纷开始蚕食合作医疗本已脆弱

　　① 《从赤脚医生到乡村医生》，290页。
　　② 参见上书，294页。
　　③ 参见《荆门卫生志》，137～138页，北京，中国文史出版社，1990。
　　④ 参见《老河口市卫生志》，84页，1994。
　　⑤ 参见《合作医疗要适应农村新形势》，载《人民日报》，1982-02-23。

的肌体。

1982 年年初，安徽庐江、五河、嘉山、天长、太平五县开始率先冲破合作医疗不许当作副业经营的禁令，出现了多种形式的大队卫生所。有大队投资，由赤脚医生保本经营的；有几个赤脚医生联合投资兴办的；有由公社卫生院分片直接在大队设医疗点，吸收赤医参加的。其共同特点是社员看病自付一切医药费用。[①]

1982 年 5 月，山东枣庄薛城区沙沟下属的前刘大队因离公社卫生院较远，周围有 17 个大队群众求医看病不方便，公社卫生院便决定在前刘大队开一处诊所，并承包给医生刘清振和赤脚医生孟祥福保本经营，按规定每月向公社卫生院交 200 元，完成业务收入照发工资、补贴，超额按 20％提奖，亏损扣发两人的工资。[②]

"承包"在 20 世纪 80 年代已不仅是土地生产责任制的代名词，而且泛化到了医疗变革的具体措施之中。湖北省广济县甚至实行凡自愿参加合作医疗的社员，把交纳合作医疗基金纳入生产责任制的承包合同中，分夏、秋和年终三次交齐的办法。[③]

在 20 世纪 80 年代初的医疗改革风潮中，合作医疗按医疗基金的筹集、核算单位以及管理体制，大致可分为队办、队办社管、社队联办和社办四种形式。但无论是何种形式都无力抵挡私有化的冲击，赤脚医生们仍然纷纷弃医改行。

合作医疗体制的解体，造成了一系列连锁反应，不仅使赤脚医生原先高于普通农民的利益酬劳和心理优势荡然无存，也使得赤脚医生失去了以拼命工作作为"道德回报"行为的动力。

赤脚医生之所以风靡一时的理由十分复杂，绝不仅仅是"文化大革命"政治运动的表现形式这么简单，而是相对较为优厚的报酬、较为严密的监控机制和乡土亲情网络共同编织出了一幅赤医成长的图景。生活在这幅图景中的赤医，对这些复杂制约因素的回报过程，如不分昼夜的出诊、极度耐心的诊疗态度和因陋就简的技术简约风格，既是赤医自身大多出自本乡本土的成长环境而萌生的天然情感回应，也是复杂的非情感利益互动和制度安排所促成的结果，其成败得失均是一份宝贵的遗产。

---

① 参见李南、白筠：《庐江等五个县针对实行生产责任制后的新情况，调整和改革大队集体卫生组织》，载《人民日报》，1982-07-11。

② 参见《卫生院医生和赤脚医生联合承包诊所》，载《人民日报》，1983-02-10。

③ 参见《中国卫生年鉴（1984）》，118 页，北京，人民卫生出版社，1984。

结论：医疗史、"地方性"与空间政治想象

在鲁迅的小说名篇《药》中，曾经讲到一个医治"肺痨病"的荒诞故事。清朝末年，主角小栓的父亲去杀"乱党"的刑场上买到一个蘸着鲜血的"人血馒头"，回来给儿子治病。在治病的过程中，"病人"和"人血馒头"、"刽子手"以及那个因为说"大清是我们大家的天下"而被杀的"乱党"之间，通过吃"药"发生了微妙的互动关系。故事的结局是，小栓并未因吃了人血"灵药"而病愈，最后终于不治身亡。① 因此，整个"吃药"治病的经过犹如一场饮鸩止渴的自杀。鲁迅的如刀之笔借"小栓之死"仿佛要从深层刻写出中国变革历程残酷而又阴郁的悲剧氛围。小栓的身体由患病到死亡的历程，在鲁迅的笔下已绝不是一种因"迷信"而造成治疗体系选择失败的简单叙说，而是与自古就有，却在近代重新流行的"采生折割"谣言，"革命"与"牺牲"的信念，民众看待变革的暧昧态度等现代中国的惨痛历史经验密切相关，被赋予了一种超越单纯治疗过程的隐喻内涵。

受此启发，本书的写做出于以下的深思和考量："医疗史"研究不是单纯探索某种疾病发生、传播与治疗的现象分析，或者仅仅是一种不同于传统的医疗系统如何传播扩散的"制度史"描述。近代以来医疗领域发生的所有变化，与其说是中西医冲突和融合的历史结果，毋宁被看作 **"现代中国"** 完成基本构造和建设任务的一个重要步骤。

当代"医疗史"的写作任务不但应描述现代西方帝国的"殖民品格"在中国逐步取得合法性的过程，而且也应自觉地描述和分析中国知识分子和政治人物如何运用 **"颠倒的想象"**，并通过与本土资

---

① 参见鲁迅：《药》，见《鲁迅全集》，1卷，440～449页，北京，人民文学出版社，1981。

源的协调配合，使医疗行为本身成为构建中国"现代传统"之要素的过程，更应深究医疗行为是如何帮助促成"现代中国"合法性之建立的。在本书中，近现代政治变革发生重大或微妙变异的历史，往往纠葛于医疗模式选择的反复权衡之中，从而也使之成为近代政治实践过程的重要组成部分。

贯通三重要素

有鉴于此，本书对"医疗史"的研究有必要建立在对以下因素进行总体观照的基础上：综合考察现代帝国的**"殖民品格"、"地方性"的确认和重构**以及**"现代传统"的实践作用**①之间的复杂互动关系。以往的研究往往只单独涉及三大要素中的一项，而没有考虑三者之间的相互作用。本书通过现代"医疗社会史"的研究，力图贯通这三个要素，提出一种新的解释。

首先看现代帝国"殖民品格"的形成与变化。以往我们习惯把西方特别是欧洲的启蒙运动作为殖民扩张的思想根源和历史背景。实际上，历史较为久远的欧洲启蒙传统与晚近以美国为中心构成的现代殖民传统之间存在着相当大的差异。甚至可以说，以欧洲启蒙传统为背景所形成的**"近代殖民帝国"**和以美国为核心的新型殖民经验为基础所形成的**"现代殖民帝国"**之间存在着相当大的差异，以这种差异为背景所形成的"殖民品格"也往往有很大的不同。"殖民品格"的不同所导致的行为变化对中国社会变迁有相当重大的影响。如果混淆了这种差异，或者把这种差异视为某种同一的传统，并以此作为我们讨论问题的前提，显然是有缺陷的。

仅以西医传教士为例，西医传教士全面登陆中国是在 19 世纪中期以后，其负有的使命和角色与早期耶稣会士、天主教及一般的新教传教士均有区别。早期传教士因资金短缺和受宗教信仰方式的影响，往往呈个体分散的不规则状态，而新教西医传教士则在规模和空间分布上显得更加有序，更具规划性和扩张能力。其区别当然并不简单地表现在传教方式的选择方面，而是与全球资本主义体系的发展所导致的资本流动和政治选择取向的变化有深刻的联系。同时，

---

① 黄宗智最近提出应注意研究中国"现代传统"的形成机制，他认为"现代传统"的形成是为了回应近代以来中国所产生的种种悖论性问题。这个传统所包含的一套"实践逻辑"和以往有根本性的差别。参见黄宗智：《悖论社会与现代传统》，载《读书》，2005（1），3 页；《认识中国：走向从实践出发的社会科学》，载《中国社会科学》，2005（1）。

这种阶段性变化程度的加深，如"社会福音派"的崛起，又使西医传教士所担负的"宗教"与"科学"的双重角色发生紧张的裂变。他们在"传教"与"世俗"两种角色之间陷入难以取舍的状态，就直接与"殖民品格"的改变相关。①

19世纪末期特别是20世纪初期以后，**"现代殖民帝国"**无论在观念上还是在制度层面上均逐渐发展出了以"现代化"意识形态为认知基础的新型发展观。所谓"现代化意识形态"的核心理念就是认为"传统"社会和"现代"社会互不相关，截然对立，发展中社会的进步能够通过与发达社会的交往而显著地加速。19世纪以后的西方理论家们将西方工业化的资本主义民主国家，特别是美国，作为历史发展序列中的最高阶段，然后以此为出发点，标示出现代性较弱的社会与这个最高点之间的距离。② 美国式现代化意识形态来源于特纳的边疆理论的要点，即美国19世纪早期的西进运动形成了一种信念，那就是美国内部的生命力来源于用商业或殖民的手段进行持续的扩张，以便说明美国是世界的最高希望。19世纪初关于按照美国的设计重塑世界的主张，有效地使天定命运观念得以翻新，并推动了美国作为一种帝国主义力量的兴起。③

当然，这种"扩张地理学"的出现在19世纪末也得到了欧洲舆论的配合。比如德国人弗雷德里克·拉兹尔（Friedrich Ratzel）在1897年就出版了《政治地理学》一书，提出了一种"空间意识形态"，直接论证了拥有资源和储备的自然空间可以通过战争、征服和侵略获取，无论是油田还是铜矿，或者是铀矿床。④ 这与所谓"近代殖民帝国"的观念形态明显不同。在"近代殖民帝国"时期，欧洲人对"传统"与"近代"的边界意识并非像后来那样明显。就以医学为例，在欧洲向东方世界扩张的过程中，西方医学本身扮演的角色以及对当地社会的影响相当有限。这一方面是因为医学的功用大多仅限于维护海外欧洲人的健康，而较少触及当地社会与环境；另一方面，当时西方医学的理论架构和中国、印度等地的医疗传统

---

① 参见杨念群：《社会福音派与中国基督教乡村建设运动》，见《杨念群自选集》，324~358页，桂林，广西师范大学出版社，2000。

② 参见［美］雷马迅：《作为意识形态的现代化——社会科学与美国对第三世界政策》，牛可译，6~7页，北京，中央编译出版社，2003。

③ 参见上书，24页。

④ 参见［法］阿芒·马特拉：《世界传播与文化霸权：思想与战略的历史》，陈卫星译，37页，北京，中央编译出版社，2001。

其实相似程度大于相异，西方医学相对较难显示其独特性质和优越地位。① 可见，在"医疗史"研究中，区分"近代"和"现代"帝国主义殖民形态应成为我们研究的前提。

从中国内部来说，所谓"地方性"感觉的形成往往也与西方帝国主义扩张策略的改变有非常密切的关系。帝国主义扩张对"空间"的定义是以排斥东方为前提的，即近代西方人基本上不承认东方历史上曾存在着和西方近代殖民相匹敌的开拓疆土的"空间"延展历史，而认为无论东方曾经出现过领土多么浩瀚的帝国，都只不过是相对于西方"空间"而言的"地方"存在形态而已。

与此相联系，本身具有传统"帝国"意识的中国人则被逐渐规训为认可自身的位置仅具备相对于西方空间的"地方意识"。这种"地方意识"的形成可以从对晚清教案的解读中体会出来。19 世纪后期教案的频繁发生，其中除财产纠纷和外交冲突之外，相当一部分是与对教堂医疗系统的大规模扩散所做出的反应密不可分。同时，西医传教士为了迎合地方传统，被迫采取"去陌生化"的行为，如外科手术的公开化演示和医院制度管理趋于透明性，以及类似家庭式护理的举措，不但使帝国殖民的扩张更加内在化于中国土地，也使"地方"在与外界的接触中能够确认自身的存在状态。

不少学者已经意识到了应对"传统"进行"现代"与"前近代"的区分。所谓"现代传统"的构成区别于"传统的发明"或"传统的再造"，因为这两种取向往往是以对"前现代"传统的追忆和重塑为目的。② 而"现代传统"则包含着更为复杂的为现代国家和社会构成提供理论和行为资源的目的，如以往传统所无法包含的跨地区社会动员和大规模政治宣传。本书所涉及的"定县医疗改革"、"反细菌战"和赤脚医生制度的发明，均可以看作在"现代传统"框架下从事的复杂设计。本书所要强调的是，"现代传统"并不仅仅是一种单纯的现代政治策略运作的产物，它亦与"地方性"中的"前近

---

① 参见李尚仁：《医学、帝国主义和现代性：专题导言》，载《台湾社会研究季刊》，54 期，4 页，2004 年 6 月。

② 霍布斯鲍姆曾经提出了"传统的发明"的概念。他认为，那些"被发明的传统"既包括那些确实被发明、建构和正式确立的"传统"，也包括那些在某一短暂的、可确定的年代的时期中（可能只有几年）以一种难以辨认的方式出现和迅速确立的"传统"。参见〔英〕E. 霍布斯鲍姆、T. 兰格：《传统的发明》，1 页，南京，译林出版社，2004。可见，"传统的发明"与"传统的再造"有较大区别，"传统的再造"更着重于把"传统"看作历史遗留的一种再现形式，而不是一种新的"发明"。

代经验"有发生互动的能力和迹象，否则"现代传统"就极易被轻率地解释成纯粹政治行为的表现。

医务传教与现代"帝国"殖民品格的形成

1658 年 8 月 9 日晚上 8 点至 9 点之间，一个巨大而辉煌的十字架突然出现在了济南城的上空。此时的天空是安宁和清澈的，十字架的朝向是坐西北朝西南，许多人都看到了这个十字架，包括基督徒和非基督徒。基督徒祈祷和下跪，非基督徒则议论纷纷地猜测十字架的出现到底意味着什么。一位目击此情景的传教士描述了这两类人的不同心态："尽管是他们亲眼所见，但仍不肯相信，尽管他们以前听说过，却仍不能看到真实。"①

1718 年 9 月 8 日的晚上，十字架再次出现在济南上空。另一位传教士写到，一些非信仰者声称在十字架的顶端看到了汉字"天"字，在十字架的中心看到了"主"字，十字架底部还有无法辨认的字。其他的观察者声称他们能清楚地读到"天主上帝之号"这行字，可有些信徒却没有看到。②

如果严格按照历史书写的真实性去追究，两次"十字架"的出现颇像是一种海市蜃楼式的幻象。不过一个现象倒是值得推敲，头一次"十字架"的出现导致一片惊奇，却使非信徒无法看清真实，后一次十字架的出现所造成的戏剧效果却恰恰相反，非教徒清晰地辨认出了"天主"二字，教徒却无法认清字迹。

其实"十字架"的出现是否真实已经不甚重要，甚至人们是否真的看到了所谓"天主"二字或更多的汉字亦不必深究。我所注意的是人们事隔六十年后的反应方式。非教徒津津乐道于十字架上的文字，本身就表明心态出现了如下的变化：代表皇朝的巍巍汉字被叠印在异教的十字架上出现在天际，而不是仅以精英文本秘传于世，这个现象本身就成为一个隐喻，说明来自异邦的"天主"开始以可以接受或更加自然的形式占据了草根阶层的视野。这显然是天主教传教士数十年锲而不舍的努力区别于以往传教规则的结果。早期的耶稣会士主要通过与上层精英的社交活动扩散宗教信仰，注重的是宫廷政治和宴集生活。非耶稣会传教士则选择了艰苦的生存方式，

---

① D. E. Mungello, *The Spirit and the Flesh in Shandong*, 1650—1785, Rowman & Littlefield Publishers, Inc. , 2001, pp. 5-6.

② Ibid. , p. 14.

进入普通民众的陋舍实施教化。

如此一来代价也是巨大的。传教士在幅员辽阔的农村往往会陷入巨大的孤独之中，大多数传教站犹如汪洋大海中的孤岛，几乎处于一种临时搭建的状态。如济南的教会，有些传教士在此驻足只是把它作为借道去朝鲜的一个中转站。山东传教士的津贴则是从菲律宾转道获得的，因为路途遥远，津贴到达往往需要三年的时间，以至流传的谣言说传教士不得不通过贩卖烟酒和租房给妓女来补贴生活。①

这时候的传教士显然是孤独的、不自信的，这种孤独和不自信恰恰与他们所依托的西方殖民国家所采取的扩张策略有关。早期传教士多为意大利、西班牙等国家的人，这些国家所依据的信念与早期启蒙运动有着相当密切的关联，属于"**近代殖民帝国**"的扩张理念。这种心态是 19 世纪以前的基本状态，但 19 世纪以后情况有了很大变化。西方的殖民扩张已由欧洲老式的殖民体制逐渐融入了美国和日本等新兴的殖民形态，不仅使传教的手段更加多样化，而且亦通过资金的大量注入使传教身份更加复杂化。他们依托的完全是"**现代殖民帝国**"的理念，"西医传教士"的出现就是 19 世纪西方扩张活动区别于以往的重要标志。

西方传教士进入中国，其渊源可追溯至 16 世纪的明末时期，而西医传教士入华却可视为纯粹的近代现象。和以往较为单纯地承担宗教传播功能的传教士有所不同，西医传教士东来伊始就承担着"宗教"（基督教）与"科学"（医学）两种职能，负有双重的教化使命。他们企图以科学行医为中介来推行基督教福音在西方域外的传布，这使得西医传教士在接触中国本土的社会文化和制度后所呈现出的多元性冲撞和矛盾态势，比早期来华的传教士拥有更为复杂的内涵。

证诸实际的生活情形，基督教可以说很早就懂得利用医学原理来控制身体的欲望以维持社会稳定。《圣经》故事本就包含着许多驱除恶魔与神迹显现治愈疾病的插曲，但是早期的天主教教士更关心的是病人的灵魂而非肉体，经常把治愈疾病的方式与精神关怀连为一体。②

① D. E. Mungello, *The Spirit and the Flesh in Shandong*, 1650—1785, Rowman & Littlefield Publishers, Inc., 2001, p. 90.

② G. H. Choa, *"Heal the Sick" was Their Motto: The Protestant Medical Missionaries in China*, The Chinese University of Hong Kong Press, 1990, p. 12.

换言之，医疗过程只是教堂慈善事业与庇护行为的一部分而无法独立出来。16 世纪的欧洲宗教改革使得新教教堂在地位上比天主教堂有所上升。1543 年，维萨里《人体构造》一书与哥白尼《天体运行论》同时出版，标志着医学开始随自然科学从神学话语中分离出来。新教与天主教的不同在于它并不忽视通过医疗方式治愈病人，相反，却视身体控制为广布宗教精神的中介手段。这样，医学即被明确肯定为宗教话语的一部分。与此相适应，作为宗教场所的新教教堂与作为科学空间的医院系统在此意义上的结合也有日益密切的趋势，尽管这被认为是与天主教的教会法规相抵触的。话虽如此，医学与新教在形式上所呈现出的互为表里，并不能有效地抑制或减缓宗教与科学理念在近代的裂变速度。

西医传教士扮演的"传教"与"科学"双重角色所产生的内在紧张在 20 世纪初开始趋于激化，但从根源上来说，基督教内部精神传统的对峙与冲突也是促成其两难处境的重要因素。

有的宗教史家曾经认为，自从中世纪以来，基督教的精神就具有双重特性。基督教传统一方面具有所谓"预言的精神"（the spirit of prophecy），它根植于以赛亚和耶利米传统，坚持世俗世界的人和事均处于上帝的公正审判日的威慑之下，认为基督徒的责任在于摧毁为社会所树立的横拦在自己与超越性上帝之间的种种障碍。另一方面，基督教传统中又蕴藏着所谓"秩序的精神"（the spirit of order），它召唤着进步、创造，并按照上帝认可的模式，用温和的姿态重塑世俗的世界和制度。预言与秩序的精神寻找的同样都是"上帝之国"（Kingdom of God），但预言的精神的核心是在摧毁异端偶像和制度的同时寻求一种超越性的终极体验和希望，秩序的精神则提倡更有耐心地在世俗范围内进行工作，并能相对容忍世俗世界中不完美事物的存在。①

在基督教传统中，预言精神和秩序精神虽可在世俗世界中相互协调或同时展开运作，但二者的冲突却时有发生。因为预言精神比较偏重于视宗教体验为一种平实的个人事务，而秩序的精神则比较看重基督教制度化的建制程序，从而相对忽略了个人对上帝的独特感受，在寻求秩序的同时，预言的精神因子有可能被忽略乃至被否定。

---

① Jeffrey Burton Russell, *A History of Medieval Christianity: Prophecy and Order*, Thomas Y. Crowell Company, New York, 1968, pp. 1-9.

我们从西医传教士的双重身份及其功能取向上同样能看出基督教传统中预言与秩序的张力表现。一方面，西医传教士初到东土时就相当明确地以福音传播为第一职责，强调医学救治的工具性和灵魂拯救的实质性，期望在上帝的感召下通过个人的奉献摧毁中国本土巫魅未褪的偶像；另一方面，西医传教本身的过程又恰恰体现为一种制度化、程序化的行为过程，医院作为宗教空间的构设是神之意志的显现，是基督神旨得以实现的最佳场所。它配有小教堂和圣经训导班等附属功能正是为了体现神意在人间的秩序，而医院作为世俗机构又具有科学的功能，这类功能既有可能成为构建宗教空间的中介产物，同样也有可能淡化个人对基督教的独特领悟与感受。

　　西医传教士角色张力的形成和加剧，与西方医学传入中国的阶段性特色可谓密切相关。西医传教士进入中国大致可以区分为两个阶段：19世纪的相对个人化传教时期和20世纪的制度化全面扩张的时期。也就是说，19世纪医学传教士的个体化特征与20世纪医疗制度在中国的规模经营有很大区别。19世纪的整个传教活动都是基于一种清教徒式的无形王国的概念，它强调基督王国的实现要通过个人方能达至。① 上帝的恩典必然在个体化的基督徒生活中被反映出来。

　　就是在这种传教背景下，早期到达中国的传教士多来自美国的小城镇和乡村地带，是一种农村现象。② 他们认为对自然法原则的综合理解和洞见会为新的社会秩序的形成提供基础，将驱散偶像崇拜的迷雾而把人们引向自然的上帝。这种观点颇具自然神学的特色。如果个人和群体有什么关系的话，那也只是与社区的利益相联系。由于西医传教士主张个人直接与上帝沟通，所以初期医学传教士在中国的活动虽开始进入农村，却一般都较为分散，医院与诊所的规模也比较小，基本沿袭了这些传教士在家乡的理念，没有形成集约化的网络和程序。

　　进入20世纪初期，情况发生了急剧变化，基督徒无形王国的概念受到了世俗化潮流的全面冲击，福音传播对于"他者"的土地来说已不仅仅是个体身心生命的拯救，而且也是社会秩序更新趋进的

---

① Jeffrey Burton Russell, *A History of Medieval Christianity*: *Prophecy and Order*, Thomas Y. Crowell Company, New York, 1968, pp. 1—9.

② Peter Buck, *American Science and Modern China*, *1876—1936*, Cambridge University Press, 1980, p. 109.

表现，是一种"社会性福音"（social gospel）的运作方式。① 所谓社会性福音行动的拓展证明传统的个人资源不足以支持基督教秩序精神的巩固，不足以适应传教规模及其相关事业的扩大。传教士发现自己必须既和传统的福音慈善机构协调与竞争，又要适应渐趋社会化的基督教秩序的挑战。他们被迫越来越多地为世俗的事业留下更多的位置。

具体而言，20 世纪的社会变化打破了西医传教士秉持的自然神学理念及其相关的行为准则。19 世纪西医传教士的概念在定位医生作为自身社区中有影响的形象时，是通过他们对自然法的理解来加以阐释的。他们往往推测一个社会已经根据自然秩序的原则结构而成，但这个原则搬到中国被发现并不适用，以至西医传教士不得不通过重新形塑自身的群体形象，通过组织的力量而非个人的力量使科学渗透进中国。②

西医传教士与普通传教士一样曾经想诉求于自身传统，把科学与宗教的洞见贯穿于似乎到处存在的持续关系当中，但他们发现这种自身传统的一致性在面临另一种文明的多元化抵御时，往往处于失效的状态。只是传教士们仍试图不断化约这些原则，使这种多样化约成有系统的模式。这就是西医传教士通过医院等宗教空间去展布福音秩序的初衷。但是，早期西医传教士的秩序观念和行为缺乏规模化的特征，其奉行的古典乡村模式仅仅以为福音传播是一个地方社区通过纠偏行为反对从自然秩序的固定模式中偏离出去的一种策略。③

20 世纪初期，由于美国洛克菲勒财团的介入，摧毁了古典乡村模式的梦幻理想。西医东传开始与世俗化的慈善事业密切结合。这些事业已由教育、商业或推销专家们所参与，并吸收了大批俗人（layman）服务于他们的组织，而传教士本身只是这项庞大事业所构造出的统一形式中的一个小角色而已。作为世俗组织向宗教领域的典型渗透范本，洛克菲勒财团对社会改造的一系列设计实际上是对社会变化过程强加了一个理性的秩序（rational order）。④ 1911 年以

① John A. Fairbank, *The Missionary Enterprise in China and American*, Harvard University Press, 1974, pp. 58, 102−103.

② Peter Buck, *American Science and Modern China*, *1876—1936*, Cambridge University Press, 1980, p. 44.

③ Ibid. , p. 50.

④ Ibid. , p. 122.

后，科学界受如下观念的强烈支配，即科学是一种集体协作而非个人的事情，"科学知识的产生是实验室操作的集体成果。工业劳动力的分化包含强迫而非自愿协作的组织形式，科学已不再是个人所有的工具，科学家发现他们自己已成为某类合作行为中的一个零件"。

1887 年，中国医学传教士协会（China Medical Missionary Association）的创建人还能够把科学作为有修养之人凭借自身资源和兴趣从事的一项事业，他们可以建立个人捐款，发展个人图书馆，并配备自己的实验室，整个机构的运作完全可以是个人兴趣的一种结晶和表现。而在 20 世纪的转折点上，科学的运作已完全成为学院、政府科学家和工业实验室雇员的地盘，它的活动经费只有依赖工厂、国家和庞大的私人大学才能提供。[1]

相对于西医传教士所拥有的宗教传播者的角色而言，同样面临着宗教运动变革的强烈冲击，20 世纪初叶兴起的新型宗教运动如世俗者运动（the laymen's movement）、学生志愿运动（the student volunteer movement）等多数已陷入了宗教理想与物质主义的矛盾困境之中。这些新型运动大多数依靠基金会或雄厚捐款的支持，参与者已很难具有 19 世纪传教士那样相对纯净的宗教情怀和追求，而更多地掺入了世俗的功利考虑。20 世纪的美国新教传教士中的许多人所受的训练是非正规化的，他们往往不具备高深的宗教神学训练，而只具备常识性的知识。如有的人只在与宗教有关的学校中选修过一些课程，有的人只上过两年所谓的"圣经学校"（Bible schools）。因此，他们更像世俗的教育者而非神学学者和宗教思想家。[2]

与这种情况相适应，中国国内以"社会福音"为背景的各种社会救济活动和区域变革设计，也要依赖雄厚的资本才能顺利进行。如乡村建设运动的展开就需要大量资金作为支持，资金的来源除社会捐款外，主要依靠西方财团的支持。如晏阳初在美国为定县乡村建设募捐额度高达 50 万美元，除个人捐助外，大部分资金均由美国

① Peter Buck，*American Science and Modern China*，1876—1936，Cambridge University Press，1980，p. 124.

② 席廉（Lian Xi）曾经举出三个传教士的经历，表示他们的宗教信念均有一个从坚定到衰退的过程。参见 Lian Xi，*The Conversion of Missionaries*：*Liberalism in American Protestant Missions in China*，1907—1932，The Pennsylvania State University Press，1997。

财团包括洛克菲勒基金会赞助。①

基督教传统中"秩序的精神"一面的拓展使得医院系统中病人的治愈数目不断增加，每年大约有 100 万病人出入教会医院，是新教成员人数的两倍。可是，秩序的精神在医院制度中的表现却似乎并未给福音传播留下有效的空间。恰恰相反，病人治愈率越高，医院作为科学空间的有效性就昭示得越强，中国人对西方医学由疑惧、惊诧到崇拜的心理变化幅度就越大。尽管西医传教士极力靠营造医院中的宗教空间来引导病人对治疗背后精神力量的关注，但仍很难与现代医学对身体控制造成的直观效果和心理冲击力相匹敌。对身体疾病的治疗变成了西方科学活生生的表演，加上医学制度化、规模化构成的立体形象，极易使中国人自然而然地产生对科学力量的崇拜心理，其崇信程度有可能超越个体的感受变成一种相当普遍的迷恋情结。

基督教传统的秩序精神在世俗世界中的膨胀有可能造成其预言的萎缩，这恰巧与前述西医传教士宗教与科学双重功能中宗教成分的衰退是一致的。"宗教"与"科学"和"预言精神"与"秩序精神"正好可以互相对应，如果我们在科学是实现宗教的手段，医院亦可作为宗教的空间这个意义上来理解西方医学的话。这与西医传教士的初衷显然是相悖的。本来行医秩序的建立是为了传教，可最终"秩序"本身的拓展却使传教功能日益退化。正如有的宗教研究者所评论的："社会扼杀了基督教。"② 但反过来说，"宗教"功能的消退并未由此削弱殖民扩张的能力，而是恰恰相反，其"科学"层面的凸显在中国创造出了一个**"现代医疗殖民"**的新空间。

"地方"是如何被感知的？

以上的论述足以证明，19 世纪以后的西方医疗行为是现代帝国主义殖民扩张规划的一个有机组成部分。19 世纪末 20 世纪初，现代帝国的"殖民品格"日益显示出规模扩张效应，其区别于以往殖民体系的特色在于，由于有雄厚的资本支持和强大的后援力量，殖民

结论：医疗史、「地方性」与空间政治想象

---

① 参见吴相湘：《晏阳初传——为全球乡村改造奋斗六十年》，111 页，长沙，岳麓书社，2001。又参见［美］查尔斯·W. 海弗德（Charles W. Hayford）：《公共活动家及独立的政治家：晏阳初与自由主义的中国化（1919—1949）》，见贺照田主编：《颠踬的行走：二十世纪中国的知识与知识分子》，72 页，长春，吉林人民出版社，2005。

② Jeffrey Burton Russell, *A History of Medieval Christianity*: *Prophecy and Order*, Thomas Y. Crowell Company, New York, 1968, pp. 1-9.

的扩张能量已足以使分散的据点如各种传教士工作站和世俗技术支持系统连接成片，实现了由点及面的扩散效果。

殖民网点的重新布局可以是从城市向乡村扩散，也可以是乡村或城市内部的资源配置达到点线贯通的空间效果。殖民扩散的设计暗合着某种启蒙性传统对"空间"与"地方"关系的认知要求。在一些启蒙思想家的眼中，"地方"（place）与"空间"（space）有根本性的区别。"地方"往往是与特殊的文化、传统、习俗等因素联系在一起的，是地方性知识的载体，而"空间"则被赋予了现代普遍主义的特征，并暗含其具有人类普遍特质的表述意义。这种启蒙式的表述总是置"空间"于"地方"之上，"空间"成为各种类型的宇宙观传播的工具和容器，具有了某种话语霸权的作用。

它不断提示我们，当前在我们仅仅拥有关于"地方性"知识的时候，似乎必须首先考虑它和普遍性知识有何联系，然后才能确定其表述的价值和意义。康德就曾经认为，普遍性知识必须超越地方性知识，因为没有普遍性知识，全部被获取的知识只能是些碎片般的经历而不是科学。[①] 在康德的眼中，"地方"的存在只不过是让"空间"有了个安置其内容的具体环境而已。

在我看来，在这些启蒙思想家的头脑中，从来不承认在西方现代"空间"拥有其普遍性的意义之前，还存在着若干其他的"空间"表现形式，他们只承认在现代西方"空间"出现之前，那些文明和历史形态无论表现出何种形式，无论是"帝国"还是其他的疆域范畴，都只具有"地方"的价值。这些"地方"只有资格成为现代帝国进行空间扩张的一种容器。或者说，启蒙的"空间"认知理念通过殖民资源的有序布局被深刻地体现出来。

本书中有一章专门讲述一座传统城市如何由点及面地被赋予现代"空间"的含义。协和医院最初在北京城中心立足时，仅仅是在北京这座传统古城的旧布局中揳入了一个新奇的亮点，完全呈自我封闭的状态，与城市其他区域的生活基本无关。可是这个本来并不起眼儿的据点通过"社会服务""卫生试验区"等理念逐步扩散到了邻近的街道和胡同，进而又渗透进了郊区农村，并开始通过现代医疗制度的实施，如"家访式诊疗""三级保健体系"等，形成了日益

---

① *Phenomenological Prolegomena*，*How to Get from Space to Place in a Fairly Short Stretch of Time*，in *Senses of Place*，Steven Feld & Keith H. Basso edited，School of American Research Press，1996，p. 19.

复杂的网状监控系统，最终完成了对北京人群进行现代生死控制的目标。这个网络空间在占据和替代了北京的城市管理体系后，其控制经验又不断扩大规模，如蛛网延伸似的成为全国城市乃至乡村医疗系统遵循的典范。

帝国殖民的"空间"渗透具有毋庸置疑的暴力性，其中有一条路径就是按现代"知识"的分类要求对"地方性"事务进行划分。针对任何非西方的"地方"范畴，"空间"所具备的政治、经济和文化社会的具体内容，均可对"地方"进行整合、计算、分类、解码并进行信息标准化处理。甚至"地方性"也只有在这个过程中才能被感觉到。所谓"地方"更像是一个被吸纳到某种知识分类系统中的事件（event），而不是一个实体（a thing）。从"命名"到"话语"运作都是西方意识形态化的一个组成步骤。"地方"被不断地定义、使用和阐释，以在想象和构造上符合意识形态要求。①

中国城市和乡村作为相对于"空间"的"地方"，均曾经为不同的"空间"覆盖和改造过，其中"医疗空间"的强力渗透亦是殖民化的一类表现。在本书中，我们可以清楚地看到，一个标准的古老行政区划是如何被一个新的"空间"重新加以"命名"和阐释的。在老北京胡同的地图中，原本分布着掌握生死的"产婆"和"阴阳生"。"产婆"作为"吉祥姥姥"所拥有的宗教礼仪和家庭祝福权威，"阴阳生"的"法医"和风水角色，均被"助产士"和"生命调查员"拥有的更加具有生物技术特征的现代医疗手段所支配和取代。这种身份取代绝非个人行为，我们可以感受到医疗空间所具有的内容是如何一步步强力覆盖了老百姓习以为常的生活细节。

一旦这种覆盖接近完成，老北京行政区划意义上的"内一区"或"内二区"等人们所习惯的行政场域就为"第一（或第二）卫生事务所"这样的医疗空间所重新"命名"和完全覆盖，其历史内容也经过再命名而趋于消失。

这里我要提出的问题是，在对传统场所进行"命名"的境况下，"地方"是如何被感觉到的呢？比较令人诧异的是，异质"空间"一方面不断延伸着其暴力的"命名"欲望，另一方面也在不断界定着中国民众的"地方感觉"。在考察什么是"地方感觉"时，雷蒙德·威廉斯特别强调，"地方感觉"包含着生活经验中积累出的情感因素

---

① Steven Feld & Keith H. Basso edited，*Senses of Place*，p. 25.

和我们常说的"意识形态"与"思想"应该有所区别。布迪厄则强调相似的习性、位置和利益产生相似的实践过程。前者力图接近普通民众的感觉状态，区别于精英设定的主观判断，后者则突出相似的位置才能够培养相似的"感觉"。①

由于"空间"这个词已沾染上了太多帝国主义的殖民扩张性和普遍主义的霸权意味，不少学者把注意力转向了对"地方感"的关注。有的学者特别提出"地方的经历"（experience of place）不是一种假定的优先性"空间"的附属品，而是有力融合了自我、空间与时间，聚集了经历、历史、语言和思想，充满了记忆与期待、旧事物与新事物、熟悉与陌生的地点。② 我在这里要特别强调的是，进入现代以后，"空间"与"地方"才变成了一种相互依存与相互印证的关系，"地方意识"基本上要对应于"空间"才能被感觉到。因此，"地方意识"的出现完全成为一个"现代性事件"。

自从以诊所和医院为核心的西方医疗系统强行介入中国传统社区生活以后，普通中国人对周边世界的感知被彻底改变了。基层社会里的诊所和医院一般会附属于教堂空间，是传播基督福音工作的一个组成部分。这个"异质空间"的介入破坏了中国人对世界的想象。19世纪末期，涉及西人的谣言以及焚烧教堂和医馆的教案大幅度增加，其起因固然与西方帝国主义新的转型所造成的殖民深广程度和规模有关，但更重要的原因是教堂内部的仪式与行为无法使中国人维系原有的对周边事物的合理想象。

以"采生折割"的谣言传播为例。"采生折割"本是个被尘封已久的法律术语，意指通过残损人体入药破坏社会秩序的一种行为。宋代以后的刑律曾以极为严厉的惩罚条款禁绝这类行动。以往对"采生折割"的指控基本发生在传统社区的内部。民众对这种异常行为的想象也没有越出诸如对社区事务越轨行为的判断。而到了近代，"采生折割"则被移植成为民族主义话语，添加了许多与种族有关的妖魔化想象成分，特别成为严格界定"地方"与"空间"之区别的一种技术性话语。人们以前总是在不假思索地描述"地方性"的历史以作为对抗"空间"压迫的理由，仿佛"地方性"自古就不证自

① 参见［美］艾兰·普瑞德：《结构历程和地方——地方感和感觉结构的形成过程》，［法］布迪厄：《社会空间与象征权力》，均见夏铸九、王志弘编译：《空间的文化形式与社会理论读本》，82～91页，台北，明文书局，1998。

② Steven Feld & Keith H. Basso edited，*Senses of Place*，p. 9.

明地存在着似的，"地方性"被视作一种相当具有自足性的范畴。

其实只要严格做出区分，就会发现，"地方感觉"也许是一种自足的东西，但"地方意识"却是在与"空间"介入的对应状态下发生的。"采生折割"想象唤起的民族主义意识才真正使中国人感觉到了"地方"存在的真实性。否则，如果仅是一种违反日用伦常的"内部事务"，民众是感觉不到什么叫"地方性"的，它早已在社区内部给消化掉了。因此，"医疗"空间的介入变成了"地方"意识出现的理由。

中国人对待外人的心情在现代变得极其矛盾和复杂。一方面，他们总想沿袭一些在历史上屡试不爽的传统观念。从某种意义上说，中国人本来拥有自己独特的空间观念。精英们认为，无论何种"野蛮人"都能够被儒家精神气质及与其相配合的礼仪制度所同化，即使领土被占领，"同化"秩序的那种无形的精神和气质只要不被破坏，精英们头脑中的"帝国"空间就是真实存在的，地理疆域在文化的意义上而不是实际的领土占领上得以无限延伸。

在中国基层社会结构中，存在着以"关系"和"伦理"为本位的"差序格局"。在如此格局的制约下，"个人"往往是通过"关系"网络来确定自身的位置，人们的认同指向是一种不断延伸出去的均质网络。① 所谓"普天之下，莫非王土"的上层空间理念落实在乡土社会中，就是如何定位自己和周边家庭、宗族和邻里的关系，所有这些关系都不过是帝国空间的一个组成部分。从文化意义上说，这种延伸的距离是可以"无限"延展的。对"空间"的认识就建筑在这种不断绵延的感觉世界中。

在我看来，近代中国人的心理危机的出现，就在于这种空间的无限延展性被中断了。"野蛮人"尽管没有实施领土占领，却根本不接受"汉化"秩序，反而对原有的帝国空间进行重新"命名"和价值覆盖，比如城市中医疗监管体系配合警察和行政条规对街道布局的再改造，乡村中诊所与教堂以及各种慈善组织的配套改革。在城市中生活的人们渐渐习惯了不是从个人的主体角度去选择同样呈个体分散而居状态的医生进行治疗，而是把"病人"委托给一个公共空间进行管理，不是依赖生活化的情境看病，而是认同科学话语支配下的技术治疗。结果是，头脑和身体感觉中存在的旧有帝国空间

① 参见《费孝通文集》，5 卷，335～339 页，北京，群言出版社，1999。

渐渐为新的外来"空间"所命名和置换，周边的世界经重新"命名"后变成了"地方"。"地方意识"在此时终于出现了。它已不是熟悉的那种由自身扩展出去的绵延感，而是不断把自己认同于另一种外部空间支配下的身体感觉和观念意识。

这个外来的新"空间"也会表现出种种妥协的迹象。如为了打消中国人对西医的敌视，可以使本来处于封闭状态下的外科手术公开化，或使"医院"与"诊所"的布置更趋于"家庭化"和更具有人情味，或在"社会福音"的旗号下，使各种救济活动，包括医疗防疫等更接近于古代中国的慈善行为，等等。但这些措施在强化对新型"空间"的认同时，也就默认了自己作为"地方"一员的存在。近代民族主义就是在不断激烈地"打（基督）教"和妖魔化"异族"的状态下寻求"保（儒）教"和自卫的效果。其实，不过是通过不断对另一种拥有巨大力量的"空间"压迫的反弹来确认"地方意识"的存在。

近代以来，不断发生的民族主义不是被镇压下去就是被官府收编。特别是民国以后，"民族主义"更是经常被利用为建构"国族主义"的工具。民间"地方意识"的形成更容易与"国家""世界"等更为现代的词语发生关联。目前对"地方意识"的定位也强调"国家一体化"和政治进程的影响，包括国家渗透对"地方"的占领，或跨国财富给"地方"人民带来的文化毁灭和环境破坏的灾难。①

那么，"地方意识"果真就没有任何自主选择性了吗？这还得从我的一次亲身经历谈起。那是在陕西秦岭深处的一个山村做调查时的事情。这天正逢村里"祭祖"的日子，我随一家人在夜晚沿着一条小路登上了附近的山坡，漆黑的夜里虽然冷风习习，山坡上却如繁星般闪烁着点点灯笼照明的灯火。原来全村许多人家都选择在晚间行祭礼。可奇怪的是，当我们打着灯笼到达墓地时，却发现根本没有墓碑，而只有一丛丛柏树簇聚在墓地里。我们就在柏树丛中，借助灯笼的光亮烧纸、追思，仪式就这样匆匆结束了。我当时心里大惑不解，却未及细问。第二天一早起来，从我站立的地点望去，昨晚去过的山坡上仍然是香烟缭绕，可我发现这些烟雾都是从各自保持间距分布的簇簇柏树丛中冒出来的。经过询问后我才知道，这些柏树丛所在的位置原来都有墓碑存在，但是"文化大革命"中几

---

① Steven Feld & Keith H. Basso edited，*Senses of Place*，p. 4.

乎全部被毁。改革开放后，"祭祖"又成为公开化的行为，但人们对"文化大革命"再起的担忧使人们担心墓碑竖起后有朝一日又被摧毁。所以，村里人最后选择以柏树丛标示原来墓碑的地点，每年祭祖就凭借树丛的边界来区分各家墓地的位置。

神话和记忆的一个世界是由物质方式被表达的，包括石头摆放的位置。哈布瓦赫就发现，西方的家祠之间都设有隔离带，无论这个隔离带用什么材料建成，都拥有划分边界的神圣性。墓地也可用石头和树桩分开，其功能是唤起对历史的记忆。① 以柏树替代墓碑行祭的行为，我称之为**"象征替代"**。出于对"文化大革命"中的政治记忆的敏感，物质化的象征"柏树丛"替代墓碑沿袭了原有的记忆仪式。这个行动包含着民间抵抗大政治的逻辑，也包含着在代表"空间"压迫的政治氛围下，民众如何巧妙地维系着对原有秩序的想象和绵延。我发现在乡村中，"象征替代"现象随处可见，如一年一度的"祭谱"本是在祠堂举行，祠堂被毁后被转移到"家庭"场所里轮流进行，变成了一种定期轮换制度。

在考察民间自主择医的现象时，我发现"象征替代"在民众社会生活包括治病活动中也许是一种常态。比如本书在研究"四大门"崇拜与顶香看病的关系时，就有"关帝庙"与"四大门"合作显灵的故事。当时的调查发现一个地区同时有几座关帝庙，但只有一座香火兴盛，其余都无声无息，原因是关帝偶像的背后需有"四大门"催香火才能灵验。而且这种灵验是可以转移的，可能以三年为期。这个现象说明，在一般乡民的眼里，"关帝"作为正统符号是需要被奉为正朔的，以便使自己的行为获取基本的合法性，但其作用也许仅仅局限于此，即仅具备一般的象征意义，而要求神治疗，还需更多地借助乡土的神灵发挥作用。这些神灵属于邪派的"仙道"，不具象征合法性，只能隐于幕后，却具有实际的治疗效果。这种类似"唱双簧戏"式的崇拜结构，亦是一种"象征替代"。"象征替代"在乡民社会中几乎随处可见，比如厅堂里摆的是佛道之神，在实际行为中却更信奉在"神谱"的系列中位置更低的民间邪神，等等。

①　参见［法］莫里斯·哈布瓦赫：《论集体记忆》，毕然等译，111 页，上海，上海人民出版社，2002。

疾病隐喻、社会动员与"国家意识"

"现代中国"区别于前近代帝国的一个主要特征，就在于它处处表现出来的某种"不确定性"。在旧帝国中，一切仿佛都是有序的，相对稳定的经济和制度结构，流动规则制约下的等级秩序，沟通上下阶层的官僚与士绅体系。这一切在辛亥年都统统结束了，没有皇帝符号的"后帝制"时期，政治合法性权威变成了"真空"地带，不同势力可以借助不同的手段来重新获取甚至分享新的政治资源。同时，这种权威合法性的获得又是无章可循的，必须通过反复的实验予以验证，成功的概率极低。所以，军阀混战、党派割据的另类历史场景曾一度被认为是一种"常态"。一旦政局相对稳定，当新获取的经验被投入到新制度的设计和建设中时，就能够创造出一种迥异于过去的全新图景。这个过程被描述为一种在新的实践逻辑中探索的历险。新创获的经验经过累积，一旦被证明可以成功地界说"现代中国"的内涵时，就被政治系统吸收而成为一种**"现代传统"**。

不少学者试图对"现代中国"区别于前近代"帝国"的政治运转机制进行描述，如邹谠就用"全能主义政治"的概念取代西方惯用的"极权主义"和"权威主义"等说法①，认为后两者也许适合从"东方学"的角度描述古老帝国的历史，却难以界定和概括"现代中国"全新的统治形态。邹谠的观点是，"全能主义"成为中国社会革命的终极选择，是因为只有如此才能应付亘古未有之现代危机。因此，尽管这种"全能"政治具有一定的严酷品格，邹谠却仍然肯定了其"意识形态"所起作用的成功一面，如广泛的社会动员的凝聚能力，使大众参与政治的渠道有所拓宽，等等。② 但邹谠的政治学视角并没有对形成这种"全能"状态的原因，提供一个清晰的历史描述框架。

本书认为，对形成"现代中国"政治文化传统的历史原因的解析，仍需要对现代西方"帝国"殖民品格的扩张性与中国人如何确认"地方性"之间所形成的复杂关系进行仔细考察。在本书中，我们认为，西方医疗制度向中国的渗透，无疑是现代帝国"殖民品格"对中国进行全面规训的一个重要步骤。在本书中，我们已经列出专章分析了这种"殖民品格"对中国城市和乡村进行制度化规训的过

---

① ② 参见邹谠：《二十世纪中国政治——从宏观历史与微观行动角度看》，3～4 页。

程。不过，在分析"政治"与"医疗"的相互作用时，我特别注意到了"现代帝国"的"殖民品格"是如何通过"颠倒的想象"在构造现代政治体制和"民族主义"时被加以利用的。这种利用甚至已成为"现代传统"构造过程中极为重要的历史经验。

"现代中国"传统的形成不但与西方对清代帝国的想象有关，而且更与中国人自身对这种想象的再利用密不可分。晚清以来，中国人的"身体"乃至由这些"身体"组成的"国家"都被视为是"病态"的。西方人相信，亚洲人不像欧洲人（或白人）那样会对疾病感到痛苦和悲痛，把疾病与穷人或社会中的异类在想象中联系起来，也强化了疾病与异域通常是原始地区之间想象的关联。① 中国人就是在这种话语的不断规训中确定自己的现代位置，并一度确信这就是认定自己落后的最合理的隐喻性理由。但这种认识也可能在"现代中国"的建设中被有意颠倒过来，成为凝聚近代民族主义力量和论证新政权合法性的资源。

本书中对"反细菌战"过程的分析就充分证明了这种"颠倒想象"的威力和作用。1952 年"反细菌战"对细菌传播所进行的隐喻式宣传，以及"反细菌战"动员形态最终被制度化为"爱国卫生运动"，均说明"战争"与疾病的隐喻之间已建立起了某种被认为是恰当的政治关联性。苏珊·桑塔格曾经说过："以前是医生们发动对疾病的战争，现在是全社会发动这场战争。把战争转化为对大众进行意识形态动员的时机，这的确使得战争观念变成了一个有用的隐喻，可用于一切形式的、其目标是打败'敌人'的那些改善运动。"② 对"细菌战"想象的颠倒效应承袭了以下现代极易发生的事实：在对疾病的想象与对异邦的想象之间存在着某种联系。它或许就隐藏在有关邪恶的概念中，即不合时宜地把邪恶与非我、异族等同起来。③

在"反细菌战"中，美国被当成了传播"疾病"的发源地，"东亚病夫"受辱的根源不在国内，而是外人强加的一个后果。传统乡村中的一些固有习惯如"不卫生"等在新中国成立初期尽管仍是内在性地保持着，却可以通过清除外来"疾病"的传播渠道予以消灭。此外，"美帝国主义"就等于"细菌"这个隐喻，与中国人作为"病体"的理念以及西医群体防疫的有效性等等十分怪异地纠缠在一起，形成了错综复杂的悖论关系。"细菌"作为"美帝国主义"的隐喻化

---

① 参见［美］苏珊·桑塔格：《疾病的隐喻》，121 页。
②③ 同上书，88 页。

身使中国人深受"病毒"侵犯之害,而防御"细菌"的方法却又完全依赖于西医参与推广的现代医疗防疫知识。如此的悖论状态恰恰成为"反细菌战"进行社会动员的基本手段。当时的乡村民众几乎都能感受到御强敌于国门之外的迫切性,从而通过对"异邦"的想象建立起一种现代国家意识,同时又借助冠名为"爱国卫生运动"的现代防疫行为,使"国家意识"的规训变得周期化和制度化。

"颠倒的想象"不仅使"细菌"成为一种"政治隐喻",而且也使中国人的医疗行为的个体特征通过政治动员被赋予了"集体行动的逻辑"。在传统的社会中,"生病"的意义本来较为简单,如果从文化的观点上来解释的话,生病是社会认可的个人无法恰当地履行其日常生活角色,并企图改善此一情况的一连串过程。也就是说,除非经过文化内的一套生病观念的认可,否则一个人即使生病也丝毫不具有社会意义而只具有个体意义。[①]

在现代医疗疾病的观念中,"细菌""病毒"就是疾病的代称。通过临床诊断和实验室中的检验,"生病"状态才能得到确认。这种对"疾病状态"的理解显然与传统社会中的"生病"观念相去甚远。"细菌"等于"疾病"的观念最终突破了实验室的界域,不仅是在西方近代生物学意义上的一次突破,而且通过近代西方殖民过程向非西方区域的拓展,被锻造成了现代政治隐喻。

这个"隐喻"的近代内涵是,任何一个人的健康或"生病"都不是一种单独的个体行为,而是与其成为一个"国民"的身份状态和素质有关。祛除疾病、保持健康与中国能否作为一个合格的现代民族国家自立于世界这样的大命题紧紧联系在一起。本书中即列出专章探讨作为个体方式存在的"中医"职业是怎样通过与群体防疫行为发生联系,而最终实现了自我改造的。反过来说,个人对"生病"的态度及其对"卫生"预防重视程度的高低,也成为衡量其"国民"身份素质优劣的重要指标。当然,要使生物态的疾病原理转化成一种大众性的感知,需要很多复杂的环节才能实现。

中国农村虽然是现代共产主义革命的发源地,但在新中国成立初期,尽管经过各种政治运动的洗礼,政治对基层社会进行渗透的动员能力却依然十分有限。其中一个重要原因在于,中国乡村不能被简单地视为一种整齐划一的政治体系,而是所谓"象征的社区",

---

① 参见张珣:《疾病与文化:台湾民间医疗人类学研究论集》,4页,台北,稻乡出版社,2004。

盘根错节的家族与礼仪组织通过各种象征符号对乡民进行控制。"现代中国"的领导者发现要想确立自身的权威，根本无法绕过这些遍布广大乡村的网络。新中国成立初期，经过一阵摸索，政府最终选择了用"国家"统一设计的体制彻底取代传统地方组织的做法，如用公社体制取代以宗族为核心的社区组织。这是一个长期的实践过程，延续了民国初年国家对地方的渗透逻辑，只是深入得更加彻底。本书所注意的是与之同时进行的一类行动，这类行动往往发生在新中国成立初期，政府通过借助民族主义的动员手段，使社会管理向乡村的渗透逐步深化和合法化。

最初政府仅仅意识到"民族主义"是增加凝聚力的有力武器，后来又逐步认识到，"民族主义"必须内转为常规性的制度，才能使政权真正获得政治上的稳定性。针对"细菌战"而设计的卫生防疫机制最终被固化为常规性的社会治理机制就突出反映了这个变化的意义，从此深刻地改变了地方社会的历史和现状。

在传统医疗的框架里，疾病发生的"道德隐喻"往往只与"个人"有关，顶多扩及宗族与村社一级。因此，社会控制与道德之间建立的隐喻关系也是具有区域性的特征，即只有根据各地不同的疾病发生情况来建构"个人"与"道德"之间的隐喻关系。本书的研究表明，疾病作为一种"道德隐喻"的象征，在新中国首次具有了跨地方的意义。在"反细菌战"向"爱国卫生运动"转换的过程中，共产党首次使"个体动员对象"变成了"群体参与对象"，即原来针对个人的防疫规范行为变成了日常必须遵从的群体参与行为。"生病"和"防病"的行为都已不是在一个区域内部加以处理的问题，或仅与个人及其最邻近的生活境况有关。当然，这样的转变并非预先设计的结果，而是在激烈的政治和战争进程中不断通过政策调整摸索出的一种状态。如邹谠所说："中国政治制度没有宗教思想的支持，它的正当性（legitimacy）是从解决各种实际问题的能力而来，不能解决实际问题的政府和政治制度，就失去正当性。"①

根据历史文献显示，毛泽东等人在"反细菌战"之初并未预知会通过全国式的社会动员使"防疫"行为常规化，而只是在军事防御的意义上设置临时的"卫生防疫区"，只是在谣言四起的情况下，在媒体舆论导向与基层组织之间如何相互支撑，以及与当时"三

---

① 邹谠：《二十世纪中国政治——从宏观历史与微观行动角度看》，234页。

反"、"五反"运动的互动考量中，逐渐意识到了外在的民族主义情绪如何转向为内在的常规化的制度监控的问题。

也就是说，政权的合法性不仅需要由会聚对外力量的抗击打能力加以证明，更需要通过政治仪式固定这样的情绪。普遍性的防疫行动借助细菌是"帝国主义象征"的隐喻，成为一种重要的仪式行为，而且这仪式行为具有了所谓"加强仪式"（rite of intensification）的效果，即通过年复一年的重复运作，使民众群体的日常关系通过周期性仪式得以强化和再肯定。尽管这种仪式的加强已和"细菌战"没有什么关系。① 这可以从对毛泽东题词的使用上看出来。在"反细菌战"时期，毛泽东的最早题词是："动员起来，讲究卫生，减少疾病，提高人民的健康水平。反对帝国主义的细菌战。" 1953 年以后，每次周期性的"爱国卫生运动"发起时再使用这个口号则往往只保留前面一句，而去掉最后一句。如此做法，说明"爱国卫生运动"作为一种仪式已经具有了跨区域的集体协作的性质，它超越了原有"象征社区"的制约，频繁地不断确认着"社会主义"的新型合作关系。这与人民公社体制的建立，甚至与其他各种类型的政治运动之间具有配套运转、相互呼应的效果。

跨区域运动与"地方性"的重构

在所有西方研究"社会运动"的理论框架中，均很注意"意识形态"的运作如何创造出一种"集体认同感"，更有人特别提出诸如"心智结构""政治文化"等范畴以解释集体行动发生的逻辑与机制。但这些尝试似乎仍难以解释领袖们的意识形态信息是如何表述的，又是如何传递给目标群体的，以及为什么有些信息能够使人们上街，而另一些则不能，等等。②

"现代中国"的建立特别是新中国的诞生区别于晚清以前帝国形态的最大特点是，人数最广大的民众或主动或被动地参与到新的"政治共同体"之中，从而彻底改变了相对静态的生活轨迹。这种"政治共同体"缺乏某种稳定性，而是处在不断的动荡之中。也就是说，对这种"政治共同体"身份的确认，是在不断的政治运动的动态规训中得到强化和最终完成的。与此同时，各种政治运动的发起

---

① 参见张珣：《疾病与文化：台湾民间医疗人类学研究论集》，131 页。

② 参见［美］艾尔东·莫里斯等主编：《社会运动理论的前沿领域》，刘能译，196～213 页，北京，北京大学出版社，2002。

大多以摧毁传统为目标，从土地改革对财产制度的再分配，"公社"体制的建立对传统社区与宗族制度的致命打击，再到"文化大革命"对传统文化的破坏，仿佛都在反复证明各种运动逻辑与"传统"绝不相容的对立态度。

本书通过对赤脚医生体制的研究证明，即使在最为激进的政治口号规范下，或者在貌似最政治化的行为表达中，仍潜藏着传统行为逻辑的影子。这些影子不但不是和"现代中国"的政治传统相对立的，而且很可能成为塑造"现代传统"的一种重要元素。

新中国政治传统的构造与毛泽东对近代历史的认识和发动革命的动机密不可分。毛泽东自年轻时就深信，只有群众的集体努力才能把社会提高到一个新水平。个别难以解决的问题，如果把它作为一场总体运动的一部分，那只要做出较小的努力就可解决。[1] 把社会提升到一个新水平的关键步骤是创造一个新的政治共同体，其中所有的个人都将改造自己的公共生活形象，以及自己在其中担任角色的形象。被他们肯定的价值观用来表明所希望变革的总体方向和任务本身的强度。[2]

要实现这个目标，就必须使更大范围内的民众能够自觉地在头脑中重构对"地方"的想象。在前近代时期，个人视野里的"地方"范围和边界只包括较大和较广泛的社会团体，而从革命的动态观点来看，"地方"却只是政治共同体中的一个最小单位，这个共同体的边界不断地扩大，合并成全国政治体制，甚至可以和世界的政治运动相衔接。培养这样的"政治想象"当然不能靠常规化的专门组织手段，而是通过使"政治"变成一种不断变化的过程，使最广大的群体卷入其中而达到的。政治通过强调过程的重要性而"社会化"了。政治社会化的基本意图是将最广大民众的主要责任转向公共领域，确保最基本的社会单元如家庭服从政治权威所确立的准则。

问题在于，培育新的"政治共同体"意识和超越自身生活氛围的"地方性想象"，似乎总被归结为一种普遍性的现代化暴力叙事，如仅仅被理解为符合国家动员的"身份训练"，或被诠释为现代化对基层社会肆意进行大规模渗透的结果。毛泽东提倡政治"社会化"

---

① 参见［美］詹姆斯·R.汤森、布兰特利·沃马克：《中国政治》，顾速等译，112页，南京，江苏人民出版社，2004。

② 参见上书，137页。

的重要性和"继续革命"的不断实践，常常使人们误以为他是一种传统秩序的破坏者。因为中国传统表面上强调的是"和谐"的伦理架构对人们生活过程的支配性影响，这似乎在早期共产党人提倡"阶级斗争理论"时就遭到了质疑。然而，对"过程重要性"的强调实际上也隐含着毛泽东对早期经验的使用和对农村基层社会的具体体验和观察实践。

一些政治学家已经意识到，毛泽东注重"政治"的过程化而反对专业化的组织常规，因为专业化强调最好由专家来处理问题。尽管毛泽东并不直接反对知识分子，但他深深地怀疑专业化的有效性和动机。专业主义的观点宣称，为了恰如其分地处理某些问题，有必要利用专家的知识。可是，专业化会对群众的积极性和党的权力产生微妙的限制。① 很少有人注意到，对政治运动中这种"过程重要性"的强调，对僵化的专门化制度的冲击，很可能恰恰是某种"地方"传统的思维在起作用。比如毛泽东早年所接受的"湘学"训练对专门化知识分类与实践相脱节的厌恶感，也许就是一种支配性的因素。②

在"医疗社会史"的视野里，对符合革命实践的医疗改革措施如赤脚医生的评价，也应从"传统"的融合而非仅仅单纯从政治运动叙事的角度予以认识。赤脚医生的出现在当代政治史的框架中往往会被视为"文化大革命"在医疗领域的表现形式，或者是"文化大革命"纯粹社会动员过程的一个组成部分。从当时媒体对赤脚医生先进事迹的大量报道中，我们的确只能看出赤脚医生舍己为人的行动与政治社会化之间所形成的互动逻辑。赤脚医生仿佛只是广泛的"政治共同体"身份认同规训的一个步骤。

但如果仔细阅读文献，我们就可以发现一个超越"政治共同体"想象的新视野。在这个视野中，赤脚医生的起源可以上溯到20世纪30年代定县乡村建设运动中的医疗试验。当然，"定县医疗改革"背后确实存在着现代帝国主义所规划的医疗殖民蓝图的基础，定县改革所依托的"协和模式"本来是完全服务于城市高阶层收入人群的，治疗空间几乎完全呈封闭状态，后来才逐渐延伸至附近的居民区，进而扩展到邻近的农村地区。这可以被理解为是西方医疗殖民化不

① 参见［美］詹姆斯·R.汤森、布兰特利·沃马克：《中国政治》，顾速等译，113页。
② 参见杨念群：《从五四到后五四：知识群体中心话语的变迁与地方意识的兴起》，见《杨念群自选集》。

断调整策略，以适应本土要求的过程。按照这一思路，赤脚医生制度也可被看成是西方城市化医疗实践进行自我改造后发生的一个后果。

赤脚医生作为政治动员的表现形式，在人员训练与利用本地医疗资源和社会组织等方面，似乎与已成遥远回响的定县"社区医学"试验似隐似显地发生着微妙的呼应关系，表面看来好像不过是恰恰验证了这种殖民化策略调整过程的成功延续，也似乎与"文化大革命"的反传统姿态恰相吻合。但事实远非如此简单。不但赤脚医生的"在地化"训练突破了"协和模式"中常规化教育的时间程式（八年变为三个月或几个星期）和纯粹的西医内容，引入了"草医"和"中医"的技巧，从而不同于"定县模式"不用中医的殖民残余风格，而且赤脚医生的角色意识也在相当程度上建构在地方社会复杂的人情网络和利益关系的基础之上。只不过，这个网络基本上仍会服从超越地方意识这样的群体目标。

由此看来，在医疗领域使用政治社会化动员策略，既不意味着放弃传统，也不意味着会完全承接殖民化的遗产，而是在两者之间建立起一种动态的平衡关系。"地方性"其实也正是在这种政策实施的基础上得到了重新确认和重构。其表现是，在广大的乡村地区，人们的择医意识与行为可以通过赤脚医生的红色身份与相对遥远的国家政治实践相连接，同时又通过赤医对中医的频繁使用重新认同传统医疗体系的有效性，使得乡土资源的利用和流动得到了某种确认。

总而言之，本书从现代"帝国"的殖民品格、"地方性"的确认和重构，以及"现代传统"的实践作用三个方面力图诠释"医疗"行为与"政治"变化的关系。其构想大体上是出于以下考虑：以往的研究只注意从总体上把握西方对中国的侵略和渗透问题，或者重点抨击"欧洲中心论"的影响，而没有区分早期的"欧洲殖民主义"与19世纪末期以后"新殖民主义"的差别。对"地方性"的确认也往往是出于"中国中心论"的反西方中心主义视角，容易使传统变成某种被"本质化"的东西。在诠释"现代传统"的发生逻辑时，人们已意识到它往往与政治动员和社会运动的策划和规模有关，是近代以来在反传统的逻辑中诞生的，但人们往往又容易走向另一个极端，即忽略它和传统资源的内在关联性。本书则试图在医疗史的研究中，综合考虑三大因素在互动运作时所出现的各种复杂性，以避免原有解释各持一端的偏见。

附录：如何从"医疗史"的视角理解现代政治？

什么是"现代政治"？

从中国历史的内在演变而言，"古代"政治应该大致包括这么几种形态要素：帝国控制着广大的领土；皇权政治的"专制"倾向；科举制支配下的官僚选拔和治理；基层社会的宗族性道德支配等等一些特征。①

而中国现代政治的基本要素可能大致越不出以下的表述：皇权符号倒塌后道德和社会的无序；军阀混战背景下的一统趋势；民族国家力量的干预逐渐加强；自上到下科层行政体制对传统自治状态的取代等等。②

对中国现代政治的缘起特别是对"革命"发生的机制和原因的分析也出现了不少的成果，占统治地位的说法是：中国"现代政治"的产生是由于传统体制僵化导致应对西方世界的机制运转不灵，乃至最终发生全面崩溃，于是模仿西方现代政治体制的潮流应运兴起。③ 最近一种比较新颖的解释强调"现代政治"乃是中国人不断进行行为选择的一系列后果，具有不同于西方社会演变的历史态势，

---

① 关于古代政治比较简捷准确的表述，可以参阅钱穆：《中国历代政治得失》，北京，三联书店，2001。

② 关于近代知识人政治思想转变过程的一般性概括，可以参阅王尔敏：《近代中国知识分子应变之自觉》，见《中国近代思想史论》，323～369 页，北京，社会科学文献出版社，2003。

③ 例如费正清就通过分析"旧秩序"中不适应现代发展的结构性因素来阐明"革命过程"的必要性，着重说明的是中国传统和现代因素的对立关系。参见［美］费正清：《美国与中国》，张理京译，北京，世界知识出版社，1999。

并非是以上"模仿说"的简单逻辑所能阐明，特别是描述"革命"的发生具有在不断调整中逐渐适应社会变迁的能力，这种调整模式的形成被特别看成是不断选择后的实用"政治"策略日益渗透和支配日常民众生活的结果。① 而更有人把中国革命的政治实践看作一种完全区别于以往政治行动模式的"现代传统"。②

如果再进一步概括，对"现代政治"的理解主要有两种解释路径：一是传统政治史的路径，即主要关注上层政治集团和行政体制的结构及其变动，以此为基础透视其对社会变迁的影响。二是社会史的路径，这一路径认为对政治的理解不能仅限于上层和官僚系统的运作，而是应该更多地把注意力放在对基层社会非行政系统运转的层面和民众日常生活的方式上透视其特征。这一路径吸收了人类学"民族志"的叙事方法，以对区域社会中历史现象的细腻描绘见长，力图从地方历史的演变脉络中理解现代政治的发生渊源。

但这两种路径又都有其各自的弱点，仅仅从上层和官僚体制运转的角度诠释政治的内涵，往往只看到了政治运行的体制化的一面，而没有看到中国社会的运转很大程度上是靠基层道德文化的微妙张力来处理日常事务的。特别是无法理解县级以下民间网络的运行特征，这也是引起"眼光向下"的社会史方法对之进行反拨的主要原因之一。不过仅仅从地方区域性的角度来理解政治的运作机制，则显然很难全面描绘出现代政治的跨区域性质和宏大深远的变化图景，特别是无法理解革命的跨区域性起源。③

有鉴于此，我们认为应该采取更加整全的视角来对现代政治进行重新解读，其基本思路是：现代政治不仅是行政体制运作的问题，而且也是每个"个人"的"身体"在日常生活中如何面临被塑造的问题，包括政治对身体进行的规训与惩罚。这当然是受福柯影响形

---

① 参见邹谠：《二十世纪中国政治——从宏观历史与微观行动角度看》，125～126页。苏力最近也谈到了中国意识形态治理技术中"道德"因素的支配作用，必然会导致非制度性因素有时会起到关键作用。参见苏力：《法律与文学——以中国传统戏剧为材料》，231～250页，北京，三联书店，2006。

② 参见黄宗智：《悖论社会与现代传统》，《读书》，2005（2）。在另一篇文章中黄宗智阐发了"实践"在认知中国近代政治中的作用，参见"认识中国——走向从实践出发的社会科学"，载《中国社会科学》，2005（1）。我在《"危机意识"的形成与中国现代历史观念的变迁》一文的最后一节中也讨论了相关的问题，可惜在刊登时这部分被删去，文章的前一部分参见王笛主编：《新社会史：时间 空间 书写》，杭州，浙江人民出版社，2006。

③ 参见杨念群：《"地方性知识""地方感"与"跨区域研究"的前景》，载《天津社会科学》，2004（6）。

成的思路，只不过在挪用时应该注意如何应对中国语境化的挑战。

我的叙述策略是，"身体"所处的位置必然和"空间"的重新安排有关，要明了此点，就必须对"空间"的含义重新加以界定，特别是要考虑"空间"的渗透与"地方"民众的意识与行为之间形成了复杂的调适与冲突的关系，解读这种关系是理解现代政治在基层实践的关键和起点。"空间"逐渐在中国合法化的过程实际上也是一个如何使之"制度化"的过程，同时这种制度化也是一个从城市向乡村的扩散过程，是对"地方感觉"与"地方性知识"的塑造过程。反而言之，更是地方性资源对这种强制传播的抵抗性过程；只有把这些复杂的因素统统考虑在内，才能更加贴近实际的历史进程。也只有处理好了这些复杂因素之间的关系，才能理解现代革命为什么会演变为跨区域的风暴，同时也会理解那些革命的领导者身上为何不可避免地仍带有某些区域或传统的痕迹。

作为问题出发点的"身体"

身体问题的现代意义往往与自我对现代的认同态度有关，这引起了许多思想史研究者的好奇和思考。比如"中国人"之所以成为"中国人"在古代的评价体系中似乎不成其为问题，在现代却显得至关重要。因为在面临西方的威胁时，"中国"作为一个国家形态到底在何时形成、未来到底会走向何方才突然变成了一个问题。我们过去的史学研究往往把中国从"帝国"向"现代国家"的转变看作一种结构转型和制度变迁的过程。我这里所关切的是：中国人的身体感觉是如何被改变的？或者说当代中国人的身体到底在什么样的位置和状态下被加以改造，并造成了自我认同的危机。因为我们自从被扣上了"东亚病夫"这顶帽子，就陷入了一种自卑和自尊相互交织的复杂心理状态。① 如何克服"东亚病夫"的自卑感，并同时达到最终的民族自觉？ 也许是中国近代以来最重要的主题，但是我们往往把这种"东亚病夫"身份的克服和怎么脱去这顶帽子看作一个外在的、政治的、经济的和社会改造的过程，而没有看到实际上最

① 从"身体"的角度探讨中国人意识的变化，已出现了一些引人瞩目的研究取向，如从"痛感"的角度探讨女性的身体意识和主体性问题，参见高彦颐：《"痛史"与疼痛的历史——试论女性身体、个体与主体性》；从"优生学话语"的角度反思中国人对自身生育意识的变化，参见冯客：《个人身体与群体命运—近代中国之人种繁衍与群体纪律》。以上两文均见黄克武、张哲嘉主编：《公与私：近代中国个体与群体之重建》，177～199、203～222 页，"中央研究院"近代史研究所，2000。

紧要的改变恰恰是从我们中国人自身的身体开始的，这是我想要特别分析的一种状态，也是医疗史研究可以发挥其作用的地方。

这当然也牵扯到"自我认同"这类思想史问题，但我首先会把它理解为一种生物"物理"问题，或如福柯所言是一种"生物权力技术"的形塑和传播的问题，这个问题的发生首先是由西医的侵入和控制来加以实现的。正如我在导言里所提到的：外科手术的传入引发的是一场"身体"革命，当西医传教士的第一把手术刀切入中国人的身体时，一个"现代性事件"就发生了！

外科手术是以毁损身体皮肤轮廓为代价来治疗疾病的方法，这必然与中国人对身体的传统认知相左。但它却从完全不同的两个方面塑造了中国人对现代政治的看法。一方面中国人认为身体发肤受之父母，损伤后要受到惩罚，古代有"采生折割"律严厉处罚这种现象，近代大量谣言的出现质疑的全是对身体的损伤现象，而且这些质疑基本都是以"采生折割"为言说底本。近代许多教案的发生也与中国人对外科手术的想象往往从"采生折割"的角度加以理解有关。这就是为什么我会选择以"采生折割"话语的构成为切入点解读"身体"政治的缘故。

但另一方面，在一些传教医生的眼里，外科手术的成功又恰恰是把中国人塑造成为"东亚病夫"的有效途径。例如在一些传教医生的记述中，中国人做手术时忍耐痛苦的坚忍毅力，在被赞叹之余，也被认为是一种麻木不仁的表现，而一些画师所描述的病人手术后的安详表情也被看作一种获得新生的姿态。就这样中国人性格中的一些传统意义上的优点通过手术变成了营造"东亚病夫"形象的有力工具。[①]

当然，对西方医学作用的抗拒及其政治意义的解读主要还是体现在了对"采生折割"话语的误读和移植上。"采生折割"原来是中国的一个法律术语，说的是一种以割取小孩身体的某个部位（眼睛、肝、心脏、肾等）入药的杀伐生命的现象。这个现象在进入法律责罚体系之前表述起来一直有些似是而非，一般人往往会与某种术士的行为混在一起理解，带有某种不可知和想当然的神秘色彩。可这种想象一旦横向移植到西方人的身上就会发生许多附会。这些附会往往由对医疗现象的误解而起，却又绝不仅仅是个"医疗史"的问

[①] 参见韩依薇：《病态的身体——林华的医学绘画》，见《新史学：感觉 图像 叙事》，北京，中华书局，2007。

题，也不是传统意义上仅仅是处理某个中国人身体受到了伤害的个体法律问题，而是一个总体的"现代政治"的问题。这表现在以下数个方面：

首先，我们发现，教案的发生有相当一部分数量是与"采生折割"的想象有关，但除个别是直接针对医馆治疗失误引起的损伤外，大量的案件实际涉及的是教堂礼仪的神秘性导致中国人狐疑猜测，说明"采生折割"的想象超越了个体的医疗关注，而延伸到了对陌生空间的定位和接纳的问题。一句话，原有的地方社会里无法找出与教堂体系（包括医院）相衔接的认知资源，必然导致一种认知错位和行为抗拒。

其次，"采生折割"话语有一个从个体对身体受损的感受及其所应遭到的法律惩戒这样一种认知，向具有群体特征的现代民族主义对外抗拒心态转变的过程。一个现象很有意思，到了 20 世纪 50 年代，虽然政治形势有了根本的变化，"采生折割"话语作为封建迷信理应也在被批判之列，但许多媒体还在沿用着那套被改造过的"采割"逻辑。比如新中国成立之初控诉美帝国主义侵略中国时就常提及教堂婴儿被遗弃的事例，尽管这些事例几乎全都是谣言和想象，但在当时对西方的民族主义批判运动中却是被当作史实来加以反复引证的，这说明当代民族主义的政治表述一直延续着对"采割"话语和术士行为的想象成分。

最后，"采生折割"话语在不同时期不断地被唤醒，成为普通民众对政治现象的某种奇特的表达方式。比如在建造孙中山陵墓的过程中，当局就同样遇到了谣言的困扰。1928 年的《革命评论》上就有一篇题为《孙陵与小儿的魂魄》的文章，讲的是当时流传一个谣言说是孙中山陵墓于完工前须摄取童男女灵魂一千名，这个谣言由南京传到镇江、苏州、无锡和常熟等地。舆论还说公安局还为此逮捕了二十几个卖花样的女子，据说此辈身藏"白纸剪成之鬼怪多件"及玻璃瓶若干，内悬"以丝线结成类似人形者之线人"①。以至于有的地方小孩为避邪，身上挂一个红布条，上面写着八句歌诀："石叫石和尚，自叫自承当；早早回家转，自己顶桥梁；你造中山墓，与我不相当；真魂招不去，自招自承当。"②"采割"话语在这里被转换成了一个政治寓言。

---

① 江绍原：《民俗与迷信》，79 页，北京，北京出版社，2003。
② 同上书，83 页。

当然，"采割"话语的延续更多地是与某种医疗态度有关，同时这种态度也间接反映的是一种政治态度。当年反中医的余岩就曾说过中国人的误解来自于不解西医的习惯，西医"遇有奇异之处，变化明著之内脏，则取而藏之器中，加以药品，使不腐败，以资后学者之参考，其意至恺恻也。不幸而保守尸体为吾国最神圣不可犯之旧习，国人见其如此也，遂哗然以为杀人食人，如水浒绿林之所为矣"。

江绍原倒是认为民间想象更多地来源于对术士行为的理解，他说："我国的术士的确有采生折割的举动，大家平时熟闻其说，所以容易疑心传教士也有这种举动。"传教士被疑为邪术家，也不是没有理由："西教士不但有'祈祷洗授'等宗教上的工作，而且他们所用的东西（如镪水、铳、摄影机以及药物）也是灵验不过的，也是愚人所莫名其妙的；这些东西既然如此奇巧和非常，他们便以为当然不是用普通的质料制造的了。"

江绍原又总结中国人面对西医的困境时说：如所用的药不发生效力，他们当然不信西医，反之，若很快发生了很明显的效力呢，他们仍会疑心制药的原料是人心、人眼一类的物事。总之，旧日中国人太不了解西人、西医、西药，所以无论西人、西医的言行良不良和能不能顾到中国人的好恶，也无论西药发生不发生效力，误解总是难免的。① 这种误解其实也表明的是一种对待西方的政治态度，甚至民国初年的党报社论中论及当时被市政府收回的南京广济医院是否应交还英国人经营时，也有类似"采割"的想象式议论：认为一旦交还，贫民跑到医院诊治，"难免癣疥之疾，就得截足斩手，垂危之疾，率与剖腹验尸"。有点像"采割"语言。又有一位教员因剖解婴孩尸体，事破被罚的记载。② 这也遭到了类似"采割"之类的批评，看来"采割"说直到民初仍未绝迹。

"空间"的含义

近代中国人对西方人的误解源于对身体破损的恐惧，恐惧发自内心，故有众多谣言的散布与流行，这可以看作一个心理事件。除此之外，另一个角度也值得关注，就是身体位置感的改变带来的阵痛。你在什么样的位置状态会感到怡然自得，换到另一个位置会发生恐惧？这在近代变成了一个新问题，这个问题的设定不是仅仅从

---

① 参见江绍原：《民俗与迷信》，137 页。

② 参见上书，143 页。

结构变迁和制度转换的单向纬度的解释中可以得到解决的。前近代社会中也会出现类似的问题，如一个村庄或宗族内部相对是熟悉化的，人数固定，相互熟门熟脸，没什么隐私可言。外来一些流动的人群如挂单和尚、走方云游之士，一旦进入村民熟悉的视野内，就会形同异类，遭到怀疑和驱逐。

区别在于，古代这些"异类"进入社区无法长期安身，具有暂时性和流动性，因此威胁性很小，对村民的心理震动也弱。近代传教士的进入却是对整片空间的占领，而且具有强烈的渗透性。这种渗透性的意义在于，它改变了村民对传统环境的认知习惯，这些习惯包括：利用熟人网络的关系来分配上层政治机构下派的事务，甚至化解其压力；处理日常生活事务时可以相对严格地区分行政与熟人行为逻辑之间的界限，把公共事务转换成一种日常面对的简单程序。这套逻辑到近代统统不管用了，这方面的例子可以举出很多。比如"教民"的出现使得原有的人群类别发生分化，有可能造成了原来熟人之间的对立；"教民"被教堂庇护，传教士背后又有强势的政治力量做支撑，使他们从社区熟人的圈子里分离了出去，形成"吃教"的特殊群体。这改变了地方上的经济和政治格局。①

还有一点更加重要，就是"空间"的强势介入重新界定了"地方"社会的意义。古代中国人其实并没有明确的"地方"概念，因为在一个熟人社会中，"地方"也许就是个村子，村子其实就是整个世界，顶多延伸出去变成整个帝国的一个组成部分，而对帝国的认知其实并不外在于他所生活的熟人社区，普通百姓完全可以根据对一个村子中的人群活动的常识来建立起对周围世界的感知框架。所谓"普天之下，莫非王土"说的就是这个意思。因此，中国人实际上并无明确的"地方"边界意识，中国人"地方"意识的产生其实是西方"空间"概念挤压塑造的结果。② 或者说是"逼"出来的结果。我们现在早已习惯用"空间"与"地方"的对立来界定自身的位置，那是因为我们在全球化的格局内被强行变成了"地方"，这完全是西方"空间"意识塑造的。

---

① 关于中国人如何接受一种"隐私"的观念和私人关系的变革历程，可参见阎云翔：《私人生活的变革：一个中国村庄的爱情、家庭与亲密关系》，上海，上海书店出版社，2006。

② 例如最近程美宝的新著《地域文化与国家认同——晚清以来"广东文化观"的形成》（北京，三联书店，2006）就认为"广东文化"观的形成与近代中国人国家意识的出现密不可分。

那么什么是"空间"？"空间"在西方的哲学理念中是具有普遍意义的一个概念。如果按照萨义德的一个说法，"空间"的存在恰恰是依赖于非西方的"地方"来加以界定的。① "地方"是局部的，"空间"是整体的；"地方"是被动的，"空间"是主动的。这套对立的规则不仅改变了中国人自信自身所处的熟人社会就是帝国的延伸这种传统观念，而且加深了自身的不安全感，因为他们无法用熟人社会的逻辑来安排日常生活。也就是说他平常的"位置感"被彻底动摇了。我们可以从医疗史的研究中发现许多例子，这些例子说明"身体"在什么样的状态下必须取决于对"空间"的服从程度，尽管你可以不理解但却必须接受。

比如做外科手术就必须是在一个封闭空间中进行，按程序必须摒绝熟人家属的参与，这种技术程序建立在一种称之为"委托信念"的基础之上，简单地说就是把亲人或熟人委托给外人进行管理的信念，这种信念反映的是现代社会的一种普遍状态，即在追求自我的情况下热衷于相互隔离的一种状态，它有着深刻的宗教和世俗理念的根源。比如西方自中世纪就有把个人委托给上帝的观念，随后出现了"个人觉醒"的历程，"个人"成为"主义"又与所谓"公域"的产生密不可分，这似乎喻示着："个人"被委托给"上帝"这个概念的终结，尽管如此，"个人"的被凸显虽更加强调隐私的意义，但"委托"的理念仍延续了下来，只不过"委托"的对象有所变换了而已。当然，"个人"在"公域"下的自由最终也没有摆脱现代科学制度对其加以殖民的命运，"外科手术"式的封闭只不过是这种状态在医疗过程中的某种反映。②

这种状态弥漫在整个西方世界中最后成为一种法定遵守的原则，实际上也是经过相当漫长的时间才得以实现的，但当其横向移植到中国时就容易引起类似"采割"之类的很多联想，因为在中国人的经验世界里，病人的治疗过程是伴随着亲情的环绕得以进行的，整个的医疗过程并非是现代意义上的技术施予的过程，而是亲密关系的某种展现。但如果你不服从这封闭式的技术管理体制，那硕大无

① 萨义德把西方知识分类中对"西方"与"东方"的二元对立划分的生产机制揭示得很清楚，参见［美］萨义德：《东方学》，第一章、第二章，王宇根译，北京，三联书店，1999。我则稍加变通地把东西方的对立理解为"空间"与"地方"的划分和对立关系。

② 哈贝马斯特别谈到了"公域"变形后对"私人领域"的侵蚀，参见［德］哈贝马斯：《公共领域的结构转型》，第五章"公共领域社会结构的转型"，曹卫东等译，上海，学林出版社，1999。

比的瘤子或什么其他东西就会时刻成为你的另一个"他者"，这逼使中国人无可避免地陷入了一个认知悖论和宿命般的隐喻。

再比如如果在一个现代的沿海城市里，一个产妇原来要生产时在某种程度上她会有一个自由选择的范围，比如可以选择自己认识的产婆，或者干脆选择自己接生，产婆的接生举动也不是一种单纯的医疗技术，而是带有熟人社会特征的一系列安抚行为。可在现代城市的空间规划中，经过现代医疗训练的助产士就会把一个正常的生育活动变成一种纯技术的监控程序，到了接生时间，他们会不厌其烦地规劝产妇赴医院待产，传统的产婆也经常被放置到一个训练网络之中受到监视。

总之，人们在熟人社会中培育出的一种"位置感"在空间的控制和挤压下会服从于特定的安排。每个个体的生育和死亡也被编织在国家整体现代化的规划之中，个体无形中失去了许多自我选择的权利。所以我宁可把这些貌似纯医疗现象的改变，看作现代国家政治日益规训个体生活节奏和生命体验的一个过程。当然，对"空间"压抑作用的强调，并不意味着中国人在接受过程中已完全失去了反抗和再塑造"空间"内涵的能力，"空间"界定了中国人的"地方"意识，同时"空间"在进入中国后也在逐渐被中国的观念和行为方式所改造，以致于很难在原有的形态上来理解"空间"到底对中国人来说意味着什么？

一个简单的例子是，当医生在农村做外科手术时，往往会被迫在一种公开的场合下进行，以打消当地民众对手术神秘性的怀疑，结果是手术一旦公开，被民众接受的可能性就会随之加大，这也就会进一步使外科手术的程序日益脱离西方严格意义上的制度规范。这就像一场博弈的游戏，在这场游戏中，"地方"意识被霸权般的"空间"界定出来，"空间"也同时被加以改造而削弱了其原有的普遍意义。

"身体" → "空间" → "制度"

此标题出现了三个相互关联的词汇，中间用连线隔开呈递进之状态。想要说明的是："身体"如何变成了"空间"的一个组成部分，与此同时，"空间"只有被制度化之后才能相对持久和广泛地发挥出普遍支配的效益。头一个应该解决的问题是，"身体"在什么场合下被支配以及被支配的程度？在西医进入中国取得支配地位之前，中医有一个很大的特点就是它的活动领域实际上是相对开放和流动的，他可以登门去看病，也可以坐堂应诊，治疗角色相对比较灵活开放，跟他的病人之间极易形成一种比较亲密的互动关系。如果某个人有中医治病的经验的话，就可以发现病人往往有机会参与治病的过程，病人自身能够改变药方的名称和剂量，甚至换了药方后达到的效果可能跟医生治疗的效果有很大的不同。这个过程只能发生在传统的医患关系的背景之下，也就是说，病人"身体"和医生之间的关系基本上是以一种熟人社会的规则和场域作为互动基础的。①

到了西医进入中国以后，这样的空间关系实际上完全被改变了，首先是西医必须要建立起它绝对的权威，也就是说如果西医开了一个方子的话，病人是没资格直接参与进去的，它是在一个相对封闭的空间里面完成治疗的过程的，所以我们说西医的进入实际上改变了中国人对于空间的想象和身体在空间中位置的安排，这是一个非常重要的变化。

也正因如此，我们曾经发现很多抗拒与医院合作的故事，在相当长一段时间里，医院实际上是非常恐怖的，因为医院本身是一个拒绝病人亲属进入的陌生化场所，它是由经过专门技术训练的人在一个封闭的、不可知的状态下完成医疗的过程。我们现在觉得把个人交托给医生非常自然，但是这在前近代是难以想象的，因为一旦把病人托付出去之后就意味着你无条件接受了一种制度的安排，委托到一个陌生的场所实际上多少隔绝了他跟原来生活场所的一种基本的生活联系，在前现代的情况下，要想改变这样一个根深蒂固的空间想象的观念其实需要一个非常漫长的过程。"空间"即使在某个特定的场合和时刻开始对中国人的身体控制发生作用，也须找一个妥帖的方式使它固定化，否则不但西医的使命难以完成，整个西方的管理体制同样难以大规模地持久奏效。这就自然转入了第二个问题：即如何改变"空间"和"地方"长期呈现的两张皮式的分割状态，"空间"的制度化变成了改变这种状态的一个重要途径。

我们可以用协和医院为例来说明这个问题，很多人把"协和医院"仅仅当作一个西方医院在中国成长的个案进行研究，注意的

---

① 参见雷祥麟：《负责任的医生与有信仰的病人：中西医论争与医病关系在民国时期的转变》，载《新史学》，14卷，1期，2003年3月。

是协和的体系建制及其内部构造。我思考的则是协和医院对一个普通中国人来说到底意味着什么？它作为一个机构设在中国最繁华地带王府井的时候，它对中国人的生活状态意味着什么？协和医院刚成立的初期，它所培育出的"协和模式"在相当长一段时间根本无法和中国民众的生活发生实质性的关系，因为协和标准的封闭性管理和昂贵的医疗费用使它和北京民众的生活完全打成了两橛，互不相干，真正的"空间"控制由于和老百姓的生活无关，实际上无法以制度化的形式固定下来。

在 20 世纪 20 年代的时候，兰安生出任协和医学院公共卫生系的系主任，他有一个基本的看法，认为医院不应该是一个封闭的空间，要把协和医院周围的社区甚至整个北京城都当作医院的边界，所以他在医院周围设立了 4 个卫生试验区，把内城和外城的大部分人口都覆盖了进来。有趣的是有些医院内的医生开始主动出击，不是关在医院里面，而是走向百姓居住的地段，他会主动去敲普通民众的家门。整个协和医学院从一个封闭的东西变成一个力求跟社区结合的场域之后，对中国人的影响是非常大的，协和医院由此本身变成了一个居民社区的组成部分，至少不会像以往那样界限分明，或者只是一个和北京生活区毫不相干的孤立空间，把医疗监控的区域叠合在了一个实际生活区域之上，或者说是医疗空间和生活空间被迅速结合起来了。

这样做的一个直接结果是，中国人固有的生活节奏被打乱了，原来作为病人你愿意去医院就去，不愿意去就算了，但是卫生区建立起来后他不断地去登门劝说，你的选择意象实际上在慢慢缩小，监控程序越来越制度化了。卫生区建立起来以后又迅速变成了各个城市纷纷效法的模式，在上海、天津、南京、广州这些地区都建立了类似的卫生区组织，也就是说兰安生模式虽以医疗控制的面目出现，却最终成为城市管理的一个新型样板，空间被制度化后才逐步实现了对普通民众生活世界的殖民化过程，这个过程首先在城市实现以后，随即出现一个非常大的问题就是怎么在乡村推广？

我们看到，兰安生的学生陈志潜在乡村搞的实验和城市有所不同，他建立的"三级保健系统"更注重成本的计算。"空间"要想在农村实现制度化，面对的首先是如何吸纳和应对"地方性知识"的问题。"地方性知识"可能是最近中国社会史研究中出现频率最高的词汇之一，但用"知识"来描述"地方"民众的生活资源，有点用精英化的手法去刻意比附之嫌。因为有些明看着像"知识"的东西，不过是被百姓用来糊弄精英和官方的障眼法，背后可能是某种"地方感"的支配在起作用。"地方感"应该是基层民众超出"知识"分类的某种感受和表达，一般是在学者的视野之外的。道理很简单，"地方感"既然是感受，就很少有文字记载，也缺乏证据史料，故十分难以把握。不过我们仍能从一些蛛丝马迹中感觉到"地方感"的存在和意义。"地方感"可能是比"地方性知识"更能抗拒"空间"变成制度化的利器。例如延续至今的大量多元化医疗资源的复苏和普及，并影响到了民众的择医，说明其生命力的存在。由此考虑到一个问题，从身体到空间再到制度安排，这背后是什么样的逻辑在支配着呢？这个逻辑跟中国的传统文化资源和地方性资源之间的关系是什么？这肯定是需要加以重新思考的。

"社会动员"与"国家"

以上比较多地谈了"空间"作为观念和体制如何进入中国并最终制度化的过程。现在看来，西方的"空间"支配已经牢牢地渗透到我们日常行为的许多细节之中，甚至习以为常地变成了我们自身无意识的行为。可是也就在五六十年前，我们对"空间"的认知还处于难以确定的游移状态。对"空间"接受的程度也不能仅仅以知识人的引进、介绍和传播作为衡量标准。也就是说，尽管具备西方体制的压迫和官方的强制性干预这些条件，普通百姓往往仍然难以在常态下自觉地接受现代制度的规训。或者说，仅仅靠制度的一般性运作和知识人对医疗话语的强制灌输，尚不足以促成全体人民对这种制度化过程的支持。[①] 因此，在分析"空间"如何被制度化的过程时，不能仅仅从制度本身的强制性质中想

---

① 目前的医疗史研究比较注重从医疗观念传播的角度理解中国人对现代医疗的接受程度，比较重要的研究见 Ruth Rogaski, *Hygienic Modernity*：*Meanings of Health and Disease in Treaty-Port China*，University of California Press，2004。关于中国知识人关于"卫生"概念的引进和讨论。最近的研究可参见余新忠：《晚清"卫生"概念演变探略》及《防疫·卫生行政·身体控制：晚清清洁观念与行为的演变》两文，均发表于"社会文化视野下的中国疾病医疗史"国际学术研讨会（天津，2006 年 8 月）。但我以为，近代知识圈中对"卫生"的理解其实并不意味着中国人从整体上接受了"卫生"观念，中国人在普遍意义上接受此观念并转换为行动，最终尚需经过社会动员的一套复杂操作程序才能得以完成。

当然地得出结论：只要具备了西式的制度和政府的一般性支持，就自然会完成其现代转型。而更应该增加一个新的认知视角，即从"社会动员"的角度来动态地理解这个过程。

就我的理解而言，"社会动员"是使近代传进的新事务迅速向社会普及的重要手段，它比一般性的、和风细雨式的制度改革具有更为突发的暴烈特征。更易使制度变迁实现从"临时性"阶段向"常规化"运行的大规模转变。在中国尤其使用了多次急风暴雨式的运动方式，各种政治动员的间歇性发作甚至成为我国政治生活的一个重要特征。如何描述这种特征亦成为理解"现代政治"品格的一大关键。

如果从医疗史的角度来谈，我想问的是：从身体到空间再到制度安排仅仅是某个局部地区试验的结果（比如在某个城市），还是它可以通过什么样的手段转化为一种全民性的生活方式？

具体而言，我选择的个案是通过分析从"反细菌战"到"爱国卫生运动"的转变，观察一个临时性的战略规划是运用什么样的动员策略成功地转化成一种常规性的全民运动的。我们知道，1952年据说美国在朝鲜和中国东北地区投放了很多细菌，对于这次细菌战的规模到底有多大目前仍存在争议，但是有一点非常有意思，"反细菌战"在当时是中国作为现代国家抵抗帝国主义侵略的军事行动来加以实施的，所以在安排反细菌战的时候，东北被划分成了特殊的军事防御区，但是不久就发现"细菌战"威胁引起了普遍恐慌，其范围已大大超越了东北这样的局部地区，在地方上很多人认为"细菌弹"比原子弹还厉害。后来国家领导人发现如果能把反细菌战从一种临时性的行动转化为一种常规性的运动的话，将使人民更加增强自身的凝聚力。

值得注意的是，这种政治动员的策略是以传播现代卫生知识的行为模式渗透到广大农村去的，"医疗"由此转化成了政治动员策略的一个组成部分，我还特意分析了上层如何通过运用"颠倒的想象"这个宣传手段把细菌这样一种很可怕的东西变成了抵抗西方帝国主义的民族主义抗争话语。我们都知道近代以来，"东亚病夫"称号的流行被认为是中国人自身不卫生、不干净，跟世界的潮流不接轨造成的，中国人一直感到很自卑，老觉得自己和西方人比不正常，是"病人"，也总是叫嚷着要摘掉这个帽子。正如有的论者所表述的，这样一种想象方式其实是西方传教士加以规训的结果，充满了"东方主义"式的臆测和联想。①

　　但是后来在反细菌战时期，这种自我的想象却被颠倒了过来，其表述的意思是："细菌"不是我们自身身体产生出来的，而是美国人通过朝鲜战争丢给我们的，使我们变成了"病人"，通过这个颠倒的想象，疾病的来源被转移到了外界，从而变成了激发民族主义情绪很有力的工具。其效果是双面的，一方面经过反美帝宣传，普通中国人开始对细菌以及传播渠道等卫生常识有了基本的认知；另一方面，对卫生进行普及宣传的更深层含义是：普通的中国人都会意识到，强身健体已经不再是什么个人行为，而是使我们的民族国家在世界面前树立起强大的自我形象的一个很重要的步骤。因此，又为社会动员式的政治参与提供了行动的合法性。

　　最后想强调的是，我们突出了在社会动员中意识形态的形成过程，并不意味着我们应该过高估计这种过程所起的作用。过去在评价新中国成立之初这段历史时，总是强调政治动员干预力量的强大及其对民间日常生活无所不在的渗透作用。实际上即使是最意识形态化的时代，"地方传统"仍有可能以变通的形式发挥其活力，尽管其作用可能是极其有限的，却仍有可能改变和塑造上层政治的选择，但这个过程是个反复博弈的结果，而不是单向的力量能够单独实现的。最近的社会史研究为了摆脱传统政治史对上层机制支配力量的过度关注，特别主张传统的地方性因素对政治转变的支配性作用。而我则认为，上层和下层（包括人类学关注的村庄一级）只有经过反复博弈才能达成某种有限的共识和平衡，只强调其中的一个方面似均不足以对"现代政治"有一个全面的解释。

　　以上简略地阐明了如何从医疗史的角度理解"现代政治"的问题。我的基本看法是，对政治史的理解不应该仅仅局限在对上层制度变迁的解读上，也不仅仅限于从社会史的视角诠释其在某个地方脉络中发挥的作用，而应该从细微的身体感觉出发，通过对身体在空间位置变化的观察，仔细解读其制度化的过程。既注意"个体"感受的精微，又顾及诸如社会动员的规划过程这样的宏大景观，并力求在衔接两者的关系上重建政治史的叙事。

---

① 参见刘禾：《语际书写——现代思想史写作批判纲要》，67～104 页，上海，上海三联书店，1999。

参考文献

一、史料

2002 年 2 月 13 日采访刘明柱记录。

《安化县卫生志》，1989 年 8 月。

《安徽省部分中医对改称"旧医"有意见》，据新华通讯社安徽分社 1954 年 5 月 24 日报道。

保靖县卫生局编：《保靖县医药卫生志》，1983。

《保山市卫生志》，昆明：云南大学出版社，1993。

《北京市东城区文史资料选编》（第三辑），北京：中国人民政治协商会议北京市东城区委员会文史资料委员会，1992。

《北京市防疫委员会关于麻疹、猩红热防治工作的初步报告》（1952 年 7 月），《北京档案史料》，2003，2 期。

《北京市人民委员会关于加强夏季爱国卫生运动工作的指示（草案）》（1955 年），《北京档案史料》，2003，2 期。

《北京市卫生局第三卫生区事务所举办秋季卫生运动周召集本区各坊长卫生恳谈会记录》，北京市档案馆藏 J5 全宗 1 目录 613 卷。

《北京市一九五一年春季清洁大扫除运动实施方案》，《北京档案史料》，2003，2 期。

《北京市志稿》（二）"民政志卷十四，自治一"，北京燕山出版社，1989。

《北京特别市公署卫生局二十八年度业务报告》，北京特别市公署卫生局编印，1941。

《北京特别市公署卫生局二十五年度业务报告》，北京特别市公署卫生局编印，1938。

《北平特别市卫生局管理医士（中医）暂行规则》，北京市档案馆藏 J181 全宗 21 目录 29313 卷。

《北平市卫生局第二卫生区事务所第三年度年报》，北京市档案馆藏卷 ZQ004-001-1803。

《北平市卫生处第二卫生区事务所第一年度年报第 1 期》，北京市档案馆藏卷 ZQ004-001-1802。

《北平市政府卫生处业务报告》，北平市政府卫生局编印，1934。

《北平市政府卫生局保婴事务所施政辑要》，北京市档案馆藏卷 J5-1-13-43。

《北平市政府卫生局保婴事务所呈文》，北京市档案馆藏 J5 全宗 1 目录 98 卷。

《北平市政府卫生局二十三年度业务报告》，北平市政府卫生局编印，1935。

《北平市政府卫生局二十四年度业务报告》，北平市政府卫生局编印，1936。

W. 贝却敌、路易·艾黎著，龚念年译：《中国见闻录》，香港南粤出版社，1975。

《本社驳斥中央卫生委员会取缔国医议决案之通电》，《医界春秋》，33 期，1929 年 3 月 10 日。

《蚌埠市中医参加夏令防疫宣传工作小结》，《星群医药月刊》，2 卷，10 期，1952 年 2 月 15 日。

《不顾我国和全世界人民正义警告，美机侵入我东北撒布毒菌》，《人民日报》，1952 年 3 月 7 日。

蔡天心：《被美国细菌昆虫害死的女教师》，《人民日报》，1952 年 6 月 12 日。

伧父：《中华民国之前途》，《东方杂志》，8 卷，10 号，民国元年四月初一日。

《曹禺全集》（4 卷），石家庄：花山文艺出版社，1996。

《茶陵县八团乡志》（无出版年代）。

《长沙市国医公会等快邮代电》，《医界春秋》，87 期，第八年第三号，1934 年 2 月 15 日。

《朝中专家、记者联合讯问团讯问伊纳克及奎恩战俘报告书》，

《人民日报》，1952 年 5 月 17 日。

车溢湘：《昆明市健康及卫生之调查》，西南联大社会学系论文，指导教授李景汉，1940 年 5 月。

陈惠生：《黄陂县建国初期的诊所药店》，《武汉文史资料》，总第 71 辑，1998，1 期；《黄陂文史》，第 5 辑。

陈序经：《乡村建设运动》，上海：大东书局，1946。

陈逊斋：《为订立国医条例上立法院意见书》，《国医公报》，9 期，1933 年 9 月。

陈永龄：《平郊村的庙宇宗教》，燕京大学社会学系毕业论文，1946 年 5 月。

陈志潜著，端木彬如等译：《中国农村的医学——我的回忆》，成都：四川人民出版社，1998。

陈志潜：《定县社会改造事业中之保健制度》，中华平民教育促进会，1934。

陈志潜：《请医药卫生技术人员下乡》，《民间》半月刊，1 卷，7 期，1934。

《秤沱乡志》（四川长寿县），1985 年 3 月。

《重庆市经过反细菌战的宣传后，市民恐惧情绪减少，自动发起捐献运动》，据新华通讯社西南总分社 1952 年 3 月 27 日报道。

崇彝：《道咸以来朝野杂记》，北京：北京古籍出版社，1983。

茨威格著，张玉书译：《一个陌生女人的来信》，《斯·茨威格小说选》，北京：外国文学出版社，1982。

《大理卫生志》，昆明：云南民族出版社，1992。

《大清律例增修统纂集成》，卷二十六《刑律人命》，1906。

戴德生（Taylor, Hudson）著，陆中石译：《带着爱来中国——戴德生自传》，北京：人民日报出版社，2004。

戴仁中：《西安市糖房街天主堂"孤儿院"残害我国儿童的罪行》，《群众日报》，1951 年 5 月 14 日。

《道县卫生志》，合肥：黄山书社，1992。

丁少侯：《改进中医药之建议》，《国医公报》，4 卷，1 期，1936 年 11 月。

丁世良、赵放：《中国地方志民俗资料汇编·华北卷》，北京：书目文献出版社，1989。

《敌机在华东地区撒布带菌昆虫毒物和防疫情况》，据新华通讯社华东总分社 1952 年 5 月 19 日报道。

《敌机在西南区投放毒虫毒物及防疫情况》，据新华通讯社西南总分社 1952 年 6 月 26 日报道。

《第一助产学校年刊》（第一卷），1930。

《东北防疫委员会研究组的某些专家存在着粗枝大叶作风》，据新华通讯社东北总分社 1952 年 6 月 23 日报道。

《东北各地群众对美俘供词的反应》，据新华通讯社东北总分社 1952 年 5 月 19 日报道。

《东北农村及工矿爱国卫生工作很差》，据新华通讯社东北总分社 1952 年 9 月 11 日报道。

《东北区六月份空、虫、疫情》，据新华通讯社东北总分社 1952 年 7 月 31 日报道。

《东北、天津等地对美帝撒布细菌的反应》，据新华通讯社 1952 年 3 月 24 日报道。

《东郊区警察署关于查获房金善等顶香治病一案的呈》，北京市档案馆藏 J181 全宗 21 目录 12450 卷。

杜赫德（Treizieme，Tome）编：《耶稣会士中国书简集：中国回忆录》（一），郑州：大象出版社，2001。

范日新：《贵州卫生建设之途径》，《革命日报》（贵阳），1937。

费孝通：《费孝通文集》，北京：群言出版社，1999。

费振钟：《悬壶外谈》，杭州：浙江摄影出版社，1998。

《愤怒抗议美军撒布细菌的罪行》，《人民日报》，1952 年 2 月 23 日。

丰利镇志编写组：《丰利镇志》，1981 年 12 月。

《抚顺市反细菌战宣传工作混乱薄弱，群众对反细菌战认识模糊》，据新华通讯社东北总分社 1952 年 6 月 21 日报道。

《抚顺市防疫工作渐趋瘫痪》，据新华通讯社东北总分社 1952 年 5 月 12 日报道。

《抚顺市群众对美空军战俘供词的反应》，据新华通讯社东北总分社 1952 年 5 月 16 日报道。

富顺县卫生局编：《富顺县卫生志》，1988 年 12 月。

《附汪企张与卫生部薛部长书》，《医界春秋》，32 期，1929 年 2 月 10 日。

《附褚民谊对新旧医药纷争之意见》，《医界春秋》，34 期，1929 年 4 月 10 日。

《甘南十区人民是怎样战胜美国细菌战的》，《人民日报》，1952年9月17日。

高鉴如：《怎样做好爱国卫生的宣传工作?》，《新中医药》，3卷，8期，1952年8月26日。

高劳：《吾人将以何法治疗社会之疾病乎》，《东方杂志》，9卷，8号，民国二年二月初一日。

耿显宗：《宾县第一区成立中医联合诊疗所的经验》，《星群医药月刊》，2卷，20期，1952年7月1日。

顾惕生：《中医科学化之商兑》，《医界春秋》，41期，民国十九年。

《灌县龙溪乡志》，1983年12月。

《关于国医条例审议之经过》，《医界春秋》，81期，第七年第九号，1933年8月15日。

《关于农村合作医疗、赤脚医生的几个问题》，《人民日报》，1979年2月7日。

《关于五全大会"政府对中西医应平等待遇以宏学术而利民生案"之感想与希望》，《医界春秋》，107期，第九年第十一号，1935年11月15日。

《关于阴阳生戴鸿泉违背取缔规则的呈文》，北京市档案馆藏J181全宗19目录47862卷。

《广宁县卫生志》，1994年10月。

《光山县卫生志》，1986年7月。

《广西部分地区很少进行防疫宣传工作，曾发生误传敌撒布细菌弹造成恐慌混乱》，据新华通讯社广西记者组1952年6月22日报道。

《归绥县农村发生的拜神求药现象》，据新华通讯社蒙绥分社1953年5月8日报道。

《广州卫生行政之检讨》，广州市政府卫生局，1935。

桂华岳：《社会问题与现代医学之任务》，《医界春秋》，58期，第五年第十号，1931年4月15日。

《国民政府明令公布中医条例》，《医界春秋》，第七年第二号，1936年2月15日。

黑龙江卫生局编：《赤脚医生苗壮成长》，哈尔滨：黑龙江人民出版社，1975。

《汉川县卫生志》（1727—1985），1990。

韩光远：《平郊村一个农家个案研究》，燕京大学社会学系毕业论文，1941。

河北省滦南县革命委员会报道组：《透过现象看本质》，《人民日报》，1972 年 3 月 24 日。

《河北省团结中西医中存在的问题》，据新华通讯社河北分社 1953 年 8 月 17 日报道。

《河南特务分子造谣引起回民很大震动》，据新华通讯社河南分社 1953 年 4 月 9 日报道。

合川县卫生局编：《合川县卫生志》，1988 年 8 月。

贺诚：《为继续开展爱国卫生运动而斗争》，《人民日报》，1953 年 1 月 4 日。

《河头村志》，1994。

《合作医疗好》，上海：上海人民出版社，1974。

《合作医疗要适应农村新形势》，《人民日报》，1982 年 2 月 23 日。

《黑龙江、浙江等地群众和干部对美机撒布细菌和毒物存在麻痹思想》，据新华通讯社 1952 年 5 月 10 日报道。

洪若诗（Horn J. S.）著，龚念年译：《我在新中国十五年——一位英国外科医生的回忆录》，香港：文教出版社，1972。

《红卫兵资料续编》（一）、（二），香港中文大学中国研究服务中心藏。

《湖南各阶层对美帝国主义进行细菌战的反应》，据新华通讯社湖南分社 1952 年 6 月 3 日报道。

《华东部分地区常发生谣传敌机投细菌现象，防疫卫生运动在农村未引起足够重视》，据新华通讯社华东总分社 1952 年 6 月 18 日报道。

《华东卫生》，1 卷，4 期，1951 年 6 月 1 日。

《话说老协和》，政协北京市委员会文史资料研究委员会编，北京：中国文史出版社，1987。

《黄帝内经·素问》，上海：商务印书馆，1955。

黄家驷、吴阶平：《谈谈我国医学的现代化问题》，《红旗》，1983，4 期。

黄子方：《中国卫生刍议：弁言》，中央防疫处卫生杂志特刊号，1928。

《教务教案档》，第五辑，台北："中央研究院"近代史研究所，1997。

湖北省荆门市卫生志编纂委员会：《荆门卫生志》，北京：中国文史出版社，1990。

胡定安：《胡定安医事言论集》，中国医事改进社，1936。

《户县志》，1987 年 4 月。

胡宣明：《中国公共卫生之建设》，上海：亚东图书馆，1928。

《嘉鱼县卫生志》，1990 年 9 月。

江都县卫生志编纂组：《江都县卫生志》，南京：江苏科学技术出版社，1992。

《江津县卫生志》，1984 年 10 月。

《江苏省召开中医座谈会的情况》，据新华通讯社江苏分社 1954 年 8 月 14 日报道。

《江西省会防疫报告书》，江西省会临时防疫委员会编，1932。

《江油市卫生志》，江油市卫生局，1997。

《金川镇志》，1989 年 6 月。

《金华县卫生志》，杭州：浙江人民出版社，1995。

金寿山：《从种痘工作中得到的教育》，《新中医药》，1 卷，10 期，1950 年 12 月 26 日。

金受申：《北京通》，北京：大众文艺出版社，1999。

《靖江卫生志》，南京：江苏人民出版社，1995。

《京师警察厅关于市民勿被符咒治病诈术欺骗的示》，北京市档案馆藏 J181 全宗 18 目录 5162 卷。

《京师警察厅取缔阴阳生规则》，北京市档案馆藏 J181 全宗 18 目录 222 卷。

《开平县卫生志》，1988 年 1 月。

《抗议美国侵略者进行细菌战，沈阳十六万人民示威游行，示威群众坚决要求严厉惩办细菌战犯》，《人民日报》，1952 年 3 月 15 日。

《抗议侵朝美军撒布细菌》，《人民日报》，1952 年 2 月 23 日。

《抗战胜利后北平市查禁不良习俗倡导善良习俗史料一组》，《北京档案史料》，2002，4 期。

孔雪雄：《中国今日之乡村运动》，南京：中山文化教育馆出版物发行处，1934。

《蓝山县卫生志》，1989。

《老河口市卫生志》，1994 年 10 月。

老舍著，舒济选编：《老舍小说经典》（4 卷），北京：九州图书出版社，1995。

乐清县卫生局：《乐清县卫生志》，北京：当代中国出版社，1995。

乐山市市中区卫生局卫生志编纂小组：《乐山市卫生志》（上篇），1911—1949，1987年7月。

李光宇：《关于中医科学化的几个实际问题》，《现代医药杂志》，新23、24期合刊，1952年6月15日。

李家瑞：《北平风俗类征》，上海：上海文艺出版社，1937。

李景汉：《定县社会概况调查》，北京：中国人民大学出版社，1986。

李克蕙：《我国固有之防疫方法》，《国医公报》，3卷，10期，1936年8月。

《醴陵卫生志》，1991年10月。

《李孟氏呈文》，北京市档案馆藏J5全宗1目录98卷。

李南、白筠：《庐江等五个县针对实行生产责任制后的新情况，调整和改革大队集体卫生组织》，《人民日报》，1982年7月11日。

《李奇微有计划地进行细菌战》，《人民日报》，1952年3月4日。

李涛：《北平医药风俗今昔谈》，《中华医史学会五周年纪念特刊》，1941年12月。

李慰祖：《四大门》，燕京大学法学院社会学系学士毕业论文，1941。

李文海主编：《民国时期社会调查丛编·社会保障卷》，福州：福建教育出版社，2004。

李鑫海：《纠正了我的不正确思想》，《星群医药月刊》，2卷，11期，1952年3月15日。

李有义：《山西徐沟县农村社会组织》，燕京大学社会学系论文，1936。

李玉仁：《邹平县政建设实验区卫生院工作报告》，《乡村建设旬刊》，4卷，12期。

黎伯概：《中央国医馆整理国医药学术标准大纲草案批评书》，《国医公报》，5期，1933年5月。

《联合医疗机构的医务人员和私人开业医生中的问题》，据新华通讯社北京1963年9月6日报道。

《连江县卫生志》，1989。

参考文献

连警斋：《郭显德牧师传》，上海广学会，1940。

《辽东省农村防疫卫生工作中的问题》，据新华通讯社东北总分社 1952 年 5 月 27 日报道。

廖泰初：《定县的实验——一个历史发展的研究分析》，燕大研究院教育学系毕业论文，1935 年 5 月。

廖泰初：《一个城郊的村落社区》，首都图书馆藏，1936。

《邻封乡志》，1987 年 5 月。

刘庆衍：《蓝旗营卫生状况及其改进方案》，燕京大学文学院教育学系学士毕业论文，1940 年 5 月。

刘秀宏：《前八家村之徐姓家族》，燕京大学社会学系毕业论文，1947 年 12 月。

刘仲毅：《从赤脚医生到美国大夫——一个美国医学专家的半生自述》，上海：上海人民出版社，1994。

龙继绪：《从广仁堂到中医师公会》，湘乡卫生局编：《湘乡卫生志》，1991 年 3 月。

《鲁迅全集》，1 卷，北京：人民文学出版社，1981。

陆渊雷：《在全卫会议中提供中医组的意见书》，《新华医药》，1 卷，7 期，1950 年 9 月 17 日。

罗慎铭：《争取进步的学习》，《星群医药月刊》，3 期，1950 年 7 月 1 日。

吕继军：《南京市开展爱国卫生运动的经验》，《人民日报》，1952 年 12 月 13 日。

马龙瑞：《乡村卫生员的训练及卫生室的建立》，《华东卫生》，1 卷，2 期，1951 年 2 月 1 日。

马树茂：《一个乡村的医生》，燕京大学法学院社会学系学士毕业论文，1949 年 6 月。

《美帝国主义细菌战罪行调查团东北分团获得美国进行细菌战的许多罪证》，《人民日报》，1952 年 3 月 25 日。

《美帝国主义制造细菌战争的罪证》，《人民日报》，1952 年 2 月 27 日。

《美帝在东北撒布细菌后不少人生产消极坏分子乘机破坏》，据新华通讯社东北总分社 1952 年 3 月 31 日报道。

《美帝在青岛撒布细菌后，市民普遍产生恐怖情绪希望政府赶紧扑灭》，据新华通讯社青岛记者组 1952 年 3 月 18 日报道。

再造『病人』

《美国海军陆战队第一空军联队参谋长上校弗兰克·赫·许威布尔供词之一：主要供词》，《人民日报》，1953年2月24日。

《美机竟又在我长白县投掷细菌弹》，《人民日报》，1952年4月14日。

《美侵略者竟把细菌战扩展到青岛，并继续在我东北地区疯狂撒布细菌毒虫》，《人民日报》，1952年3月15日。

《民国时期北平的传染病管理与卫生防疫》，《北京档案史料》，2003，2期。

《闽侯县社会医务人员政治情况十分复杂》，据新华通讯社福州1958年5月15日报道。

莫松：《梧粤杭京沪平各地卫生行政概况》，北京图书馆藏，1929。

《南昌县卫生志》，1988年12月。

《南京、陕西部分人对细菌战的反应》，据新华通讯社1952年8月11日报道。

《南通县卫生志》，1988年10月。

《内六区警察署关于抄获张文江顶香惑众一案的呈》，北京市档案馆藏J181全宗21目录12451卷。

《内三区警察署侦获刘瑞清看香事》，北京市档案馆藏J5全宗1目录63卷。

《内四区送遵将匿名函报瞧香治病张葛氏一口》，北京市档案馆藏J181全宗21目录47093卷。

《内五区呈送蔡泽田夫妇顶香治病卷》，北京市档案馆藏J181全宗21目录47093卷。

《内一区呈送陈陈氏顶香治病卷》，北京市档案馆藏J181全宗21目录47094卷。

《内左三区警察署长孙秉璋呈文》，北京市档案馆藏J181全宗18目录16510卷。

《内左一区警察署关于李朱氏的呈》，北京市档案馆藏J181全宗19目录10324卷。

尼尔（Neil）：《广州芳村惠爱医院征信录》，耶鲁神学院特别收藏。

《农业社自办小医院》，《人民日报》，1958年6月27日。

欧阳竞：《做好农村卫生工作》，《人民日报》，1955年8月4日。

庞惠瑶：《农村基层卫生组织不该解散》，《人民日报》，1982 年 7 月 11 日。

彭庆昭：《华北防疫医疗队是怎样团结改造中医的?》，《人民日报》，1949 年 4 月 16 日。

《齐副部长（齐仲恒）召开广州市中医界座谈会纪录》，《星群医药月刊》，9 期，1951 年 1 月 15 日。

戚其章辑校：《李秉衡集》，济南：齐鲁书社，1993。

钱今阳：《贯彻预防为主——普遍种痘》，《星群医药月刊》，2 卷，1 期，1951 年 5 月 1 日。

钱今阳：《为什么要防疫和中医界应注意的几点》，《新华医药》，6 卷，1 期，1950 年 8 月 17 日。

钱今阳：《为实现全国卫生会议议决三大原则告中医同业》，《新华医药》，1 卷，8 期，1950 年 9 月 17 日。

钱信忠：《努力搞好医药卫生现代化建设》，《红旗》，1979，10 期。

钱信忠：《稳步发展卫生事业，贯彻调整方针》，《红旗》，1981，10 期。

《侵朝美军疯狂撒布细菌》，《人民日报》，1952 年 2 月 22 日。

《青海省部分卫生人员轻视和排斥中医》，据新华通讯社青海分社 1955 年 4 月 25 日报道。

《清河社会试验》，燕京大学社会学系出版品 2 组第 31 号，1934。

《清末教案》第一册，北京：中华书局，1996。

《清末教案》第二册，北京：中华书局，1998。

《清末教案》第五册，北京：中华书局，2000。

邱雪峨：《一个村落社区产育礼俗的研究》，燕京大学硕士论文，1935。

《取缔阴阳生国医会认为不可昨函覆卫生处备述各项窒碍》，北京市档案馆藏 J181 全宗 21 目录 1936 卷，1933。

《全国经济委员会卫生实验处工作报告》，卫生实验处编印，1935 年 10 月。

《全国医药团体请愿团之报告》，《医界春秋》，34 期，1929 年 4 月 10 日。

泉州市卫生志编纂委员会编：《泉州市卫生志》，福州：福建人民出版社，2000。

再造「病人」

《热情支持，积极培训——上海中医学院在教育革命中培训赤脚医生的调查》，《解放日报》，1974 年 5 月 30 日。

任应秋：《传染病症候初步认识论——川东中医业务学习基本材料之一》，《新中医药》，3 卷，3 期，1952 年 3 月 26 日。

儒林医隐编：《医界镜》，金成浦主编：《私家密藏小说百部》，呼和浩特：远方出版社，1998。

飒英编：《赤脚医生好》，香港：香港朝阳出版社，1969。

《三台县人民医院志》，1985 年 8 月。

《山东省仍有排斥打击中医的现象》，据新华通讯社山东分社 1956 年 4 月 13 日报道。

《山东疫情及防疫情况》，据新华通讯社山东分社 1952 年 4 月 29 日报道。

《陕西大荔农村进行反细菌战宣传的经验教训》，据新华通讯社陕西分社 1952 年 5 月 5 日报道。

《陕西省卫生部门对中医仍有排斥打击现象》，据新华通讯社西安 1956 年 8 月 16 日报道。

《上海国医学院为中央卫生会议废止中医案宣言》，《医界春秋》，34 期，1929 年 4 月 10 日。

《上海市夏季防疫工作片段》，《人民日报》，1950 年 6 月 27 日。

《上海中西医生参加市政建设工作中的几个问题》，据新华通讯社华东总分社 1952 年 7 月 19 日报道。

上海中医学院编：《中医年鉴》，北京：人民卫生出版社，1984。

《上饶地区卫生志》，合肥：黄山书社，1994。

《沈阳市防疫工作的经验》，据新华通讯社东北总分社 1952 年 3 月 31 日报道。

韶华：《被美国细菌战破坏的一个幸福家庭》，《人民日报》，1952 年 6 月 6 日。

松滋县卫生局编：《松滋县卫生志》（1911—1985），1985。

史晓风整理：《郏毓鼎澄斋日记》，杭州：浙江古籍出版社，2004。

《四川七万多中医在保健事业中起很大作用》，《人民日报》，1954 年 10 月 31 日。

司徒铃：《关于广州市中医进修班》，《星群医药月刊》，2 卷，5 期，1951 年 9 月 1 日。

《四月份敌机在中南各地撒布细菌情况》，据新华通讯社中南总分社 1952 年 5 月 9 日报道。

孙文凯：《要关心赤脚医生》，《人民日报》，1980 年 6 月 5 日。

《太原市附近群众向傅山公祠求神拜药情况严重》，据新华通讯社华北总分社 1953 年 4 月 9 日报道。

《谭嗣同全集》，北京：中华书局，1981。

《唐那氏殃书》，北京市档案馆藏 J181 全宗 21 目录 2568 卷。

《塘栖镇志》，上海：上海书店，1991。

《天津市中医对中央关于中医的政策的反应》，据新华通讯社天津分社 1954 年 11 月 2 日报道。

天门县卫生志编辑室：《天门县卫生志》，1984。

铜鼓县卫生志编纂委员会编：《铜鼓县卫生志》，1993。

《铜梁县卫生志》，1986 年 5 月。

《外三区警察署关于抄获格邹氏、王翟氏等顶香治病一案的呈》，北京市档案馆藏 J181 全宗 21 目录 12452 卷。

《外四区警察署关于佟李氏控张赵氏顶香治病一案的呈》，北京市档案馆藏 J181 全宗 21 目录 12453 卷。

《外四区警署关于王洪林假借神术行医请讯办的呈》，北京市档案馆藏 J181 全宗 21 目录 28992 卷。

《外一区警察署关于赵卞氏瞧香看病一案请讯办的呈》，北京市档案馆藏 J181 全宗 21 目录 6076 卷。

《外右二区关于赵贺氏顶香看病被判罚的报告》，北京市档案馆藏 J181 全宗 18 目录 5416 卷。

《外左三区警察署关于送胡永泰与人瞧香治病的呈》，北京市档案馆藏 J181 全宗 19 目录 26230 卷。

《外右四区警察署关于伊王氏等与张有合等瞧香医治病一案的呈》，北京市档案馆藏 J181 全宗 19 目录 22151 卷。

《外左二区警察署关于侦获顶香治病人犯吕德泉一人一案的呈》，北京市档案馆藏 J181 全宗 19 目录 22154 卷。

王季武等：《中医进修临床实习随诊笔记》，《新中医药》，1953 年 10 月号。

王明伦选编：《反洋教书文揭帖选》，济南：齐鲁书社，1984。

《我被迫参加美国华尔街发动的非人道的细菌战的经过》，《人民日报》，1952 年 5 月 6 日。

王清良：《医生组织该不该清洗我?》，《人民日报》，1948 年 5 月 27 日。

王子玕：《现代的中国医学教育应采公医制度》，国立中正医学院筹备处印行。

《为社会主义新生事物的成长出力献策》，《吉林日报》，1974 年 4 月 26 日。

卫生部批判组：《卫生战线的一株大毒草——批判"苗雨黑文"》，《红旗》，1977，11 期。

《卫生局第二七六号训令》，北京市档案馆藏 J181 全宗 21 目录 29301 卷。

《卫生局函送贺氏顶香治病请惩办》，北京档案馆藏 J181 全宗 21 目录 47095 卷。

《卫生院医生和赤脚医生联合承包诊所》，《人民日报》，1983 年 2 月 10 日。

《卫生战线的深刻革命》，北京：人民卫生出版社，1976。

《温江县卫生志》，1998 年 12 月。

《武昌县农民拜树取药情况》，据新华通讯社中南总分社 1953 年 5 月 8 日报道。

《武汉、成都对美帝进行细菌战的反应》，据新华通讯社 1952 年 3 月 19 日报道。

《武进县参会电卫生部请扶植中医师》，《华西医药杂志》，3 卷，1、2、3 期合刊，1948 年 6 月 15 日。

《吴县中医公会议决反对江苏省管理中医暂行规则及检定中医规则之理由》，《医界春秋》，91 期，第八年第七号，1934 年 6 月 15 日。

吴相湘：《晏阳初传——为全球乡村改造奋斗六十年》，长沙：岳麓书社，2001。

《西北爱国卫生运动尚未普遍深入开展》，据新华通讯社西北总分社 1952 年 7 月 9 日报道。

《西北各地反革命分子造谣破坏生产》，据新华通讯社西北总分社 1952 年 6 月 13 日报道。

《西郊区表送阴阳生冯长海对于变死者滥开证明书等情一案》，北京市档案馆藏 J181 全宗 21 目录 12493 卷。

《西郊区警署关于方张氏以顶香治病敛财一案的呈》，北京市档案馆藏 J181 全宗 21 目录 28998 卷。

夏瑰琦编：《圣朝破邪集》，香港建道神学院，1996。

夏详谕：《捕五千多只老鼠的小姑娘——全国甲等卫生模范刘俊英的故事》，《人民日报》，1952 年 12 月 15 日。

翔山布衣：《读行政院汪院长致立法院孙院长函之感想》，《医界春秋》，108 期，第九年第十二号，1935 年 12 月 15 日。

《湘省府决定推行"公共卫生各步骤"》，《医界春秋》，87 期，第八年第三号，1934 年 2 月 15 日。

《小河乡志》，1985 年 5 月。

谢觉哉：《细菌战不可忽视，也不足怕》，《人民日报》，1952 年 3 月 23 日。

《新都县卫生志》，1983 年 4 月。

《新华社朝鲜前线记者和英国〈工人日报〉记者报道目击美国侵略军飞机撒布毒虫毒物情形》，《人民日报》，1952 年 4 月 9 日。

许半龙：《几个西医学理上的弱点》，《医界春秋》，98 期，第九年第二号，1935 年 2 月 15 日。

《许昌专区残余反革命分子利用疫病流行等造谣破坏，引起群众惶惑不安》，据新华通讯社河南分社 1952 年 5 月 3 日报道。

徐达深主编：《中华人民共和国实录》，长春：吉林人民出版社，1994。

徐珂：《清稗类钞》，第十册，北京：中华书局，1986。

徐松：《宋会要辑稿》，北京：中华书局，1957。

薛建吾：《乡村卫生》，南京：正中书局，1936。

薛一尘：《革新中医第一步要求》，《新华医药》，1 卷，10 期，1950 年 12 月 26 日。

薛允升：《读例存疑》，北京：翰茂斋，1905。

严镜清：《铁证如山》，《人民日报》，1952 年 4 月 20 日。

杨骏昌：《清河合作》，燕大法学院社会学系学士毕业论文，1935 年 5 月。

《杨品贤口供》，1928 年 5 月 25 日，北京市档案馆藏 J181 全宗 21 目录 2560 卷。

《杨如平口供》，北京市档案馆藏 J181 全宗 21 目录 17428 卷。

《医界春秋》（二周年纪念特刊）顾惕生序，1928 年 7 月 10 日。

《上海市管理医士（中医）暂行章程》，《医界春秋》，91 期，第八年第七号，1934 年 6 月 15 日。

《中医条例》，《医界春秋》，第十年第二号，1936 年 2 月 15 日。

《政府对中西医应平等待遇以宏学术而利民生案》，《医界春秋》，106 期，第九年第十号，1935 年 10 月 15 日。

《印关氏呈文》，1935，北京市档案馆藏 J5 全宗 1 目录 98 卷。

《应城文史资料·卫生史料专辑》，应城市卫生局编。

余云岫：《请明令废止旧学校案原文》，《医界春秋》，34 期，1939 年 4 月 10 日。

《沅陵县卫生志》，沅陵县卫生局编，1989 年 6 月。

《余杭县卫生志（公元 323—1985）》，1987 年 12 月。

俞松筠编著：《卫生行政概要》，南京：正中书局，1947 年 4 月。

俞樾：《右台仙馆笔记》，上海：上海古籍出版社，1986。

《云南红卫兵资料（一）》，香港中文大学中国研究服务中心藏。

《在斗争中加强赤脚医生队伍》，《红旗》，1974，7 期。

《怎样办好合作医疗》第二辑，北京：人民卫生出版社，1994。

《怎样调动业余农民医生的积极性——回舍公社农民业余医生情况调查》，据新华通讯社 1961 年 9 月 25 日报道。

张公制：《加强爱国卫生运动，粉碎美国细菌战》，《人民日报》，1953 年 3 月 14 日。

张开宁等主编：《从赤脚医生到乡村医生》，昆明：云南人民出版社，2002。

张乐天：《告别理想——人民公社制度研究》，上海：东方出版中心，1998。

章原：《北京市联合诊所的发展和存在的问题》，《人民日报》，1955 年 10 月 8 日。

《昭通专区把中医师当"资本家"改造》，据新华通讯社 1957 年 2 月 15 日报道。

赵振恒：《农村小医院》，《红旗》，1958，8 期。

《浙江部分地区卫生部门团结中西医有偏差》，据新华通讯社浙江分社 1953 年 6 月 18 日报道。

甄为民、史越峨：《发扬了自爱爱人的美德——访南京市五老村一群爱劳动讲卫生的人们》，《人民日报》，1958 年 2 月 17 日。

《制止美国侵略者在朝鲜撒布细菌的滔天罪行》，《人民日报》，1952 年 2 月 24 日。

中国第一历史档案馆藏军机处上谕档，道光十二年二月三十日，直隶/红阳教/敬空会。

《中国卫生年鉴（1984）》，北京：人民卫生出版社，1984。

《中华归主——中国基督教事业统计（1901—1920）》（中、下），北京：中国社会科学出版社，1987。

《中华基督教会年鉴》，8 期，中国教会研究中心印行，1925。

《中华民国二十四年八月十四日卫生稽查班何道珩呈》，北京市档案馆藏 J5 全宗 1 目录 98 卷。

钟均祥主编：《梧州市卫生志（1862—1989）》，1991 年 8 月。

《中南区爱国卫生运动中已获得很大，但运动不平衡，部分干部群众仍存在麻痹思想》，据新华通讯社中南总分社 1952 年 7 月 17 日报道。

《中南区四个月来的防疫情况》，据新华通讯社中南总分社 1952 年 7 月 5 日报道。

《中南区中医受到歧视》，据新华通讯社中南总分社 1953 年 6 月 24 日报道。

《中西医团结与中医的进修问题》，《新华医药》，1 卷，4 期，1950 年 6 月 17 日。

《中央人民政府卫生部关于组织中医进修学校及进修班的规定》，《星群医药月刊》，3 卷，10 期，1952 年 2 月 15 日。

《中央卫生部防疫医疗大队建立涿县卫生试验区，取得改善农村卫生工作的初步经验》，《人民日报》，1950 年 4 月 3 日。

《中央卫生委员会议议决"废止中医案"原文》，《医界春秋》，34 期，1929 年 4 月 10 日。

中共中央文献研究室编：《建国以来毛泽东文稿》（1952 年 1 月—1952 年 12 月）第三册，北京：中央文献出版社，1989。

《中医科学化问题笔谈》，《星群医药月刊》，2 卷，6 期，1951 年 10 月 31 日。

仲远：《展开资产阶级的思想批判巩固无产阶级思想——检查我做医生时资产阶级思想的罪恶》，《现代医药杂志》，新 19、20 期合刊。

《周恩来年谱（1949—1976）》上卷，北京：中央文献出版社，1997。

周作人：《知堂集外文·（亦报）随笔》，长沙：岳麓书社，

1988。

朱晓阳：《罪过与惩罚：小村故事 1931—1997》，天津：天津古籍出版社，2003。

涿县医疗防疫大队：《从涿县卫生工作实验中说到中西医的团结与改造》，《人民日报》，1950 年 1 月 1 日。

A Glimpse into the Borden Hospital：*Extracts from Drs. Rees' and Pearce's Report*，*China's Millions*，November，1935.

Annual Report，*Scott Thresher Memorial Hospital*，Kakchieh，Swatow，1934.

Balme，Haroll，*China and Modern Medicine*：*A Study in Medicine Missionary Development*，1921.

Bousfield，Lillie Snowden，*Sun-Wu Stories*，Shanghai，Kelly and Walsh，Limited，1932.

Christie，Dugald，*Ten Years in Manchuria*：*A Story of Medical Mission Work in Moukoen*（*1883—1893*），London.

Evangelistic Notes from Hospital Report，*The China Medical Journal*，Vol. XV，July 1901.

Evangelistic Work in Hospitals，*The China Medical Missionary Journal*，Vol. XV，July 1901.

Fen Chou（Special Medical Number），October 1919.

Freeman，H. E.，Levine，S. and Reeder，L. G. eds.，*Handbook of Medical Sociology*，Englewood Cliffs，N. J.：Prentice-Hall，1963.

Gamble，Sidney，*Peking*：*A Social Survey*，New York Press，1921.

Gleanings from Hospital Reports，July 1936.

Holden，Reuben，*Yale in China*：*The Mainland 1901—1951*，New Haven：The Yale in China Association Inc.，1964.

Hoyte，Stanley，*The Gospel in the Hospital and Its Results*，China's Millions，January 1923.

Hume，Edward H.，*Doctors Courageous*，Harper & Brothers Publishers，New York，1950.

Hume，Edward H.，*Doctors East Doctors West*：*An Ameri-*

can Physician's Life in China, W. W. Norton & Company, Inc. ,
New York, 1946.

Huntley, George A. , *The Missionary Side of Our Work*,
The China Medical Journal, Vol. XXV, May 1911.

J. H. Ingram, *The Pitiable Condition of the Insane in North
China*, *The China Medical Journal*, Vol. XXXII, March 1918.

The John G. Kerr Refuge for Insane, *Report for 1916 and
1917*, Yale Divinity School Special Collections.

Lambuth, Walter R. , *Medical Mission: Twofold Task*, New
York: Student Volunteer Movement for Foreign Missions, 1920.

*Laymen's Foreign Mission Inquiry Fact—Finder's Reports
CHINA*, Volume V, Supplementary Series Partteo, OrVille A,
Petty editor, Harper/Brothers Publishers, New York and London,
1933.

Leap, Nicky, and Hunter, Billie, *The Midwife's Tale: An
Oral History from Handy Woman to Professional Midwife*, Scarlet
Press, 1993.

Lockhart, William, *The Medical Missionary in China: A
Narrative of Twenty Years' Experience*, London: Hurst and
Blackett, Publishers, 1861.

Maxwell, J. Preston, *How Best to Obtain and Observe Results
in the Evangelistic Work amongst Hospital Patients*, *The China
Medical Journal*, Vol. XXVI, November 1912.

Medical Evangelism Conference Discussion, *The China Medi-
cal Journal*, Vol. XXIX, July 1915.

M. S. Bates Papers: RG10, *China Drafts*, Yale Divinity Library,
New Haven.

Murray, Florence J. , *At the Foot of Dragon Hill*, E. P. Dutton
Company, Inc. , New York, 1975.

Pruitt, Ida, *Hospital Social Service in Diagnosis and Treat-
ment*, *The China Medical Journal*, Vol. XLII, June 1928.

Report for the Year 1927, *Roberts Memorial Hospital*, TsangChou,
Chihli-China, Tientsin Press.

Report of Woman's Hospital, *Foochow City*, *1901*, Papers of

再
造
「
病
人
」

the American Board of Commissioners for Foreign Missions，Yale Divinity Library.

Rawlinson，Frank ed，*The Church as Revealed in the National Christian Conference*，Shanghai：Oriental Press，1922.

Selden，Charles C.，*A Work for the Insane in China*，*The Chinese Recorder*，May 1909.

Selden，C. C.，*Conditions in South China in Relation to Insanity*，*American Journal of Insanity*，Vol. LXX，No. 2，October 1913.

Selden，C. C.，*The Need of More Hospitals for Insane in China*，*The China Medical Journal*，Vol. XXIV，September 1910.

Selden，C. C.，*The Story of the John G. Kerr Hospital for the Insane*，*The Chinese Medical Journal*，November 1937.

Selden，C. C.，*Treatment of the Insane*，*The China Medical Journal*，July 1909.

Somervell，T. Howard and Thompson，D. Joan，*Medical Missions Today*，London：Livingstone Press，1944.

Twentieth Hannual Report of the Ponasang Missionary Hospital，Reel 237，*Yale Divinity School Special Collections*，March 1892.

Votaw，Maurice E.，*Our Hospital for Women and Children in Shanghai Crowded to the Doors*，*the Spirit of Missions*，Feburary 1926.

二、论著

爱伯哈德（Eberhard，W.）著，陈建宪译:《中国文化象征词典》，长沙：湖南文艺出版社，1990。

鲍曼（Bauman，Zygmunt）著，杨渝东、史建华译:《现代性与大屠杀》，南京：译林出版社，2002。

柄谷行人著，赵京华译:《日本现代文学的起源》，北京：三联书店，2003。

常人春:《红白喜事——旧京婚丧礼俗》，北京：北京燕山出版社，1996。

陈邦贤：《中国医学史》，北京：商务印书馆，1937。1998年影印。

杜赞奇（Duara，Prasenjit）著，王福明译：《文化、权力与国家——1900—1942年的华北农村》，南京：江苏人民出版社，1994。

里夏德·范迪尔门（Dulmen，Richardvan）著，王亚平译：《欧洲近代生活——家与人》，北京：东方出版社，2003。

费孝通：《乡土中国》，北京：三联书店，1985。

费孝通：《费孝通文集》，5卷，北京：群言出版社，1999。

冯客（Dikotter，Frank）著，杨立华译：《近代中国之种族观念》，南京：江苏人民出版社，1999。

福柯（Foucault，Michel）著，刘北成、杨远婴译：《疯癫与文明》，台北：桂冠图书公司，1992。

福柯著，刘北成译：《临床医学的诞生》，南京：译林出版社，2001。

弗里曼（Friedman，Edward）等著，陶鹤山译：《中国乡村，社会主义国家》，北京：社会科学文献出版社，2002。

乔治·福斯特（Foster，G.M.）著；陈华、黄新美译：《医学人类学》，台北：桂冠图书公司，1992。

高华：《红太阳是怎样升起的：延安整风运动的来龙去脉》，香港：香港中文大学出版社，2000。

莫里斯·哈布瓦赫（Halbwachs，Maurice）著，毕然等译：《论集体记忆》，上海：上海人民出版社，2002。

E. 霍布斯鲍姆（Hobsbawn，E.J.）、T. 兰格（Ranger，Terence）：《传统的发明》，南京：译林出版社，2004。

安东尼·吉登斯（Giddens，Anthony）著，胡宗泽、赵力涛译：《民族—国家与暴力》，北京：三联书店，1998。

安东尼·吉登斯著，李康、李猛译：《社会的构成：结构化理论大纲》，北京：三联书店，1998。

孔飞力（Kuhn，Philip A.）：《叫魂——1768年中国妖术大恐慌》，上海：上海三联书店，1999。

哈罗德·D. 拉斯韦尔（Lasswell，Harold D.）著，张洁等译：《世界大战中的宣传技巧》，北京：中国人民大学出版社，2003。

保罗·A. 柯文（Cohen，Paul A.）著，杜继东译：《历史三调：作为事件、经历和神话的义和团》，南京：江苏人民出版社，2000。

廖育群：《岐黄医道》，沈阳：辽宁教育出版社，1991。

雷马迅（Latham，Michael，E.）著，牛可译：《作为意识形态的现代化——社会科学与美国对第三世界政策》，北京：中央编译出版社，2003。

林殷：《儒家文化与中医学》，福州：福建科学技术出版社，1993。

林宗义、亚瑟·克莱曼（Arthur Kleinman）编，柯永河、萧顺义译：《文化与行为：古今华人的正常与不正常行为》，香港：香港中文大学出版社，1990。

林宗义著，赵顺文译：《精神医学之路——横跨东西文化》，台北：稻乡出版社，1990。

刘禾著，宋伟杰等译：《跨语际实践——文学、民族文化与被译介的现代性》，北京：三联书店，2002。

罗梅君（Leutner，Mechthild）著，王燕生等译：《北京的生育婚姻和丧葬——十九世纪至当代的民间文化和上层文化》，北京：中华书局，2001。

吕实强：《中国官绅反教的原因（1860—1874）》，台北："中央研究院"近代史研究所，1986。

马伯英：《中国医学文化史》，上海：上海人民出版社，1994。

阿芒·马特拉（Mattelart，Armand）著，陈卫星译：《世界传播与文化霸权：思想与战略的历史》，北京：中央编译出版社，2001。

麦高温著，朱涛、倪静译：《中国人生活的明与暗》，北京：时事出版社，1998。

艾尔东·莫里斯（Morris，Aldon D.）等主编，刘能译：《社会运动理论的前沿领域》，北京：北京大学出版社，2002。

塞奇·莫斯科维奇：《群氓的时代》，南京：江苏人民出版社，2003。

齐小新：《口述历史分析——中国近代史上的美国传教士》，北京：北京大学出版社，2003。

秦和平：《基督宗教在西南民族地区的传播史》，成都：四川民族出版社，2003。

史华兹（Schwartz，Ben Jamin I.）著，叶凤美译：《寻求富强——严复与西方》，南京：江苏人民出版社，1989。

施坚雅（Skinner，G. William）主编，叶光庭等译：《中华帝国

参考文献

晚期的城市》，北京：中华书局，2000。

苏珊·桑塔格（Songtag，Susan）著，程巍译：《疾病的隐喻》，上海：上海译文出版社，2003。

苏萍：《谣言与近代教案》，上海：上海远东出版社，2001。

詹姆斯·R. 汤森（Townsend，James R.）、布兰特利·沃马克（Womack，Brantly）著，顾速等译：《中国政治》，南京：江苏人民出版社，2004。

陶飞亚、刘天路：《基督教会与近代山东社会》，济南：山东大学出版社，1995。

涂尔干（Durkheim，E）著，芮学明等译：《宗教生活的基本形式》，台北：桂冠图书公司，1992。

韦伯（Weber，Max）著，康乐、简惠美译：《宗教社会学》，台北：远流出版事业股份有限公司，1993。

韦伯（Weber，Max）著，康乐、简惠美译：《宗教与世界：韦伯选集》，台北：远流出版公司，1989。

吴义雄：《在宗教与世俗之间——基督教新教传教士在华南沿海的早期活动研究》，广州：广东教育出版社，2000。

杨念群：《杨念群自选集》，桂林：广西师范大学出版社，2000。

杨雅彬：《近代中国社会学》，北京：中国社会科学出版社，2001。

余新忠：《清代江南的瘟疫与社会——一项医疗社会史的研究》，北京：中国人民大学出版社，2003。

张乐天：《告别理想——人民公社制度研究》，上海：东方出版中心，1998。

张珣：《疾病与文化：台湾民间医疗人类学研究论集》，台北：稻乡出版社，2004。

张志刚：《猫头鹰与上帝的对话：基督教哲学问题举要》，北京：东方出版社，1993。

赵洪钧：《近代中西医论争史》，中西医结合研究会河北分会铅印本，1982。

郑振满、陈春声：《民间信仰与社会空间》，福州：福建人民出版社，2003。

周锡瑞：《把社会、经济、政治放回二十世纪中国史》，《中国学术》，第一辑，北京：商务印书馆，2000。

再造『病人』

邹谠：《二十世纪中国政治——从宏观历史与微观行动角度看》，香港：牛津大学出版社，1994。

邹谠：《中国革命再阐释》，香港：牛津大学出版社，2002。

Bowers, John Z., *Western Medicine in a Chinese Palace*: *Peking Union Medical College*, *1917—1951*, Philadelphia: Josiah Macy Jr. Foundation, 1972.

American Private Aid at Its Peak: *Peking Union Medical College*, in Bowers, John Z. & Purcell, Elizabeth F. (eds.), *Medicine and Society in China*, New York: Josiah Macy Foundation Press, 1974.

Bray, Francesca, *Technology and Gender*: *Fabrics of Power in Late Imperial China*, University of California Press, 1997.

Buck, Peter, *American Science and Modern China*, *1876—1936*, New York: Cambridge University Press, 1980.

Bullock, Mary Brown, *An American Transplant*: *The Rockefeller Foundation and Peking Union Medical College*, Berkeley: University of California Press, 1980.

Cartwright, Frederick F., *A Social History of Medicine*, Longman Inc., 1977.

Choa, G. H., *Heal the Sick' was Their Motto*: *The Protestant Medical Missionaries in China*, The Chinese University of Hong Kong Press, 1990.

Digby, Anne, *Madness*, *Morality and Medicine*: *A Study of the York Retreat*, *1796—1914*, Cambridge University Press, 1985.

Dikotter, Frank, *Sex*, *Culture and Modernity in China*: *Medicine Science and the Construction of Sexual Identities in the Early Republican Period*, London: Hurst and Co., 1995.

Endicott, Stephen & Hagerman, Edward, *The United States and Biological Warfare*: *Secrets from the Early Cold War and Korea*. Bloomington: Indiana University Press, 1998.

Fairbank, John King, *The Missionary Enterprise in China and American*, Cambridge: Harvard University Press, 1974.

Feuchtwang, Stephan D. R., *An Anthropological Analysis of*

Chinese Geomancy, Vithagna Press, 1974.

Forster, Robert, *Medicine and Society in France*, The Johns Hopkins University Press, 1980.

Foucault, Michel, *Discipline and Punish: The Birth of the Prision*, Vintage Books, New York, 1977.

Goffman, Erving, *Asylums: Essays on the Social Situation of Mental Patients and Other Inmates*, Aldine Publishing Company, 1968.

Gulick, Edward V. , *Peter Parker and the Opening of China*, Harvard University Press, 1973.

Hemenway, Ruth V. , M. D. , *A Memoir of Revolutionary China, 1924—1941*, Amberst: The University of Massachusetts Press, 1977.

Hershatter, Gail, *Dangerous Pleasures: Prostitution and Modernity in Twentieth-Century Shanghai*, Berkeley: University of California Press, 1997.

Hunter, Jane, *The Gospel of Gentility: American Women Missionaries in Turn-of-the-Century China*, New Haven: Yale University Press, 1984.

Jing, Jun, *The Temple of Memories: History, Power and Morality in a Chinese Village*, Stanford, Calif. : Stanford University Press, 1996.

Johnson, David ed. , *Ritual and Scripture in Chinese Popular Religion: Five Studies*, California: Chinese Popular Culture Projet, 1995.

Kerrie, Marcpherson L. , *A Wilderness of Marshes: The Origins of Public Health in Shanghai 1843—1893*, Oxford University Press, 1987.

Lian Xi, *The Conversion of Missionaries: Liberalism in American Protestant Missions in China, 1907—1932*, The Pennsylvania State University Press, 1997.

Mungello, D. E. , *The Spirit and the Flesh in Shandong, 1650—1785*, Lanham, MD: Rowman & Littlefield Publishers, Inc. , 2001.

再造「病人」

Nathan, Carl F., *Plague Prevention and Politics in Manchuria*, *1910—1931*, Harvard University Press, 1967.

Otto, Rudolf, *The Idea of Holy*, London: Oxford University Press, 1958.

Rafferty, Marie, ed., *Midwives, Society and Childbirth: Debates and Controversies in the Modern Period*, Routledge London and New York, 1997.

Rowe, William T., *Hankow: Commercial and Society in a Chinese City: 1796—1889*, Stanford University Press, 1984.

Russell, Jeffrey Burton, *A History of Medieval Christianity: Prophecy and Order*, Thoms Y. Crowell Company, New York, 1968.

Sangren, P. Steven, *History and Magical Power in a Chinese Community*, Stanford University, 1987.

Scull, Andrew, *The Most Solitary of Afflictions: Madness and Society in Britain*, *1700—1900*, Yale University Press, 1993.

Strand, David, *Rickshaw Beijing: City People and Politics in the 1920s*, University of Califonia Press, 1989.

Vivien W. Ng, *Madness in Late Imperial China: From Illness to Deviance*, University of Oklahoma Press, 1990.

Watson, James L. and Evelyn S. Rawski (eds.), *Death in Late Imperial and Modern China*, University of California Press, 1988.

三、论文

布迪厄（Bourdieu, Pierre）：《社会空间与象征权力》，夏铸九、王志弘编译：《空间的文化形式与社会理论读本》，台北：明文书局，1998。

陈高华：《元代的巫觋与巫术》，《浙江社会科学》，2000，2期。

保罗·A. 柯文：《戴德生与李提摩太宣教方式的比较》，林治平主编：《基督教入华百七十年纪念集》，台北：宇宙光出版社，1978。

邓文初：《"失语"的中医——民国时期中西医论争的话语分析》，《开放时代》，2003，6期。

郭于华：《民间社会与仪式国家：一种权力实践的解释——陕北骥村的仪式与社会变迁研究》，郭于华主编：《仪式与社会变迁》，北京：社会科学出版社，2000。

郭于华、孙立平：《诉苦：一种农民国家观念形成的中介机制》，杨念群等主编：《新史学：多学科对话的图景》，北京：中国人民大学出版社，2003。

查尔斯·W. 海弗德（Hayford，Charles W.）：《公共活动家及独立的政治家：晏阳初与自由主义的中国化（1919—1949）》，贺照田主编：《颠踬的行走：二十世纪中国的知识与知识分子》，长春：吉林人民出版社，2005。

胡幼慧：《另类疗者的社会空间：一项田野研究的初步分析》，《思与言》，36 卷，2 期，1998。

黄宗智：《悖论社会与现代传统》，《读书》，2005，1 期。

黄宗智：《认识中国：走向从实践出发的社会科学》，《中国社会科学》，2005，1 期。

黄宗智：《中国革命中的农村阶级斗争——从土改到"文革"时期的表达性现实与客观性现实》，《中国乡村研究》，第 2 辑。

劳伦斯·D. 凯斯勒（Kessler，Lawrance D.）：《社会福音与基督教对中国的冲击：江苏东部教会的一个个案研究》，林治平主编：《基督教与中国现代化国际学术研讨会论文集》，台北：宇宙光出版社，1994。

A. 克莱曼（Kleinman，A.）：《文化建构病痛、经验与行为：中国文化内的情感与症状》，《思与言》，37 卷，1 期，1999。

雷祥麟：《负责任的医生与有信仰的病人：中西医论争与医病关系在民国时期的转变》，《新史学》，14 卷，1 期，2003 年 3 月。

李尚仁：《医学、帝国主义与现代性：专题导言》，《台湾社会研究季刊》，54 期，2004 年 6 月。

李贞德：《汉唐之间家庭中的健康照顾与性别》，黄克武主编：《性别与医疗》，台北："中央研究院"近代史研究所，2002。

李贞德：《唐代的性别与医疗》，唐宋妇女史研究与历史学国际学术研讨会论文，2001 年 6 月。

梁其姿：《疾病与方土之关系：元至清间医界的看法》，黄克武主编：《性别与医疗》，台北："中央研究院"近代史研究所，2002。

梁其姿：《明清中国的医药入门与普及化》，《法国汉学》，第 8 辑，北京：中华书局，2003。

刘海岩：《有关天津教案的几个问题》，《近代中国教案研究》，成都：四川省社会科学院出版社，1987。

罗芙芸：《卫生与城市现代性：1900—1928 年的天津》，《城市史研究》，15～16 辑，天津：天津社会科学院出版社，1998。

马昌华：《清季安徽教案述略》，《近代中国教案研究》，成都：四川省社会科学院出版社，1987。

裴宜理（Perry，Elizabeth J.）：《重访中国革命：以情感的模式》，《中国学术》，2001，4 期。

艾兰·普瑞德：《结构历程和地方——地方感和感觉结构的形成过程》，夏铸九、王志弘编译：《空间的文化形式与社会理论读本》，台北：明文书局，1998。

秦和平：《清季四川民众敌视天主教的历史考察》，丁日初主编：《近代中国》，第 10 辑，上海：上海社会科学院出版社，2000。

邵京：《说与做：医学人类学批判的尴尬》，《视界》，第 13 辑，石家庄：河北教育出版社，2004。

王卫平：《清代江南地区的育婴事业圈》，《清史研究》，2000，1 期。

阿瑟·沃尔夫（Wolf，Arthur P.）：《神、鬼和祖先》，张珣译，《思与言》，35 卷，3 期，1997。

吴嘉玲等：《顺从、偷渡、发声与出走："病患"的行动分析》，《台湾社会学》，3 期，2002 年 6 月。

巫毓荃、邓惠文：《热、神经衰弱与在台日本人——殖民晚期台湾的精神医学论述》，《台湾社会研究季刊》，54 期，2004 年 6 月。

杨念群：《从科学话语到国家控制：缠足由美变丑历史进程的多元分析》，《北京档案史料》，2001，4 期。

杨念群：《民国初年北京的生死控制与空间转换》，杨念群主编：《空间·记忆·社会转型——"新社会史"研究论文精选集》，上海：上海人民出版社，2001。

姚人多：《认识台湾：知识、权力与日本在台之殖民治理性》，《台湾社会研究季刊》，42 期，2001 年 6 月。

俞刚：《公共卫生与晚清中外关系——以 1910 年上海公共租界检疫风潮为中心》，中国人民大学清史所 2004 年硕士论文。

张小军：《阳村土改中的阶级划分与象征资本》，《中国乡村研究》，第 2 辑。

赵世瑜：《国家正祀与民间信仰的互动——以明清京师的"顶与东岳庙"为个案》，杨念群主编：《空间·记忆·社会转型——"新社会史"研究论文精选集》，上海：上海人民出版社，2001。

周星：《四大门：北方民众生活里的几种灵异动物》，北京大学社会学人类学研究所工作论文，2000。

Bowers, John Z., *The Founding of Peking Union Medical College: Policies and Personalities, Bulletin of The History of Medicine*, Volume XLV, Number 4.

Carl F. Nathan, *The Acceptance of Western Medicine in Early 20th Century China: The Story of the North Manchurian Plague Prevention Service*, in *Medicine and Society in China*, edited by John Z. Bowers and Elizabeth F. Purcell, Josiah Macy, JR. Foundation one Rockefeller Plaza, New York, 1974.

Chao, Yuan-Ling, *Medicine and Society in Late Imperial China: A Study of Physicians in Suzhou*, Ph. D dissertation, Department of History, University of California, Los Angeles, 1995.

Diamant, Neil, *China's "Great Confinement"?: Missionaries Municipal Elites and Police in the Establishment of Chinese Mental Hospital*, *Republican China*, November 1993.

Dray-Novey, Alison, *Spatial Order and Police in Imperial Beijing*, *The Journal of Asian Study* (52), No. 4, 1993.

Duara, Prasenjit, *Superscribing Symbols: The Myth of Guandi, Chinese God of War*, *The Journal of Asian Studies*, 47, No. 4, November 1988.

Florence, Bretelle-Establet, *Resistance and Receptivity: French Colonial Medicine in Southwest China, 1898—1930*, *Modern China*, Vol. 25, No. 2, April 1999.

Leung, Angela Ki Che, *Organized Medicine in Ming-Qing China: State and Private Medical Institutions in the Lower Yangzi Region*, *Late Imperial China*, Vol. 8, No. 1, June 1987.

Phenomenological Prolegomena, *How to Get from Space to*

再造「病人」

Place in a Fairly Short Stretch of Time, in Feld, Steven & Basso, Keith H. B. eds., *Senses of Place*, School of American Research Press, 1996.

Rogaski, Ruth, *Nature, Annihilation, and Modernity: China's Korean War Germ-Warfare Experience Reconsidered*, The Journal of Asian Studies, Vol. 61, No. 2, May 2002.

Weathersby, Kathryn, *Deceiving the Deceivers: Moscow, Beijing, Pyongyang, and the Allegations of Bacteriological Weapons Use in Korea*, Cold War International History Project Bulletin 11.

Woo, Joh, *An Analysis of 2330 Case Work Records of the Social Service Department, Peiping Union Medical College*, Bulletins of the Social Research Department 1928—1933, Vol. 5, in The Series China during the Interregnum 1911—1949, ed Ramon H. Myers, New York and London: Garland Press.

Wyman, Judith, *The Ambiguities of Chinese Antiforeignism: Chongqing, 1870—1900*, Late Imperial China, Vol. 18, No. 2, December 1997.

Young, Theron Kue-Hing, *A Conflict of Professions: The Medical Missionary in China, 1835—1890*, Bulletin of the History of Medicine, Vol. 47, 1973.

参考文献

图书在版编目（CIP）数据

再造"病人"：中西医冲突下的空间政治：1832—1985/杨念群著.
—2版．—北京：中国人民大学出版社，2019.12
（当代中国人文大系）
ISBN 978-7-300-27665-6

Ⅰ．①再… Ⅱ．①杨… Ⅲ．①医学史-研究-中国-1832—1985②政治制度
史-研究-中国-1832—1985 Ⅳ．①R-092②D69

中国版本图书馆 CIP 数据核字（2019）第 255826 号

当代中国人文大系
再造"病人"
——中西医冲突下的空间政治（1832—1985）(第 2 版)
杨念群　著
Zai Zao "Bingren"

出版发行	中国人民大学出版社		
社　　址	北京中关村大街 31 号	**邮政编码**	100080
电　　话	010－62511242（总编室）	010－62511770（质管部）	
	010－82501766（邮购部）	010－62514148（门市部）	
	010－62515195（发行公司）	010－62515275（盗版举报）	
网　　址	http://www.crup.com.cn		
经　　销	新华书店		
印　　刷	北京联兴盛业印刷股份有限公司		
规　　格	155 mm×235 mm　16 开本	**版　　次**	2019 年 12 月第 1 版
印　　张	31.25 插页 3	**印　　次**	2023 年 10 月第 3 次印刷
字　　数	491 000	**定　　价**	109.00 元